JN155651

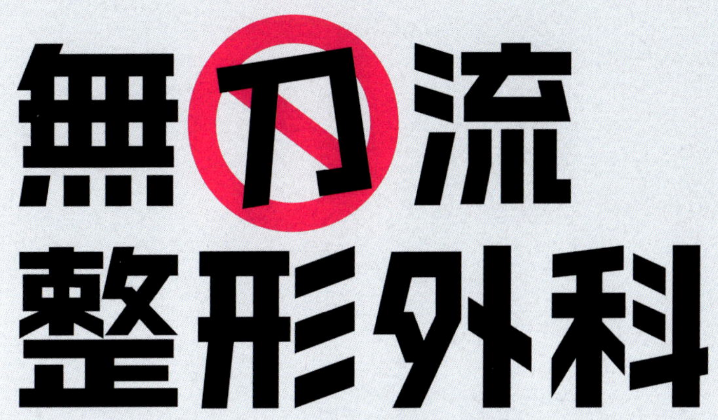

メスのいらない運動器治療

編著
柏口 新二
国立病院機構徳島病院 整形外科
東京明日佳病院 整形外科

編集にあたって

歴史を振り返ると，近代医療の進歩は検査機器の開発と密接な関係があることがわかります。19世紀末にレントゲンが発見したX線により骨や肺野の異常を画像として捉えることができるようになりました。20世紀後半にはX線CTにより病像や障害を立体的に捉えることができるようになり，さらにMRI（磁気共鳴装置）によりX線では捉えることができなかった軟部組織や硬組織の異常を画像に捉えられるようになりました。こういった器機の開発により，運動器の診断や治療は飛躍的に進歩しました。

しかしこういった最新の器機をもってしても今なお解明できない痛みや機能障害があり，患者さんを前に頭を抱えることがあります。

21世紀に入り，超音波診断装置（エコー）により運動器の治療は新たな局面を迎えつつあります。これまでエコーは主に消化器や循環器の診断，治療に使われ，運動器の分野では乳幼児の股関節脱臼の診断に使われるくらいでした。しかしこの10年で，画像処理や焦点深度の調整などにより，皮下組織，筋肉，神経，靱帯や腱などの軟部組織だけでなく，骨や軟骨等の硬組織に対しても高解像度の画像が得られるようになりました。エコーはMRIより解像度が高く，何層にも重なるfasciaのどこに問題があるかを視覚で捉え，その部位を正確にリリース（hydrorelease）することができます。この手技により靱帯再建や神経剥離術を適応する症例が激減しています。またfasciaそのものの概念も変わりつつあり，筋膜だけではなく神経や腱，靱帯などを覆う膜も含まれ，日進月歩に定義が変わっています。本書の中では，そういった最新の情報を紹介し，技術の一端を披露していただきました。

当たり前のこととお叱りを受けるかもしれませんが，運動器の治療において最も重要なことは患者さんを直接に診ることではないでしょうか。よく話を聞き，身体に触れて，身体機能を評価し，病態を考察することです。これからの医療を担う若人のために，菊地臣一先生をはじめとして，各界の第一人者の先生にその極意を述べていただきました。長年の診療で培った技術だけでなく，随所に医療哲学が詰まっています。そこを学び，感じ取っていただきたいと思います。

外科医は技術の習熟と経験により，手術の際に健常部を可能な限り障らず，必要最小限の侵襲で目的を果たすことができるようになります。これが低侵襲手術です。これをさらに推し進めて，できるだけメスを使わず，的確な診断と最小限の侵襲での処置，そして運動療法で機能を回復させる。これが我々の目指す「無刀流の整形外科」です。

2017年4月

柏口 新二
国立病院機構徳島病院 整形外科／東京明日佳病院 整形外科

無刀流整形外科 メスのいらない運動器治療

編著
柏口 新二
国立病院機構徳島病院 整形外科／東京明日佳病院 整形外科

第1章 メスのいらない運動器治療のために

第2章 痛みへの対応 部位・症状別解説

COLUMN

第1章

メスのいらない運動器治療のために

次代を担う運動器治療家へのメッセージ
多元的な痛みへの取り組み

菊地 臣一

はじめに

超高齢化社会の到来により，医療費が高騰している。その結果，医療費支払側や政府の運動器の疼痛に対する関心が高まっている。

一方，医学の進歩や国民の意識の変化によって，運動器の疼痛の診療に劇的な変化が起きている。次代を担う医療従事者はこれらの変化を認識して診療にあたることが，いま求められている。

疼痛治療をめぐる環境の変化

1 患者の認識の変化

①患者の求めている疼痛治療

いま患者や医療保険の支払者側は，治療評価基準の見直しを迫っている。今後はどのような診療体系が治療成績や患者の満足度を向上させ，しかも費用対効果でも優れているのかを検討する必要がある。

医療従事者は，自らに以下のことを問いかける必要がある。1つは「より優れた診断能力をもっているか」，もう1つは「患者の経過をみるうえで必要な，より高度な知識や信頼関係確立のknow-howをもっているか」，最後に「より優れた治療技術をもっているか」である。

医療従事者に求められる視点

①より優れた診断能力をもっているか
②患者の経過をみるうえで必要な，より高度な知識や信頼関係確立のknow-howをもっているか
③より優れた治療技術をもっているか

②医療の質に対する要求

IT化による情報社会の到来，国民の医療に対する期待度の高まり，そしてEBMの導入は，疼痛の診療に大きな影響を与えた。医療提供側は，医療費の支払い側や国民に，均質で，標準的な医療の提供していることを証明することが求められている。そのためには，私たちは疼痛の診療で，現時点で「何がわかって，何がわかっていないのか」を明確に社会に提示する必要がある。

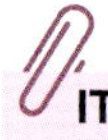

IT
information technology
情報技術

EBM
evidence-based medicine
根拠に基づく医療

2 治療評価基準の変革

①とらえ方の変化

いま，医療提供側は治療成績を評価する物差し自体を変えることが求められている。その変化は，第1に「客観性重視」から「主観性重視」へ，第2に「医療従事者側からの評価」から「患者の視点に立った評価」へである。つまり，患者の満足度やQOLの重視である。そして，患者の価値観の尊重である。治療の選択肢は患者にあるのであって，私たち医療提供側にあるのではない。第3に「信頼の医療」から「契約の医療」へである。最後に，「費用対効果の提示」である。新しい診断や治療法を発表する際には，従来のそれよりもより優れた治療効果を有し，しかもより安いコストであることの立証が求められる。

治療成績を評価する物差しの変化

①客観性重視から主観性重視へ
②医療従事者側からの評価から患者の視点に立った評価へ
③信頼の医療から契約の医療へ
④費用対効果の提示

②治療評価に求められる条件

さまざまな立場の人がそれぞれの立場から納得できる評価項目は，当然，複数にならざるをえない。また，主訴が惹起するさまざまな日常生活上の支障の有無や程度も同時に評価する必要がある。新しい概念による複数次元での評価では，疼痛の改善のほかに疼痛関連機能の変化，患者のQOL，そして満足度についても評価する必要がある。

運動器の疼痛の治療では，「疼痛の除去」を目的とするのではなくて，「疼痛の意味」を尋ね，どのような障害があるのかという視点に立った医療が求められているのである。

患者と医療従事者の関係

1 ストレスの疾患や医療に対する影響

各種ストレスが，全身の各臓器の機能や疾患の発生に対してさまざまな形で大きな影響を及ぼしている。この事実に基づいて，診療を考えてみる。

まず，医療従事者が患者と治療について話し合う場合，患者が疾患に前向きな気持ちで対処できるように配慮する。そして，現在の状況から希望をもてるような何かを患者が見出す方法を一緒になって探す，という話の仕方が大切である。

次に，患者のストレス，抑うつ，怒りが強いと，薬剤の効果や寿命にまで悪影響を及ぼす。したがって，医療従事者は，患者がそのような状態にあると評価した場合には，患者のストレスや怒りの軽減をはかる必要がある。

これらの報告からいえることは，医療従事者は，局所への対処（local management）に焦点を当てがちであるが，全身への対処（total management）が求められていると認識を変える必要があるということである。

Point
医療従事者は全身への対処が求められていることを認識し，患者のストレスや怒りの軽減をはかる

2 医療従事者の対応と治療成績や患者満足度の向上との関係

患者に対する医療従事者の態度や対応が，治療成績や患者の満足度に深く関与している。信頼関係の確立には，まず患者に共感を示すことである。そして患者に「自

分は医療従事者に受け入れられている」という認識をもってもらうことである。

そのためには，患者の身体の問題だけでなく，患者の悩み，たとえば生活の苦しさ，家庭や職場環境に存在する問題など，心理状態や社会的背景にも関心を示して，聞き出すことが必要である。すなわち，医療従事者は，患者に関心をもつことが必要である。

3 患者との信頼関係確立のアート

円滑な診療と正しい診断のための前提条件は，患者と医療従事者との信頼関係があることである。患者に共感を示し，「自分は受け入れられている」という認識を患者にもってもらうことが重要である。

患者が診察室に入ってきたら，その患者が何分，あるいは何時間待っていようと，医療従事者の「お待たせしました」の一言が診察室の空気を和ませる。また，患者が医療従事者の指示によく従ってくれるようにするには，一方的に指示を与えるだけでは不十分である。医療従事者は患者との意思疎通に留意し，親切丁寧に繰り返し指示を与えないと，患者は医療従事者を信頼して指示に従うようにはならない。

以下に，その実践について具体的に述べる。

①患者への共感の提示

医療従事者は，患者に「私はあなたに関心をもっている。私はあなたに共感をもって受け入れている」ということを明確な態度や言葉を通じて伝えることが大切である。

患者に，診察を始める前に「その痛みはつらいんですよね」とか，「ここまで来るのが大変だったでしょう」といった一言で患者の心をつかむことができる。また，患者がベッドの上で寝たり起き上がったりする場合には，患者ができる，できないにかかわらず，肩に手をかけて支える，あるいはスリッパや履き物を脱いだ場合には，それをさり気なくベッドの側にそろえておく。このような医療従事者の何気ない動作や姿勢が患者の心をつかむ。

②患者の関心事への問いかけ

医療従事者は患者と同じ関心の度合いであることを明確に示すことに留意する。たとえば，高齢の患者が「孫のところに会いに行く」という話を医療従事者に語ったとする。その場合，医療従事者はそれをカルテに記録しておく。後日，患者が受診してきたときに，「お孫さんは大きくなっていましたか」と言葉をかける。それを聞いた患者は，「先生は私のことを覚えていてくれた」と思うはずである。

③患者の安心感の獲得

初診時，患者は医療機関や医療従事者を信用してよいのかわからず，不安感をもっている。医療従事者は速やかに，患者に安心感をもってもらう必要がある。たとえば，医療従事者が立って患者に挨拶する。付き添ってきた人への挨拶（「ご苦労様」など）や居場所（椅子を用意するなど）に配慮する。そして，「お待たせしました」の一言を忘れない，などの工夫である。

信頼関係確立のための実践

①**患者への共感の提示**：態度や言葉を通じて共感していることを伝える
②**患者の関心事への問いかけ**：患者と同じ関心の度合いであることを示す
③**患者の安心感の獲得**：患者を安心させるメッセージを伝える
④**患者の意欲を引き出す**：患者の治療に対する意欲に注目していることを伝える
⑤**希望の灯を消さない**：必ず症状はよくなることを伝え，再発しても増悪しないことを説明する
⑥**前向きな説明**：否定的な説明は避け，治療に希望がもてるよう説明する

最後に，患者が診療を終えて帰るときに医療従事者や看護師から「何かあったらいつでも連絡してください」という一言が，患者を安心させる。「何かあったら頼るべきところがありますよ」ということを伝える患者へのこの短いメッセージは，患者に安心感を与える。

④患者の意欲を引き出す

治療成績や術後リハビリテーションには患者の意欲が大きく関与している。医療従事者は，治療過程における患者の小さな変化でも，それに注目してその変化を指摘したり，患者が目標を達成した場合には，それを賞賛して一緒に喜ぶ。医療従事者が患者の治療に対する意欲に注目していることを，明確なメッセージとして患者に伝えることにより，患者の治療効果や満足度は向上する。

⑤希望の灯を消さない

患者に病状を説明する場合には，「退行性変化イコール症状の原因」といった説明は避け，退行性変化（加齢や疾病による機能喪失）それ自体は変えられなくても，必ず症状はよくなることを伝える。そして，症状が再発してもそれが決して増悪することを意味しているわけではないことを説明する。こうして，患者に回復への希望を失わせないような説明の仕方が大切である。

⑥前向きな説明

外来の患者への説明では，前向きな説明が必要である。たとえば，「よかったですね。手術になるような重大な原因は見当たりません。必ずよくなります。いま大切なのは，この痛みをどう日常生活や仕事に差し支えないようにするかを考えることです」と話す。このように説明すれば，患者は安心し，なおかつこれからの治療に希望がもてる。大切なことは，否定的な説明は避けることである。

4 プラセボ効果への認識

治療における最も強力な心理的効用は，医療従事者の個人的な力（人柄）である。そして，プラセボ（placebo：偽薬）は，最も有効な治療の一つであることが指摘されている。運動器の診療で最も遭遇する自覚症状である疼痛に対して，プラセボ効果は何もしないよりは明らかに効果がある。

経験を積んだ医療従事者ならば，治療における心理的効用の重要性については，誰もが認識している。このプラセボ効果は，医療従事者と患者との間に信頼関係があり，治療意欲がある患者の場合に良好な結果が得られる。すなわち，患者の期待や医療従事者と患者との信頼関係の確立を通じて，プラセボ効果により，治療成績を向上できる可能性がある。

Point
医療従事者と患者との間に信頼関係があり，治療意欲がある患者の場合に，プラセボ効果が期待できる

5 医療従事者の役割の変化──“cure”から“care”へ

従来の医療は，時間軸でみると「週」「月」単位での短期の治療体系で構築されていた。すなわち，cure（とことん医療）の概念である。超高齢社会では，患者は認知症や生活習慣病と運動器の疾患が併存しているのが一般的である。このような患

者を治療する場合には，「月」「年」単位での長期の治療計画の策定が必要である。

このような状態が稀でない高齢者の医療では，care（ほどほど医療）という概念をもって治療にあたることが必要である。そして，疾患（disease）という視点だけではなく，不健康（illness）という概念で患者を評価して治療にあたることも求められる。

6 受診目的の把握

診察では，患者が受診した理由を明らかにする必要がある。これを正確に把握して診察しないと，患者は診療自体に不安を感じたり，正確な診断に至る手順に間違いが生じかねない。ひいては，患者の医療従事者，あるいは医療機関に対する満足度も低下してしまう。

疼痛を主訴とした患者の受診目的は3群に大別できる。まず「診断」が目的の患者である。この場合，重篤な疾患でないのなら治療は希望しない。第二のグループは「治療」を目的として受診する患者である。“とにかく痛みを取ってくれ”というのが患者の受診目的である。最後のグループは「孤独の癒し」を目的として受診する患者である。高齢者の腰痛や膝痛の患者によくみられる。この群に属する患者は，受診仲間や医療従事者との語らいによる安らぎを求めて受診している。受診目的を的確に把握してそれに応じた対応をすることによって，患者の受診目的は達成される。これにより患者の満足度が向上することが期待できる

疼痛を主訴とした患者の受診目的

①診断
②治療
③孤独の癒し

7 時間の推移による病態の変化

現時点だけの情報による判断と漠然とした治療の継続は危険をはらんでいる。たとえば腰痛を考えてみる。初診時には，画像では加齢変化以外の異常所見が認められず，非特異的腰痛と診断したとする。しかし，その後に時間の経過とともに臨床検査所見や画像に異常所見を呈して初めて，転移性脊椎腫瘍のような重篤な疾患の存在が判明する場合も少なくない。

医療従事者と患者との間に深い信頼関係があるほど，時間的経過に伴って痛みの原因が変化している可能性に留意して経過を追っていく必要がある。したがって，careの視点から治療が長期にわたっている場合，6カ月，1年に1度，あるいは症状に何らかの変化を認めた場合には，血液検査と画像検査を実施するのが望ましい。

8 臓器相関の視点

加齢に伴い，姿勢が変化してくる。一般的には，加齢とともに脊柱は円背をきたす。この結果，股関節や膝関節がそれに適応して立位を保持するために，角度を変える。この角度の変化が長期にわたり続くと，股や膝の関節に過大な荷重がかかると同時に，脊柱の筋肉にも過活動を強いる結果をもたらす。このように，脊柱の姿勢の変化は他の器官にも影響を及ぼしていく。その影響は全身に及び，最終的には不健康を招来してしまう。

高齢者を治療する場合には，姿勢の変化を含めて「臓器相関」という視点でも治療体系を考えていくことが必要である。

9 治療法選択の決定――重要性と困難

患者の個性や価値観の多様化に伴い，治療の選択肢も多様になる。さらに，患者の権利意識の向上，そして高齢者でもより高いQOLへの期待から，患者の治療に求めるレベルは近年ますます高くなっている。

患者は，所見（身体所見，画像）は同じでも，個人的・社会的背景はさまざまである。なおかつ，個々の患者の治療に対する期待は，その内容と程度も全員が異なっているといっても過言ではない。いま医療従事者は，患者個人個人に応じた治療法の提示を求められている。これは，従来の治療体系を「ready-made」とすれば，現在，求められるそれは「custom-made」であり，医療提供側にとってその対応は決して容易ではない。

Point
患者個人個人に応じた「custom-made」の治療体系が求められており，治療を納得して継続するかどうかは信頼関係が前提となる

一方，患者が，自分で選択した治療法に納得して治療を継続するかどうかは，医療従事者と患者との信頼関係の深さ，臨機応変の医療従事者の対応のよさ，そして医療従事者の忍耐（患者の不安や気紛れに対する）などにかかっている。したがって，医学的には治療の選択肢が正しくても，患者がそれに満足してくれるかどうか，あるいは治療に積極的に参加してくれるかどうかは，医学とは別な，きわめて個人的な信頼関係のうえに立っていることに留意しておく必要がある。

疼痛治療の新たな概念―EBMとNBMの概念

1 EBMの時代背景

臨床医学が科学として存在するための条件は，普遍性，客観性，そして再現性である。しかし，現実には，これらの条件を満たしている診療行為は多くない。また，コンピュータ科学の発達とともにプロフェッショナルな領域の情報に，いわゆる「素人」も容易に接触が可能となり，それに従って医療行為自体に，医療費の支払い側や患者に納得できる根拠の提示が要求されるようになってきた。

一方，医療費の高騰に対応して，不適切な医療も指摘されている。コンピュータの発達と評価可能な施設の増加により，臨床研究は病態生理学や分子生物学といったミクロの手法よりも，個々の患者から得られたデータを集積して定量化する臨床疫学というマクロの手法が重視されるようになってきた。このような時代背景のもとに生まれたのが，EBMであり，診療ガイドラインはその象徴的な産物である。

2 EBMとは何か

EBMとは，臨床上の疑問に対して，文献を吟味して最大の有効性と効率性を追求する医療の一手段で，いわゆる「根拠に基づいた医療」である。その手段として医療統計学，コンピュータ科学，あるいは判断学が駆使される。最も信頼度の高い

根拠となるデータを提示する研究デザインは，RCT（無作為化比較試験）のメタ分析（meta-analysis）である。この試験を採用する目的は，バイアス（bias）や偶然を排除することにある。

RCT
randomized controlled trial
無作為化比較試験

3 標準的治療の前提条件

運動器の診療のプロとしての経験を，第三者に普遍的な事実として認めさせるには，EBMの概念に基づいた発表が要求される。「私の経験では」という枕詞はもはや，科学の壁を前にしてあまり説得力をもたない。少なくとも，自分の経験を他人に納得させるには，論理的な整合性をもったstudy designの研究によって世に問うしかない。

4 EBMの功罪

EBMを過大評価しないことも大切である。事実，最近では限界も認識されている。一つは，医療従事者の知識や技術，さらには設備の差異を無視してのRCTは不可能で，意味がないのではないかという疑問である。

比較する論文の質の不均衡さやメタ分析の信頼性も問題になる。たとえていうと，林檎と蜜柑を比較している可能性，あるいは，よい林檎と腐った林檎を同じものとして比較している状況であることが危惧される。

その他，出版バイアスにより，否定材料は論文化されないことが多い。その結果，何らかの積極的な結論がより過剰に強調される可能性も否定できない。

科学が追究されればされるほど，個々の診療ではアートの要素が重要であることが明らかにされつつある。

5 データ中心から患者中心のEBMへ——EBMとNBMの統合

EBMは，第三者が築いてくれた知恵を個々の患者の診療に利用する手法ともいえる。一方，実際の医療現場では，EBMを適用する前に「診察」という行為とEBMに基づいた治療方針決定後の「経過観察」という行為に，患者と医療従事者との1対1の「対話」を通じての意見交換や教育・指導という交流が存在する。

診療の場では，医療従事者は患者と信頼関係を築きつつ，診療行為のなかで患者の個人的，社会的背景を評価し，それらに配慮して治療をどう選択して，どのように個々の患者に適用するかが重要となる。言葉を変えていえば，データ中心のEBMから患者中心のEBMという視点をもった医療の実践が求められる。

このような医療のありかたはNBMという概念・手法である。実際の医療現場では，最も望ましい医療の形はEBMとNBMの統合である。NBMとは，医療現場における医療従事者と患者との信頼関係に基づく医療といえる。その手法は，対話を通して，患者の個人的，社会的背景を評価して，それに応じた配慮を伴う医療の実践である。

NBM
narrative-based medicine
物語に基づく医療：対話を通して，患者の個人的，社会的背景を評価して，それに応じた配慮を伴う医療の実践

EBMでは先人達の知恵を借りることができるが，その前後の診療行為は医療従

事者と患者という当事者だけの世界である。この部分には数値化できない領域や問題があり，これは言葉でしか表せない。したがって，EBMとNBMが両立して初めて充実した医療ができるといえる。

疼痛の診療を行ううえで，質の高い論文に目を通すという作業は欠かせない。しかし，それだけでは不十分である。なぜならば，RCTやメタ分析の結果は，あくまでも平均値による結論だからである。それに劣らず大切なのは，医療従事者一人一人の経験である。どの程度，大規模な無作為対照試験で得られた結論と対応しているのか，対応していないとしたらそれはどこで，なぜかという思考作業が要求される。そこに患者という個人の診療を行う医療従事者の一人一人のアートがある。

運動器治療の実際

1 「どんな治療をするか」ではなく「誰を治療するか」

腰痛を例にとる。腰痛の増悪や遷延化には，従来私たちが認識していた以上に，早期から心理的・社会的要因が深く関与している。従来の治療体系には，これらの点に対する配慮が不十分であった。さらに，医療従事者と患者との信頼関係などの人間関係や患者の性格が，治療効果や患者の満足度，さらには免疫機能にまで大きく影響することがわかってきている。EBMの知見に基づいて治療の要諦を考えると，「どんな診療をするか」が問題なのではなくて，「誰を治療するか」が重要であるといえる。

2 患者中心の主体的な医療の実践

疼痛治療の目的は疼痛を除去することではなく，もとの健康な状態に早く復帰させることである。そのためには患者にとっての「疼痛の意味」を探る必要がある。疼痛対策は，目的ではなく手段である。

次に，治療への取り組み方が大切である。それは，医療提供者のみが治療の主体的な役割を果たすという「受け身の治療」ではなく，患者自身も治療方針の決定や治療に積極的に参加して，医療従事者とともに疾患に立ち向かうという「攻めの（主体的な）治療」の体系確立が必要である。

3 集学的アプローチの必要性

運動器の疼痛でもっとも多い腰痛を考えてみる。従来は，「脊椎の障害」と考えられていた。その概念に従えば，局所に対する治療が主体となる。しかし，近年，腰痛は生物・心理・社会的疼痛症候群としてとらえたほうが理解しやすいとの考えが広く受け入れられるようになってきた。すなわち，「形態学的な障害」としてとらえると同時に，「機能障害」としてもとらえることの大切さの認識である。

こういう事実を考えると，治療方針の決定は，患者の意向や患者の背景にある心理・社会的因子を考慮したうえで，患者が主体性をもってなされる必要がある。

Point

治療方針は，患者の意向や患者の背景にある心理・社会的因子を考慮したうえで決定する

多因子が関与している疼痛である以上，多職種によるチーム医療は必然である。リエゾン診療の大切さがここに由来する。

4 治療方針の決定 ――informed consentからinformed decisionへ

治療の基本は，患者の理解とそれに基づいた自らの実践である。そのためには，当然，インフォームド・コンセント（IC）が必要となる。ICとは，説明と同意と翻訳されている。

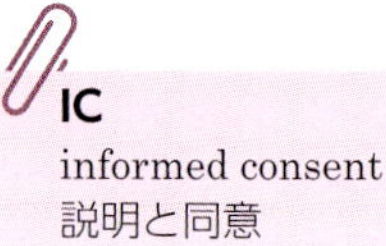

IC
informed consent
説明と同意

運動器の疼痛をきたす病態の大部分は，生命予後に関係ない。しかも，患者が疼痛の治療に積極的に参加することがよい結果を生むこともよく知られてきている。したがって，疼痛の発生に対する患者の個人的・社会的背景の関与を考えると，ICより一歩踏み込んでinformed decisionまでもっていくことが望ましい。すなわち，医療従事者が自分の経験のみから選択した治療方針を押しつける，形だけのICではなく，患者の個人的・社会的背景を考慮に入れて，できるだけ多様な医療情報を提供して，最終的には患者自身に治療方針を決定してもらうのである。そのことが，患者が疼痛の治療に主体的に取り組むことになり，さらには最終的な治療の結果について，責任の一端を患者も担うことになり，医療トラブルの減少が期待できる。

informed decisionとは
形だけのインフォームド・コンセントではなく，患者の個人的・社会的背景を考慮に入れ，多様な医療情報を提供したうえで，患者自身が治療方針を決定する

もし，医療の現場でときにみられるように，医療従事者が「このような悪い状態を見逃せない」「このまま放ってはおけない」といって，患者への説明を不十分なまま，あるいは医療提供者の使命感だけで治療を実施したとする。治療結果がよく，患者も満足している場合には問題はないが，患者が残存症状に固執する性格であったり，疼痛が何かの表現の代用であったり，あるいは必ずしも当初の見通しのような治療効果があがらない場合には，医療従事者が一方的にその責任を追及され，患者の怨みをかってしまうことも可能性としては存在する。このような不幸な状況をまねかないためにも，治療方針の決定に際してはできるだけinformed decisionまでもっていくことが望ましい。

最後に，大切な点を強調する。それは，前述したような行為を記録に残しておくことである。万一，医療トラブルに巻き込まれた場合には，この記録が医療従事者を守る有力な武器となる。

5 疼痛治療に求められる条件

運動器の疼痛の治療に際してはさまざまな治療手技が用いられている。各治療手技自体に求められる条件は3つに集約される。

治療手技に求められる条件
①RCTのメタ分析を基本にした評価と選択
②採用しようとする治療手技とその病態の自然経過との比較
③プラセボ効果への配慮

第1は，RCTのメタ分析を基本にした評価と選択である。

第2に，採用しようとする治療手技とその病態の自然経過との比較が求められる。すなわち，用いようとしている治療方針が自然経過と比べて，より治療効果が優れているのか，あるいは最終的な予後は同じでも，より短期間で軽快するのかといった疑問に対して，その優位性を提示する必要がある。

手術に関していえば，腰痛への手術については，「手術後の仕事への復帰は，心理的要素と仕事の心理・社会的側面に影響を受けており，MRIや臨床所見には全く影響されない」という，脊椎外科医にとっては意外な報告がある。この報告は，脊椎外科医は手術にあたっては患者の心理・社会的因子に配慮する必要性を示している。

自然経過に関しては，必ずしもまだ明らかにされているとはいえない。今後，私たちは疼痛疾患の各病態の自然経過を明らかにするとともに，自然経過との対比検討による治療法の臨床的意義を立証することを求められている。

第3に，プラセボ効果への配慮である。診療におけるプラセボ効果の重要性は，医療提供側に対しては，①患者や医師を含む医療提供側との信頼関係確立への努力（よく聞く技，患者への関心を相手に伝える技），②心理・社会的背景評価の必要性（精神医学的評価，家庭や職場の人間関係への注意など），③症例に応じた多面的・集学的アプローチの採用（幻想や偏見の排除，患者への的確な指導など），そして④治療方針決定や治療への患者の取り込み（患者の意識改善，満足度向上の各種アプローチなど）―などとともに強調されている。

COLUMN

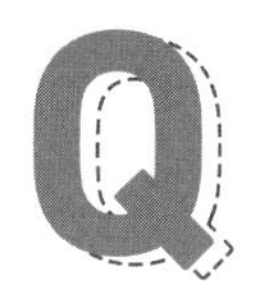

「スポーツ外傷」と「スポーツ障害」の違いとは？

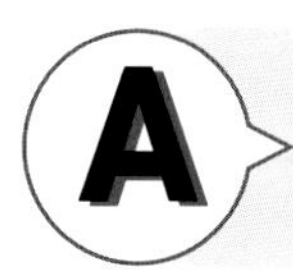

「外傷」と「障害」を区別してとらえ，選手にとって治療と予防には何が必要なのかをよく考えて対処すべきです

岡田 知佐子

「スポーツ外傷」と「スポーツ障害」をわかりやすい言葉にすると，「スポーツ外傷」は“けが”，「スポーツ障害」は“故障”，となります。似たような言葉であっても意味するものは異なり，経過や治療方法，予後が異なってくるため正確に使い分ける必要があります。それぞれを①発生のしかた，②原因，③対処方法－に分けて比較して解説します。

まず「外傷」について。

○月○日，○時，どのような状況で起こったのかがはっきりしており，1回の大きな外力によって起こるものです。転倒，転落，衝突，捻りなどの外力によって起こる骨折，脱臼，靭帯損傷，肉離れ，腱の断裂などです。例をあげると，相手と接触して手をついて転倒し手関節部を骨折した，ジャンプから着地したときに足を捻って足関節の靭帯が切れた，などです。

原因は不慮の事故，アクシデントとしてとらえられることが多くあります。

対処方法には傷ついた組織の程度により，保存的治療（安静，固定など）と手術療法（骨接合術，靭帯修復術，靭帯再建術など）があります。

次に「障害」について。

外傷と違って，○月○日に発生したとはっきりいえるものではありません。ボールを投げているとだんだん肘が痛くなり，休むと痛みは改善するが投げるとまた痛くなる，といったものです。1回の外力は小さく特別問題のないものであっても，繰り返し負荷が加わることによりついには組織の破綻が生じます。投手の肘内側側副靭帯損傷，成長期の骨端症，疲労骨折，腰痛症，その他さまざまな部位の痛みを伴う疾患がこれに相当します。

原因は身体の使いすぎや，間違った使い方であることが多いようです。そのほかに，靴・スポーツ用具の不良や，グラウンドや床の問題などの環境の不備が原因となることもある。外力だけでなく，先天的にもっている身体的素因が原因となることもあります。からだが硬い，筋力不足など選手の身体機能がその競技に行うのにには不十分である場合や，身体機能はよくてもスポーツ動作に問題がある場合など，原因がわかりづらいものも多くあります。一流選手であればなおさら原因は複雑になっていることが多いのですが，この原因をしっかり分析して向き合うことが重要です。なぜなら原因に対処することが治療の根幹をなすからです。

対処方法として，傷ついた組織の程度により，故障して間もないころやその程度が軽いものであれば保存的治療で治るものも多いでしょう。しかし，傷ついた組織が修復されないため投げられない，走れないといった機能不全の状態が続いている場合，手術療法（靭帯修復術，靭帯再建術，関節形成術など）が適応となることがあります。ただし先ほど述べたように，障害を起こすに至った根本的な原因に向き合わなければ，手術的に組織を修復しても同じ障害を繰り返すことになります。

実際の診療においては，「外傷」「障害」をはっきりと分けがたい症例も存在します。たとえば骨の成長が終了するころ，すなわち骨端線が閉じるころに起こりやすい外傷として骨端線離開があります。野球中，全力で1球投げたときに急に肘が痛くて動かせなくなった，肘の内側が腫れてきた，これは上腕骨内側上顆骨端線離開という外傷で，多くは手術が必要となります。しかしよくよく聞いてみると，「それ以前から投げすぎると肘が痛むことを繰り返していた」といいます。これは骨端線閉鎖不全という慢性的な“障害”のあるうえに起こった急性の“外傷”です。術後のスポーツ復帰に際しては障害に準じた対処を必要とします。

また，外傷のなかにも起こるべくして起こったものもあります。ジャンプ着地動作において身体機能が不十分であったり技術が伴っていないため，常時「危ない動き をしている」と指摘されていた選手がついに膝の前十字靭帯断裂を起こした，足関節靭帯断裂を起こした，などです。このようなケースは外傷といえども障害の要素も大きく，やはり復帰に際しては十分な対処が必要です。

スポーツ選手サイドは，外傷も障害もまとめて“ケガ”といっていることが多いように見受けられます。世間一般や報道の場面ではどちらでもよいのかもしれませんが，医療の分野では「外傷」と「障害」を区別してとらえ，選手にとって何が大事なのか，治療と予防には何が必要なのかをよく考えて対処すべきです。

運動器疾患の診断
五感を動員：何を聞き，何を見るか

皆川 洋至

はじめに

疾患ではなく患者を診る，これは外来診察の基本です。単純に消炎鎮痛薬を投与するのではなく，治療につながる病態把握と診断には，五感を駆使した多くの情報収集と経験に基づく迅速な情報整理が不可欠です。外から見えない運動器の構造を可視化するエコーは強力な武器になります。本稿では，五感とエコーを駆使した運動器疾患に対する診断について解説します。

患者の訴えを見抜く：患者の訴えを引き出す問診のポイント

病気相手でないことから解釈すれば，診療は患者が“何に困っているのか”“どうしてほしいのか”を素早く見抜くことから始まります。経験を積めば積むほど効率よく問診できるようになりますが，経験が浅いと無駄に診療時間が長引くことになります。

①何に困っているのか？

ほとんどは“痛み”が主訴です。しびれや脱力感，ぐらつきなどが主訴になることもありますが，多くはありません。聞き出すポイントは以下の4つです。

①どこが痛い？

②いつから？

③どうして？……発症状況の確認

④どんなとき？……動作時痛・安静時痛・夜間痛の定量化

患者の基本情報である病歴・既往歴・年齢・性・住所・職業，スポーツ選手の基本情報である競技種目・学年・学年別の部員数・ポジション・レギュラー争いの立ち位置・大会日程などは，あらかじめ外来待ち時間のうちに質問票に記入してもらうとよいでしょう。1人でも多くの患者を診療するため，医師以外でできることは極力スタッフに任せるべきです。

②どうしてほしいのか？

患者は痛みを何とかしてほしいから来院します。“来週大切な試合がある”といった時間に制約がある場合，“注射や手術が絶対に嫌だ”といった治療手段を制限してくる場合があります。不安や心配がメインの場合もあります。①心的ストレスが身体化している場合，②交通事故などで被害者意識が強い場合，③労災事故などで疾病利得が絡む場合—には，患者自身が完治を望んでいないこともあります。患者が“どうしてほしいのか？”，これは治療方針決定には欠かせない情報です。

患者を診る：六感も駆使した理学所見の取り方

五感（視覚，聴覚，触覚，味覚，嗅覚）で得られる患者情報は主観的です。客観的な画像情報（＝第六感）であるエコーを同時に使いこなせば，診断レベルばかり

COLUMN

話を聞く医者，聞かない医者

- “患者の話をよく聞く”ことが大切であると教育されてきました。しかし，たとえ30分“話を聞いた”としても，患者から“話を聞いてくれない”と言われることがあります。本質が“患者の話を聞く”ではなく，“患者が言いたいことを理解する”だからです。1人の患者に時間をかけすぎれば，待たされた次の患者が不満を抱きます。診療時間が長引けば，一緒に働くスタッフが疲弊します。
- 多くの患者を診れば，疾患に共通する訴えがわかるようになります。“痛いほうを下に寝られない”“ちょっと動かすと激痛”“寝不足でイライラ”など，「なるほど，なるほど」と言いながら患者が話しそうな症状を先読みして言ってしまうと，なぜか“話をよく聞いてくれる先生（私のことを理解してくれる先生）”と評判が立ちます。ただし，先読みされることを嫌う，言い換えれば，話さないと気がすまない患者もときどきいます。
- 心的ストレスが身体化している場合，交通事故などで被害者意識が強い場合，労災事故などで疾病利得が絡む場合は，感情的で訴えが増幅している場合が多くあります。感情的な患者は感情を吐き出す時間が必要です。共感するための時間を費やさないと，診療後にクレームがつきます。医師に対して直接文句を言えない患者は，受付で捨て台詞を吐いている場合が多いです。

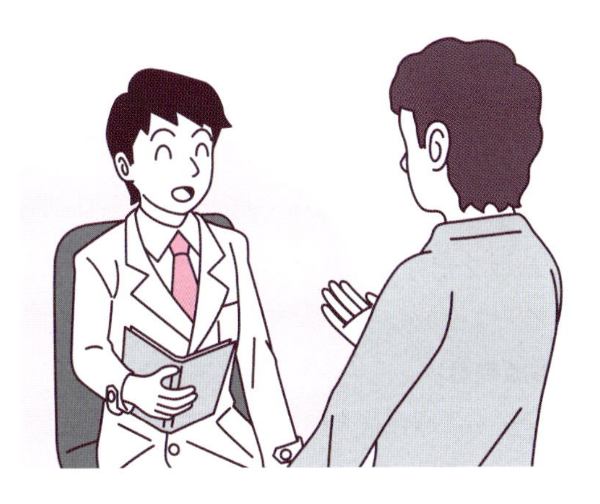

でなく，患者の納得度が大きく変わります。

①視診

笑顔で患者の目を見る，これが挨拶です。患者の表情が病状の深刻さを物語ります。痛みを訴える場所の腫脹・変形を肉眼で観察すると同時に，異常所見がないかエコーで確認します。明らかな病変がなければドプラ画像で血流増加の有無を確認します。健側に比べて明らかに血流増加があれば何かが起こっている，そう考えましょう。

②触診

異常所見を指先で押してみます。患者が顔をしかめ「ギャッ」と言えば主病変である確率は高くなります（しつこく押せば嫌われます）。発赤・腫脹・熱感があれば，ドプラ画像で血流増加の中心病変を確認します（関節内・腱内・皮下など）。外因か内因かを考えながら，必要に応じて関節液検査（結晶の同定，培養）や血液検査（炎症反応）を追加します。

③運動診

動作時痛の再現，疾患特有の疼痛誘発テストが病態把握や診断に役立ちます。運動障害を訴える場合には，神経学的所見から神経麻痺の有無を確認します。麻痺した神経を特定したら，神経の圧迫病変・神経腫瘍の有無，上肢の挙上不能・下垂手・下垂指では腱断裂の有無をエコーで確認します。

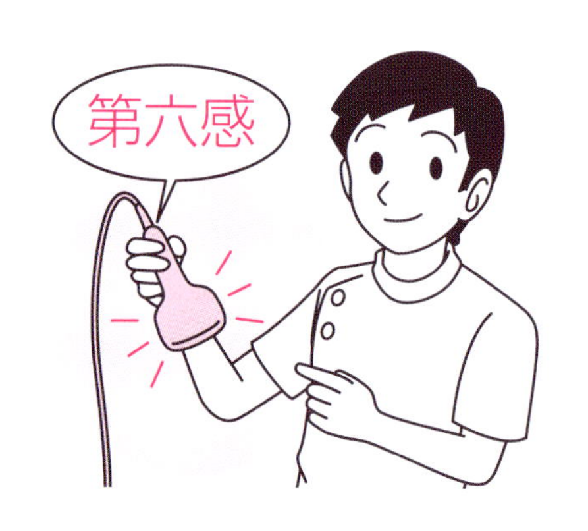

手が動かない！

心的ストレスが身体化して，腕が全く動かなくなる患者がときどきやってきます。周りのレベルについていけず，部活動をやめられない状況におかれた高校生男子に多いです。臨床症状と神経学的所見・画像所見とのギャップが特徴ですが，引退と同時に嘘のように治ってしまう場合が多いです。

再来の意味を患者から教わる

外来診療の鉄則は，“必ず再来してもらう”ことです。よくなって受診しなかった患者は，何かあればまた受診してくるかもしれません。一方，よくならなかった患者は二度と受診しません（他の病院へ行きます）。再来してもらうことで診療に対する自己評価ができます。再来した患者から教わることは実に多いのです。そのことに気づかない医師は成長しません。

まずレントゲン？：画像検査の使い分け

以前は，どこか痛ければ「まずレントゲン」，X線所見が正常ならば「骨に異常ありません」で済んでいました。CT・MRIは人手・時間・お金がかかるため，いつでも自由に使うことができませんでした。現在は外来診察室にエコーがあれば，①X線画像より素早く診察しながら多くの情報を集められる，②その場で画像情報を患者と共有できる，③瞬時に病態を把握し即治療につなげることができる—ようになりました。

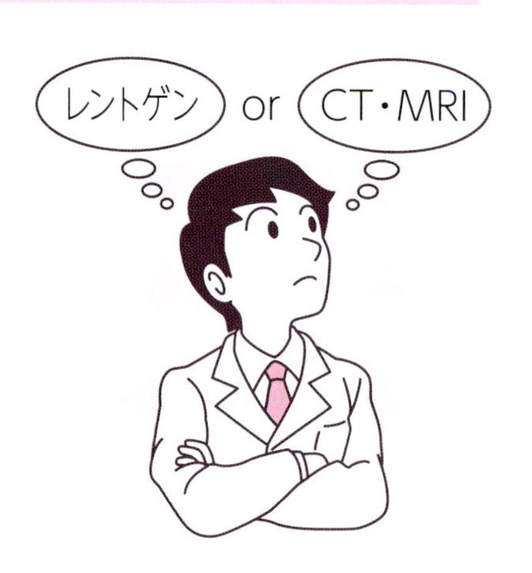

①エコー（超音波検査）

運動器疾患に対する画像検査の第一選択です。診察しながら瞬時に運動器の異常を視覚化できるからです。静止画ばかりでなく，リアルタイムな動画，ドプラ画像，エラスト画像も病態把握に威力を発揮します。X線・MRI・CTに比べ描出範囲は

伝わる情報と伝わらない情報

脳に伝わる情報の80％は視覚情報といわれています。下手な医師の説明以上に画像が患者を納得させる理由です。正常画像と異常画像を並べた2画面表示による病態説明は，解剖を知らない患者でも理解しやすいでしょう。話す医師の表情や態度も患者にはよく伝わります。腕の悪い医師ほど患者へのリスク説明が多く，時間がかかります（患者は不安でいっぱいになります）。

狭いですが，空間分解能・時間分解能に優れ，無侵襲で人手・時間・お金がかからず，検査対象に制約がありません。外来診察室・病棟・手術室以外に学校やスポーツ現場へ簡単に持ち運びでき，予防医学への道を切り開く原動力になっています。

②レントゲン（X線検査）

変形や転位といった骨のアライメント評価，骨病変や骨折など骨病変の経時的観察に役立ちます。最も歴史があり，最も広く普及している画像検査ですが，医療費・放射線被曝を考慮すれば，もはや必要以上に何枚も撮影する検査ではありません。

③MRI

描出できる範囲が広く，運動機構生体の異常を視覚化できる優れた検査です。病変を見つける感度が高いといえます。しかし人手・時間・お金がかかるため手軽に行うことができず，検査対象は限られます。刺青・脳動脈クリップ・ペースメーカーがある人，閉所恐怖症患者，じっとしていられない小児などでは検査できないことがあります。

④CT

骨内病変と骨3次元構造の把握に威力を発揮します。骨病変の経時的観察にも役立ちます。しかし，医療費・放射線被曝の問題があるため，X線検査以上に検査対象は限定されます。

運動器疾患の診断と治療

より多くの経験を積むには，短い時間で多くの患者を診る技術が必要です。診断だけでは不十分で，治療し結果を出さなければ臨床的価値は生まれません。

①超音波診断の価値

整形外科の疾患名は，病歴や病変から命名されているものが多くあります。X線画像しかなかった時代は，五十肩・テニス肘・足関節捻挫といった病歴由来の病名が数多く使われていました。X線画像で描出できない病変は数多く存在するため，臨床所見が重視されました。

一方，現在は患部へプローブを当てた瞬間に，五十肩（棘上筋腱滑液包面断裂など），テニス肘（短橈側手根伸筋腱炎など），足関節捻挫（前距腓靱帯腓骨側裂離骨折など）等の診断名となる病変を瞬時に見つけられるようになりました。臨床所見から病変を推測するのではなく，病変から病態を推測できるため，迅速に治療へ結びつける新しい診療スタイルを生み出しています。

②超音波ガイド下注射とは

従来の注射は，標的・針先・薬液の広がりを見ないで行う“盲目的”手技です。針刺入部の決定に視覚を使う以外，ほとんど手の感触に依存するため，手技に上手・下手が生じます。一方，超音波ガイド下注射は標的・針先・薬液の広がりを視認しながら行うため簡単かつ正確です。触覚だけに依存しないため29Gなどの極細針が使用でき（より痛くない注射が可能），注射精度が高いためより正確な病態把握が可

1日に何人診療していますか？

厚生労働省のデータによれば，医師1人が1日に診る患者数は約20±20人（平均±SD）。60人以上診る医師は上位5％に入るスーパードクター，80人以上は上位1％の超スーパードクターということになります。筆者は月曜日から土曜日まで毎日200人前後の患者を診ます。毎年更新される過去最高人数は1日280人。短時間診療にもかかわらず患者数は増え続けています。エコーを使いこなす技術はもちろん，スタッフ1人1人の協力が欠かせません。

医師の財産「予約制と土曜日休診」

多くの大病院で予約制と土曜日休診が常識になりました。行き場を失った患者は予約制をとらず，土曜日もやっている診療所に集中します。多くの患者を診る医師はよくわかります。患者は教科書であり，多くの患者を抱えることは“蓄財”，患者が減ることは“散財”です。「外来は疲れる，面倒だ……」は成長しない医師の典型的なセリフです。

能になります。

③超音波ガイド下注射の実際

針を刺入できない固い組織を除き，画像で視認できるすべてが標的となります。触れにくい深い大関節や関節裂隙の狭い小関節，薬液が漏れやすい滑液包や腱鞘へ，ねらいどおり一発で注射できます。神経・血管付近のガングリオン穿刺やfasciaリリースが安全にでき，神経・血管を標的にすることもできます。超音波ガイド下神経ブロックでは，十分な筋弛緩が得られるため骨折・脱臼の整復が容易かつ正確にでき，長時間手術も可能です。カテーテル留置による術後疼痛管理が患者・医師・コメディカルスタッフの負担を大きく軽減します。超音波ガイド下注射は術者の経験や技量に大きく依存しないため，近い将来，医師にとって必須の手技になるでしょう。大きな臨床的価値を医療現場にもたらすため，整形外科ばかりでなく，地域医療，救急，そしてターミナルケアなど領域を超えて普及していくと考えられます。

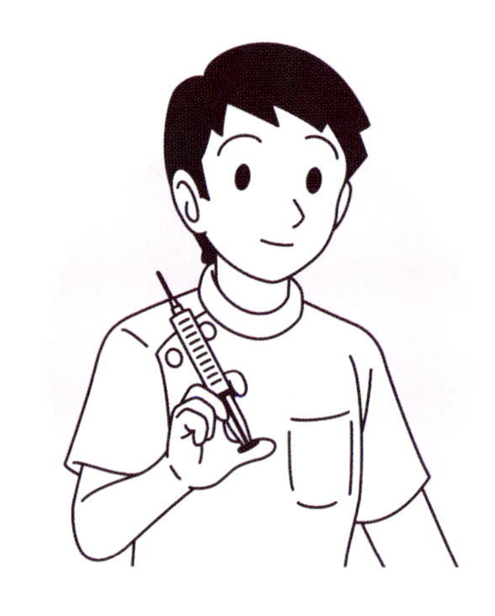

おわりに

頭で想像しながら診断・治療していた時代と異なり，いまはエコーで視覚化された病変に対し直接アプローチできる時代になりました。レントゲンに依存しない診断と超音波ガイド下注射による保存治療が外来における診療レベルを大きく引き上げています。国内では「整形内科」，海外では「Non-Surgical Orthopedics」という言葉が登場している背景でもあります。世界中でレントゲン時代からエコー時代へのパラダイムシフトが始まっていますが，疾患ではなく患者を診る基本姿勢は洋の東西を問わず，そしていまも昔も変わりません。

運動器疾患の治療
ボディ・メカニクスの異常を知る

柏口 新二

運動器の異常にかかわる問題

運動器の問題はいくつもありますが，人が生活やスポーツ活動で最も困るのは，「疼痛」と「運動能力の低下」ではないでしょうか。

痛みがあれば体重を支えることができず，走ることや階段の昇降もできません。逆に関節や脊椎に骨棘や変形などの関節症変化や脊椎症変化があっても，痛みがなければスポーツや山登りを楽しむことができます。疼痛の有無は，私たちの生活動作やスポーツ活動に大きく影響します。

「運動能力の低下」とは，痛みはないが力が入らない，出したくても出せないという状態のことです。この機能低下の原因には神経原性，筋原性，代謝性（糖尿病や腎不全など）や内分泌性（甲状腺や副腎の機能不全など），さらには廃用性（使わないことによる機能低下），心因性などさまざまな要因があります。脊髄損傷や脊髄小脳変性などのように，脳や脊髄などの中枢神経の外傷や疾患により麻痺が生じた場合が神経原性の機能低下です。筋ジストロフィー症や重症筋無力症などのように筋そのものに問題があり，力源をなくした状態が筋原性の機能低下です。代謝性や内分泌性などの原因でも運動能力の低下は生じますが，二次的に神経原性や筋原性の機能低下を併発することが多いようです。

しかし，神経や筋肉に器質的な問題を見つけることができず，さらに心理的な問題もないにもかかわらず，運動器が正常に機能しないことがあります。通常は痛みを伴うことが多いのですが，痛みがほとんどないにもかかわらず上手く動かせないこともあります。それが「ボディ・メカニクスの異常」で，多くの身体活動を制限させる原因になっています。この項ではボディ・メカニクスの問題によって生じる運動器の機能低下について解説します。

機能低下の要因

①**神経原性の機能低下**：脳や脊髄などの中枢神経の外傷や疾患により麻痺が生じた場合（脊髄損傷，脊髄小脳変性など）
②**筋原性の機能低下**：筋そのものに問題があり力源をなくした状態（筋ジストロフィー症，重症筋無力症など）
③**代謝性や内分泌性の機能低下**：二次的に神経原性や筋原性の機能低下を併発する
④**ボディ・メカニクスの異常**

運動器の異常にかかわる問題

1 外来診療にみる「痛み」

「痛み」の問題は医学における永遠のテーマの1つです。痛みのメカニズムについては一部が解明されているにすぎず，未知の事柄がまだまだ山積しています。ここでは基礎研究としての「痛み」については触れず，臨床の現場で遭遇する「痛み」について述べます。

外来診療で患者さんから「この痛みは心配ないでしょうか」といった内容の質問を受けることがあります。痛みがあると患者さんは驚き，戸惑い，「この痛みはいつまで続くのか，これからもっと痛みが増すだろうか」あるいは「この痛みのために自分は寝たきりにならないだろうか」などと不安を募らせます。なかには「来月の大会に間に合うだろうか」といった，都合のよい贅沢な不安もあります。痛みは心理・社会的要因に大きく影響を受け，同じような程度の障害でも現れる痛みは変わります。

患者さんにとって痛みには「よい痛み」と「悪い痛み」があるようです。たとえば「よい痛み」というのは，筋トレをした後に生じる遅発性筋肉痛や打撲後の局所痛などです。こういった痛みは数日の経過で治まり，後に機能障害を残さないことをこれまでの経験から知っています。したがって，患者にとっては心配の要らない「痛み」，すなわち「よい痛み」です。

そもそも「痛み」そのものが主観的な要素が強いのですが，「悪い痛み」は主観的なものと客観的なものの2種類に分けることができます。主観的な「悪い痛み」というのは患者側からみたもので，「これまでに経験したことのない痛み」と言い換えることができます。何が起こっているかわからず，どれくらい痛みが続くのか不明で，後に機能障害を残して元に戻らないのか等，患者を不安に陥れるものです。その不安は主観的なもので，患者さんの年齢や性格，価値観，そして人生経験によって違ってきます。

一方，診断・治療をする医療サイドからみた客観的な「悪い痛み」もあります。進行性に組織や臓器が蝕まれることによって生じる痛みです。運動時だけでなく安静時にも痛みがあり，しかも進行性に増強します。感染症や阻血性壊死，悪性腫瘍などの場合にみられます。治っても後に不可逆的な機能障害を残すことが多く，早急に精査して病態を突き止め，抗菌薬の投与や外科的処置を施す必要があります。

臨床で遭遇する痛み

①**患者にとっての「よい痛み」**：筋トレ後に生じる遅発性筋肉痛や打撲後の局所痛

②**患者にとっての「悪い痛み」**：これまでに経験したことのない痛み（原因がわからない，持続性が不明，予後の不安）

③**医療従事者にとっての「悪い痛み」**：進行性に組織や臓器が蝕まれることによって生じる痛み（感染症，阻血性壊死，悪性腫瘍など）

2 痛みへの対応

器質的な異常によって生じる痛みは，その痛みのある部位あるいは関連する領域に有害事象が起きているときや起きかけているときにみられます。すなわち，有害事象に対する警報ということができます。

日常生活やスポーツで安全域を超えそうになったときには局所に痛みを出すことによって，活動にブレーキをかけるような仕組みになっています。たとえば，熱せられた金属に手が触れたときに「熱さ」を感じると，同時に火傷をしないように手を退きます。それと同じように，四肢，関節，脊椎に痛みが出たときは異常事態の発生と考えるべきです。

たとえば，「シャルコー関節」という病態があります。これは外傷や疾病により神経の痛みの伝導路が壊れて，痛みを感じられなくなった状態です。痛みを感じないために日常生活や仕事で安全域を超えて動かしてしまい，通常では考えられないほどに関節が破壊されます。このように痛みは人が生きるために必要な防御機構の1つなのです。

しかし，この警報装置は厄介な一面もあります。警報装置の感度が低すぎると「シャルコー関節」になりますが，感度が過敏すぎる場合には必要以上に痛みを強く感じてしまいます。この感度については器質的，生化学的，心理的な要因などが複雑に絡んでおり，現段階ではまだ十分に解明されていません。消炎鎮痛薬の服用や局所麻酔薬によるブロックは，期間限定の感度の調整だと考えることができます。痛みは最終的には大脳で感じていますが，この痛みの回路を薬やブロックで一時的に遮断することによって閾値を下げて，痛みの程度を軽減するものです。しかし，痛みへの最良の対応は警報装置の感度を調整することではなく，痛みが生じる原因を探し出して対処することです。原因を残したままで「痛みの回路」を遮断すると，後にさらに大きな問題を引き起こすことになるからです。

Point
痛みの回路の遮断（消炎鎮痛薬の服用，局所麻酔薬によるブロック）は痛みへの最良の対応ではない。痛みが生じる原因を探し出して対処することが重要

ボディ・メカニクスの異常から起こる疼痛と機能障害

痛みの原因をなくすことが根治的な治療ですが，四肢，関節，体幹などの運動器の領域ではボディ・メカニクスの異常が主原因であることが多いようです。ボディ・メカニクスの異常というのは個々の関節や一椎間だけの器質的異常ではなく，その関節の周囲を含む筋群や体幹全体の機能不全を指すものです。その原因は，①姿勢の異常，②関節の可動域制限，③筋力の低下，④運動連鎖の破綻の4項目に集約することができます。それぞれについて解説します。

1 姿勢の異常

姿勢は骨と骨との位置関係であるアライ（ン）メント（alignment）と言い換えることができます。一般読者の方々はアライメントという言葉に馴染みがないと思います。たとえば下肢のアライメントが代表的で，X脚やO脚を思い浮かべると理解しやすいかと思います。

アライメントには，静的アライメント（static alignment）と動的アライメント（dynamic alignment）があります。静的アライメントは立位や座位での姿勢であり，動的アライメントは運動中の姿勢です。動的アライメントは静的アライメントの連続と解釈することができます。静的アライメントがよくても運動をすると動的アライメントが崩れることはよくあります。動的アライメントが崩れると動きが非効率的になりパフォーマンスが落ちるだけでなく，非生理的あるいは非解剖学的な動きとなり最脆弱部に外傷や障害を起こします。こういったメカニズムで関節炎や腱炎，

アライメント
①**静的アライメント**：立位や座位での姿勢
②**動的アライメント**：運動中の姿勢

そして筋膜性の疼痛が起こります。動的アライメントが崩れるメカニズムは，後に解説する関節の可動域や柔軟性，筋力，運動連鎖などと密接に関連します。

人の身体は骨盤帯，体幹，肩甲胸郭，上肢帯，下肢帯，手，そして足部に大きく分けることができます。日常生活やスポーツ活動で問題となることが多い肩甲胸郭を例にあげて概説します。「肩が痛い」「腕が上がらない」という患者さんの身体にはいくつかの共通する特徴がみられます。ほとんどの患者さんは，いわゆる「猫背」で胸椎が後彎して，肩甲骨が前方に偏位しています。こういった患者さんに肩の関節注射をしても，肩のリハビリと称して可動域訓練をさせても，なかなか改善しません。なぜなら肩の土台である体幹や肩甲胸郭のアライメントが崩れているからです。まず骨盤帯から体幹にかけてのアライメントを整え，連続する胸椎の後彎変形を可能な範囲で改善します。次に胸郭を開大するために前胸部や上腹部の筋群，肋間筋のストレッチを行い，弱化のみられる肩甲骨周囲筋群の賦活化（再教育）を行い，肩甲骨の位置や動きを修正します。それから肩の可動域訓練を行うと自然に動きが回復します。局所の肩甲上腕関節にだけアプローチしても効果はなかなか得られません。

2 関節の可動域制限

関節が何らかの原因で可動範囲が制限されると，日常生活動作やスポーツ活動に支障をきたします。関節の可動域を制限する原因には解剖学的異常と機能的異常があります。解剖学的異常とは関節を構成する骨や軟骨の形態異常のことです。関節の骨性要素の異常，すなわち変形性関節症や外傷で変形や関節軟骨が摩耗した場合がそうです。さらに半月板や関節唇などの軟骨が損傷して引っ掛かる場合にも可動域は制限されます。こういったケースで進行した場合は保存的治療では限界があり，手術（メス）が必要になります。

また関節の解剖学的構造は正常で，力源となる筋群の拘縮のために動きにくくなることもあります。臨床の実際では骨や軟骨性の原因による痛みより，この筋肉の拘縮による可動域制限や痛みのほうが多いのです。私たち整形外科医はこういった原因で起こる運動器の不具合に対しては効果的な対策をもっておらず，自然経過に任せたり，対症療法でお茶を濁したりするくらいでした。人を診ないで型に入れた「マニュアル治療」や「押し付け治療」をおおいに反省する必要があります。こういった異常に対しては電気治療や牽引などの保存的対応より，ストレッチや指圧，マッサージ，鍼灸，カイロプラクティック，そしてエコー下のfascia release（p.38「fasciaの構造と痛みについて」参照）などの治療法が効果的です。間違えても画像検査で異常所見があるという理由で見当違いな手術をすることだけは避けてほしいものです。本当にその異常が責任病巣なのかどうかを徹底的に精査したうえで手術を決断すべきです。

関節可動域を制限する原因

①**解剖学的異常**：関節を構成する骨や軟骨の形態異常→手術の適応となる

②**機能的異常**：力源となる筋群の拘縮→「画像検査で異常所見がある」という理由で見当違いな手術をしてはならない

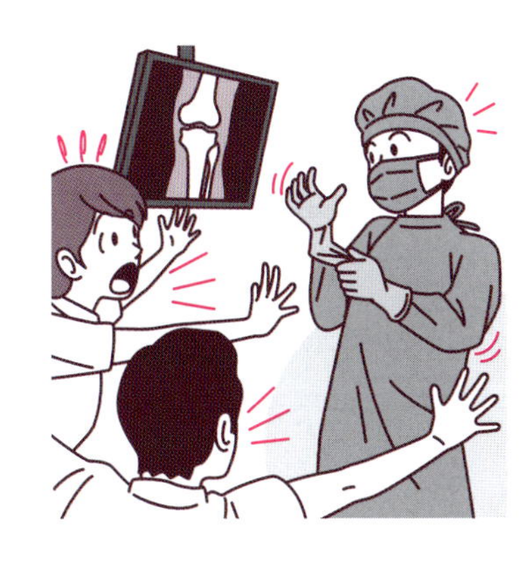

3 筋力の低下

筋力低下の定義は曖昧です。どんな最先端の検査機器で測定しても，何kg以下などと数値だけで規定できるものではありません。むしろ「しゃがんだ位置から立ち上がる」あるいは「階段を交互に上る」などの生活に密着した動作を基準として判断するほうが有意義です。かつてはサイベックスという高価な測定機器で筋力を測定し，左右差が何パーセント未満だから競技復帰可能などと仰々しくいわれていました。異なる角速度での筋力測定ができることや発揮パターンがグラフで表現できることから，それまでよりは科学的かもしれませんが，たいした意味はありません。簡易な徒手測定機で測っても十分に評価は可能です。ましてや，その筋力評価をもとに筋トレを行うのであれば，トレーニングに使うマシンそのもので測定したほうが正確かつ効率的です。

この項でいう「筋力低下」は単に発揮筋力の評価ではなく，「筋を効果的に使えているかどうか」ということです。人は生活動作やスポーツ動作において，必ずしも必要な筋をすべて動員していません。本来使うべき筋を使えてなかったり，別の筋で代償したりすることが多々あります。手を抜いたり，誤魔化したりしているわけではなく，無意識に行われる省力化です。しかし，そういった動作を続けていると本来の正確な動きをできなくなります。そういったことが数万年単位で起これば，進化であったり退化であったりするのかもしれません。

肩甲胸郭機能のたとえでいうと，肩甲骨を後傾位に保つ際は本来であれば僧帽筋上部線維を脱力し，僧帽筋下部線維と菱形筋を収縮します。しかし，私たちは通常の生活動作ではむしろ僧帽筋上部線維を使う動作に慣れて，僧帽筋下部や菱形筋を使っていません。したがって，投球などのスポーツ動作の際に十分に肩甲骨を後傾位に固定することができなくなっています。活動のポイントとなる筋を効果的に使えなくなっているのです。言い方を変えると，「脳からの指令が届かなくなっている」のです。動作を変えるためには，さまざまな方法で神経筋接合部を賦活化して回路を再開通させる必要があります。

もっと身近な例をあげると若い女性の立ち姿です。内股でO脚の女性では股関節外旋筋群や内転筋群，殿筋群を上手に収縮できない傾向がみられます。これをうまく使えるようにするだけで，見事な美脚に変身することがあります。

Point

筋を効果的に使うためには，神経筋接合部を賦活化して回路を再開通させることが重要（例：内股でO脚の女性の股関節外旋筋群などの収縮が上手にできれば美脚に変身）

4 運動連鎖の破綻

スポーツや踊りなどの芸能では，構えもよく，各関節の可動域も保たれていて，筋力も十分にあるにもかかわらず，動作全体として上手くできないことがあります。「運動神経が鈍い」「センスがない」といってしまえばそれまでですが，指導によって改善することができます。最初は基本動作をしっかりと繰り返して身につけることが大切ですが，一定レベル以上に達すると型に押し込めないようにします。その人の身体機能の特徴を活かして，かつ動作イメージに合わせた身体の使い方を見つけます。言葉でいうと簡単ですが，これは大変高度な内容です。

「構えはよい」ということは静的なアライメントがよいというだけです。動作全体として上手くできない場合は必ず動的アライメントが崩れています。別の表現をすると，「身体の使い方に問題がある」ということになります。関節や筋肉などの器質的な異常がないときは，姿勢の保ち方や関節の動かし方，さらには力を入れるタイミングに問題があります。時には動作イメージに介入することもありますが，これはどちらかというとスポーツや芸能の現場の問題なので，医療サイド単独では介入するべきではありません。

> **Point**
> 姿勢の保ち方，関節の動かし方，力を入れるタイミングなど，身体の使い方に問題がある場合は，動的アライメントが崩れる

以上，4つの項目に分けてボディ・メカニクスの異常について解説しましたが，スポーツも芸能も障害の発生原因はオーバーユース（overuse）とマルユース（maluse）です。オーバーユースはご存知のように使い過ぎによる過労で，マルユースは「間違った使い方」あるいは「非生理的な動き」です。マルユースでさらにオーバーユースになった場合は最悪の結果となります。

ボディ・メカニクスの診方

ボディ・メカニクスの異常の見つけ方について具体的に解説します。部位別にすべてを解説するわけにはいかないので，腰椎分離症の子どもと肘の内側が痛い高校生投手を例にあげて述べます。

①腰椎分離症の子ども

腰椎分離症では痛みがある場合とない場合がありますが，痛みがあればとれるまではコルセットで体幹の安静を保ちます。軟性を使うか，硬性コルセットを使うかは分離部の癒合を目指すかどうかで決めます。

診察ではまずは立位姿勢を見ます。このときに典型的な例では，いわゆる「出っ尻」で腰椎前彎が増強し，お腹を突き出したような姿勢になっています。背筋は硬く収縮していますが，腹筋はほとんど効いてなく，幼児体型のままです。姿勢を修正しようとしても骨盤を自由に動かすことができません。

次に大腿のハムストリングスや内転筋の硬さをみます。これも例外なく硬く，タイトネスがあります。開脚して座ると骨盤後傾位となり，起こすことができません。すなわち，大腿裏面のタイトネスと腹筋群の筋力不足，そして骨盤と体幹のアライメント不良が腰椎分離症の主因になっていることがわかります。

②肘の内側が痛い高校生投手

肘内側部痛の高校生投手では，さらに異常部位が広範で全身に及びます。立位の上半身では腰椎前彎が増強し，その影響で胸椎後彎位となり伸展が制限されています。いわゆる猫背になり，肩甲骨は下制，外転，前傾しています。広背筋や肩後方の筋群，小胸筋や大胸筋，腹筋上部，投球側の肋間筋は固く，胸郭が拡がらない状態になっています。さらに，スマートフォンをうつむいた姿勢で長時間使うために項部筋群や斜角筋も硬く拘縮しています。

投球の加速期には上腕骨軸は肩甲骨面になく，十分に外転できません。その結果，肘下がりとなり，強く腕を振ろうとすると，肘の内側部には強い外反ストレスが加

わります。最終的に内側側副靱帯の遠位付着部で剥離損傷を起こしてしまいます。

また下半身をみると，内転筋とハムストリングの拘縮があり，開脚位で座ると骨盤が後傾して起こすことができません。これでは体幹を回旋して軸足からステップ足側に体重をスムースに移動できません。

このように下半身から体幹，そして上半身への運動連鎖も破綻しており，ボールにエネルギーが効率よく伝わらず，球速も上がらなくなっています。

③卓越したスポーツ選手やダンサーの場合

競技特性はありますが，こういった異常所見は，バレエ，ダンス，日本舞踊，重量挙げ，サッカー，大相撲などすべてのパフォーマンスに共通します。

ここで卓越したスポーツ選手やダンサーを診察する際には注意しなければならないことがあります。必ず健常側と比較するか，調子のよいときの身体所見と比較する必要があります。彼らは特別な身体特性をもち，一見正常と思える身体所見でも彼らにとっては異常のときがあります。彼らは通常では考えられないような柔軟性や筋力を有していることが多く，いわゆるスーパーノーマルな状態にあるからです。

Point
卓越したスポーツ選手やダンサーを診察する際には，健常側と比較するか，調子のよいときの身体所見と比較する

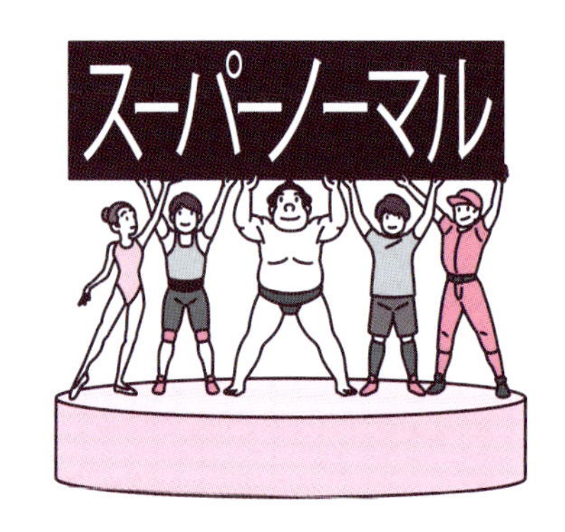

ボディ・メカニクスの修正と予防

問診により症状の出現様式を尋ねて，オーバーユース（overuse）なのかマルユース（maluse）なのか，それとも両方が関与しているかを聞きとります。その際に本人にとって何が問題なのか，痛みかパフォーマンスの低下のみなのかを聞きとります。痛みの場合は，その原因が器質的な異常によるものか，機能的な異常によるものかを理学検査と画像検査で調べます。機能的な異常の場合は，何が主因かを前述した4項目に分けて見極めます。通常はいくつかの要素が複雑に影響しあっていることが多く，単独因子の問題ではありません。しかし修正のアプローチは1つ1つの項目について順序立てて行います。ストレッチやfasciaリリース，さらには筋の賦活化を行いながら改善していきます。最後に本人やコーチ，トレーナーと対話しながら，運動連鎖の調整を行います。

ここで治療において重要なポイントがあります。柔軟性や可動域，筋力などの左右差をなくしすぎないことです。固さや可動域の変化が競技や演技の「適応」の場合があるからです。また，絶頂期の状態に戻す必要もありません。どんな優れた選手やダンサーでも加齢に伴う機能低下は避けられません。その際に以前と同じ身体機能を無理に取り戻そうとせず，変化した身体機能に合わせたパフォーマンスに変えることを勧めるのも医療サイドの役割かと思います。現に長くプレーすることができた選手や役者さんは自分の心身の変化に応じて，パフォーマンスや踊り方を変えています。それは自然に逆らわない見事な対応です。そして調子が悪くなってから身体を診るのではなく，調子のよいときの状態も診ておくことも大切です。しか

診療の手順

①問診
- **症状の出現様式**：オーバーユース（overuse）かマルユース（maluse）か，両方が関与しているか
- **本人にとっての問題**：痛みかパフォーマンスの低下のみか

②理学検査と画像検査
- **痛みの原因**：器質的な異常によるものか，機能的な異常によるものか
- **機能的な異常**：何が主因かを４項目（姿勢の異常，関節の可動域制限，筋力の低下，運動連鎖の破綻）に分けて見極める

③ストレッチ，fasciaリリース，筋の賦活化

④運動連鎖の調整

し，若い伸び盛りの選手や役者には受け入れてもらえず，故障を起こしてからの受診になってしまうのが現状です。

治療のゴールとは

痛みは患者さんにとって深刻な問題なので，痛みが軽減あるいはなくなると安心します。それで治療が完結したように思いがちです。なかには疼痛消失が治療のゴールの場合もありますが，しばらくして再び疼痛が再発することがあります。それは疼痛や機能障害を生じる原因や背景が残っているからです。この原因をなくすか，あるいは減らすことが根本的な治療になります。

筆者の私論ですが，運動器の根治療法は投薬，注射，手術ではなく，ボディ・メカニクスを調整することだと考えています。治療を舞台にたとえると主役は患者さんであり，主役と最も掛け合うことが多い役割が理学療法士です。その脇を看護師や臨床検査技師，診療放射線技師，そして医者が固めます。そして医者は監督やディレクターでもあります。したがって，手術だけして術後の後療法を他の医師や理学療法士，トレーナーに「丸投げ」するなどはもってのほかです。

わが国の進める医療の分業化は効率的ではありますが，アート面への配慮に欠けており，医師の教育面では大きな問題が潜んでいます。自分が行った判断や処置が適切であったかという自己評価をせずに突き進むことは危険です。医師はオーケストラの指揮者にもたとえることもできます。オーケストラのメンバーであるさまざまな職種の医療従事者とともに，感動を生む音楽を奏でることも不協和音をつくることもできるのです。

fasciaの構造と痛みについて
置き去りにされた人体最大の未開領域

小林 只　銭田 良博　木村 裕明

約5300年前に生きた，人類最古の冷凍ミイラと知られているアイスマンは，重度の腰椎すべり症があったにもかかわらず，その消化管の内容物の解析や外因死という状況からは，死の直前までかなり活動的に行動していたと報告されています。このアイスマンの背部や下肢には刺青の跡があり，その位置は胃兪，三焦兪，腎兪，崑崙など腰痛に効果のある現代の経穴の位置と一致しており，経穴治療をした痕と推測されています。

その後，古代中国でも鍼等を用いて皮膚・筋肉を刺激する治療が3000年以上前に始められたといわれています。西洋でも筋肉から生じる関連痛は1938年にJohn Kellgren（United Kingdom）によって報告されており，1983年にはアメリカ合衆国元大統領ジョン・F・ケネディの主治医，Janet G Travellと共同研究者の医師であるDavid G Simonsが筋膜性疼痛症候群（MPS）の概念を書籍（Travell & Simons' Myofascial Pain and Dysfunction : The Trigger Point Manual 1st Edition）で提唱しています。そして急速に研究が進み，1988年の第2版では**表1**のように提唱されています。

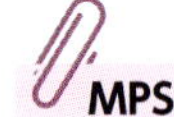

MPS
Myofascial Pain Syndrome
筋膜性疼痛症候群

“トリガーポイント（trigger point）＝筋硬結（muscle nodule）”という理解は誤解です。トリガーポイントは過敏化した侵害受容器という生理学的意味であり，形態表現の1つとして筋硬結があるにすぎません[1]。臨床でも筋膜上のみならず，腱，靱帯，脂肪，皮膚などの結合組織に広く存在し，筋膜以外も治療対象となります。また，マクロレベルでは筋膜を含む結合組織の連続性を意識したアナトミートレイン（anatomy train）という機能解剖の概念も提唱されており，経筋（筋のつながりを示す経絡の一概念）との高い類似性も注目されています。ミクロレベルでも筋膜

表1 ▶ 筋膜性疼痛症候群（MPS）とは？

筋膜のトリガーポイント（Trigger Point：TP）によって引き起こされる知覚症状，運動症状および自律神経症状（を呈する症候群）。これらの症状の原因となっている特定の筋，筋群を明らかにする必要がある。
Myofascial Pain Syndrome：The sensory, motor, and autonomic symptoms caused by myofascial trigger points. The specific muscle or muscle group that causes the symptoms should be identified.

間や間質の水分が粘度変化により情報伝達をしている可能性も示唆されており，経絡との関係性の調査も始まりました[2)]。

このように，西洋医学と東洋医学，古代の医学と現代医学が交わるそのキーワードとしても「筋」や「筋膜などの結合組織」が注目を集めています。また，MPSは痛み・しびれ感などの運動器疾患だけでなく，めまい感，倦怠感，動悸感など内科的症状にも似た様相を呈することが多く，ある大学病院に痛みを主訴に内科受診した患者の30％の原因がMPSだったという報告[3)]に代表されるように，内科疾患や精神疾患と誤診されている例も少なくありません。

fasciaとは何か？　解剖用語の混乱と歴史的な経緯

日本の解剖用語ではfascia＝筋膜とされていますが，現在のfasciaの理解からはこの日本語は不正確です。筋膜は「myofascia」です。それではfasciaとは何でしょうか。一部では"膜"と日本語訳されていますが，それも適切とはいえません。世界中でfascia自体の定義が混乱している現状で，fasciaに関する用語は日本解剖学会でも以前より議論されていましたが，現時点で適切な解剖用語の制定はされていません。本稿では，fasciaという用語の歴史から始まり，現在世界中で提案されているfasciaの見解を一望し，最も妥当な見解を考察し提案したいと思います。

fasciaの語源は1560年代のラテン語の「fascia」とされています（Etymology Online：www.etymonline.com参照）。当時の意味は，バンド，リボン，包むもの，束などの形態表現でした。15世紀前半に「membrane」が解剖学的意味でthin layer of skin or tissue（皮膚や臓器を包む薄い膜）として使用されました。fasciaは歴史的には1788年に解剖用語として初めて記述され，1895年のBasle Nomina Anatomica（BNA）で採用後，1977年のNomina Anatomica. 4th ed（NA4）まで細分化されることなく使用されていました[4)]。なお，1839年にはConnective tissue（結合組織）が解剖用語として採用されています。

現在，日本解剖学会・解剖学用語委員会編集による「解剖学用語改訂13版（2007）」[5)]では，fasciaは「筋膜」と訳されているものの，fasciaの訳語の妥当性にまつわる注釈は約1ページに及ぶ検討結果が記載されており，議論が分かれるところも多くあります。しかし，fasciaは現在では少なくとも「腱や靱帯，胸膜，心膜など，明らかに骨格筋と無関係な部位の結合組織構造を含む」と理解されており，筋膜のみを指す用語ではありません。

一方，membraneは解剖用語では"膜"と訳され，薄く平べったい構造形を示す形態用語としてすでに使用されていました。2016年現在，日本膜学会では「面積に対して厚みが無視できるほど薄いような物を指すのに用いられる呼称。一般的には，柔らかくひらひらしているようなものを指すことが多く，硬くて特定の形状を持っ

図1 fasciaの視点で線維配列と密度から整理した線維性結合組織の分類

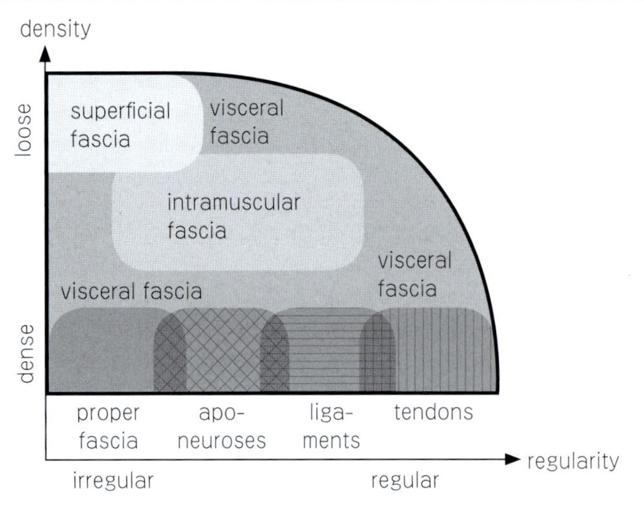

Schleip R, et al: J Bodyw Mov Ther, 16(4): 496-502, 2012. より引用

表2 ▶ fasciaのさまざまな定義

提案元	Fasciaの定義
Terminologia Anatomica (TA) (1998)	鞘，シート，あるいは剖出可能な結合組織の集合体。内臓を包むもの，そして関連した解剖可能な構造体を含む sheaths, sheets or other dissectible connective tissue aggregations". Includes "investments of viscera and dissectible structures related to them".
Human Anatomy & Physiology (2007)	結合組織のバンド，あるいはシート a band or sheet of connective tissue
The 1st International Fascia Research Congress (FRC) (2007[1)2)])	人体に行きわたる結合組織系の軟部組織成分である．これは，「固有の筋膜」ともよばれている高密度平面組織シート（中隔，関節包，腱膜，臓器包，支帯）だけでなく，靱帯と腱の形でのこのネットワークの局所高密度化したものも含む．そのうえ，それは浅筋膜または筋内の最奥の筋内膜のようなより柔らかい膠原線維性結合組織を含む the soft tissue component of the connective tissue system that permeates the human body. This includes not only dense planar tissue sheets (like septa, joint capsules, aponeuroses, organ capsules, or retinacula), which may be also called "proper fascia", but it also encompasses local densifications of this network in the form of ligaments and tendons. Additionally it includes softer collagenous connective tissues like the superficial fascia or the innermost intramuscular layer of the endomysium.
Gray's anatomy (2008)	裸眼で肉眼的に確認可能なほどの大きさがある結合組織の塊，内部の線維構造は織り合わされている。皮下組織など疎性で低密度な結合組織を含む masses of connective tissue large enough to be visible to the unaided eye", "fibres in fascia tend to be interwoven." Includes "loose areolar connective tissue" such as the subcutaneous
Fascia Research Congress (FRC) (2012)	線維性結合組織，体中に力を伝達するシステムを担う "fibrous collagenous tissues which are part of a body wide tensional force transmission system"
Gray's anatomy (2015)	鞘，シート，あるいは剖出可能な結合組織の集合体で，裸眼で肉眼的に確認可能な程の大きさがある。そして，fasciaは，皮膚と筋の間，筋周囲，末梢神経と血管をつなぐ，それら関連構造をも含む。もはやTerminologia Anatomica（TA）の範囲を超えている Genetic term applied to sheaths, sheets or other dissectible masses of connective tissue that are large enough to be visible to the unaided eye. Including connective tissue between skin and muscle, surrounding muscles, viscera, linking them together as neurovascular bundles, and related structure. Fascia are no longer included in the Terminologia Anatomica (TA).
THE整形内科 (2016)	線維性結合組織の総称。筋膜（筋外膜，筋周囲膜）以外には，皮膚 skin（手術瘢痕含む），支帯retinaculum，異所性脂肪体ectopic fat body（例:Kager's fat pad，膝蓋下脂肪体）内の膜様結合組織，腱 tendon（腱鞘含む），靱帯 ligament，関節包 capsule，骨間膜 interosseous membrane，骨膜 periosteum，神経上膜 epineurium，神経周膜 perineurium，血管周囲の結合組織などを含む

1）Stecco L, Stecco C：Fascial Manipulation: Practical Part: Piccin 2009. preface.
2）Stecco L, Stecco C：筋膜マニピュレーション実践編．筋骨格系疼痛治療，医歯薬出版，2011.

表3 ▶ fasciaの定義比較

英語名称	日本語 注2	具体例	TA注3 1998	Gray's anatomy 2008	FRC注4 2012	THE 整形内科
Multidirectional dense planar c.t. 注1	多方向高密度扁平結合組織	大腿筋膜の近位部	○	○	○	○
Aponeuroses	腱膜	大腿筋膜の遠位部	○?	×	○	○
Loose planar c.t.	疎性扁平結合組織	皮下の膜様層	×	○	○	○
Other loose c.t.	他の疎性結合組織	皮下組織内の脂肪層	×	○	○	○
Joint capsule	関節包	膝関節包	○	○	○	○
Organ capsules	臓器の被膜	肝被膜，心膜	○	○	○	○
Muscular septi	筋隔壁		○	○	○	○
Retinaculum	支帯	屈筋支帯	○	○?	○	○
Tendons & Ligaments	腱・靱帯	アキレス腱，黄色靱帯	×	×	○	○
Epimysium	筋外膜		○	○	○	○
Perimysium	筋周囲膜		?	×	○	○
Endomysium	筋内膜		×	×	○	○
Epineurium, Dura mater	神経上膜，硬膜		○?	○	○	○
Periosteum	骨膜		○	○	○	○
Mediastinum	縦隔		○	○	○	○
Mesentery	腸間膜		○?	○	○	○
Intracellular fibres	細胞内線維	線維芽細胞内の線維成分	×	×	×	×
Spinal disk	椎間板		?	×?	椎間板髄核× 線維輪○	椎間板髄核× 線維輪○
Cartilage	軟骨		×	×	×	×

○：fasciaとして明記，×：fasciaではないと明記，？：明記されておらず不明
注1：c.t.＝Connective tissueの略（結合組織）　注2：適切な日本語がないものは著者が意訳した
注3：TA＝Terminologia Anatomica（TA）1998　注4：FRC＝Fascia Research Congress

Schleip R, et al: J Bodyw Mov Ther, 16(4): 496-502, 2012. より引用

たようなものに対しては用いられない場合が多い」と定義しています。

fasciaは形態用語ではなく“結合組織成分”という構成要素に注目した用語であり，硬度としては柔らかいものから硬いものまで含み，そして形態としては二次元的な膜様構造物（membranous layer）だけでなく帯や鞘など形態的3次元的な構造も含む，より広い結合組織としての概念として理解されています。その観点からは，fasciaの分類として，R. Schleipらが2012年に提唱した密度と線維配列で2次元分布させた図（**図1**）も有名です[2)]。

解剖用語の基本である国際解剖学会連合の国際解剖学用語委員会（FICAT）が編集するTerminologia Anatomica（TA）が1998年に提示したfasciaの定義を中心に，どの解剖学的構造までをfasciaに含有するかは議論が分かれています（**表2**，**表3**）。最も シンプルかつわかりやすいfasciaの形態的な表現としては，Human Anatomy & Physiology 2007の「fascia is a band or sheet of connective tissue（結合組織のバンドあるいはシート）」[6)]でしょう。また，2016年5月に発刊されたTHE整形内科（南

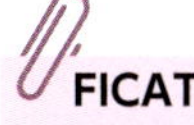

FICAT
Federative International Committee on Anatomical Terminology
国際解剖学用語委員会

山堂）のなかで私たちは，Fascia Research Congress（FRC）2012で提示された構成要素に準じ，fasciaを「線維性結合組織の総称」と“苦し紛れに”表記しました。

この問いは，言葉遊びにならないように慎重に議論する必要があります。それは，言語レベルの問題であり，名称をつけられた言葉の概念が実際の現象・実態を離れて一人歩きすることが多々あるためです。同じ実体に別の名称をつけてその差異を議論することは不毛であり，だからこそ「定義」が大事になります。fasciaの日本語表記の適切な制定は急務であり，私たちは新しい解剖用語として検討を進めています。胸腰筋膜（thoracolumbar fascia）など，すでにfasciaを筋膜と訳して示された解剖用語にまで影響を与える問題であるため，解剖学者，臨床医（整形外科医，皮膚科医，麻酔科医，内科医など），療法士など多くの関係者と整合性をとることが大切です。

fasciaの構造：現状の理解

fasciaのうち運動器に主に関与する分類として「superficial fascia」と「deep fascia」があります。1983年，国際解剖学用語委員会はNomina Anatomica 5（NA5）のなかでsuperficial fascia，deep fasciaを採用しました。日本解剖学会の解剖学用語委員会でも議論され，2002年発表の「日本語による解剖学用語2002」では，前者を「浅筋膜」後者を「深筋膜」と命名しています。

ヒト解剖学用語の国際基準であるTA（Terminologia Anatomica）1998では，用語の混乱を理由にsuperficial fascia，deep fasciaの両語を削除しましたが，日本語としての浅筋膜と深筋膜は残されました。しかし，fascia＝筋膜でないことと同様の理由で，現在では適切な日本語ではありません。

TA1998では，superficial fasciaとdeep fasciaは使用するべきではないと記載されていますが，皮下組織として両用語の定義は現在も統一見解が出ておらず，研究者や国によってその定義が異なるため注意が必要です。たとえば，superficial fasciaは，イギリスではTA1998に則り“皮下組織層”として使用されていますが，イタリアとフランスでは皮下脂肪組織を2つに分ける線維性結合組織の膜様組織（線維弾性シート）のみを意味し，また別国では皮膚支帯Skin ligamentsの意で使用されることもあります。

私たちは，イタリアの整形外科医兼解剖学者C. Steccoらの2014年の書籍『Functional Atlas of the Human fascial System』[7]，イギリスの徒手治療者兼解剖学者R. Schleipらの2013年の書籍『fascia：The Tensional Network of the Human Body』[2]，日本の解剖学者ImanishiとNakajimaの1994年[8]と2004年[9]の論文「機能的観点からみた脂肪筋膜組織の解剖学的研究」の全身の脂肪層の解剖学的知見などを参考に，可能なかぎり形態用語に忠実となるように整理しました（**図2**）。

全身の皮下組織は，浅層にあることが多い堅固な構造の脂肪層（防御性脂肪筋膜系：PAFS），superficial fascia，より深層にあることが多く組織同士の可動性を促

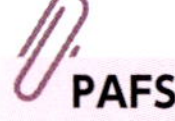
PAFS
protective adipofascial system
防御性脂肪筋膜系

図2　皮下組織の層構造と名称

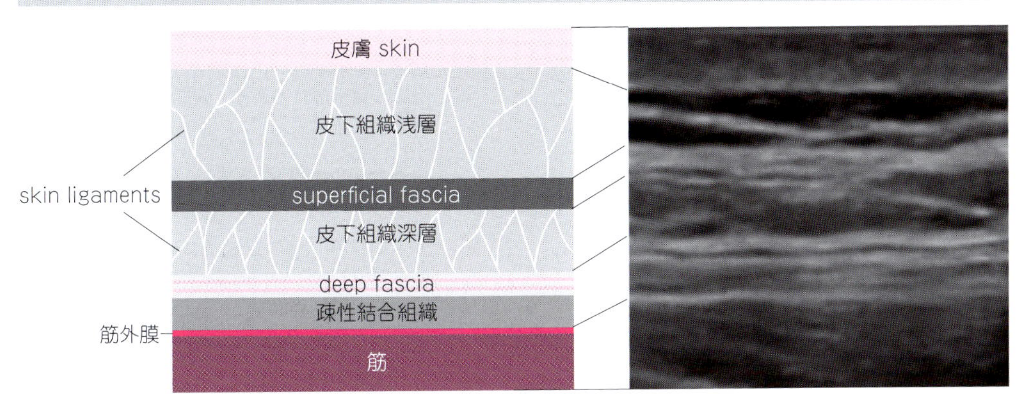

- 皮下組織浅層：粒状脂肪と蜂巣状fasciaで堅固な構造をとる。仲西論文におけるPAFS（protective adipofascial system：防御性脂肪筋膜系）構造をとることが多い
- superficial fascia：本書では脂肪組織（fat tissue）を含まず，皮下組織内にある横断上の膜様結合組織（membranous layer of connective tissue）の意味
- skin ligaments：皮膚skinとsuperficial fasciaおよびsuperfisical fasicaとdeep fasciaをつなぐ支柱
- 皮下組織深層：扁平脂肪と流線状Fasciaで可動性のある構造をとる。仲西論文におけるLAFS（lubricant adipofascial system：潤滑性脂肪筋膜系）構造をとることが多い
- deep fascia：すべての骨，軟骨，血管外壁，筋外膜，神経を覆っている線維性結合組織。deep fascia自体は複数の筋や骨まで含め連続的に覆っている結合組織である。deep fasciaと筋外膜の間，そしてdeep fascia同士の間には疎性結合組織loose connective tissueが存在し，これらの滑走性機能を担っている

木村裕明，他編：解剖・動作・エコーで導くFasciaリリースの基本と臨床――筋膜リリースからFasciaリリースへ．文光堂，2016．より

図3　deep fasicaの層構造のイメージ

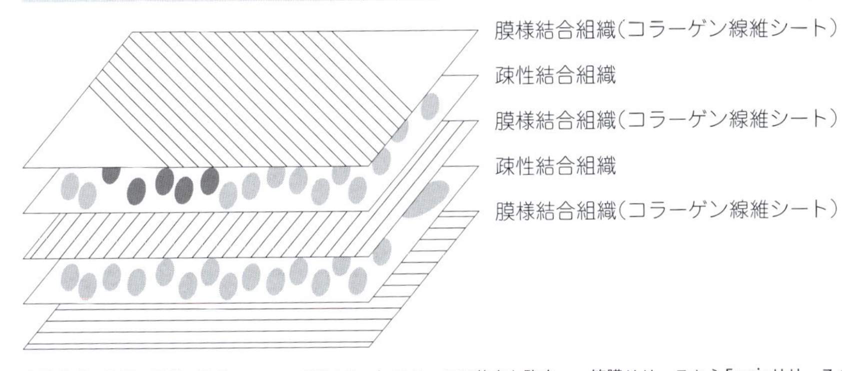

木村裕明，他編：解剖・動作・エコーで導くFasciaリリースの基本と臨床――筋膜リリースからFasciaリリースへ．文光堂，2016．より

す構造の脂肪層（潤滑性脂肪筋膜系：LAFS），deep fascia，筋外膜という層構造となっています。deep fasciaは3～4層構造と報告され，浅部から3層までは縦・横・斜め方向の膜様結合組織（コラーゲン線維シート）で構成され，さまざまな方向への張力に対応しています（**図3**）。Deep fasciaの間には疎性結合組織（loose connective tissue）があり，ヒアルロン酸を保持し各層の滑走性を担保しています[10]。また，身体の部位によって各層構造の厚さや関係は異なり（**図4**），体の部位毎に最適な層構造が形成されています。

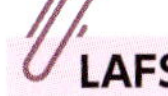
LAFS
lubricant adipofascial system
潤滑性脂肪筋膜系

図4　皮下組織の全身分布とその特徴

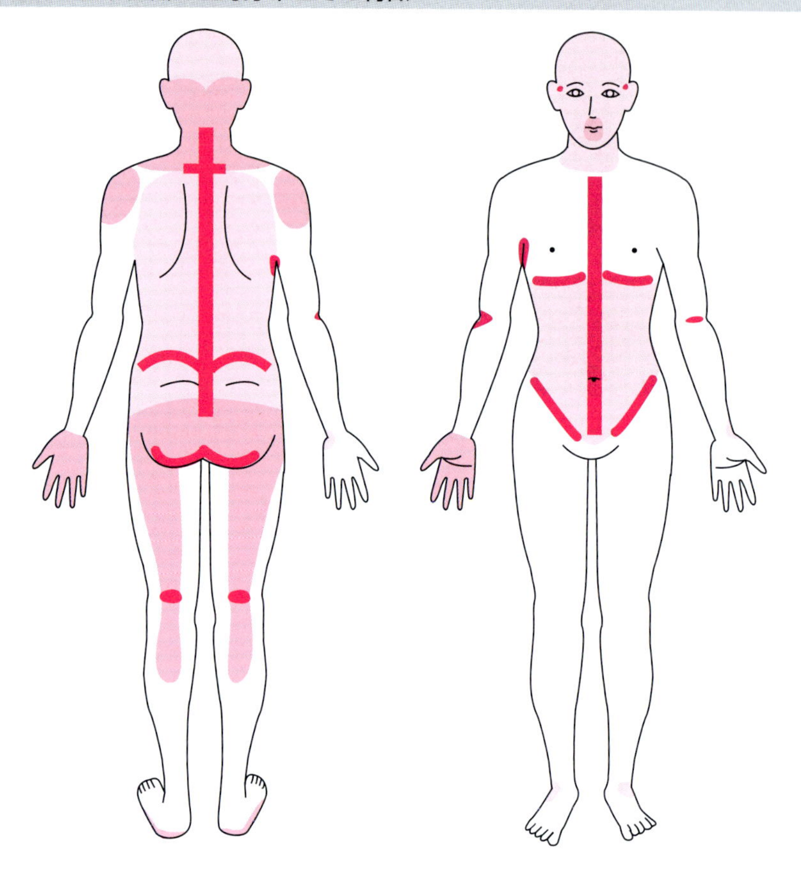

境界のsuperficial fasciaが明瞭な2層性構造。肩甲部，下腹部，腰部ではLAFS（潤滑性脂肪筋膜系）が厚く発達

境界のsuperficial fasciaが不明瞭な2層構造

皮下組織が全層で堅固なPAFS（防御性脂肪筋膜系）を呈する部位。手背，足背，肩部，殿部，大腿部後面

deep fasciaが筋外膜と結合しながら骨膜など深部組織へ向かいanchoring構造を呈する部位。鼠径部，腸骨稜，坐骨部，椎体部，腹直筋鞘，腋窩，肘窩，膝窩

文献8）より引用

fasciaの機能：痛みの生理を中心に

1 生体で“正常時に”痛みを感じる部位

“正常時に”侵害刺激に対して疼痛が生じる解剖学的部位は，「細胞体の虚血」「fasciaへの刺激」の主に2種類です[11][12]。

具体的には，脳（髄膜，血管の拡張で痛みを生じる），肺（胸膜），心臓（心膜，心筋虚血で痛みあり），肝臓・脾臓（臓側腹膜），胆嚢・胆管・消化管・尿管（平滑筋の過収縮，伸展刺激，虚血），腎臓（腎実質は痛みなし。腎杯・腎盂・尿管は伸展刺激や平滑筋の過収縮で痛みあり。腎周囲の腹膜，尿管周囲腹膜），皮膚（表皮の深部，真皮），筋肉（筋膜），腱（腱実質，腱鞘），骨（骨膜），神経（神経上膜，細胞体）があげられます。これは，運動器でも内科でも同じです。

2 生体で”異常時”に痛みを感じる部位

一方，“異常時に”痛みを感じやすくなる現象があります。それが痛覚過敏状態（hypersensitivity status）です。組織に損傷を引き起こすような刺激である侵害刺激が加わると，侵害受容器（A δ 侵害受容器：早い痛み，とC侵害受容器；遅い痛み）が興奮し，痛み情報が伝導します。C線維の侵害受容器は特別な形をもたない自由終末で，そのうち，さまざまな刺激（酸アルカリなどの化学刺激，温度，機械的刺激など）に反応するものがポリモーダル受容器です。侵害受容器は，皮膚・関節・内臓だけでなく筋膜など全身のあらゆる部位にあります[13]。

MIAs（mechanically-insensitive afferent：機械的刺激に反応しない線維＝silent afferents）は，正常状態では機械刺激に反応しません。しかし，炎症や神経損傷がある状態では活性化（silentからactiveになる）し，機械的刺激に容易に反応するようになり，局所の痛覚過敏の成立に関与します[14]。MIAsは，関節，角膜，皮膚，胃，小腸，大腸，膀胱等にも存在し，現在では筋のMIAsを調べる研究も進んでいます。また，皮下結合組織という視点では，deep fasciaはもちろんのこと，PAFS（防御性脂肪筋膜系）とLAFS（潤滑性脂肪筋膜系）のうちとくにLAFSも非常に血管に富み神経も細かく入り込んでいる可能性が高い組織と考えられており，fasciaと痛みに関する重要部位として注目されています。

3 fasciaの痛みは局在性が乏しいことが多い

痛みの種類には，体性痛，内臓痛，関連痛があります。皮膚・壁側腹膜に代表される体性痛は局在性（皮膚の侵害受容の伝達にかかわる神経線維の脊髄内終末は，脊髄の長軸方向に1～2髄節程度の狭い範囲の脊髄後角のⅠ，Ⅱ層に密に神経叢を形成）が顕著です。臓側腹膜や肝被膜に代表される内臓痛は局在性が乏しく（内臓における末梢の侵害受容器の分布が粗で，脊髄内終末は脊髄後角の広い範囲（Ⅰ，Ⅱ，Ⅴ，Ⅵ，Ⅹ層）に分布し，密度が低く，また脊髄の長軸方向に髄節数分節にも及ぶ広い範囲に分布），さらに関連痛や自律神経反射を伴うという特徴があります。

筋痛やfasciaによる痛みは，自律神経症状を伴う点（p.28「Travellによる MPSの定義」参照）からも内臓痛の特徴に近いと考えられています（筋膜からのC線維の神経終末は脊髄後角表層〈Ⅰ，Ⅱ，Ⅲ〉層に終末しており脊髄長軸の2～3分節にわたっている。これは皮膚の神経と内臓の神経の中間の広がりを示す）。そのため，自覚症状としての局在性に乏しいという特徴があります。そのため，fasciaの伸張制限などによる可動域制限を中心に診察することが本分野の診療では重要となります（詳しくは後述）。

4 fasciaの発生学と痛みの関係

fasciaが痛みを感じる部位として多い理由は，発生学的知見からも理解可能です。ヒトは単細胞生物→外胚葉（1肺葉）生物→2肺葉（内胚葉＋外胚葉）or 3肺葉（内胚葉＋中胚葉＋外胚葉）生物と進化してきました（諸説あり）。内胚葉は実質臓器（器官）や消化管（腔）などに，中胚葉は筋・骨・血液細胞・血管内腔壁などに，外胚葉（神経堤細胞含む）は神経・脳・皮膚・被膜など多くのfasciaに分化する傾向にあります。痛み刺激は，強弱含めて外敵を察知するセンサーであり，さらに体を操作するシグナルとして，生命維持には必要な機能です。その視点からも，主に外胚葉からfasciaが発生することは理にかなっていると考えられます（中胚葉から発生するという説もある）。また，fasciaは器官や腔が発育するときにそのまわりに結合組織が凝集密集することによって成立します（condensation fascia）。あるものは器官が移動するときに残され（migration fascia），他のものは漿膜の表面が癒合するときに形成されます（fusion fascia）[5)]。

異常なfasciaの形態と病態

1 異常なfasciaの3病態（炎症性，非炎症性，混合性）と対応する治療方法

fasciaが過敏になる理由としては，①炎症性，②非炎症性，③炎症性と非炎症性の合併（混合性），と整理可能と考えています。

①炎症性

- **急性炎症**："使いすぎ"（overuse）や外傷などの誘因による炎症第Ⅰ期（炎症急性期）の状態です。発赤，熱感，腫脹があり，エコーではドプラ（dopplar）で血流増加や組織の浮腫を確認できます。従来の遅発性筋痛症（DOMS）の研究では，筋細胞には炎症細胞がない"浮腫"であると報告されてきましたが，2015年に運動による疲労筋の筋膜に白血球がIL-1等の刺激により集積していること，つまり筋膜にも"炎症（第1期→第2期→第3期）"が生じている可能性が示唆されました[15)]。治療は，抗炎症を期待した安静，ステロイドなどの抗炎症作用のある局所注射，内服薬の抗炎症薬などがあります。一方，overuseで炎症が起きている場合，"その部位"がoveruseになった理由を追求することが大切です。石灰や周囲の異常なfasciaなどの解剖的因子，および動作の癖，maluse，姿勢などの機能的因子に介入し，再発予防を目指します。

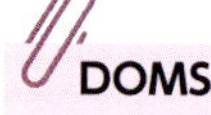

DOMS
Delayed Onset Muscle Soreness
遅発性筋痛症

- **慢性炎症**："炎症修復期の線維化±慢性炎症による異常血管増加，そして結果的な組織虚血状態[16)]"がfasciaに生じていることが推察されます。その治療方法はさまざまであり，線維化・癒着部分へのリリース手技，あえて急性炎症を起こして一時的に血管を増やした後の血管退縮効果や正常組織回復を目的とした自己多血小板血漿（PRP）療法やブドウ糖溶液などを注射するプロロセラピー（prolotherapy）[2)]，異常血管を消退させる目的の運動器カテーテル治療[17)]などが考えられます。なお，tendinopathyといわれる病態に"炎症"が起きているかどうかは不明であり，下記の非炎症性の要素と混在していると想像しています。

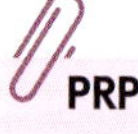

PRP
Platelet Rich Plasma
自己多血小板血漿

②非炎症性（狭義のfasciaの異常）

心身の影響で，筋の機能（収縮，伸張，筋緊張の調整など）が障害され，伸張性の筋力の低下・筋緊張の調整力の低下が生じます。結果，fasciaの過緊張，血流低下，微細な炎症・損傷などにより，fasciaの機能（パッケージング，保護，姿勢，通路，痛みセンサー）が障害されます。fasciaの異常は，具体的には，fascia同士の癒着・滑走性の低下・fasciaの伸張性や柔軟性の低下，水分量やpHの不安定化，ヒアルロ

ン酸の凝集化・高密度化による粘度上昇，圧上昇による血流低下，痛み閾値の低下などが示唆されています。治療は，注射によるfasciaリリースを代表として，局所のfasciaへの物理刺激と局所補液が有用とされています（指圧，鍼，注射，いずれも有効とされる）。

③混合性

筋の機能障害→筋膜の機能障害→fasciaの異常→柔軟性が低下したfasciaへの機械的ストレス増大（＝overuseおよび炎症）→代償動作・誤用（maluse）により二次的に関連する筋やfasciaへの負荷増大および従来使用するべき筋やfasciaの廃用（disuse）→結果として姿勢・アライメントを悪化させ，さらにmaluseを助長し，overuseとdisuseによる二次的な部位のfasciaの異常を引き起こし，炎症性病態と非炎症性病態が複雑に絡みながら悪循環に至ります。治療は，①②の併用となります。とくに重要な点は，病歴上もっとも古い損傷部位を明らかにして，その部位（現在の自覚症状と異なることも多い）に介入し，maluseの元凶を是正することです。

2 異常なfasciaの病態（非炎症性）

前述のように，fasciaの異常とは，“fasciaのポリモーダル受容器が何らかの原因（虚血や物理刺激や炎症など）により持続的に刺激され，MIAsが活性化されている病態”と私たちは考えています。トリガーポイント（Trigger Point：TP）という表現を使うならば，fasciaにTPが生じた病態とも表現できます。ちなみに，筋膜性疼痛症候群は，筋膜（myofascia）に注目した概念です。

病態としては，fasciaの機能（パッケージング，保護，姿勢，通路，痛みセンサー）の障害として，ヒアルロン酸の凝集化・高密度化による粘度上昇や微細炎症の結果としてのfascia間の癒着などによるfascia同士の滑走性の低下・fasciaの伸張性や柔軟性の低下が生じるとされています。臨床的には，可動域制限，伸張制限，タイトネス（tightness）などとして認識されます。また，痛み物質（サブスタンスP，ブラジキニンなど）が多くpHが低いことが[18]，痛みなどに関与していると考えられています[2]。臨床的には，触診としての局所圧痛や動作・可動域評価としての組織の伸張時痛や筋の収縮時痛として評価されています。

3 fasciaの癒着とは？　adhesionかcohesionか？

fasciaリリース手技として，療法士などが徒手療法で“癒着”を剥離（release）したと表現することもあります。しかしながら，一般的な医師にとっては“癒着”といえば強固な線維性構造であり鉗子等で剥離する強度のものというイメージが強いため，徒手による“癒着”剥離に対しては懐疑的な反応が一般的でした。また，鍼治療には深部の“癒着”を解き解す流派がある一方，浅い部位へのゆっくりとした優しい徒手刺激で十分対応できるという流派もありました。

そもそも，adhesion（癒着，接着，密着性）の医学用語としての定義は，「fibrous bands that form between tissues and organs, often as a result of injury during surgery」(Dorland's Medical Dictionary) で，和訳すると「組織間あるいは臓器間の線維性のバンドであり，手術操作による創傷治癒の結果として生じやすい」となります。そのため，瘢痕（Scar）などの強固な線維性組織というイメージとなりやすいですが，実は“線維性”の強度（intensity）についての定義は含みません。現に，手術でも腹腔内の癒着は用手的剥離が頻用されています。さらに，用手的に剥離できない場合，器具による剥離が行われます。

一方，adhesionに似た用語にcohesionがあります。日本語では両方とも“癒着，接着，密着性”を意味しますが，一般用語としてのadhesionは「the force of attraction between molecules of different substances」であり，cohesionは「the force of attraction between molecules of the same substance」とされます。つまり，Adhesionは「異種分子間の接着」，cohesionは「同種分子間の接着」となります。そのため，医学用語であるadhesionは“異種組織間・臓器間”と定義されています。一方，現時点でcohesionの医学用語はありません。具体的には，アキレス腱とその周囲のfascia（例：Kager's fat pad）の癒着はadhesionであり，靱帯内や筋膜間などの同種のfascia同士の癒着に相当する用語はcohesionが適切かもしれません。

4 fasciaの“リリース（release）”とは何か？ hydrodissectionとの関係

fasciaリリース注射（fascia release injection，**図5**）とは，エコー画像上白く厚い帯状の構造物をバラバラにするように実施後，fasciaを介した組織の滑動性や伸張性の改善が診察・エコー上に確認できることから，2013年に一種の作業仮説として私たちが提案した“造語”です。さらに，実際にこの注射方法によって生じている局所の変化，および症状変化との関係（前述）は，あくまで仮説です。fasciaリリースという用語が徒手療法家を中心に世界中で広く使用されていますが，この場合の「リリース（release）」という用語の厳密な定義を明示されていることは稀です。fasciaをリリースするとはどのような現象なのか，fasciaの用語と同様にこのリリースという用語にも混乱が起きています。

releaseの一般的な英語の医学用語としての定義は，①put it off（解放する，解き放つというニュアンス），②surgical incision or cutting of soft tissue to bring about relaxation（軟部組織をリラクゼーションさせるための外科的な切開あるいは切り込み），とされています。“リリース”という日本語は“剥離”のニュアンスが強いですが，英語のreleaseは組織の伸張性改善（リラクゼーション）の意味も含むと理解できます。異常なfasciaの病態が癒着や伸張性低下だとすれば，正確には「fasciaの治療（treatment of fascia）」であり，その要素として「リラクゼーション」「剥離」が相当すると考えられます。

このうち剥離に関する手技としては，海外でも生理食塩水による末梢神経周囲結合組織の剥離術が，2011年にMulvaneyらによって「ultrasound-guided “hydro-neurolysis”, or “Hydrodissection”」という用語でケースレポートとして報告され，

図5　エコーによるfasciaの重積部位の確認

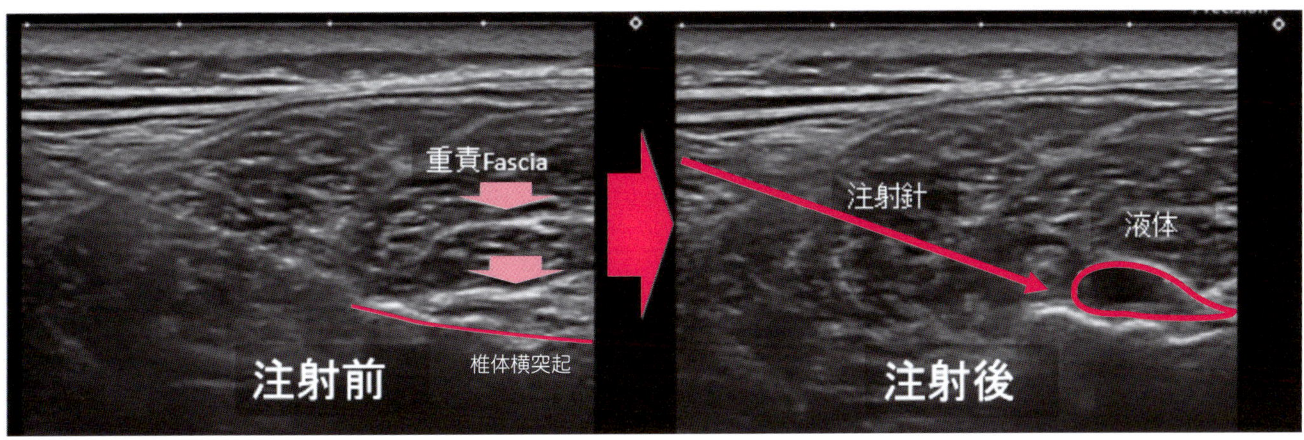

椎体の横突起の浅層側に２つのfasciaの重積を認める。同部位を確認しながら注射する

白石吉彦，他編：THE 整形内科．南山堂，2016．より

そのメカニズムとして「神経を圧排している結合組織を緩め神経電導を回復させる。それは，局所麻酔やステロイドなどの薬理学的な効果ではなく物理的効果により，組織の虚血による影響を改善させている可能性がある」とも議論されています[19]。

また，2016年にはCassがCurrent Sports Medicine reportsに「Ultrasound-Guided Nerve Hydrodissection: What is it? A Review of the Literature」を発表し，その有用性・安全性，さらなる研究進捗（例：治療前後の神経伝導速度の変化）が期待されています[20]。cydrodissectionという手技は，fasciaの観点からは「神経周囲のLAFS（潤滑性脂肪筋膜系）を中心とした結合組織の治療であり，圧迫解除による神経伝導の改善と，LAFS自体の治療を兼ねた治療手技」と理解できます。

一般的にはhydro-neurolysisはもちろんのこと，“hydrodissection”の用語もまた末梢神経の治療手技としてのニュアンスが強いですが，近年，アジアや日本を中心に，神経周囲だけでなくfascia全体を対象として拡張した意味で“hydrodeissection”の用語が使用され始めています。なお，hydrodissectionの適切な日本語はありません（眼科領域でもhydrodissectionという英語で国内でも広く使用されている）。しかしながら，dissectionという用語は本来は“剥離・裂ける”という意味です。神経周囲の異常なfasciaへの治療効果のメカニズムは，剥離以外にも，水分負荷，剥離以外の物理刺激など多様な因子が想定されています。そのため，本注射手技をhydroreleaseと表現することもあります。今後，fasciaという形態・解剖に対する手技名として，“生理食塩水によるfasciaリリース：fascia release by physiological saline injection”と“fascia hydrorelease”，あるいは新たな用語によって同様の現象を表現するための適切な用語の制定が“fascia”と同様に必要となるでしょう。執筆時点では他に妥当な用語が見つからず，私たちは共通言語による多職種連携を目的として“fasciaリリース”という表現を採用しています。

以上の用語的背景をふまえたうえで，私たちはfasciaリリースを“主に非炎症部位

図6　癒着のGrade分類と治療方法の特性

病態		治療方法	治療の特性	
可動域制限	癒着の強さ	治療手段	侵襲度（治療時の痛みの強さ）	1回の治療範囲
弱い → 強い	弱い → 強い	grade 0：他部位（遠隔）の刺激でfasciaの動きが改善できるレベル grade 1：徒手・運動療法で剥離可能なレベル grade 2：鍼（雀啄術，置鍼，electric acupuncture）で剥離可能なレベル grade 3：注射（エコー下筋膜リリース注射）で剥離可能なレベル grade 4：manipulationや鏡視下手術が必要なレベル	少ない → 大きい	広い → 狭い

癒着の強さと可動域制限・組織の伸張制限は比例傾向にある。また，癒着の程度よりその治療手段は異なる
- Grade 0：例としては，顎関節の治療で，頸部や腰部の可動域が改善するなどがある。いわゆる筋軟部組織による全身のつながりやバランスの調整という概念である。歯を食いしばると全身の筋緊張が亢進することが皆さんも経験しているだろう（開口状態で重い物を持つのは大変なことが多い）
- Grade 1，2：徒手や鍼にもさまざまな技術があり，優しい刺激から注射に匹敵する剥離を実施できる治療家がいるのも事実である。徒手は低侵襲に広い範囲を短時間で治療可能であるが，強い癒着には対応困難である
- Grade 2，3：エコー下で的確に治療することが可能になった
- Grade 4：肩の凍結肩 frozen shoulder や手術後の軟部組織癒着などで実施される。エコー下で鉗子や剪刀で剥離する場合もある

木村裕明，他編：解剖・動作・エコーで導くFasciaリリースの基本と臨床――筋膜リリースからFasciaリリースへ．文光堂，2016．より

の癒着剥離と低下した組織伸張性を解除すること”ととらえています。そのメカニズムは，物理刺激が最も重要であると想定されていますが，謎が多いのが実情です。

5 fasciaの癒着（adhesion ＆ cohesion）分類と治療手段の関係性

以前より，癒着の程度に関する議論は建設的には進んでいませんでした。その大きな理由は，“癒着”という用語に対するイメージの差異にあると私たちは考察しています。前述のように「adhesion」と「cohesion」の関係に加えて，その強度は含まないという定義のもと，2015年に筋膜性疼痛研究会（MPS研究会）で癒着（adhesion ＆ cohesion）の程度とfasciaリリースの各治療方法（鏡視下手術，注射，鍼，徒手など）の特性という枠組みを提案しました（**図6**）[21) 12)]。これは，手技の侵襲度と1回の治療の範囲と剥離可能な癒着の強度の関係性をまとめたものです。具体的には，強い癒着は鏡視下手術で高侵襲に狭い範囲を，弱い癒着は徒手で低侵襲に広範囲を剥離（リリース）可能という内容です。各治療法の利点と不利な点を理解し，多職種・多手法による連携が重要になってきます。

異常なfasciaと治療部位の検索方法

fasciaの治療部位の検索には2つ要点があります。①病変部位（発痛源：source

of pain）の解剖学的な検索と治療，②発痛源を悪化させている因子（悪化因子：complicating factor）の同定と治療（**図7**）です。

1 発痛源の検索

発痛源の検索としての定型的な診察の型は，「問診→動作分析・可動域評価→触診→エコー評価→治療的診断」です。以下に具体的に述べます。

①問診

時間経過（日：dayの単位で悪化傾向＝急性炎症，月：monthの単位で悪化傾向＝炎症の遷延化あるいはMPS，日内変動や週内変動が明確＝遅発性筋痛症あるいはMPS）を疑います。痛みを生じる生活動作を確認し，病変部・発痛源を探ります。

②動作分析・可動域評価・結合組織の伸張性評価

動作分析・可動域評価は煩雑で時間がかかるとして圧痛で治療部位を探す治療者も多いですが，多くの圧痛点がある場合はどれを治療すべきかの判断が難しくなります。また，関連痛の場合にはそもそも痛みを訴える部位に圧痛がない可能性があります。このような場合でも，動作分析と可動域検査により確実に発痛源を評価することが可能となります。

- **触診・圧痛部位**：圧痛部位＝病変とは限りません。正常部位への過剰な刺激（強すぎる圧迫刺激による圧痛）は痛みを生じさせます。また，関連痛の部位にも圧痛（関連圧痛）があることは稀ではありません。
- **エコー評価**：圧痛部位にある重積したfasciaの確認，筋・腱・靱帯自体の伸張性や，筋膜同士や腱・神経・血管と周囲結合組織間の滑走性など

図7　発痛源と悪化因子の関係

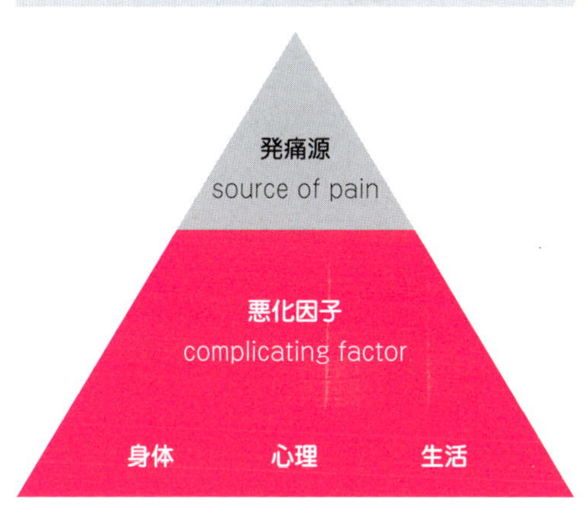

木村裕明，他編：解剖・動作・エコーで導くFasciaリリースの基本と臨床――筋膜リリースからFasciaリリースへ．文光堂，2016．より

図8　fasciaの伸張性・滑走性のエコー評価

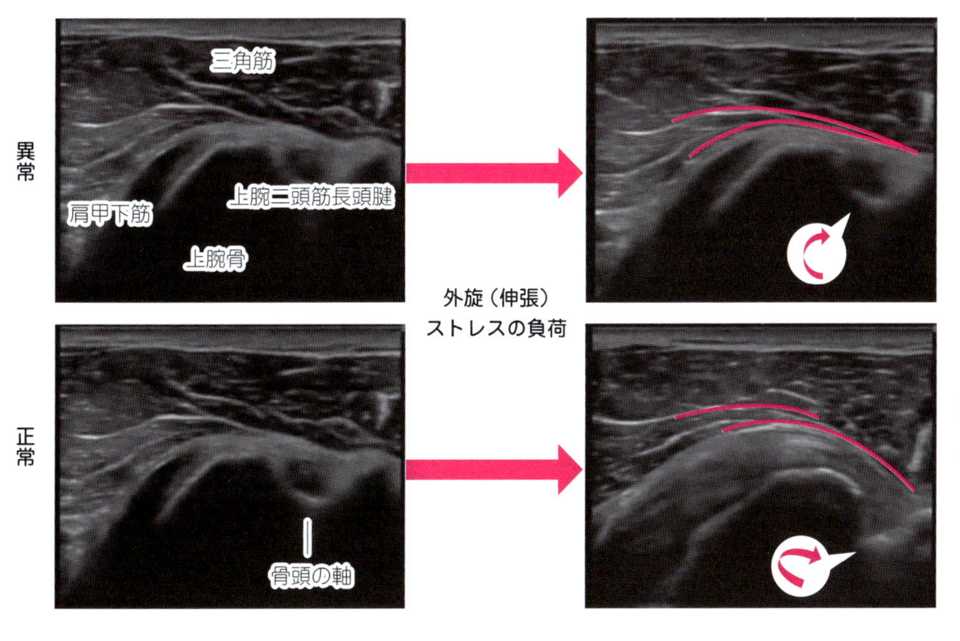

三角筋と肩甲下筋の滑走性の正常と異常（筋膜が外旋・伸張ストレス時にツッパっている様子が観察できる

木村裕明，他編：解剖・動作・エコーで導くFasciaリリースの基本と臨床――筋膜リリースからFasciaリリースへ．文光堂，2016．より

を評価します。具体的には，関節可動域制限と画像上のfascia伸張限界（ツッパリの様子）が一致しているとき，可動域制限の原因部位と判断します（**図8**）。圧上昇によるfasicaの血流低下も造影エコーなどで一部描出可能ですが，臨床的に使用できる状況には至っていません。

- **治療的診断**：確定診断となります。

しかしながら，十分な時間がある稀な診療でないかぎり，これらを限りなく効率化して実施する必要があります。たとえば，問診票の工夫，頻度が多い部位を優先的にスクリーニングする動作分析と治療的診断，足関節捻挫であればエコーによる靱帯スクリーニング，などがあげられます。

2 悪化因子の検索

悪化因子の検索方法は，身体的因子としては，病歴上もっとも古い損傷部位への介入，発痛源を悪化させた局所的あるいは全身的な因子の“使いすぎ”（overuse），“廃用”（disuse），“誤用”（maluse），そしてアライメント等を評価します。また，心理学的因子としては，不安・恐怖から生じる全身の筋緊張亢進や中枢過敏の程度などを評価します。生活因子としては，身体的および心理的な状態の基礎となる生活上の動作や心理因子を同定します。詳細は，拙著『解剖・動作・エコーで導くfasciaリリースの基本と臨床』（文光堂）をご参照ください。

fasciaのさまざまな治療方法とfasciaリリースの位置づけ

fascia治療の要点は，病変部位（発痛源：source of pain）へ直接介入し病変部自体を治療する直接法（direct approach）（例：組織間の滑走性改善・組織自体の伸張性改善），そして発痛源を悪化させている因子（悪化因子：complicating factor）の同定・治療としての間接法（indirect approach）（例：病変部周囲組織の伸張性改善による病変部への負担を軽減，動作指導，あるいは心因的緊張緩和によるリラックス）に分類すると理解しやすくなります（**図7**）。

1 直接法（direct approach）

直接法としては，手術，注射，鍼，徒手，物理療法などによるfasciaリリースが代表的です。実際，鏡視下のfasciaリリースは近年，足底腱膜への鏡視下fasciaリリース[22]などを代表に最小侵襲手技（minimum invasive technique）としての研究や報告が増えています[23]。また，注射によるfasciaリリースは，2016年に前腕の労作性のコンパートメント症候群（chronic exertional compartment syndrome）に対する手技として報告され[24]，MPSに関するfasciaリリースは私たちも2016年に報告しました[25]。

徒手によるfasciaリリース手技の歴史は古く，世界中に書籍も多くあります（しかし，その手法は流派が分かれ，手技は一定していない)。さらに，近年では西洋医学的なdry needlingによるfasicaリリース報告[26]，鍼（acupuncture）によるエコーガイド下fasciaリリースの臨床と研究が進んでいます[27) 28]。

2 間接法 indirect approach

間接法としては，筋の伸張や反射を利用したアプローチとしてのストレッチやリラクゼーションが代表的です。これらのさまざまな局所療法のなかで，fasciaリリースという手技は主に直接法の一方法として分類されることが妥当でしょう。実際は，リリースという刺激により筋が全体的あるいは部分的に，瞬時に弛緩する現象は多く観察されており，間接法としての要素も含みます。これらを理解しつつ，臨床現場では直接法と間接法の組み合わせることが非常に重要となります。

3 具体例①：直接法と間接法の組み合わせ

ある筋内にある局所fascia病変の結果として筋全体の収縮能や伸張性など機能障害をきたしている場合，その改善方法は病変部位に直接的に介入すること（直接法）と，病変部以外の筋全体のケア（ストレッチなどによる柔軟性改善）により結果として病変部への刺激や負荷が軽減することで症状が緩和される方法（間接法）が可能です。この場合，現場では患者の症状を緩和させる方法を適宜選択し，組み合わせて治療を行うことが望ましいといえます。一般的に，ストレッチは組織自体の伸張性改善は可能ですが，組織間の癒着部を直接改善させることは困難な傾向にあります。動作指導などによる使いすぎ，廃用，誤用への介入は，再発予防やパフォーマンス向上に重要となります。

4 具体例②：多職種・多手法の連携

実際の治療は，鏡視下，注射，鍼，徒手それぞれの手法によるfasciaリリースが適宜組み合わされることが望ましいでしょう。たとえば，医師＋鍼灸師＋理学療法士の連携としては，医師がfasciaの異常と診断し理学療法士が全身の軽度の癒着を剥離する，徒手で困難な部位（深部など）を鍼灸師が鍼でアプローチする，鍼でも十分に剥離できないときは医師が注射する，理学療法士がアライメントや動作指導を行い再発予防に務める，というような形です。

生理食塩水注射によるエコーガイド下fasciaリリース／fascia hydrorelease

1950年代から筋性疼痛に対する生理食塩水注射の有効性は数多く症例方向されてきました。1980年のLancetに，生理食塩水と局所麻酔薬のランダム化比較試験で「生理食塩水群の方が明らかに優位に鎮痛効果をもたらした。生理食塩水は安全でより効果の高い局所注射材と示唆される」と報告されました[29]。その後，長時間型局所麻酔薬の開発等の影響もあり，MPSに対する局所麻酔薬注射の優位性を示唆する報告が続く一方で，1990年代以降もブドウ糖液注射（prolotherapy），蒸留水・ボツリヌス毒素Aによる注射，自己多血小板血漿（PRP）療法などが，生理食塩水注射に対する比較試験で報告されてきました。2008年のCochrane Reviewでは「最近のMPS患者に対するトリガーポイント注射の臨床効果を調べた成績は，各種の局所麻酔薬，ステロイド，ボツリヌス毒素Aのいずれを用いた注射群も生理食塩水を注入したプラセボ群以上の効果はなく，また薬液注射群と鍼刺激群との差も認められていない」と記載されました[30]。この結果，あらゆる薬液は生理食塩水や鍼治療と同等に効果は乏しく，運動器疼痛に対する局所注射治療への世間の否定的な見解を強めました。一方，この研究結果は「生理食塩水はプラセボではなく他薬液と同等程度に有効であり，また鍼刺激も薬液注射と同等程度に有効である」そして「生理食塩水はプラセボではない」とも解釈可能でしたが，生理食塩水はプラセボであるという西洋医学研究の根底にある観念は根強かったと思われます。

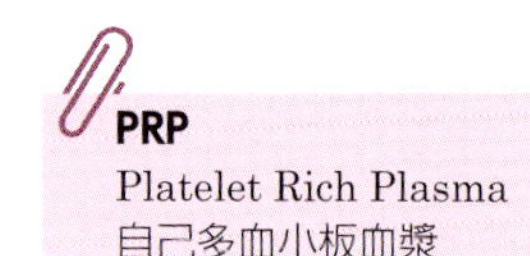

これら過去の局所注射に関するほとんどの研究手法は“ブラインド注射”であり，その精度は大きな課題でした。また，Reviewの統計手法で治療効果が“平均化”されれば「すべての薬液の治療効果には差がない」とも“統計学的には”結論づけられやすくなります。これまでも局所麻酔薬を使用しないさまざまな局所注射治療の研究が報告されていますが，共通する課題は「どの部位に注射したか？」の精度担保にありました。治療対象とする部位や病期の判断が異なれば，その治療効果も不安定となります。

近年の技術革新により，超音波はMRIやCTよりも分解能が優れ，局所注射の精度を飛躍的に向上させました。2011年にはMulvaneyらが，末梢神経の機能障害に対する生理食塩水によるエコーガイド下hydrodissectionの有用性を報告しました。2016年に私たちは，生理食塩水と局所麻酔薬による筋膜間注入法に関する二重盲検化ランダム化研究試験を行い，「生理食塩水は局所麻酔薬に比べて同等以上の鎮痛効果がある」という結果を得ました[25]。エコーガイド下interventionによる治療精度の向上による本分野の発展が期待されています。

fasciaリリースの種類

注射によるエコーガイド下fasciaリリースが治療の対象とするのは筋と筋の間にある筋膜myofasciaだけではありません（**図9**）。薬液による副事象・合併症を十分に検討し，可能なかぎり低濃度の局所麻酔薬か生理食塩水・細胞外液が使用されることが多いです。一方，注入時や注射後の痛みを抑制するために，“あえて”局所麻酔薬を使用することもあります。また，炎症の合併が考慮される病状に対しては，局所麻酔薬とステロイドを使用することも稀ではありません。注射針は，低侵襲性と確実なリリースのために27ゲージ（外径0.4mm，長さ38mm）・25ゲージ（外径0.5mm，長さ60mm）などできるだけ細い針が適切です[31]。以下に，代表的な治療

図9　さまざまな組織間の癒着例

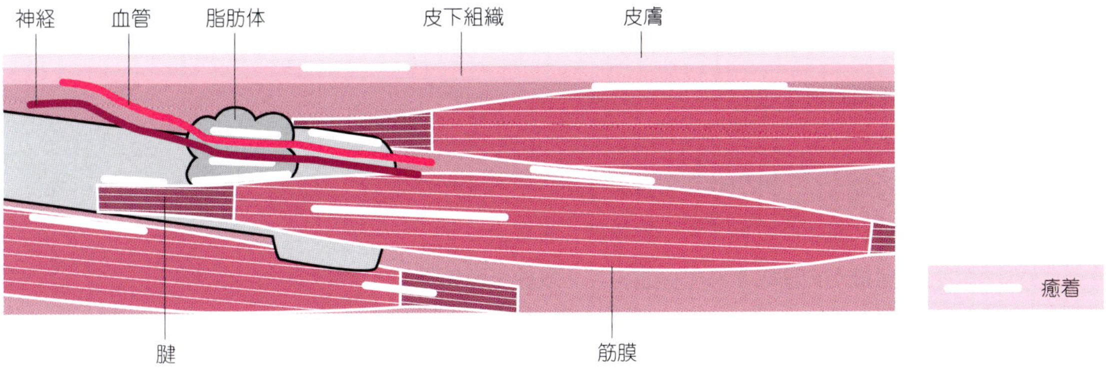

神経　血管　脂肪体　皮下組織　皮膚

腱　筋膜

癒着

木村裕明，他編：解剖・動作・エコーで導くFasciaリリースの基本と臨床――筋膜リリースからFasciaリリースへ．文光堂，2016．より

部位を紹介します。

①筋膜 myofascia

myofasciaは筋全体および筋線維を包む結合組織であり，筋外膜，筋周膜，筋内膜をあわせた総称です。筋膜リリースとして実施することが多い部位は，筋外膜間（interfascial space：筋またはそれに続く腱の外側の空間＝皮下，筋外膜間，骨膜と筋膜の間，腱の周囲など）であり，主として筋外膜とdeep fasciaのリリースを意味します。この部分には多くの神経や血管も走行しています。これはfasciaリリースの基本となるリリース法で，筋性疼痛，筋の伸張性，筋同士の滑走性の改善に優れています。筋周囲膜のリリースもしばしば実施されますが，筋内膜はエコーでも現時点では描出困難であり，エコーガイド下の治療対象としては認識されない傾向にあります。

例：三角筋と肩甲下筋の間，腓腹筋とヒラメ筋の間，浅指屈筋と深指屈筋の間

②支帯 retinaculum

支帯は四肢の関節付近に存在し，deep fasciaを補強する薄くて柔軟なfasciaです。支帯は，関節運動時に腱を関節に引きつけておくプリーシステム（pulley system）としても機能しますが，関節の構造的安定に対する寄与は限定的です。固有感覚受容器に富み，固有感覚においても大きな役割があると考えられています。支帯のリリースによって，末梢の循環や痺れ，むくみ，支帯の下を走る筋群の滑動性などが改善する傾向にあります。圧痛は検出できないことが多く，皮膚をつまんだときの痛み（つまみ圧痛）や，徒手で皮下組織をズラすことによる症状変化等を参考にします。

例：伸筋支帯（de Quervain病），手の屈筋支帯

③靱帯 ligament

靱帯はコラーゲン線維を主成分としますが，エラスチン線維も豊富に含みます。

強靱な密性結合組織であり骨と骨を結びつけて関節を安定させる働きがあります。靱帯表面と深部と内部の3箇所を治療することが大切です。注入時の抵抗も比較的強く，注入時の痛みも強いことが多いため，患者への充分な配慮が必要です。

例：烏口上腕靱帯，仙結節靱帯，膝内側側副靱帯

④腱鞘 tendon sheath

指の屈筋腱のように，細やかな機能に加えて，外力からの耐久性が必要とされる腱組織は，細長い筒状の腱鞘という組織に包まれています。腱鞘は二層構造になっていて，内側の滑液包，外側の線維性組織から構成されています。一般的な腱鞘炎への局所注射には，この腱鞘内へのステロイド注入が一般的に実施されています。fasciaリリースの観点からは，この腱鞘自体も同時にリリースすることが大切です。また，手指のばね指の場合は掌側板も同時にリリースするとさらに有効です。

例：第3指ばね指，腱鞘炎，アキレス腱炎

⑤関節包 joint capsule

関節包は，関節を包む結合組織で外側は線維性の膜，内側は滑膜の二重構造になっています。膝関節包や肩関節包など部位により異なる構造と機能を理解することが重要です。肩関節包の場合，腱板深部と関節包浅部の間のdeep fascia（その病態に応じて，線維性や癒着の強度は異なる）のリリース（例：前方関節包と烏口突起下滑液包の間，棘上筋深部と上方関節包の間）および，関節包を構成する結合組織の層構造自体に薬液が入ることにより，癒着や瘢痕が改善し両者相互の滑走性や伸張性が改善するためと推測しています。確実に薄く硬い部分に注入するため，細い注射針が必要です。しかし，細い注射針の場合は注入時の抵抗も強いため，臨床的にはロック付きシリンジの活用や強い握力が必要になることも多いです。注入時の痛みも強く，多くの場合局所麻酔薬を使用します。

例：肩甲上腕関節包，膝関節包，椎間関節包

⑥脂肪体 fat pad

脂肪体には，①神経血管の保護，②周辺組織との滑動機能の維持，③“痛覚センサー”としての機能（脂肪組織のうちLAFSに相当する組織は血管や神経が豊富）があります。解剖学的には，靱帯・腱にも匹敵する強固なもの（dense）から，柔らかいクッションのようなもの（loose）までが1つの脂肪体内に混在しています。ここに癒着が起こると関節の可動域制限や疼痛を生じます。注入時の抵抗は小さいことが多いですが，膝蓋下脂肪体内の強固な膜様のfasciaは非常に強固であり，注入時抵抗も高い傾向にあります。具体的には，脂肪体と周囲筋膜の間，脂肪体間（膝蓋下脂肪体であれば浅層と深層の間）が治療対象となることが多く，診察やエコーで滑走性や伸張性を評価したうえで注射します。

例：膝蓋下脂肪帯，Kager's fat pad，肘後方脂肪体，棘下筋下脂肪体

⑦神経傍神経鞘 paraneural sheath＋神経近傍のfascia

神経＝神経線維＋fasciaです。神経線維が障害されると，神経の機能低下による持続的な症状（感覚鈍麻，筋力低下，腱反射低下，振動覚低下）が生じます。こ

図10　fasciaの観点から整理する神経障害性疼痛の概念

●従来の考え方

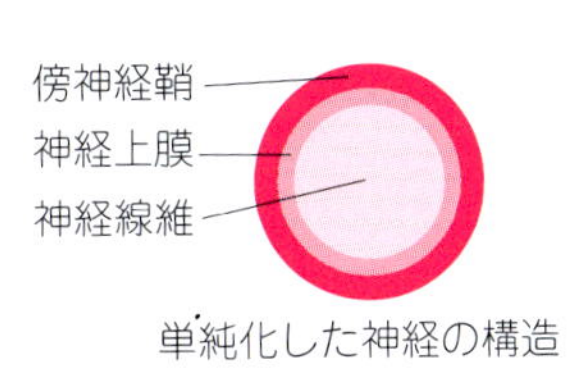

単純化した神経の構造

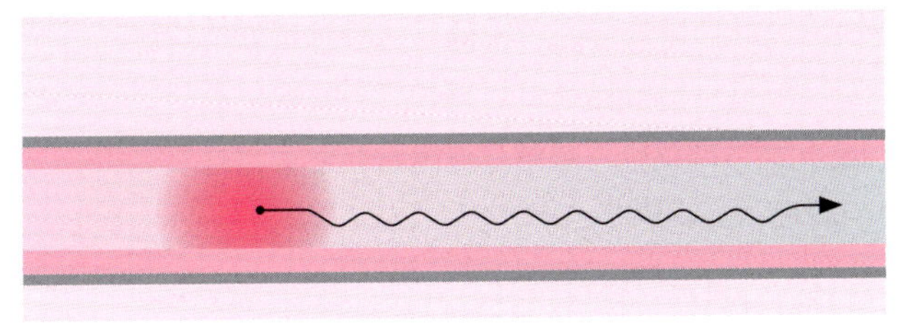
神経自体が障害されて痛みの信号が伝達される

●fasciaの観点から見直した考え方

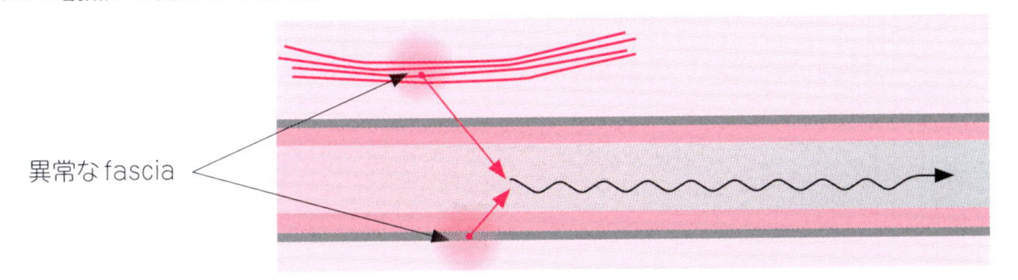

異常なfasciaからのシグナルが神経に入力され痛みの信号が生じる

木村裕明，他編：解剖・動作・エコーで導くFasciaリリースの基本と臨床――筋膜リリースからFasciaリリースへ．文光堂，2016．より

のため神経の機能低下を伴わないシビレ感のみの症状の多くは，fasciaの異常になります。その異常なfasciaとしては，神経の構成要素（例：傍神経鞘，神経上膜，神経周膜，神経束間にある血管や脂肪組織）と，神経近傍の組織（例：筋膜，靱帯，deep fascia，LAFS）が想定されています。「神経のリリース」という表現は，傍神経鞘のリリースとしての，いわゆるhydroneurolysis（末梢神経へのhydrodissection）との理解が一般的です。一方で，神経近傍の異常なfasciaの治療のみで症状が改善する例も多く，従来神経障害性疼痛と分類されていた症状に対する治療としても注目されています。適応となる症状は，動作に伴う感覚過敏（例：ピリピリ感）や伸張低下したfasciaが引っ張られる刺激（例：つっぱり感）が主であり，いわゆる神経線維を障害されたときの神経障害（例：診察上再現性のある筋力低下の所見）とは異なることが多いですが，神経自体および周囲のfasciaの異常により麻痺や神経の機能低下を生じうる（例：診察上再現性がない筋力低下，肢位による筋力の変化）場合もあります（**図10**）[31]。

神経周囲の異常なfasciaの評価は，癒着部の圧痛，神経と周囲fasciaの滑走性低下を診察やエコーで確認します。たとえば，肘内側の尺骨神経（p.180「投球による内側側副靱帯損傷の実態と病態」参照）であれば，手指の屈伸運動で深指屈筋・浅指屈筋との癒着，前腕の回内・回外運動で円回内筋との癒着，手関節の尺屈・橈屈で尺側手根屈筋との癒着を評価します。神経周囲の癒着部位は筋運動によって神経が一緒に動く現象がエコーで観察されます。傍神経鞘や神経近傍のfasciaを注射針先による切離および注射液によるリリースで治療します。また，肘外反ストレス時に腕神経叢の牽引運動もエコー上で確認され，腕神経叢のfascia治療で肘外反ストレス時の尺骨神経への機械的負荷が減少する現象も観察されています。神経が引っ張り合っている状態から，私たちは“nerve traction syndrome”と呼んでいます。肘内側痛における尺骨神経障害と胸郭出口症候群の関係性を紐解く仮説としても注目されています。

また，神経に針先を当てて「ビリっと」という患者の自覚反応を出す神経ブロックの注射手技とコンパートメントブロックの治療効果の優劣は賛否両論です。神経根ブロック実施の注射液の広がりは，一般的な注射針（pencil pint type）では神経内（傍神経鞘のみならず，神経上膜，神経周膜，神経束間にある血管や脂肪組織まで）まで広がりますが，いわゆる神経ブロック針（quincke type）では傍神経鞘を中心に神経の外側に広がることを解剖学的に検討した報告もあります[32]。

例：正中神経，神経根，上殿皮神経，総腓骨神経

⑧その他

その他にも，皮下組織：subcutaneous tissue（乳がん術後，開腹術後，開胸術後などの瘢痕を含む），骨間膜：interosseous membrane（骨間膜と周囲fasciaや筋付着部の間），骨膜：periosteum（骨膜と周囲fasciaの間），血管：artery and vein（血管と周囲fasciaの間），硬膜・黄色靱帯複合体：LFD（Ligamentum Flavum and Dura complex），漿膜：serous membraneなどもfasciaの異常として治療対象となります。

言葉の定義不足による混乱の解消に向けて

本稿の最重要点は以下の2つです。

①臨床上重要なのは，「発痛源はfasciaであり，エコーで形態的（fasciaの重積部）および機能的（伸長性・滑走性）に可視化でき，生理食塩水注射などで治療可能である」こと。

②fasciaの重積，癒着（adhesion & cohesion），リリース（release），hydrodissectionなどの用語は，現場の観察事実を整理するための作業仮説の用語に過ぎないこと。

fasciaの機能・形態・治療方法の理論に関して，言葉の定義不足が原因で“世界中”が混乱しています。そのため，本稿では使用する用語の原点と定義の明確化に努めました。整形外科医など医師だけでなく多職種で扱っていくことが期待されている本分野が，今後建設的に議論され日本から世界に発信されることを期待します。

文献

1）Fishman S, et al: Bonica's Management of Pain: Lippincott, Williams & Wilkins, 2010.
2）Schleip R, et al: fascia: the tensional network of the human body: the science and clinical applications in manual and movement therapy: Elsevier Health Sciences, 2013.
3）Skootsky SA, et al: West J Med, 151(2):157-160, 1989.
4）Wendell-Smith CP: Surg Radiol Anat, 19(5): 273-277, 1997.
5）日本解剖学会，解剖学用語委員会：解剖学用語．改訂13版，医学書院，2007.
6）Marieb EN, Hoehn K: Human Anatomy & Physiology. Pearson Benjamin Cummings, 2007.
7）Stecco C: Functional atlas of the human fascial system. London: Churchill Livingstone Elsevier, 2014.
8）今西宣晶：慶応医学，71（1）：T15～T33，1994.
9）Nakajima H, et al: Scand J Plast Reconstr Surg Hand Surg, 38(5): 261-266, 2004.
10）Stecco C, et al: Surg Radiol Anat, 35(5): 369-376, 2013.
11）松岡史彦，他：プライマリ・ケア―地域医療の方法．メディカルサイエンス社，2012.
12）白石吉彦，他編：THE 整形内科．南山堂，2016.
13）Tesarz J, et al: Neuroscience, 194: 302-308, 2011.
14）Camilleri M, et al: Am J Physiol Gastrointest Liver Physiol, 302(10): G1075-1084, 2012.
15）Chiba K, et al: PloS one, 10(11), 2015.
16）Okuno Y, et al: Nat Med, 18(8) :1208-1216, 2012.
17）Okuno Y, et al: J Shoulder Elbow Surg, 23(9): e199-206, 2014.
18）Shah JP, et al: J Appl Physiol (1985), 99(5): 1977-1984, 2005.
19）Mulvaney SW: Curr Sports Med Rep, 10(2) :99-104, 2011.
20）Cass SP: Curr Sports Med Rep, 15(1): 20-22, 2016.
21）小林只：MPS総括―fasciaから再整理する軟部組織疼痛病変の診断と治療．第16回筋膜性疼痛症候群研究会，2015.
22）Miller EA, et al: Endoscopic fascia Release for Forearm Chronic Exertional Compartment Syndrome Case Report and Surgical Technique. HAND, 2016.
23）Liou E, et al: ULTRASOUND-GUIDED MINIMALLY INVASIVE PLANTAR FASCIA RELEASE: US Patent 20, 2015.
24）Iborra A, et al: Open Journal of Orthopedics, 6(07): 159, 2016.
25）Kobayashi T, et al: Journal of the Juzen Medical Society, 125(2): 40-49, 2016.
26）Hopkins J, et al: J Med Imaging Radiat Oncol, 58(3): 327-330, 2014.
27）吉村亮次：医道の日本，75（6）：18-22，2016.
28）Zenita Y：Interventional treatment for chronic low back pain―Acupuncture under ultrasonography for myofascial pain syndrome-. 第1回大連整形外科中日交流研究会（大連市中心病院），2016. 9. 24.
29）Frost FA, et al: Lancet, 1(8167): 499-500, 1980.
30）Staal JB, et al: Cochrane Database Syst Rev, 16(3): CD001824, 2008.
31）木村裕明，他編：解剖・動作・エコーで導くFasciaリリースの基本と臨床――筋膜リリースからFasciaリリースへ．文光堂，2016.
32）守山浩志，他：ペインクリニック，31（11）：1485-1490，2010.

第2章

痛みへの対応
部位・症状別解説

二足歩行の宿命？
腰痛について

渡邉 和之　紺野 愼一

腰痛の概念

腰痛は腰部に存在する痛みの総称であり，さまざまな病態を含んでいます。医師が考える腰痛の範囲は国によっても異なります。国内でも，殿部を全く含めない腰背部単独型や殿部全体を含める全殿部型など，その範囲は統一されていません。わが国で作成された『腰痛診療ガイドライン2012年度版』[1]のなかでは，腰痛は触知可能な最下端の肋骨と殿溝の間の領域に存在する疼痛とされています。

原因から腰痛をみると，大きく特異的腰痛と非特異的腰痛に分類されます。特異的腰痛とは，原因となる特異的な病理が同定できる腰痛で，感染症，腫瘍，骨折，および神経障害などによる腰痛が含まれます。したがって，特異的腰痛の場合は，原因に対しての治療や予防が可能です。一方，非特異的腰痛とは，身体所見や画像検査では特異的な病理が同定できない腰痛を指します。単純X線で脊椎症性変化だけがみとめられる場合は非特異的腰痛に含まれます。身体所見や画像所見では特異的な病理が同定できないため，腰痛そのものに対する対症療法が中心となります。

発症からの有症状期間による分類では，発症から4週間以内の腰痛を急性腰痛，3カ月以上持続する腰痛を慢性腰痛と定義しています。発症からの期間が4週以上で3カ月未満の腰痛を亜急性腰痛としています。急性腰痛と慢性腰痛では，治療方針が異なります。急性腰痛は腰椎部の組織損傷や炎症が関係していることが多く，慢性腰痛においては腰椎そのものの異常だけではなく，心理社会的要因が関与していることも多くみられます。

近年，従来の「脊椎の障害」から「生物―心理―社会的疼痛症候群」へ，また画像を中心とした「形態学的異常」から，目に見えない機能障害も取り入れた「器質・機能障害」へと腰痛のとらえ方が変わってきました[2]。したがって，非特異的な慢性腰痛の診療にあたる場合，腰椎などの身体的因子のみならず，心理社会的因子も考慮する必要があります。筆者らは精神科と協力して，従来の精神医学的問題の評価方法と比較して，整形外科患者の精神医学的問題をより簡便に，整形外科医が臨床の現場で評価できる質問表（BS-POP：**表1**）を作成し，慢性腰痛の患者評価に使用しています[3]。

腰痛の病理による分類

①**特異的腰痛：**原因となる特異的な病理が同定できるため，原因に対しての治療や予防が可能

②**非特異的腰痛：**身体所見や画像検査では特異的な病理が同定できないため，対症療法が中心となる

腰痛の発症からの有症状期間による分類

①**急性腰痛**：発症から４週間以内の腰痛

②**亜急性腰痛**：４週以上で３カ月未満の腰痛

③**慢性腰痛**：３カ月以上持続する腰痛

表1 ▶ BS-POP

①治療者用

治療者への患者評価のための質問表で，診察上の問題点（過剰な訴え，いらいら感）や人格障害に関する質問で構成されている。1問につき1から3点が配分され，合計得点が11点以上を異常と判定する

質問項目	回答と点数		
1. 痛みのとぎれることはない	1 そんなことはない	2 ときどきとぎれる	3 ほとんどいつも痛む
2. 患部の示し方に特徴がある	1 そんなことはない	2 患部をさする	3 指示がないのに衣服を脱ぎ始めて患部を見せる
3. 患肢全体が痛む（しびれる）	1 そんなことはない	2 ときどき	3 ほとんどいつも
4. 検査や治療をすすめられたとき，不機嫌，易怒的または理屈っぽくなる	1 そんなことはない	2 少し拒否的	3 おおいに拒否的
5. 知覚検査で刺激すると過剰に反応する	1 そんなことはない	2 少し過剰	3 おおいに過剰
6. 病状や手術について繰り返し質問する	1 そんなことはない	2 ときどき	3 ほとんどいつも
7. 治療スタッフに対して，人を見て態度を変える	1 そんなことはない	2 少し	3 著しい
8. ちょっとした症状に，これさえなければとこだわる	1 そんなことはない	2 少しこだわる	3 おおいにこだわる

②患者用

患者に対する自己評価のための質問表で，抑うつ，いらいら感，および睡眠障害に関する質問で構成されている。1問につき3点が配分され，得点範囲は10～30となり，高得点ほど異常を示す。治療者用が10点かつ患者用15点以上の場合に異常と判定する

質問項目	回答と点数		
1. 泣きたくなったり，泣いたりすることがありますか	1 いいえ	2 ときどき	3 ほとんどいつも
2. いつもみじめで気持ちが浮かないですか	1 いいえ	2 ときどき	3 ほとんどいつも
3. いつも緊張して，イライラしていますか	1 いいえ	2 ときどき	3 ほとんどいつも
4. ちょっとしたことが癪にさわって腹が立ちますか	1 いいえ	2 ときどき	3 ほとんどいつも
5. 食欲はふつうですか	3 いいえ	2 ときどきなくなる	1 ふつう
6. 一日のなかでは，朝方がいちばん気分がよいですか	3 いいえ	2 ときどき	1 ほとんどいつも
7. 何となく疲れますか	1 いいえ	2 ときどき	3 ほとんどいつも
8. いつもとかわりなく仕事ができますか	3 いいえ	2 ときどきやれなくなる	1 やれる
9. 睡眠に満足できますか	3 いいえ	2 ときどき満足できない	1 満足できる
10. 痛み以外の理由で寝つきが悪いですか	1 いいえ	2 ときどき寝つきが悪い	3 ほとんどいつも

疫学

腰痛は，プライマリ・ケアの有訴で最も多い症状のひとつであり，平成22年国民生活基礎調査における日本の有訴率のなかで，男性で第1位，女性では第2位を占めています。また，50～80％の人々が一生のうちに一度は腰痛を経験しています。

わが国での腰痛の有病率は，男性では20歳代から70歳代まで年齢にかかわらず約30％です。一方女性では，20歳代で22.3％，30代から60歳代では約30％，70歳代では42.7％となっています[4]。このように腰痛はあらゆる年代に発生しますが，高齢の女性でとくに多くなっています。

表2 ▶ 腰痛の原因別分類

<table>
<tr><td rowspan="1">脊椎由来</td><td colspan="2">• 腰椎椎間板ヘルニア
• 腰部脊柱管狭窄症
• 分離性脊椎すべり症
• 変性脊椎すべり症
• 代謝性疾患（骨粗鬆症，骨軟化症など）
• 脊椎腫瘍（原発性または転移性腫瘍など）
• 脊椎感染症（化膿性脊椎炎，脊椎カリエスなど）
• 脊椎外傷（椎体骨折など）
• 筋筋膜性腰痛
• 腰椎椎間板症
• 脊柱靱帯骨化症
• 脊柱変形など</td></tr>
<tr><td rowspan="5">脊椎以外</td><td>神経由来</td><td>• 脊髄腫瘍，馬尾腫瘍など</td></tr>
<tr><td>内臓由来</td><td>• 腎尿路系疾患（腎結石，尿路結石，腎盂腎炎など）
• 婦人科系疾患（子宮内膜症など），妊娠
• その他（腹腔内病変，後腹膜病変など）</td></tr>
<tr><td>血管由来</td><td>• 腹部大動脈瘤，解離性大動脈瘤など</td></tr>
<tr><td>心因性</td><td>• うつ病，ヒステリーなど</td></tr>
<tr><td>その他</td><td></td></tr>
</table>

表3 ▶ red flag

red flag
• 発症年齢＜20歳または＞50歳
• 時間や活動性に関係のない腰痛
• 胸部痛
• がん，ステロイド治療，HIV感染の既往
• 栄養不良
• 体重減少
• 広範囲に及ぶ神経症状
• 構築性脊柱変形
• 発熱

文献1）より

危険因子として，腰痛の家族歴，併存疾患がある，抑うつやストレスなどの心理社会的因子の指摘があります[4]。腰痛と肥満の間には関連がみとめられ[5]，腰痛とメタボリックシンドロームは女性で関連がみとめられています[6]。

急性腰痛は，約1カ月で自然に改善する場合が多く，自然経過は良好であるとされています。一方で，約6割の患者では12カ月後も症状が持続しています。また，60％の患者では腰痛の再発がみとめられています。すなわち，自然経過はおおむね良好ですが，再発や遷延化する例も少なくありません[1]。腰痛の原因としては，脊椎由来のものと脊椎以外のものに大別されます（**表2**）。これらの特異的な原因がない腰痛は非特異的腰痛と呼ばれ，腰痛の85％を占めます。一方，特異的な原因が明らかな腰痛については，手術も含めた原因に対する治療を行う必要があります。

腰痛のリスク因子

①腰痛の家族歴
②併存疾患
③抑うつやストレスなどの心理社会的因子
④メタボリックシンドローム　など

手術が必要な腰痛とは

前述のように，大部分の腰痛は非特異的で病態が特定できなかったり，病態を推測できても手術治療の対象とはならないことが多くあります。このように腰痛そのものに対する手術治療は限定的ですが，手術が必要な病態が存在する場合には，それを診断して適切に治療する必要があります。

鑑別診断において重要な疾患は，神経障害を伴う腰痛，原発性および転移性腫瘍，骨折，そして化膿性脊椎炎などの炎症です。これらの重篤な疾患を確実に診断するために，red flag（**表3**）が提示されています[1]。腰痛の性状として，大部分の腰痛は主に体動時の痛みが多く，安静時に痛みはないか軽いものです。安静時痛や夜間痛がある場合は，腰椎の炎症性疾患や骨折，腫瘍性病変の存在が疑われます。また，

鑑別診断において重要な疾患

①神経障害を伴う腰痛
②原発性および転移性腫瘍
③骨折
④化膿性脊椎炎などの炎症

腰痛のほかに胸部痛の訴えがある場合には，脊柱だけではなく心血管系疾患，たとえば大動脈解離の存在にも注意をはらう必要があります。がんの既往がある例や，栄養不良や体重減少を伴う例では転移性腫瘍の有無について積極的に検査をする必要があります。神経症状，つまり下肢痛やしびれの存在は腰部脊柱管狭窄症や腰椎椎間板ヘルニアの存在が疑われます。

以下に，腰痛を主訴として手術が必要となる病態について解説します。

❶腰椎椎間板ヘルニア

腰椎椎間板の髄核が，後方の線維輪を部分的にあるいは完全に穿破して，椎間板組織が脊柱管内に突出あるいは脱出して，脊髄や神経根を圧迫し，症状が出現したものとされています。

①患者の訴えや背景

腰痛のほかに，片側性の下肢のしびれや痛みを訴えます。最初は腰痛から始まり，徐々に下肢症状が発生することもあります。20〜40代の比較的若年者に好発します。

②理学所見

まずはじめに，腰椎の前屈と後屈を行わせて痛みの誘発の有無をみます。

腰椎椎間板ヘルニアでは前屈制限があり，前屈時に腰痛と下肢痛の増強がみとめられます。前屈制限は最大前屈時の指先と床との間の距離であるFFD（cm）で表現します。

神経緊張徴候の検査としてSLRテストやFNSTがあります。SLRテストは仰臥位で両下肢を伸展し，一側の下肢を膝伸展位で検者が挙上していき，痛みが出現する際の角度を計測します。下肢への放散痛が誘発されて70度未満しか挙上できない場合に陽性と判定します。このような場合は坐骨神経領域の痛みが示唆され，L4/5（第4，5腰椎椎間）またはL5/S（第5腰椎仙骨間）での椎間板ヘルニアが疑われます。FNSTは腹臥位で一側の膝関節を90°に屈曲して，大腿部を他動的に持ち上げて股関節を伸展させる検査です。この手技で下肢痛が誘発される場合は陽性と判定して，大腿神経領域の痛みが示唆され，L3/4での椎間板ヘルニアが疑われます。神経学的診察は，腰椎椎間板ヘルニアに特徴的というわけではありませんが，障害高位の診断に重要であり，深部反射，筋力，そして知覚を評価することでどの神経根が障害されているかを判定できます。

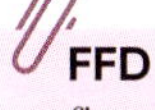

FFD
finger floor distance
指先と床の間隔

SLR
straight leg rising
下肢伸展挙上

FNST
femoral nerve stretch test
大腿神経伸展テスト

③画像検査

画像検査として通常，単純X線撮影やMRIを行います。

単純X線撮影では，椎間板腔（椎体と椎体の間）が狭くなっていることがありますが，腰椎椎間板ヘルニアに特徴的な所見ではありません。すなわち単純X線像のみでは椎間板ヘルニアは診断できません。

診察所見から推測した罹患高位に一致して，MRIで椎間板ヘルニアが観察されれば確定診断がつきます。注意しなければいけないのは，MRIでは無症候性の椎間板ヘルニアがみとめられる場合が多い点です[7]。言い換えると，MRIで椎間板ヘルニ

Point
単純X線像の椎間板腔の狭窄のみでは椎間板ヘルニアは診断できない。症状，神経学的所見，MRI所見の整合性を調べることが必要である

アがみとめられたからといって，必ずしも痛みやしびれ等の臨床症状に関与しているわけではないということです。したがって，MRI所見のみで臨床的に腰椎椎間板ヘルニアと診断することはできず，必ず症状，神経学的所見，そしてMRI所見の整合性を調べる必要があります。

腰部神経根ブロックは，X線透視下に問題があると思われる神経根を選択的にブロックする手技で，ブロックに先立って神経根造影を行うのが一般的です。造影により神経根の走行を観察できるとともに，ブロックによって症状の変化を観察することができます。単一の神経根ブロックで症状の消失が得られれば，当該神経根の単独障害であると判定することができます。

④治療

保存療法が基本となります。例外として，神経麻痺で膀胱が機能障害に陥った神経因性膀胱や進行性の麻痺を伴う馬尾症候群では早急に手術を行う必要があります。

通常，腰椎椎間板ヘルニアでは，痛みが主訴であり，疼痛のコントロールが治療の第一目標となります。椎間板ヘルニアは一般的には経過が良好な疾患であり，疼痛をコントロールしていくと自然に治まります。その病態として，ヘルニア塊が経時的に吸収されていくことが報告されています。また，画像上の椎間板ヘルニアが残存していても，症状が軽減していく例が存在することも周知の事実です。この点については，腰椎椎間板ヘルニアの疼痛はヘルニアによる神経根の機械的圧迫だけでなく，化学的因子としてTNF αなどの炎症性サイトカインが関与しているからと推論されています。したがって，MRIで観察された椎間板ヘルニアを外科的に切除する必要は必ずしもありません。この点を，患者に十分説明して保存療法を開始する必要があります。

Point
MRIで観察された椎間板ヘルニアを外科的に切除する必要がないことを，患者に十分説明して保存療法を開始する。痛みが強い場合は，適切かつ十分な薬物を使って鎮痛をはかる

保存療法としては薬物療法とブロック療法を行います。発症早期の痛みが強くても，数週間の保存療法を行うことで，日常生活に支障がない程度まで改善する場合も多くあります。そのため，痛みが強い場合は，適切かつ十分な薬物を使って鎮痛をはかることが重要となります。

最も投薬される頻度が高いのは非ステロイド性消炎鎮痛薬（NSAIDs）です。また，アセトアミノフェンも鎮痛薬として使用されます。抗うつ薬は，鎮痛補助薬として使用されてきましたが，選択的セロトニン・ノルアドレナリン再取り込み阻害薬であるデュロキセチンは，単独で慢性腰痛に対しての効果が証明されています[9)]。神経障害性疼痛に対して適応のあるプレガバリンも有効です。また，さまざまなオピオイドも難治性疼痛に適応となっており，症例によっては投与を考慮する必要があります。

NSAIDs
non-steroidal anti-inflammatory drugs
非ステロイド性消炎鎮痛薬

ブロック療法は，一般的に仙骨硬膜外ブロックと神経根ブロックが行われます。とくに神経根ブロックは，疼痛の緩和だけでなく責任病巣となる神経根の診断にも有用です。

⑤手術の選択肢

痛みが強く，保存療法に抵抗する場合，ある程度改善が得られても症状が残存す

る場合，そして早期の職場復帰が必要で保存療法に時間をかけるのが困難な場合には，手術治療の適応があります。通常は2～3カ月間保存療法を行って，症状が改善しなければ手術を考慮します。

手術治療は即効性があり，保存療法と比較しても治療成績が良好であることが報告されています[8]。したがって，手術適応は慎重に決定しなければなりませんが，いたずらに治療期間を延長するのではなく，適切な時期に手術治療を適応させる必要があります。とくに，腰痛や下肢痛，下肢のしびれに伴って急性増悪する膀胱直腸障害を生じた場合は手術治療の絶対適応で，後遺障害を減少させるためには48時間以内に手術をする必要があります。

手術方法は，いわゆるLOVE法に準じた手術が行われますが，近年，内視鏡を用いた手術が行われるようになっています。内視鏡手術は，皮切が小さい点と手術部位が助手や他のスタッフにも見える点が優れています。一方，いずれの手術方法でも手術成績に大きな差はないといわれており，その施設で習熟した手術方法を選択すればよいでしょう。ただし治療成績は良好ですが，手術後の再発は10％程度と報告されており，再発の防止は今後の課題です。

腰椎椎間板ヘルニアの手術適応

①保存療法に抵抗する場合
②ある程度改善が得られても症状が残存する場合
③早期の職場復帰が必要で保存療法に時間をかけるのが困難な場合
※絶対適応：腰痛や下肢痛，下肢のしびれに伴って急性増悪する膀胱直腸障害を生じた場合

❷腰部脊柱管狭窄症

広義の腰部脊柱管狭窄とは，腰椎部において脊柱管が先天性または発育性に狭小であったり後天性に狭小化して，馬尾や神経根が圧迫され，痛みやしびれといった下肢症状や会陰部症状等を呈する病態をいいます。したがって，腰部脊柱管狭窄にはさまざまな疾患が含まれています。

狭義の腰部脊柱管狭窄は，加齢に伴う退行性変化により脊柱管を構成している椎間板や黄色靱帯，椎間関節といった神経周囲組織の変性，肥厚により，神経根や馬尾が慢性的な機械的圧迫を受けた病態をいいます。代表的な腰部脊柱管狭窄の原因疾患としては，変形性脊椎症や変性すべり症があげられます。その神経障害型式から，片側または両側の下肢の痛みが主な症状の神経根型，両下肢から足底にかけてのしびれが主な症状の馬尾型，および両者の特徴を有する混合型に分類されます。高齢者のQOLを低下させる要因のひとつです。

①患者の訴えや背景

もっとも特徴的な症状は，殿部から下肢にかけての痛みやしびれと，それによる間欠跛行です。間欠跛行は歩行によって下肢の痛みやしびれ，脱力が出現あるいは増強して歩行困難になり，前かがみになって休むことで症状が軽減または消失して，再び歩行可能となる症状を指します。

片側の下肢痛やしびれを訴える場合は神経根障害の存在が疑われます。一方，足底のしびれや，砂利の上を歩いているような，あるいは厚い靴下をはいているような足底の違和感がある場合は馬尾障害の存在が疑われます。神経障害が進行すると，筋力の低下や知覚障害が出現します。また，馬尾障害例では頻尿や残尿感，排尿遅延，便秘などの膀胱直腸障害を呈する例も少なくありません。筋力低下や膀胱直腸障害

腰部脊柱管狭窄症の症状

①殿部から下肢にかけての痛みやしびれ
②間欠跛行
③足底の違和感
④筋力の低下や知覚障害
⑤頻尿や残尿感，排尿遅延，便秘などの膀胱直腸障害

はかなり神経症状が進行していると考えられます。

これらの典型的な症状が存在する場合は，問診のみで腰部脊柱管狭窄を容易に疑うことができます。

②理学所見

身体所見では，まず腰椎前屈時，後屈時に誘発される症状（脊柱所見）を確認します。

神経根型の場合は後屈時に下肢痛やしびれが誘発される場合が多く，神経学的所見として，下肢深部反射，下肢筋力，および下肢の感覚を評価することで，障害高位が診断できます。また，高齢者で下肢痛を訴える場合には，変形性膝関節症や変形性股関節症を併せもつ場合が少なくありません。したがって，痛みを訴える部位を触れて診察する必要があります。

また，間欠跛行を呈する疾患として腰部脊柱管狭窄と鑑別を要する疾患に，末梢血管障害（PAD）を念頭におかなければならず，間欠跛行の診察では末梢動脈を触知することが重要となります。

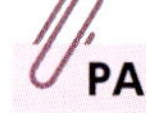

PAD
peripheral artery disease
末梢血管障害

③画像検査，その他の検査

単純X線写真では，腰椎の配列異常や形態異常の有無を調べます。変性すべり症や変性側彎症は，単純X線で診断することができます。

MRIは腰部脊柱管狭窄の診断には必須の検査であり，脊柱管の狭窄の有無とその高位を確認することができます。しかし，MRIで脊柱管の狭窄などの神経の圧迫所見がみとめられても，必ずしも病的意義はありません。すなわち，画像所見のみで腰部脊柱管狭窄を診断することは不可能であり，必ず症状と身体所見から障害部位を推察し，その後MRIなどの画像所見との整合性を確認する必要があります。循環障害が疑われる場合は，ABIやTBIを計測するする必要があります。

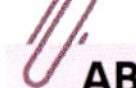

ABI
ankle brachial pressure index
足関節と上腕の血圧比

TBI
toe brachial pressure index
足趾と上腕の血圧比

腰部脊柱管狭窄症の診断サポートツールとして，日本脊椎脊髄病学会版診断サポートツール（**表4**）[10]と，腰部脊柱管狭窄自記式診断サポートツールversion 1.0（**表5**），version 2.0（**表6**）[11]が作成されています。

前者は医師による記入で判定し，構成項目は病歴，問診，身体所見です。各項目に点数の重みづけがなされており，合計得点が7点以上の場合は腰部脊柱管狭窄の可能性が高くなります。

一方後者は，患者に対する自記式の問診票で，version 1.0は10個の質問からなり，質問1～4までは間欠跛行に関する質問項目，質問5～10までは馬尾障害に関する質問項目です。質問1～4までの質問すべてが「はい」の場合は，質問5～10のいかんにかかわらず，「腰部脊柱管狭窄あり」と判定します。このうち，質問5～10までで「はい」が1つ以下の場合を「神経根障害である」と判定します。また，質問1～4のうち1つ以上が「はい」で，かつ質問5～10までで「はい」が2つ以上ある場合も「脊柱管狭窄」と判定し，その神経障害型式は馬尾障害であると判定します（**表5**）。version 2.0は，腰部脊柱管狭窄と腰椎椎間板ヘルニアとの鑑別の精度を高めたVersion1.0の発展型です。10個の質問からなり，各質問に点数の重みづけがなされ

表4 ▶ 日本脊椎脊髄病学会版診断サポートツール

当てはまる項目をチェックし，チェックした（ ）内の数字の合計点を求めてください。ただし，アンダーラインの項目の数字は点数がマイナスになるので注意してください。

↓

項目		
病歴		
年齢	□60歳未満 （0）	
	□60～70歳 （1）	
	□71歳以上 （2）	
糖尿病の既往	□あり（0）	□（なし）（1）
問診		
間欠跛行	□あり（3）	□なし（1）
立位で下肢症状が悪化	□あり（3）	□なし（1）
前屈で下肢症状が軽快	□あり（3）	□なし（1）
身体所見		
前屈による下肢症状出現	□あり（－1）	□なし（0）
後屈による下肢症状出現	□あり（1）	□なし（1）
ABI 0.9	□以上（3）	□未満（0）
ATR消失・低下	□あり（1）	□正常（0）
SLRテスト	□陽性（－2）	□陰性（0）

↓

7点以上の場合は脊柱管狭窄である可能性が高いといえます。専門医へ紹介し，診断を確定してください

表5 ▶ 東北腰部脊柱管狭窄研究会版診断サポートツール version 1.0

以下の項目は，腰部脊柱管狭窄を診断するための項目です。項目を読みながら，あなたの症状を考えてみてください。あなたの症状に当てはまる場合には「はい」に，当てはまらない場合には「いいえ」に○をつけてください。

項目		
1．太ももからふくらはぎにかけて，しっかりしびれや痛みがある	はい	いいえ
2．しびれや痛みはしばらく歩くとつよくなり，休むと楽になる	はい	いいえ
3．しばらくたっているだけで太ももからふくらはぎやすねにかけてしびれたり痛くなる	はい	いいえ
4．前かがみになると，しびれや痛みは楽になる	はい	いいえ
5．しびれはあるが痛みはない	はい	いいえ
6．しびれや痛みは足の両側にある	はい	いいえ
7．両足の裏側にしびれがある	はい	いいえ
8．おしりのまわりにしびれがある	はい	いいえ
9．おしりのまわりにほてりがでる	はい	いいえ
10．歩くと尿がでそうになる	はい	いいえ

表6 ▶ 東北腰部脊柱管狭窄研究会版診断サポートツール version 2.0

	重み付け
1．しびれや痛みはしばらく歩くとつよくなり，休むと楽になる	5
2．しばらくたっているだけで太ももからふくらはぎやすねにかけてしびれたり痛くなる	5
3．年齢（60歳以上）	4
4．両足の裏側にしびれがある	3
5．お尻のまわりにしびれがでる	3
6．しびれや痛みはあしの両側（左右）にある	2
7．前かがみになると，しびれや痛みは楽になる	1
8．しびれはあるが痛みはない	1
9．しびれや痛みで，腰を曲げるのがつらい	－1
10．しびれや痛みで靴下をはくのがつらい	－1

ています。合計得点が13点以上の場合は腰部脊柱管狭窄の可能性が高いと判定します（**表6**）。自記式問診票は，腰部脊柱管狭窄のスクリーニングに有用です。ただし使用にあたっては，サポートツールは診断基準ではないことに留意する必要があります。診断は症状，身体所見，および画像所見を総合して行う必要があります。

Point
サポートツールは診断基準ではないことに留意し，症状，身体所見，画像所見を総合して診断する

④治療

腰部脊柱管狭窄の治療は，保存療法と手術に大別されます。

治療の第一選択は薬物療法や理学療法などの保存療法です。とくに神経根型の症例では保存療法が効果的で，症状が自然に軽快する傾向にあります。

一方，馬尾型では自然緩解せずに手術に至る場合が多いようです。したがって，馬尾障害が疑われる場合は，早めに手術治療が可能な施設への紹介を考慮する必要

があります。また，神経根障害でも痛みが軽減しない場合や，筋力低下が出現している場合は手術治療を選択します。

現在，腰部脊柱管狭窄に適応のある薬剤はプロスタグランジンE1（PGE1）製剤（Limaprost alfadex）のみです。間欠跛行の改善に有用で，薬物療法の中心となる薬剤です。腰痛や坐骨神経痛などの痛みに対しては，NSAIDsやアセトアミノフェンを投与します。痛みやしびれが強い場合にはプレガバリンも有効です。神経根障害に対しては腰椎椎間板ヘルニアと同様に仙骨硬膜外ブロックと神経根ブロックを行います。馬尾障害による両下肢のしびれに対しては腰部交感神経節ブロックを行います。

⑤手術の選択肢

保存療法無効例や馬尾障害が高度な例は，手術適応があります。腰椎すべり症に伴う腰部脊柱管狭窄に対しては手術が保存療法と比較して痛みの改善と機能障害の改善の点で優れています。術式については，神経障害という点からは十分な除圧が手術の要点となります。手術の低侵襲化をはかるために，内視鏡や顕微鏡を用いた方法を含めて，さまざまなアプローチが試みられていますが，基本的には部分椎弓切除，黄色靱帯切除，および神経根管開放を行い，硬膜管と神経根の十分な除圧を得ることが手術の目的です。

また，腰椎変性すべり症や，腰椎変性側彎症があり椎間不安定性を伴う場合には，固定術を考慮する場合があります。固定方法は主に後側方腰椎固定術（PLF），後方腰椎椎体間固定術（PLIF），経椎間孔椎体間固定術（TLIF）があります。また，近年は前方から小皮切で椎体間固定を行う術式が開発されています。しかしながら，現時点ではどのような症例が除圧術のみで対応可能で，どのような症例が固定術の併用が必要か，固定するとすれば，どの術式がよいかについては明確な答えはでていません。

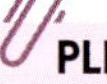

PLF
posterolateral lumbar fusion
後側方腰椎固定術

PLIF
posterior lumbar interbody fusion
後方腰椎椎体間固定術

TLIF
transforaminal lumbar interbody fusion
経椎間孔椎体間固定術

❸骨粗鬆症性椎体骨折

骨脆弱性骨折のひとつであり，骨粗鬆症を基盤として発生します。明らかな外傷の既往がなく発生する場合も少なくありません。

①患者の訴え

高齢者で，軽微な外傷を契機に発症する体動時の強い痛みが特徴です。高齢者で転倒後に出現した腰痛で，歩行が難しい場合には骨折の存在が疑われます。また，外傷の直後は痛みがなく，徐々に痛みが増強して体動困難となることもあります。しかし，半数以上の症例では急性疼痛を伴わずに圧潰が進行しています。胸腰移行部の骨折でも下位腰部に痛みを感じる場合もあり，痛みを訴える部位と実際に骨折が存在する部位とが一致しない場合があります。

②理学所見

触診して圧痛の部位を調べたり，棘突起列の叩打痛の有無を調べます。叩打痛はみとめられないことも珍しくありません。下肢症状がある場合には，深部反射，筋力，そして知覚を調べて神経障害の有無を評価します。急性期の椎体骨折の場合には，神経症状まで呈することはまれですが，陳旧性の椎体骨折が偽関節の状態となった場合には，骨折部で脊柱管が狭窄して神経症状を呈することがあります。

③画像検査

単純X線写真で椎体高の減少がみとめられます。単純X線像で既存骨折が多数みとめられる場合には，陳旧性骨折と新鮮骨折の鑑別は困難です。その場合はMRIが有用で，T2強調脂肪抑制像で高信号域がみとめられれば骨折の存在が示唆されます。骨折の詳細な評価にはCTが有用で，とくに神経障害にかかわることから後壁損傷の有無には注目する必要があります。椎体骨折が判明した場合，骨粗鬆症の精査を合わせて行う必要があります。

④治療

保存療法が原則です。骨癒合を得ることが治療の目標で，骨癒合によって痛みは軽減します。骨癒合が得られず偽関節になってしまうと，腰痛が残存するだけでなく，神経障害の発生も危惧されます。また，できるだけ変形を残さないように骨癒合を得ることが重要です。骨癒合が得られても高度の楔状変形が残存すると，後述の後彎変形の原因となり難治性の腰背部痛の原因となります。しかし，一度骨折を起こしてしまうと通常は変形治癒が残ります。したがって最も重要なことは骨折の予防です。

骨粗鬆症の治療は十分に広まっているとはいえず，未治療の患者をいかに治療していくかが今後の課題です。また，骨折後の治療過程における椎体高の減少を防止する有効な方法がないことも問題です[12]。筆者らは硬性コルセットを装着して，痛みに応じて慎重に離床を進めています。また，使用可能であれば副甲状腺ホルモン製剤を導入することで骨癒合の促進をはかっています。

Point
できるだけ変形を残さないように骨癒合を得るため，骨折の予防が最も重要である

⑤手術

保存療法がうまくいかず，椎体の偽関節を生じた例に対しては，バルーン椎体形成術（BKP）が適応されます。BKPは経皮的または小切開で圧迫骨折椎体に専用のバルーンを挿入して，バルーンを拡張させることで，圧潰した椎体を整復して，そこにできた間隙に骨セメントを充填する方法です。通常全身麻酔で行われ，数日間入院が必要です。基本的に後壁の損傷がある場合には適応はありません。骨折部で神経障害を伴っている場合にも適応はなく，後方除圧固定術や前方除圧固定術が必要です。

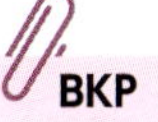
BKP
baloon kyphoplasty
バルーン椎体形成術

❹成人脊柱変形

脊柱の変形が基盤にあり，腰背部痛をきたす疾患です。変形の原因としては，もともと存在した脊柱側彎症が遺残した場合，加齢による変形，そして前述の椎体骨折が原因となる場合があります。

直接的な痛みの起源は，変形そのものではなく腰背部の疲労性筋痛と考えられていますが，痛みの起源を特定することは困難です。たとえば脊柱後彎変形による前傾姿勢を維持するために，腰背部筋群が持続的に活動を強いられることで，筋が過

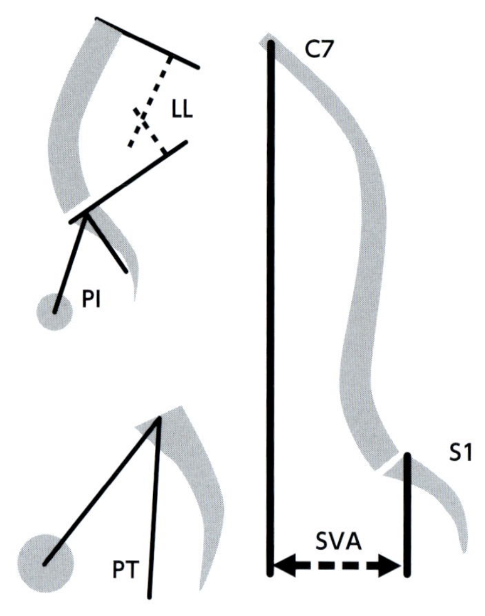

4 Coronal curves type	
T	**Thoracic only** With lumbar curve < 30°
L	**TL/lumbar only** With thoracic curve < 30°
D	**Double curve** With at least one T and one TL/L, both < 30°
N	**No coronal curve** All coronal curves < 30°

3 Sagittal modifiers
Pl minus LL 0 : within 10° + : moderate 10°-20° ++ : marked > 20°
Global alignment 0 : SVA <4cm + : SVA 4 to 9.5cm ++ : SVA > 9.5cm
Pelvic tilt 0 : PT < 20° + : PT 20°-30° ++ : PT > 30°

SRS indicates Scoliosis Research Society; SVA, sagittal vertical axis; PT, pelvic tilt; PI, pelvic incidence; LL, lumbar lordosis.

文献13）より

図1 ▶ SRS-Schwab分類

労に陥り痛みが出現すると考えられています。

特徴的な症状としては，立位または歩行の持続によって腰が曲がってきて前傾姿勢が増強し，それに伴って腰背部痛が増強して立位歩行の継続が困難となります。一方，下肢症状を伴っている場合には，前述の腰部脊柱管狭窄による神経症状を合併している可能性があります。

①患者の訴えや背景

立位や歩行時の腰背部痛が主な症状です。立って作業ができない，長く歩くことができないといった訴えが多く，安静時や座位では痛みはあまりありません。脊柱管狭窄を伴う場合や，変形性関節症を伴っている場合には下肢症状も合併します。脊柱の変形が高度になると，消化管の通過障害をきたし食思不振や胃食道逆流症を呈することもあります。また，外観上の腰曲がりとなることから，セルフイメージの悪化をきたし，うつや引きこもりの原因にもなります。

②画像検査等

全脊柱立位2方向の単純X線像で，脊柱のアライメントを評価します。骨盤まで含めて計測を行います。欧米人が基準となっている点は留意する必要がありますが，現在最も広く用いられている分類は，国際側弯症学会（SRS）のSchwab分類です（**図1**）[13]。

脊柱管狭窄の有無についてはMRIで評価し，詳細な形態変化は3DCTで評価します。骨粗鬆症の精査も併せ行います。腰背部痛の分析としては，椎間関節ブロック等での疼痛分析が必要となります。とくに下肢症状を呈している場合には，神経根ブロックを行い疼痛分析を行います。歩行負荷試験を行うことにより，診察室ではわからなかった歩行可能距離や歩行時の症状の確認が可能となります。

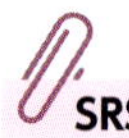

SRS
Scoliosis Research Society
国際側弯症学会

③治療

保存療法が主体で，NSAIDs等の薬物療法，椎間関節ブロックやトリガーポイントブロック等のブロック療法による疼痛コントロール，体幹の筋力強化等の運動療法を行います。杖や押し車などの補助具の使用も勧められます。

日常生活動作の障害が高度で，保存療法の効果がない場合には，手術治療を考慮しますが，個々の症例の問題点を把握して，症状を改善するための必要かつ十分な治療方法を選択する必要があります。たとえば，X線上脊柱変形が高度であっても，主訴が腰部脊柱管狭窄による下肢症状の場合には，脊柱管狭窄に対する除圧手術によって十分な改善が期待できます。一方，後彎変形による労作性の腰背部痛を呈している場合には，変形矯正が必要となります。

④手術

脊柱変形の矯正手術では，目標とする脊柱アライメントの獲得に必要な各種の手法を組み合わせて手術方法を計画します。通常は，各種骨切り術や椎体間固定による前彎の獲得と胸椎から骨盤までの広範囲におよぶ後方インストゥルメンテーションが必要となります。脊柱変形により健康関連QOLの低下した症例に対して，手術によってQOLが改善することも報告されています[13]。しかし，長期的な成績や医療経済の面から見た効果については，いまだ不明な点が多いようです。また，合併症発生率，再手術率とも非常に高い点には留意する必要があります。

❺脊椎腫瘍

最も多いのは転移性腫瘍で全体の60～70％を占めます。原発性腫瘍で最も多いのは，良性腫瘍では骨巨細胞腫で，次いで血管腫，軟骨骨腫，骨芽細胞腫などです。悪性腫瘍では脊索腫や骨髄腫が多く，軟骨肉腫や骨肉腫もみとめられます。

①症状

無症候性のものもありますが，骨破壊による骨性の痛みのほか，腫瘍の進展による神経障害がみとめられます。夜間痛や安静時痛，高度の体動時痛もみとめられます。下肢麻痺で発見される場合も多くあります。難治性の腰痛患者の診察では，悪性腫瘍の既往歴の聴取は必須です。

②理学所見

本疾患に特異的な所見はありません。叩打痛があれば，骨破壊や炎症性疾患の存在を疑いますが，叩打痛がない場合もあります。下肢症状を有する場合には，筋力，知覚障害の有無，腱反射や病的反射の有無を評価する必要があります。また，急激な体重の減少にも注意が必要です。

③画像検査

単純X線像では，正面像でのペディクル・サイン，側面像での椎体高減少がみとめられますが，骨破壊の進行がなければ単純X線で本疾患をとらえることは困難です。本疾患の診断にはMRIが有用で，腫瘍塊の有無や局在とともに脊柱管の状態も評価できます。CTでは骨硬化性なのか溶骨性なのか，骨破壊の程度などが詳しく

ペディクル・サイン（pedicle sign）
片方の椎弓根が骨吸収されて写らないこと

Point	Prognostic factors: Primary tumor	Prognostic factors: Visceral mets.*	Prognostic factors: Bone mets.**
1	slow growth (breast, thyroid, etc.)		solitary or isolated
2	moderate growth (kindney, uterus, etc.)	treatable	multiple
4	rapid growth (lung, stomach, etc.)	un-treatable	

Scoring System

* No visceral mets. = 0 point. ** Bone mets. including spinal mets.

Prognostic Score	Treatment Goal	Surgical Strategy
2	Long-term local control	**Wide or Marginal excision**
3		
4	Middle-term local control	Marginal or Intralesional excision
5		
6	Short-term palliation	Palliative surgery
7		
8	**Terminal care**	**Supportive care**
9		
10		

文献14）より

図2 ▶ 富田分類

評価できます。

全身の転移巣の検索には，胸腹骨盤の造影CTや骨シンチグラムが従来から行われています。腰痛で発見された転移性腫瘍では，原発巣が不明の場合も多く，PET検査も有用です。確定診断には透視下での椎体生検を行い，診断を確定します。血液検査は必須であり，高カルシウム血症の有無や各種腫瘍マーカー検査も診断に有用です。

④治療

原発性腫瘍に対しては，腫瘍の種類によって治療方法が異なります。疼痛のコントロールがつかない場合や神経障害を呈している場合，骨破壊が進行性の場合には手術を行います。骨巨細胞腫に対しては抗RANKL抗体（denosmab）が有用です。

一方，転移性腫瘍では原発巣の診断と治療が最優先事項です。転移性腫瘍に対する保存療法としては，疼痛に対しての薬物療法があげられます。NSAIDsや各種オピオイド等を組み合わせて除痛をはかります。神経症状があれば先に述べたプレガバリンが有効です。ペインクリニックと連携して薬物療法を行うのも有効です。腫瘍に対する治療としては放射線照射を行います。また，抗RANKL抗体やビスフォスフォネート製剤は転移性脊椎腫瘍に対して有効で，診断がついたら速やかに投与を検討します。ただし歯に問題があると使用できないため歯科受診が必要となります。一方，手術適応としては，予後がある程度見込まれる場合，疼痛コントロールが得られない場合，骨破壊が進行して神経障害を呈している場合，急速に麻痺が進行する場合があげられます。

治療方針を決定するうえで有用な分類がわが国から報告されています。富田分類では，原発巣の悪性度，重要臓器への転移，そして多発骨転移の有無の3要素に点数をつけ，ゴール設定と手術方法を示しています（**図2**）[14]。また，徳橋スコアは全身状態，脊椎以外の骨転移数，脊椎転移の数，重要臓器への転移，原発巣の種類，神経麻痺の有無の6項目に点数をつけ予後予測と手術方法について提示しています

表7 ▶ 徳橋スコア

		点数
1. 全身状態(Performance status)	不良(PS3, 4)	0
	中等度(PS2)	1
	良好(PS0, 1)	2
2. 脊椎以外の骨転移数	3≧	0
	1～2	1
	0	2
3. 脊椎転移の数	3≧	0
	2	1
	1	2
4. 原発巣の種類	肺, 食道, 胃, 膀胱, 膵, 骨肉腫	0
	肝, 胆嚢, 不明	1
	その他	2
	腎, 子宮	3
	直腸	4
	乳, 前立腺, 甲状腺, カルチノイド	5
5. 主要臓器転移の有無	切除不能	0
	切除可能	1
	転移なし	2
6. 麻痺の状態	Frankel A, B	0
	Frankel C, D	1
	Frankel E	2
		計15点

予測予後:総計0～8点→6か月>, 9～11点→6か月≦, 12～15点→1年≦

文献15)より

(**表7**)[15]。根治的手術として脊椎骨全摘術(TES), 神経麻痺を呈している場合の除圧固定術, 疼痛緩和目的の制動術などがあげられます。

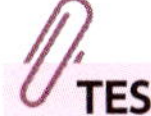
TES
total en bloc spondylectomy
脊椎骨全摘術

⑤手術療法

前述の予後予測因子を検討して手術適応を決定します。予後が見込めないのに, 高侵襲の治療を行うのは適切ではありません。近年経皮的椎弓根スクリューの機器が進歩して, 手術に用いられる機会が増加しています。出血量が少なく低侵襲に病変部を制動できる有用な手術手技です。また, 椎体にとどまる腫瘍の場合にはBKPが行われることもあります。

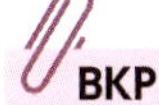
BKP
Balloon kyphoplasty
バルーン椎体形成術

❻化膿性脊椎炎

何らかの一次感染巣から敗血症となり, 椎体終板に病巣を形成すると発症します。椎間板炎から始まり椎体炎や腸腰筋膿瘍へと進行します。

①症状

腰背部痛に発熱を伴う場合は, 本疾患を念頭において診察や検査を進める必要があります。痛みは強く体動困難となり, 骨破壊が進行したり, 膿瘍が脊柱管内に進展した場合は, 疼痛や麻痺などの神経症状を呈します。敗血症となり, 全身状態の悪化とともにショック状態になり生命の危険をきたすこともあります。一方, 亜急性型や慢性型では発熱はないか微熱程度で慢性の疼痛が持続するので, 診断に難渋

化膿性脊椎炎の症状

①発熱を伴う腰背部痛
②疼痛や麻痺などの神経症状
③敗血症(全身状態の悪化, ショック状態)
④微熱・慢性疼痛が持続(亜急性型や慢性型)

することがあります。

②理学所見

発熱がみとめられ，脊柱の圧痛，叩打痛がみとめられます。感染性心内膜炎，尿路感染症，呼吸器感染症，副鼻腔炎，そして齲歯など一次感染巣が特定できることもありますが，必ずしも明らかにはならないことも少なくありません。

③画像検査

単純X線上の変化は，感染後2～4週で現れ，椎体前方終板の不正像から始まります。その後椎間板髄核に感染が波及し，急激に病変が広がり椎間腔は狭小化します。その後，抵抗の少ない組織内を膿瘍が移動して，頚椎であれば咽後膿瘍，腰椎では腸腰筋膿瘍を形成するようになります。造影CTや造影MRIでのリング・エンハンスメント（ring enhancement）は膿瘍の存在を示しています。血液培養，経椎弓根的な椎体生検，椎間板穿刺，膿瘍穿刺などを行い，得られた検体で起因菌の同定を試みます。抗菌薬投与を開始する前に，血液培養や生検を行い，起因菌を同定することはきわめて重要です。

④治療方針

原則は抗菌薬による保存療法です。起因菌が同定されていれば薬剤感受性の結果をもとに抗菌薬を選択します。ある程度の安静や固定が必要であり，腰椎コルセットを装着します。臨床症状や血液検査結果を参考にして薬剤の効果を判定しますが，赤沈値は治療効果判定のよい指標となります。炎症反応が鎮静化した後も，抗菌薬は2～3カ月継続する必要があります。神経症状がある場合や，感染の鎮静化が得られずに骨破壊が進行する症例では手術を選択します。

⑤手術療法

主病変は椎間板と椎体にあるため，根治的には病巣掻把，前方固定術を選択します。また，内視鏡を用いた椎間板掻把は，低侵襲に病巣掻把ができる方法です。一方，病巣は直接処置せずに経皮的椎弓根スクリューを用いた後方インストゥルメンテーションによって制動することによって感染の鎮静化が得られることも報告されています。

機能を考慮した手術治療

大部分の腰痛に対しては，手術治療で痛みを軽減できるという根拠に乏しく手術適応はありません。しかし，前述したような病態が特定できる疾患では，いたずらに保存療法を継続していると不可逆性の変化を残す場合もあり，適切な時期に手術を行う必要があります。手術治療そのものも，後戻りのできない不可逆性の変化を身体に与えるので，病態を正確に把握して，必要最小限の手術治療を行い，不必要な手術や過剰な手術は避けるべきです。

腰部脊柱管狭窄症に対する手術治療は，椎弓切除による除圧が基本です。そこに腰椎すべりを伴う場合には，椎体間固定を代表とする固定術が選択される場合が少なくありません。しかし，すべてのすべり症に固定術が必要なわけではありません。

椎弓切除による除圧術は，椎間関節の一部を切除しないと，硬膜外縁から神経根までの除圧は達成できません。そのため，除圧による椎間不安定性の発生が危惧される場合にも固定術が行われます。固定術の弊害としては，固定により椎間の可動性が失われることと，それに伴う隣接椎間への過剰な負担があげられます。また，手術時間が長くなることやインストゥルメント併用に伴う合併症もあげられます。したがって腰椎の機能を保持するという面からは，除圧術のみを行うほうが有利とされています。内視鏡を用いた椎弓切除術は，有用な手術方法で低侵襲手術と考えられていますが，椎間関節に関しては，同側の除圧のためには切除量が多くなってしまうという欠点もあり注意が必要です。

椎間可動性を保つ方法のひとつとして制動術があります。グラフ制動術[16]はスクリュー間を，人工靱帯を用いて連結させる方法で，通常のスクリュー・ロッドシステムが強固な固定であるのに対して，グラフ制動術では，人工靱帯の弾性の分だけ動きが許容されます。これによって隣接椎間障害を減少できる可能性があります。しかしながら，本手術は椎体間固定の代用になるほど広まってはおらず，今後新しい制動術のためのインプラント開発が期待されます。

成人の脊柱変形に対する矯正固定術は，失われた脊柱のバランスを回復させて痛みや歩行障害などの日常生活動作の障害を減じることができます。一方で，矯正後のアライメントを保持するために，骨移植を併用した広範囲にわたる後方固定術が施行されます。したがって，もともと可動性があった脊柱が動かなくなる弊害については，熟慮する必要があります。とくに骨盤を含めた広範な固定術を施行すると，体幹の可動性は著しく制限され，術前に可能であった動作ができなくなります。患者は手術の効用を過剰に期待し，術後に失う機能や生じる問題を想像することができません。術前の説明が不十分であると，術後に日常生活動作の障害が新たに出現した際にトラブルが生じることも少なくありません。理想は脊柱変形が手術治療を要するほど高度になる前になんらかの治療を行い，変形を最小限にとどめることです。しかし現状では，私たちが成人の脊柱変形の予防において介入できるのは，椎体骨折の治療だけです。骨粗鬆症の治療を行い骨折の危険性を低減することが重要となります。しかし，骨折が発生してしまった場合には可能なかぎり変形を残さずに骨癒合させる努力が必要となります。現在のところ，変形を残さず椎体骨折を治癒させる保存療法はありません。保存療法で骨癒合が得られない場合は，前述のBKPなどの骨折部に対する手術を選択することで，脊柱の可動性を保ったまま固定することが可能となっています。

まとめ

腰痛をきたす疾患の診断と治療について概説しました。腰痛の診療では，特異的な病態をもつ腰痛や手術が必要な腰痛を，見逃すことなく適切に診断して治療する必要があります。

文献

1）日本整形外科学会/日本腰痛学会監：腰痛診療ガイドライン2012．南江堂，2012．
2）Kikuchi S: Eur Spine J, supple 4: 421-427, 2008.
3）渡辺和之，他：臨床整形外科，40（7），2005．
4）竹上未紗，他：臨床整形外科，46（10），2011．
5）Ono R, et al: Spine, 37(13): 1130-1137, 2012.
6）Shiri R, et al: Am J Epidemiol, 171(2): 135-154, 2010.
7）Boden SD, et al: J Bone Joint Surg, 72-A: 403-408, 1990.
8）Weinstein JN, et al: JAMA, 296: 2451-2459, 2006.
9）Konno S, et al: Spine, 2016 [Epub ahead of print].
10）Konno S, et al: Eur Spine J, 16: 1951-1957, 2007.
11）Konno S, et al: BMC Musculoskelet Disord, 8: 102, 2007.
12）千葉一裕，他：日本整形外科学会雑誌，85（12）：934-941，2011．
13）Smith JS, et al: Spine, 38(19): 1663-1671, 2013.
14）Tomita K, et al: Spine, 26(3): 298-306, 2001.
15）徳橋泰明，他：脊椎脊髄ジャーナル，12（6）：497-506，1999．
16）Onda A, et al: J Neurosurg Spine, 5(1): 26-32, 2006.

fasciaの概念からみた腰背部痛
筋膜性・仙腸関節性・椎間関節性・椎間板性・神経性の病態分類と治療法の融合を目指して

小林 只　吉田 眞一　加藤 欽志　木村 裕明

腰痛は日常診療で頻度の高い症状ですが，脊椎や筋・靱帯組織の退行性変化の重症度と患者の自覚症状は必ずしも一致しません。したがって近年では，腰痛を生物学的要因とともに，心理的要因および社会的要因がお互いに影響し合っている生物―心理―社会的疼痛症候群（multifactorial biopsychosocial pain syndrome）としてとらえることが提唱されています。しかしながら，この概念の転換により，医療従事者が“multifactorial”の1つである「生物学的要因：biomedical factors」への評価や局所への治療を怠ることになってはなりません。本稿では，「既存の整形外科学，運動器学，機能解剖学に加えて，fasciaの概念を取り入れた診断・治療ストラテジー」の確立により，腰背部痛における末梢組織の適切な評価・治療法の提唱を目指します。患者の自覚症状の直接的原因である発痛源（p.41「fasciaの構造と痛みについて」参照）の頻度が高い病態として，筋膜性・仙腸関節性・椎間関節性・椎間板性・神経性を中心に，①各病態固有の評価（特異的な病歴，身体所見，画像所見，および治療的診断），②各病態のオーバーラップ（fasciaを介した組織連続性，機能解剖学的評価，および治療的診断），の観点で提案します。

とくに画像診断では，単純X線写真（以下，単純X線），CT，MRIだけでなく，超音波診断装置（以下，エコー）の適切な活用方法も提示します。近年の運動器診療において，エコーはその高い解像度による動画評価と即時的な治療介入Interventionを可能にし，「“エコー検査”から“エコー診療”への転換」とも称されるようになりました。異常なfasciaは，エコー画像上では白い厚みのある重積像（高輝度の線状・帯状構造：後述）として確認できます。このfasciaの重積像に対して，生理食塩水もしくは重炭酸リンゲル液を用いた注射（例：fasciaリリース）を行うことにより，診断的治療が可能です。異常なfasciaに対しては，癒着の強度や範囲などの病態に応じて，運動療法，物理療法，徒手療法，鍼治療，注射療法，および手術治療を適切に使い分けることが重要です。また，日常生活動作不良や代償動作，アライメント不良，心理社会的因子などのfasciaの異常を悪化させる因子（悪化因子）への適切な介入は，腰背部痛の再発予防やmultifactorialへの対応にきわめて重要であり，多職種連携が期待されています。

心理社会的要因

不適切な信念・態度・感情，家族や職場環境など，痛みに心理社会的要因が強く関与し，慢性難治性・長期の活動低下などへ移行する可能性を示唆する要因のこと。イエローフラッグYellow flagsとも表現される

腰痛の発症からの有症状期間による分類

基本概念としての生物心理社会モデル（Bio-Psycho-Social model：BPSモデル）は，医学的診断（生物），精神状態（心理），おかれた状況（社会）をバランスよくアプローチして，患者をケアするための枠組みだと，Engelが1977年に提唱した

Engel GL: The need for a new medical model: A challenge for biomedicine. Science, 196: 129-136, 1977.

腰痛の疫学と定義

腰痛を有する患者数はきわめて多く，厚生労働省の平成25年国民生活基礎調査では入院患者を含まない腰痛の有訴者率は，男性では最も高く，女性は肩こりに次ぎ2番目に高いと報告されました。解剖学としての狭義の腰部は腰椎を体表に投射した部位であり，わが国の腰痛診療ガイドライン等による腰痛の一般的な定義は「触知可能な最下端の肋骨と殿溝の間の領域の疼痛」となっています。しかし，腰痛の範囲は国や個人により認識は異なります（**図1**）[1]。なお，ドイツ語には腰痛に相当する一般語はなく，Rückenschmerzen（直訳で背部痛）が腰痛を含む表現として一

図1　腰痛の局在

①国による患者の認識の違い

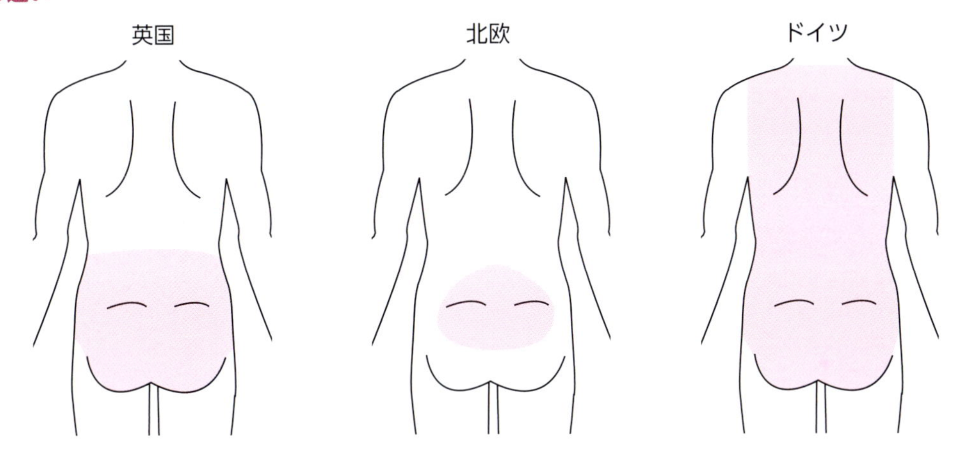

Croft P, et al: Baillière's Clinical Rheumatology, 9: 563-583, 1995.

②日本の実態調査

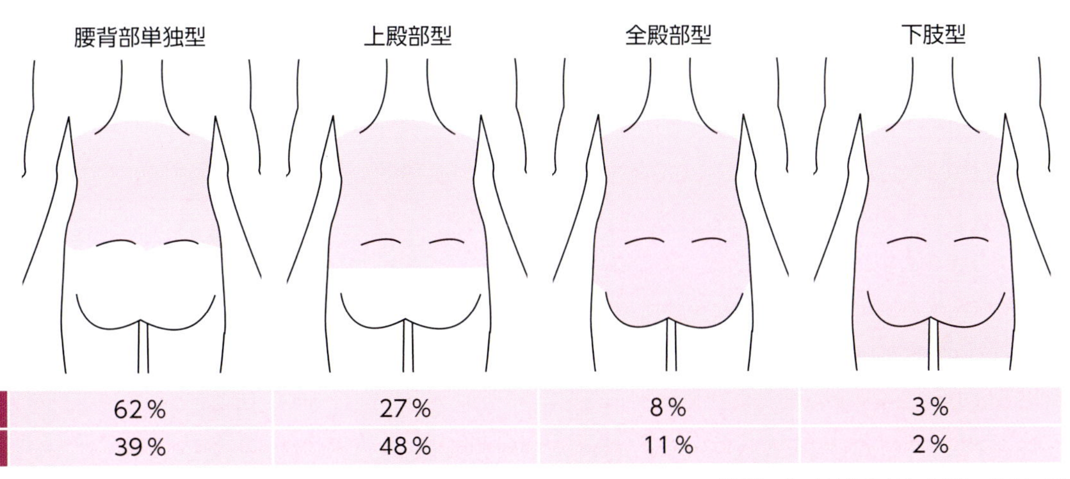

	腰背部単独型	上殿部型	全殿部型	下肢型
患者の認識	62％	27％	8％	3％
整形外科医の認識	39％	48％	11％	2％

松平浩，他：日本腰痛会誌，7（1）：49-54，2001.

図2　各部位の位置

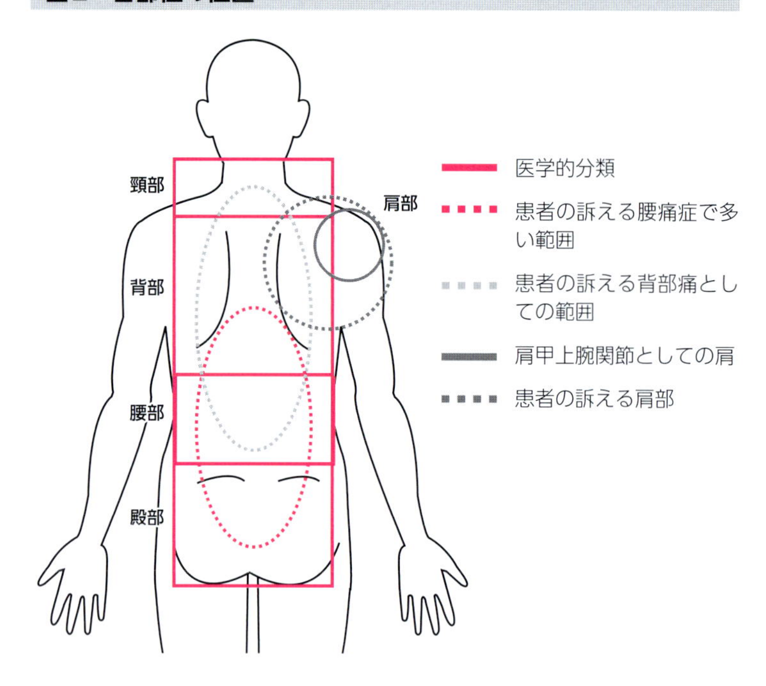

表1 ▶ 重篤な脊椎疾患（腫瘍，炎症，骨折など）の合併を疑うべきred flags（危険信号）

- 発症年齢＜20歳または＞55歳
- 時間や活動性に関係のない腰痛
- 胸部痛
- がん，ステロイド治療，HIV感染の既往
- 栄養不良
- 体重減少
- 広範囲に及ぶ神経症状
- 構築性脊柱変形
- 発熱

HIV：Human Immunodeficiency Virus
2012腰痛ガイドライン（日本整形外科学会・日本腰痛学会監修）より

般的に使用されます。同様に，頸部と背部と肩部と腰部の境界も一定しません（**図2**）。日本で患者が「腰が痛い」と訴えたときには，殿部や背部を含む可能性を念頭に，患者の表現している言葉（一般用語）と解剖学的な言葉（医学用語）の整合性に十分に気をつけながら，患者が痛みを訴える部位をできるだけ解剖学的に適切な表現で記録することが重要になります。

腰痛の症候学

腰痛の鑑別診断で最も重要なことは，腫瘍，炎症，骨折を示唆するいわゆる「レッドフラッグ」を評価することです（**表1**）。運動器に由来する腰痛の一番の特徴は，動作時痛と痛みによる可動域制限といえます。狭心症，胆石発作，尿路結石，逆流性食道炎，肺炎・胸膜炎などの内科疾患も腰痛をきたしますが，動作時痛や痛みによる可動域制限を伴わない傾向にあります。しかし，尿路結石に合併する腰方形筋の攣縮Crampによる痛み，あるいは膵炎や腹部大動脈瘤の破裂による後腹膜炎は大腰筋や後腹膜を刺激し，腰椎の著明な伸展制限と痛みを生じる場合もあります。動作時痛の強さの割には，筋など軟部組織の圧痛や緊張がないことが鑑別点です。次に，神経症状を有する腰背部痛について，明らかな筋力低下を合併する重篤な神経脱落症状，膀胱直腸障害の有無を評価します。いずれかのサインを認める場合にはMRIによる画像検査が必要になります。

レッドフラッグ（red flags）
悪性腫瘍，骨折，馬尾症候群など，生物学的に重大な病変の可能性を示唆する徴候

プライマリ・ケアの日常診療において最も頻度が高い腰痛は，レッドフラッグや神経症状を伴わない“いわゆる”非特異的腰痛と呼ばれるものです。ほとんどの非

特異的急性腰痛は遅かれ早かれ自然に軽快しますが，急性期の激痛，就労困難を考えると，積極的な症状緩和を目指した治療の意義は高いと考えられます。1986年にDeyoが「腰痛の85％は病理解剖学的に原因の特定は困難である」と指摘して以降，非特異的腰痛という用語が，「原因が不明の腰痛」として取り扱われるようになりました[2]。その後，Deyo自身も何度か分類を改変しましたが，腫瘍，感染，骨折，炎症性疾患，および内臓疾患（例：腎疾患，大動脈瘤，膵炎）に由来する腰痛を除き，運動器由来の腰痛では，病理解剖学的な疼痛源を1つに特定することは困難であるとの考えは一貫しています[3)4]。病理解剖学的な原因の特定は困難であると判断されている代表的な理由は，非特異的腰痛の原因が複数オーバーラップしている可能性と，診断の根拠として用いられる身体所見や診断的ブロックの診断精度が必ずしも高くないことです。

わが国でも，SuzukiらがThe Yamaguchi Low Back Pain Studyとして，整形外科医の身体所見，画像所見およびブロックによる診断により，78％の症例を「特異的」腰痛として診断可能であったと報告しましたが，この報告でも上記の診断精度の問題は解決されていません[5]。現時点では，非特異的腰痛に含まれると判断されている，筋膜性・仙腸関節性・椎間関節性・椎間板性・神経性に由来する腰痛は，病歴，身体所見，画像所見，およびブロックなどの診断的治療を用いて総合的に診断が行われますが，近年急速に発達した運動器エコー診断，トリガーポイントの概念の再認識（fasciaに高頻度に分布する侵害受容器の過敏化），エコーガイド下注射による高精度な診断的治療により，その診断精度の飛躍的な向上が期待されています。

画像診断機器の有効活用

表2に各種の病態診断と治療のために使用されている画像診断機器の特性をまとめました。

単純X線は，現在の運動器疾患に対する外来診療で最も用いられている画像診断ですが，腰痛診断における役割は限定的です。一般には，前述したレッドフラッグの否定のために用いられます。たとえば，高齢者の急性腰痛患者において，腰椎側面の機能撮影（臥位と坐位の比較）を行って，腰椎椎体高の変化を検討することに

表2 ▶ 各病態に対する診察と治療の得手不得手

病態	診断					ガイド下治療	
	身体診察	単純X線	CT	MRI	エコー	エコー	X線透視
筋膜性	◎	△	△	×	○	◎	×
仙腸関節性	◎	△	○	△	○	◎	◎
椎間関節性	○	△	○	△	○	◎	◎
神経性	◎	×	×	◎	△	○	○
椎間板性	○	△	○	○	×	×	◎

◎：非常に有用，○：有用，△：有用に使える場合もある，×：困難

より，新鮮椎体骨折を診断する場合があります。一方で，立位の全脊椎アライメントの評価は，単純X線ならではの評価といえます。近年では，超低線量3DデジタルX線撮影装置による全身の3次元的なアライメント評価も可能となってきており，腰痛診療への応用が期待されています。fasciaの視点からは，現在の椎間不安定性の存在を示す，椎間板の辺縁から約1mm離れて椎体から水平方向に突出する牽引骨棘（traction spur）の存在は，fasciaへの過大な負荷を示唆している可能性があり，椎体周囲のfasciaを治療ターゲットとする補助情報としても活用されています。

CTは被曝がとくに大きな問題であり，単純X線以上に，その役割は限定的といえます。腰痛診療にCTが有用な場合としては，装具療法による骨癒合を目指すために実施される腰椎椎弓疲労骨折（分離症）の診断とfollow upを行う場合や，MRIだけでは椎間板ヘルニアと誤診されやすい発育期の腰椎骨端輪骨折の鑑別が必要な場合などがあげられます。

MRIは腰痛の患者の精査目的で第一に考慮される画像検査です。とくに神経学的な異常所見を伴う場合には必須の検査といえます。また，活動性の高い患者では，脂肪抑制法の一種であるSTIR（short tau inversion recovery）法を用いて，骨髄内の高信号変化の確認を追加します。腰痛との関連が疑われるMRI画像所見としての椎体終板の炎症や線維輪断裂に伴うとされる信号変化は，その診断精度は十分とはいえず，診断的治療などの追加の評価が必要となります。

エコーは，近年，運動器診療での使用が積極的に行われており，腰痛診療においてもその応用が期待されています。運動器診療におけるエコーの有用性を**表3**に列挙します。診断面では，脊椎周囲筋と筋膜の動きの評価や，脊椎周囲組織におけるfascia重積などの病態の評価で有用です。治療面では，これまでは透視下で行われることが多かった診断的ブロック（例：椎間関節ブロック，仙腸関節ブロック）が，被曝のないエコー下ブロックへの移行が進んでいます。さらに，エコーガイド下fasciaリリースの急速な発展は，エコー活用を後押ししています。エコーガイド下

表3 ▶ エコーの有用性

診断	治療	学習
①**筋断裂・靱帯損傷など外傷の評価** ②**動きの評価（fasciaの伸張性・滑走性評価）**：エコーで最終可動域における結合組織のツッパリ感を確認する。エコー画像上のツッパる状態と一致すれば，可動域制限の原因を推定できる：あくまで適切な診察のもとに補助的診断として活用する ③**炎症の急性期の所見確認**：発赤・熱感・腫脹などいわゆる炎症の急性期の所見を認めた場合は，生理食塩水によるfasciaリリースは直接的な適応とはならない。NSAIDsやステロイドなどの抗炎症作用の内服薬やステロイドを含む注射薬の使用が望ましい	③**骨・軟部組織の構造異常を評価**：骨棘や骨表面の不整は，筋，腱，靱帯などの長年の物理的ストレスの結果を示唆する。そのため，fascia治療のための注射部位として目標の1つになる。これは，単純レントゲンやCTにも当てはまる有用性であるが，局所の解像度はエコーが優る ④**fasciaの重積の位置（主に，深さ）の確認**：異常なfasciaは画像上，白い帯状にエコーで描出されることが多く，fascia治療のための注射部位として目標の1つになる ⑤**安全な注射ルートの探索・合併症の評価**：血管，神経，肺などを避けるような注射手技が可能である。また，注射に伴うさまざまな合併症（例：血管穿刺による内出血や血腫，気胸）を評価できる。結果，外来診療ですみやかな治療的診断を可能にする	⑥**触診技術の学習**：エコーで確実に解剖を理解しながら行う触診や注射は，エコーが適切なフィードバックとして機能し技術を向上させる

注射の精度の飛躍的な向上は，少しのトレーニングでブラインド注射よりも高い精度を担保できるようになり[6]，近年のエコー機種は外来診療で必要な精度と機能を担保したまま安価かつ操作性を向上させたことで，エコーは医師にとっての第2の聴診器とまで称されるようになってきました[7]。さらには，療法士，鍼灸師，トレーナーなど医師以外の職種もまた，機能解剖学的な評価と治療精度の向上のための使用が普及しつつあります。

腰背部痛へのアプローチ方法；病態のオーバーラップに注目して

まず問診と一般的な神経学的所見を含めた身体診察を適切に行い，特異的腰痛（重篤な脊椎疾患，内臓疾患，および神経学的脱落症状を伴う腰痛）を鑑別し，除外します。その後に運動器由来の腰痛の鑑別を進めます。本稿では，腰痛の病態として，筋膜性，仙腸関節性，椎間関節性，椎間板性，神経性を中心に，個別に解説します。しかしながら，“これら病態は独立したものではない”ことに特に注意が必要です。また，これらに含まれない発痛源として，腰殿部痛における腸腰靱帯，胸腰筋膜，棘間靱帯，黄色靱帯・背側硬膜複合体（LFD），背部痛における肋椎関節にも注目しており，適宜解説を加えていきます。

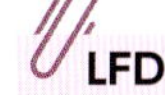

LFD
Ligamentum Flavum/dura complex
黄色靱帯・背側硬膜複合体

椎間関節性の腰背部痛は横突棘筋深層（腰部では多裂筋，背部では棘筋が多い）の筋膜性疼痛との鑑別が難しく，しばしば合併しています。その発痛源は，多裂筋と椎間関節包の接合部fasciaであることが多いと考えられており，治療法として“いわゆる”椎間関節ブロックでも多裂筋深層の椎間関節包付着部リリースでも，多くの場合で十分な治療効果を認めます。同様に仙腸関節性疼痛には，仙骨多裂筋，胸腰筋膜および股関節外旋筋群（例：梨状筋）の筋膜性疼痛や椎間関節性疼痛を高頻度に合併しています。また，腰椎分離症と筋膜性疼痛（例：急性期の疲労骨折部の出血・炎症が骨折部周囲の多裂筋・脊柱起立筋まで波及した場合，長期コルセット療法により疲労骨折が癒合した後の罹患椎体に付着する背筋群のfasciaの瘢痕や癒着が認められる場合），神経根障害と筋膜性疼痛（神経根障害における腰神経後枝に支配される背筋群への反射性攣縮や筋緊張の過剰亢進，あるいは神経根周囲の結合組織の影響：p.46「fasciaの構造と痛みについて」参照），筋膜性疼痛と心因性疼痛（例：不安・ストレスは全身の筋緊張を亢進）など，病態としてのオーバーラップを診断学・治療学の視点から整理する必要があります。

現状では，各病態に関する横断的議論は不足しています。たとえば，筋膜性，仙腸関節性，椎間関節性，心因性の病態を併発している患者の場合，4つの病態はオーバーラップしていると考えられます。その理由は，筋膜性疼痛に対する治療により，二次的に椎間関節性，仙腸関節性，心因性由来の疼痛に影響が生じることが多いためです。具体的には，筋組織の緊張緩和により，椎間関節・仙腸関節の力学的ストレス低下，筋緊張緩和による心理的なリラックス効果（除痛による安心感），慢性化していた中枢神経系への疼痛刺激の入力が減少することによる中枢性痛覚抑制機構の機能回復，筋緊張バランスの適正化による動作改善，などの作用が生じると推察しています。一方，仙腸関節や椎間関節に対する関節腔内ブロックにより，二次的に周囲靱帯・筋組織の緊張が緩和される現象はよく経験するところです。また，心理社会的因子の問題が解決されれば，過敏化していた疼痛閾値の改善や筋緊張の緩和により，筋膜や各関節への効果も期待できます。

つまり，お互いの病態がオーバーラップしており，「筋膜性：椎間関節性：仙腸関節性：心因性＝6：2：1：1」という患者もいれば，「筋膜性：椎間関節性：神経性：心因性＝2：1：1：6」という患者もいます。これら4つは相互的関係があり，同じ患者でも，前回は「2：1：2：5」，今回は「7：1：1：1」などと変化します。

図3　発痛源と悪化因子の関係

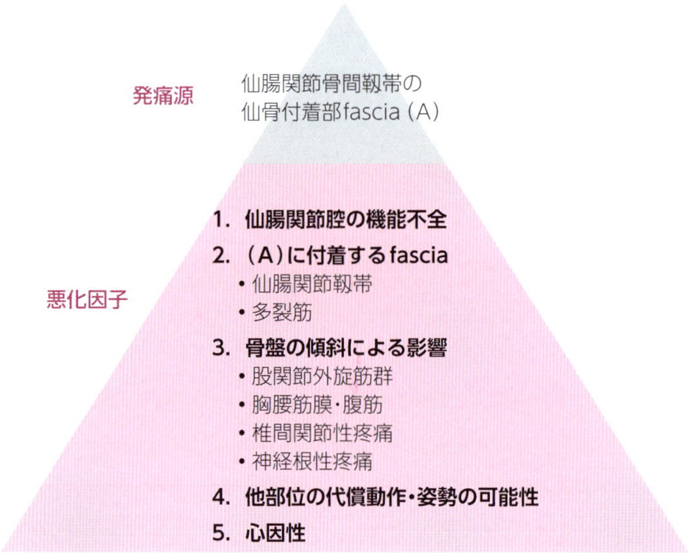

発痛源
仙腸関節骨間靱帯の
仙骨付着部fascia（A）

悪化因子
1. 仙腸関節腔の機能不全
2. （A）に付着するfascia
・仙腸関節靱帯
・多裂筋
3. 骨盤の傾斜による影響
・股関節外旋筋群
・胸腰筋膜・腹筋
・椎間関節性疼痛
・神経根性疼痛
4. 他部位の代償動作・姿勢の可能性
5. 心因性

木村裕明，他編：解剖・動作・エコーで導くFasciaリリースの基本と臨床——筋膜リリースからFasciaリリースへ．文光堂，2016．p.34

さらに，これを治療方法という視点でも考察します。近年，筋膜性疼痛の治療対象は，筋膜だけでなく，靱帯や関節包自体や神経周囲膜などのfasciaという視点に移っています。椎間関節に対する注射治療では，関節周囲の靱帯（fascia）や筋群に対する治療も同時に実施されています。仙腸関節，椎間板，神経根に対する注射治療でも同様です。つまり，オーバーラップしている病態の内の1部位への治療により，併存する他病態への治療効果を認めるのです。一方，適切に発痛源を治療し，直後の疼痛が著明に改善したとしても，3日や1週間でその効果が戻ってしまう場合は，発痛源を悪化させている悪化因子や根本原因を適切に評価し治療することが重要になります（**図3**）。なお，注射の効果が数時間や1日未満の場合，線維筋痛症など強い中枢過敏の患者は除き，適切な発痛源を治療できていない可能性を強く考えます。

腰痛における簡易な病態鑑別の方法；各論に移る前に

各病態の個別の議論に入る前に，動作分析と特異的圧痛部位による大凡の鑑別方法を提示します。なお，この方法は著者らの経験則によるものです。診察は，原則として動作分析→触診の順に進めます。患者の自覚している疼痛部は関連痛領域であることが多いため，その発痛源は自覚部位に存在するとは限りません。自覚症状領域のみを丹念に触診しても，適切な発痛源を見つけることはしばしば困難であり，また時間の浪費にもなります。特定の動作で痛みが生じれば，「その動作による物理的刺激が組織の疼痛閾値を超えた」ことを意味するため，発痛源の位置を速やかに絞り込むことが可能になります。また，動作分析は座位・立位で行えますが，触診は診察台やベッドに臥位で行うことも多く，よりスムーズな診察のためにも，動作分析（立位や座位で実施）→触診→必要に応じて動作分析追加（臥位で実施）の順序が推奨されます。

1 脊柱所見・動作の特徴

自覚症状の部位からの鑑別も重要ですが，患者の言語化レベルの問題もあります。検者が診察する手技はスキルの習得度に影響を受ける一方で，患者自身が実施する手法の精度と再現性は検者に依存しない傾向にあります。したがって，多忙な外来診療においては，最も速く便利な鑑別方法である「患者自身による立位での脊柱屈曲・伸展動作」を診察室入室時の着席前に実施しています。

①立位の脊柱伸展動作（詳細は各論で解説）

- **仙腸関節性（図4）**：代償動作として膝が曲がる場合に強く疑います。仙腸関節性腰痛の多くは，カウンターニューテーション（仙骨の腸骨に対する後傾）であり，下部腰椎の伸展が制限されているため，しばしば膝屈曲による代償動作が生じます。伸展動作にもかかわらず腰椎も仙腸関節も動かないため，患者が腰を伸展させても"痛くない"と発言する傾向にあります。
- **椎間関節性・神経性（図5）**：仙腸関節性との違いは，膝の代償性屈曲が生じない

仙骨の腸骨に対する後傾

カウンターニューテーションのこと。一方，仙骨が腸骨に対して前傾することをニューテーションと呼ぶ（**図19**参照）

図4　仙腸関節性の痛みを示唆する伸展動作の特徴

A　B　C

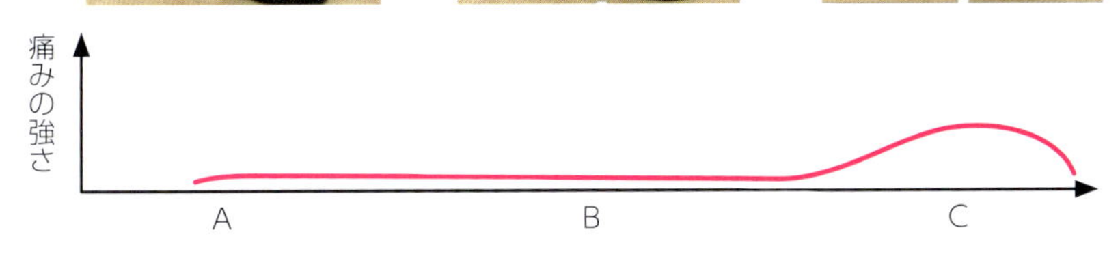

脊椎の伸展が起きないため痛みが生じない。膝の代償性屈曲が生じる

図5　椎間関節性の痛みを示唆する伸展動作の特徴

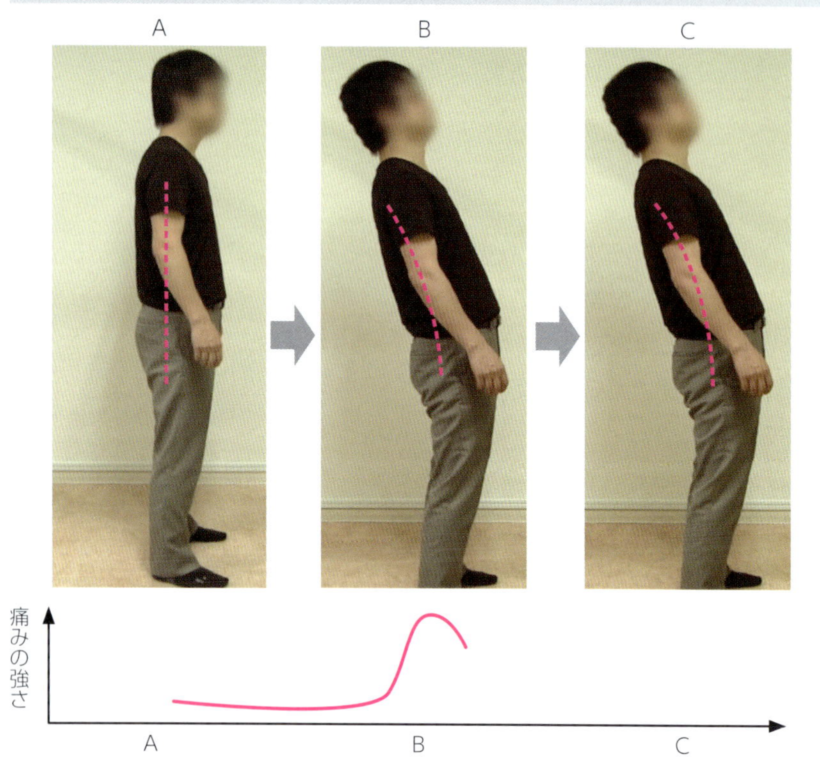

ある伸展角度の時点で“ズキン”と瞬間的に痛みが生じる。膝の代償性屈曲が生じない

図6　筋膜性の痛みを示唆する伸展動作の特徴

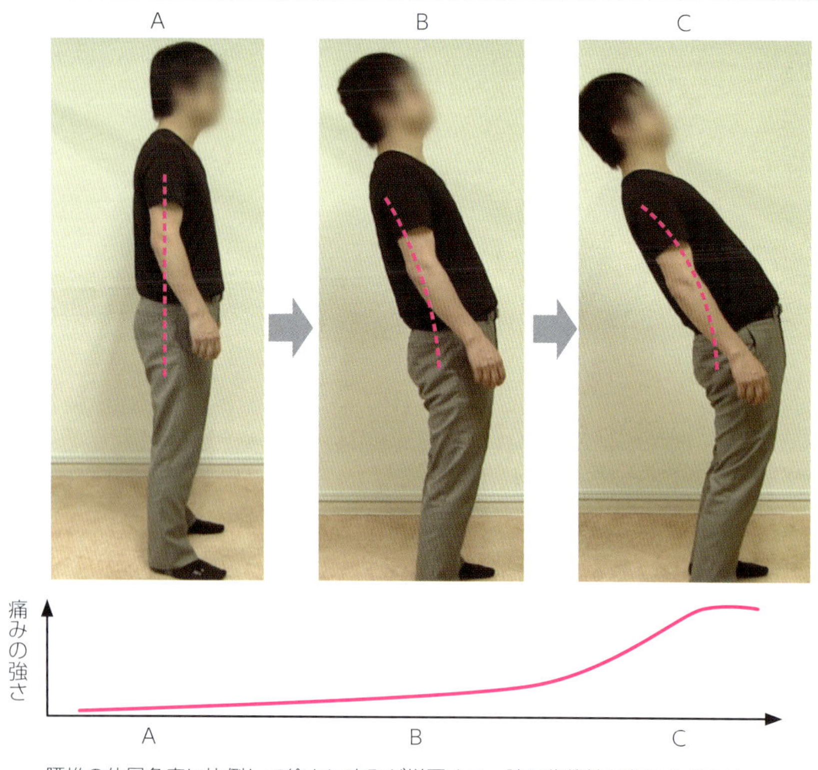

腰椎の伸展角度に比例して徐々に痛みが増悪する。膝の代償性屈曲は生じない

ことです。筋膜性との違いは，伸展動作のある瞬間に「ズキン」と急な痛みを生じる点です。下肢にビリビリと放散痛が生じた場合（とくに側屈を加えた場合）は，神経障害性疼痛（神経根障害）を考慮します（Kemp徴候）。

- **筋膜性（図6）**：伸展動作による膝の代償性屈曲は生じません。胸椎・腰椎の伸展に伴う筋の収縮に比例して痛みが増悪します。また，股関節を外旋して伸展動作が改善すれば，とくに殿筋群や腸腰筋など筋膜性疼痛を疑います（**図7**）。

②立位の脊柱屈曲動作（詳細は各論で解説）

- **仙腸関節性**：腰椎伸展位で固定された状態で屈曲動作（主に股関節と胸椎・頸椎）をする傾向にあります。
- **椎間関節性**：多くの場合，痛みは生じません。
- **神経性（神経根障害）**：椎間板ヘルニアなど，脊椎前方要素による神経根圧迫がある場合には，痛みを生じる傾向にあります。
- **筋膜性**：胸腰筋膜や脊柱起立筋などの伸張制限による伸張痛（ある角度まで到達した時に急な”ズキン”）が生じる傾向にあります，一方，ビリビリといった性状の痛みが殿部も含めて生じた場合は，上殿皮神経障害を考慮します。

図7　筋膜性腰痛における殿筋群の影響の評価法

①股関節内旋

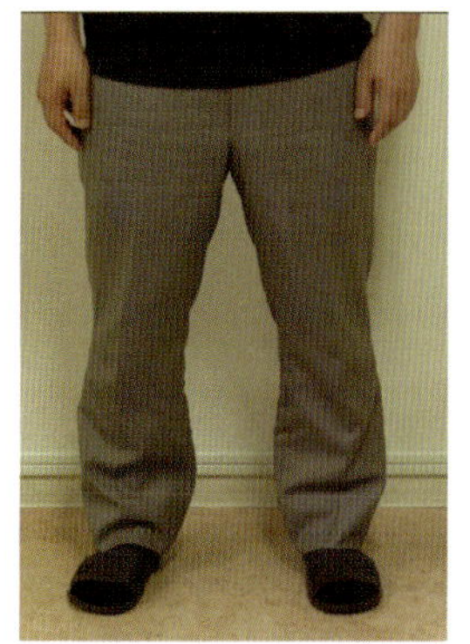

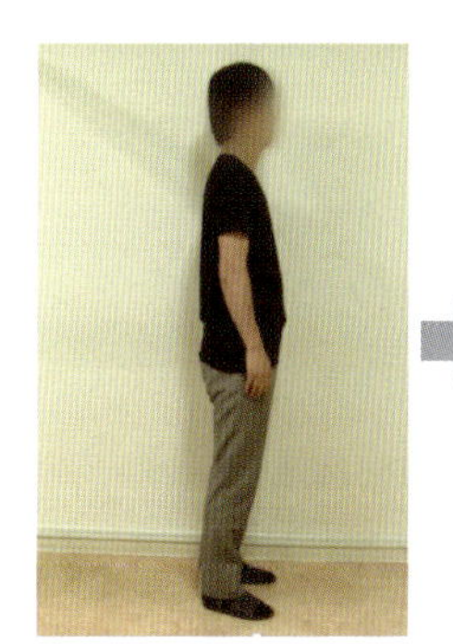
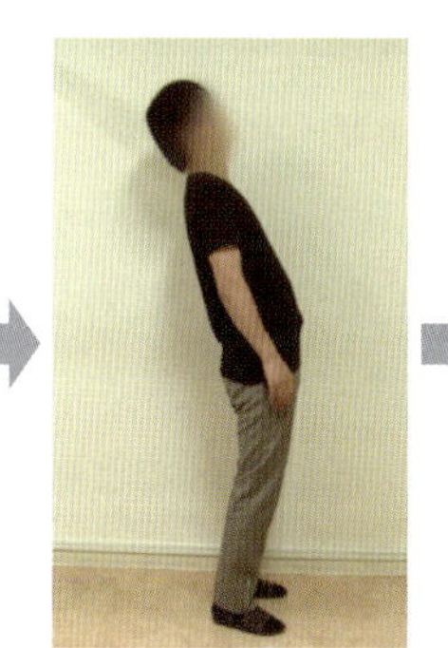
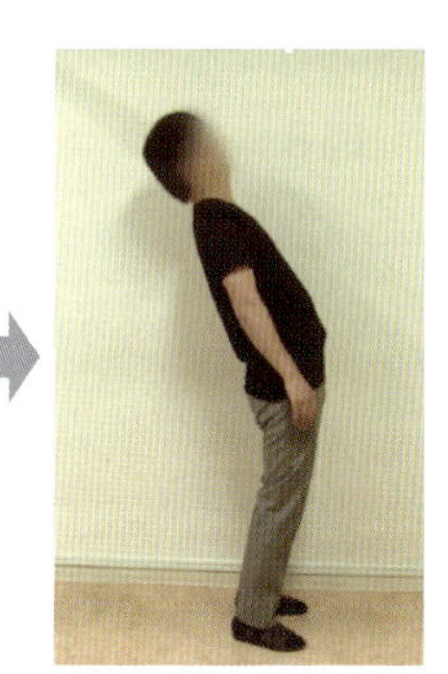

②股関節外旋

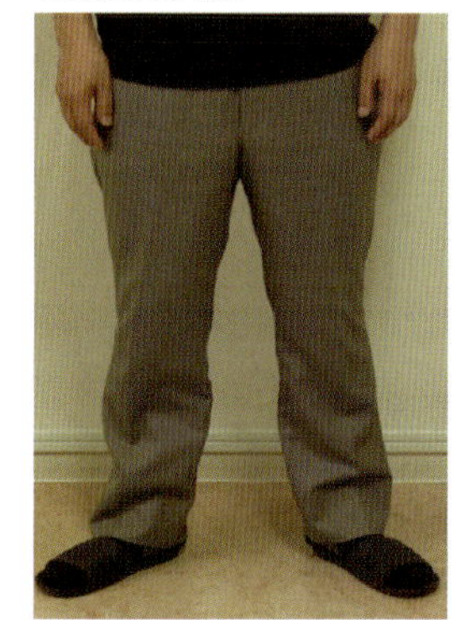
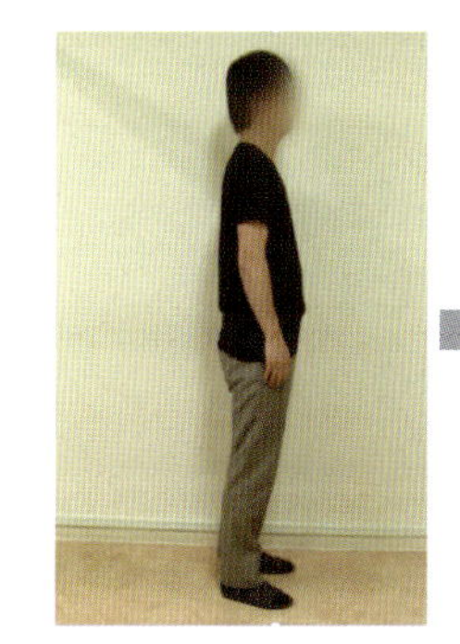
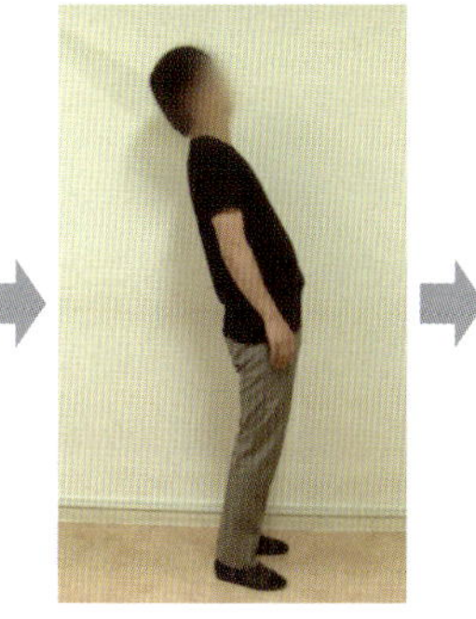
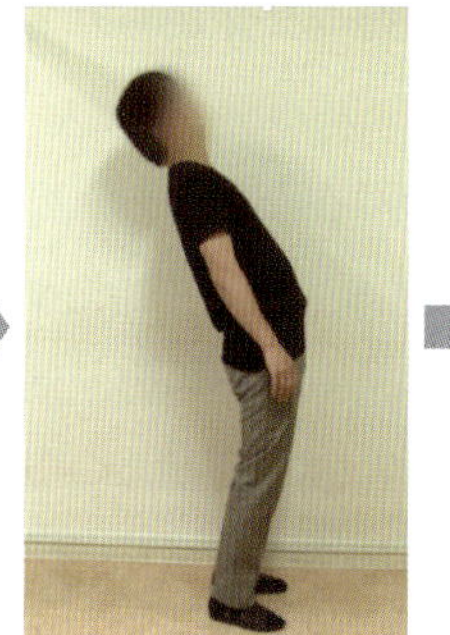
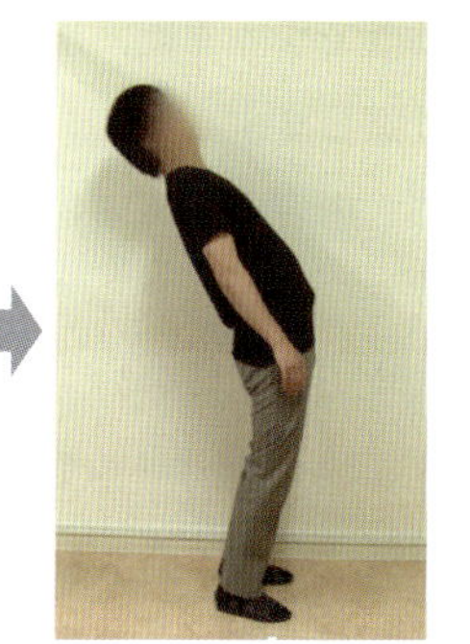

股関節外旋位で腰椎伸展可動域改善→大殿筋など殿筋群の影響を評価

図8　棘突起圧痛の確認法

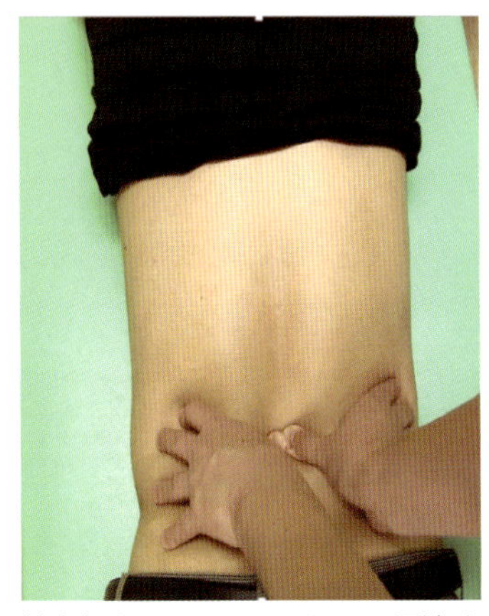

棘突起を1つ1つていねいに圧迫する。棘突起そのものの圧痛だけではなく，棘突起を介して意図した脊椎高位の動きを生じさせ，高位ごとに，どのような痛みが生じるかを評価する。黄色靱帯背側硬膜複合体由来の痛みも陽性となる傾向がある。胸腰筋膜の圧痛を鑑別するためには，皮下組織を用手的にずらしてから再度触診するとよい

図9　特徴的な圧痛点

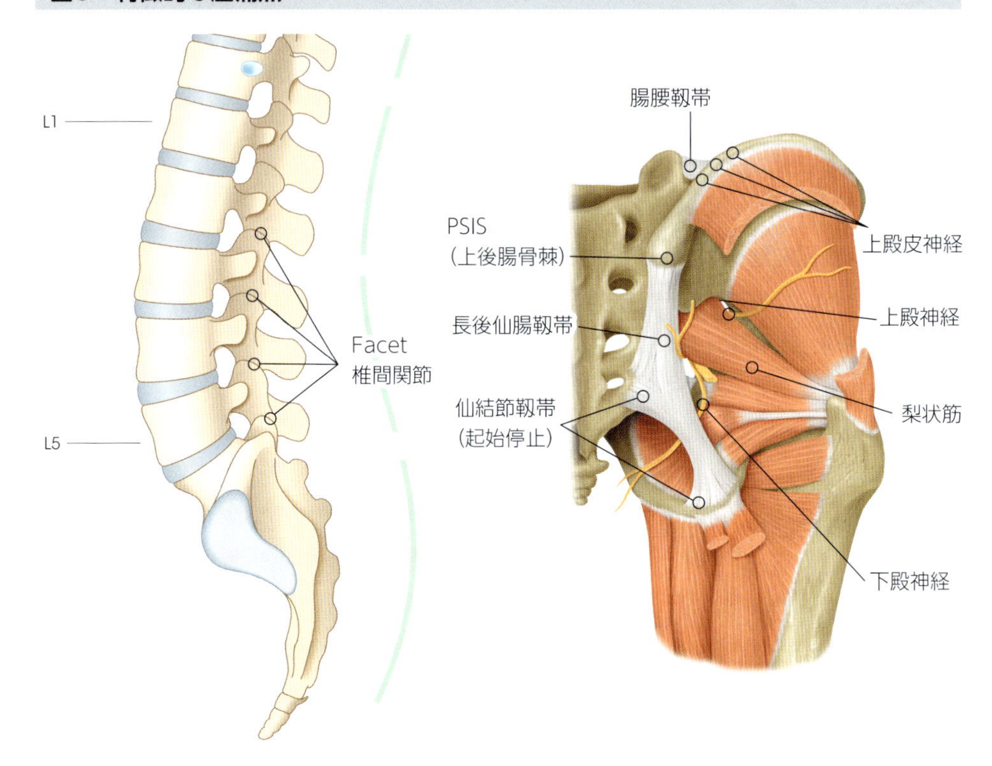

解剖図：坂井建雄，他：カラー図解 人体の正常構造と機能【全10巻縮刷版】．第3版，日本医事新報社，2017．より引用改変

❷ 圧痛点の確認法

圧痛点の確認は，腰痛の病態鑑別を行ううえで「必須」の診察項目です。まず確認するのは棘突起の圧痛です（**図8**）。これは，棘突起そのものの圧痛だけではなく，棘突起を介して，意図した脊椎分節の動きを生じさせて，疼痛が生じるかどうかを確認する手技という側面もあります。棘突起の圧痛が陽性（著明な痛み）ならば，当該分節の脊椎由来の疼痛（例：椎体骨折，椎間板性，椎間関節性，硬膜，およびLFD）を考慮します。L5やS1高位で陽性になれば，腸腰靱帯など靱帯の疼痛も考慮します。陰性ならば，その他（例：筋膜性，仙腸関節性，および神経性）を考慮します。棘突起の圧痛は，胸腰筋膜の痛みでも陽性になることがありますが，この際は徒手的に皮下組織をずらしたうえで再度棘突起を圧迫すると圧痛が消失することが特徴です。また，圧痛が棘間に認められる場合は，棘間靱帯が発痛源であることを考慮します。

次に，患者が訴える疼痛の局在などから，疑う病態を想定して，各病態に特徴的な部位を，ピンポイントに触診（時に，針先や鍼先で刺激）することで，圧痛を確認します（**図9**，**表4**）。なお，多くの場合，筋の圧痛は筋外膜辺縁で，靱帯の圧痛は骨付着部で検出できます。私たちは，エコーガイド下で，皮膚，皮下組織，筋組織，靱帯組織などの3次元的解剖（例：組織の深さや境界）を確認しながら確実に触診を行うことで，診断と治療精度を飛躍的に向上させうると考えています。

表4 ▶ 特異的圧痛点の一覧

仙腸関節	• PSIS*の腸骨側の靱帯付着部の圧痛 • 後仙腸靱帯の圧痛 • 仙結節靱帯の圧痛は仙骨と坐骨の起始停止部に認めやすい
椎間関節	• 触診は上位の椎間関節との間の間隙に指を沈め尾側に滑らせることで目的の椎間関節を触れ，圧痛を確認する（**図61**）
腸腰靱帯	• L1棘突起-PSISとJacoby線との交点より指を分け入るように進めL5横突起（正確には肋骨突起**）を触れる。指を外側へ進め骨と靱帯との移行部の圧痛を確認する • PSISの上面の圧痛（腸骨付着部）
上殿皮神経	• PSISから2.5横指外側の腸骨稜の下縁で触れる。L1-3の脊髄神経後枝が5mmごとに存在する
梨状筋	• 大転子上端から仙骨前面外側につく。大腿骨を内外旋させながら収縮を感じながら同定する

＊PSIS（上後腸骨棘）：Posterior Superior Iliac Spine

＊＊肋骨突起：腰椎の「横突起」は発生学的には肋骨と同じであり，肋骨突起と呼ぶのがより正確であり，他の椎体の横突起と同じではない。本来の横突起は肋骨突起と融合し，肋骨突起の根元に小さな副突起として認められる

各論1 筋膜性疼痛（MPS）を中心に腰痛をみる

筋膜性疼痛症候群（MPS）とは，従来日本では「筋硬結とトリガーポイントにより筋の伸張制限をきたす疾患」と認識されていました。しかし「fasciaの構造と痛みについて」（p.28参照）に述べたように，そもそもトリガーポイントは単なる筋硬結ではなく，過敏化した侵害受容器と定義されており，筋外膜のみならず，筋内の筋周膜・筋内膜，脂肪，腱，靱帯，骨膜などにも存在します。また，神経支配によらない関連痛を起こすことも多く，関連痛の部位の治療のみでは短期間で症状が再燃するため，適切な発痛源（活動性トリガーポイント）の同定が何より重要となります。

MPSの症状と治療は，筋の構成体のうち，①筋腹・筋腱移行部，②腱・付着部，に分離すると治療戦略が組み立てやすくなります。これは，構造力学的な観点（異接合部に力学的ストレスがかかりやすい＝痛めやすい）からの解釈としても妥当です。1つの動作では，拮抗筋の伸張と主動筋の収縮の両者が起きます。特定の動作で痛みが検出されたときは，その痛みが収縮痛（ギューという自覚症状）か，あるいは伸張痛（ツッパリ感，一瞬のズキン）かを鑑別することが大事です（**図10**）。

MPS
Myofascial Pain Syndrome
筋膜性疼痛症候群

活動性トリガーポイント（active trigger point）

患者の自覚症状をきたすトリガーポイントのこと（発痛源に相当）。潜在性トリガーポイントlatent trigger pointは現在の患者の自覚症状に直接関与していないトリガーポイントのこと（悪化因子の1つに相当）

MPSの治療戦略

①**筋腹**：収縮時に痛み。動作に伴って徐々に痛みがでてくる（収縮痛）
②**腱・付着部**：伸長時や特定の可動域時に強烈な痛み（伸張痛）。これは椎間関節性の痛み方とも類似

腰部を中心とした全身のつながり

仙腸関節性や椎間関節性との主な差異は，fasciaは物理的に全身をつなげていることです。つまり，背部痛であれば，頸部や肩関節の動作により背部痛の増減が生じれば，それば頸部・肩と連続性がある解剖部位に原因があることが推察されます。腰痛では，股関節部や頸部や肩部などの動作による症状の増減を確認します。たとえば，立位よりも座位で痛みが軽減・消失すれば殿筋群を，立位と座位で痛みに差がなければ腰背部の筋群を，立位よりも座位で痛みが悪化すれば坐骨周囲（座面との圧迫）を疑います。全身のアライメントやアナトミートレインの視点からは，頸

アナトミートレイン

1990年に英国のマニュアル・セラピストであるトム・マイヤーズが提唱した機能解剖学に基づいた概念。体中に張り巡らされた筋や結合組織の物理的連続性やつながりを通して，姿勢・アライメントや動作との影響を評価し，治療に活用していくもの

部，肩部，背部，腰部，殿部，下肢の関係性を考慮した評価が必要です。次に，これらを横断的に繋ぐ組織として重要である胸腰筋膜に関して提示します。

1 胸腰筋膜[11)]

胸腰筋膜（thoracolumbar fascia）の成分は，広背筋から連続する筋膜に加えて腱成分も多分に含むfasciaであり，いわゆる筋膜（myofascia）ではありません（fascia＝筋膜という誤訳による名称）。そのため，時に胸腰腱膜とも呼ばれます。胸腰筋膜は，正中側では棘上靱帯，棘突起，正中仙骨稜に付着し，外側では腸骨稜，上後腸骨棘（PSIS）に付着します。さらに上後腸骨棘付着部は腸腰靱帯や仙腸関節構成靱帯に連続します（**図11**）。

胸腰筋膜の解剖には2 layer modelと3 layer modelがありますが，以下は3 layer modelに沿って述べます。posterior layerの浅層は頭側の広背筋と下後鋸筋に連続します。そのため，野球投手でピッチング継続に従い2nd外旋位で肘が下方に下がってくる一因として大円筋と広背筋のMPSは高頻度ですが，腰椎回旋動作で肩関節3rd外旋制限の程度が変化する場合は大円筋よりも広背筋による影響を強く疑います。

また，このような投手は，胸腰筋膜を介した腰部から下半身の安定性が不十分な傾向にあります。posterior layerの深層とmiddle layerは脊柱起立筋と横突起筋を覆います。そのため，この部位の胸腰筋膜の異常はパッケージとしての柔軟性低下を起こし，起立筋と横突棘筋の筋疲労によるコンパートメント様症状を生じやすくなります。さらにposterior layerの深層とmiddle layerとanterior layerは腰方形筋を覆います。そのため，側屈制限への関与だけでなく，下部腰椎レベルでは組織的にも連続している腸腰靱帯や仙腸関節上部を介して骨盤の安定性にも関与しています。

図10　収縮痛と伸張痛

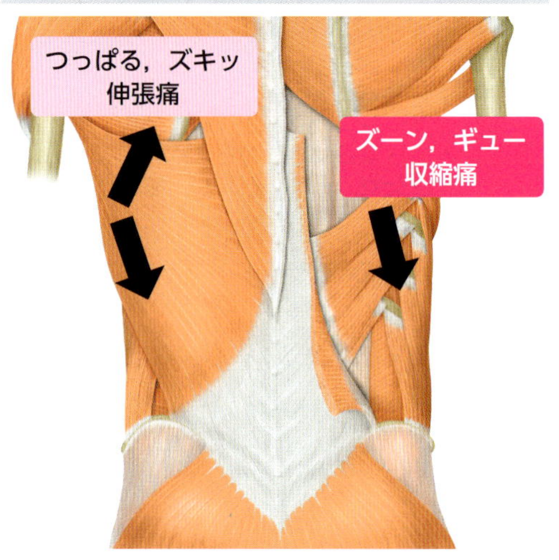

解剖図：坂井建雄，他：カラー図解 人体の正常構造と機能【全10巻縮刷版】．第3版，日本医事新報社，2017．より引用改変

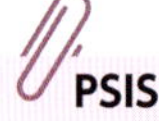

PSIS
posterior superior iliac spine
上後腸骨棘

図11　胸骨筋膜

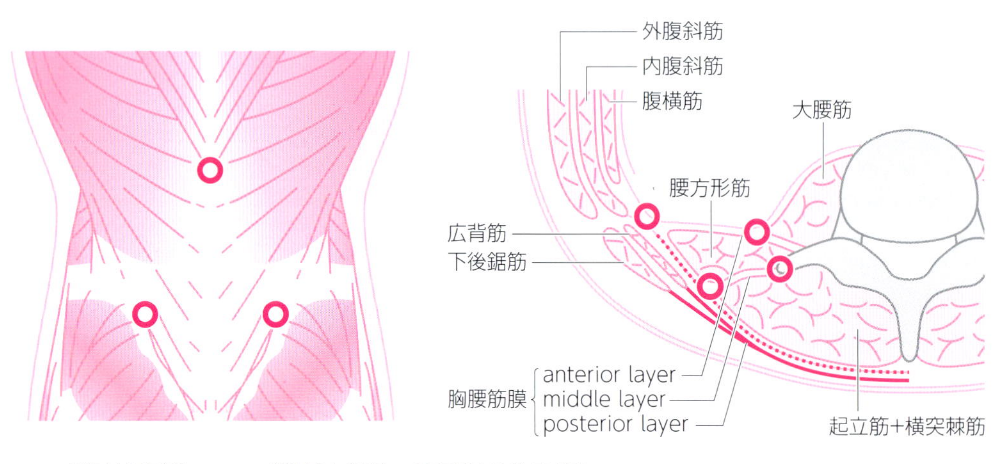

深部方向には3層（posterior layer，middle layer，anterior layer）に分かれる。さらに，posterior layerは深層と浅層に分かれる。posterior layerの浅層は広背筋・下後鋸筋に連続する。posterior layerの深層とmiddle layerは脊柱起立筋と横突起筋を覆う。posterior layerの深層とmiddle layerとanterior layerは腰方形筋を覆う。外側では3層は結合し内腹斜筋と腹横筋に連続する。主な注射による治療点は○で提示した

図12 筋膜性腰痛の高頻度の治療部位

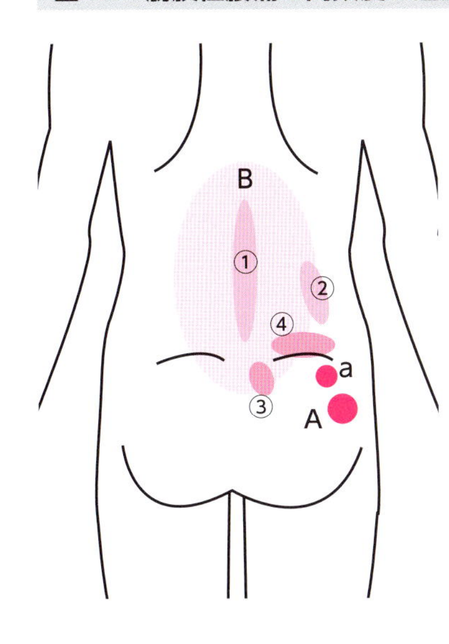

1st STEP

・腰痛強度：立位＞座位→殿筋群→中殿筋（A）が多い
・腰痛強度：立位＝座位→起立筋～深部筋群

2nd STEP

深部の痛み（自覚症状）：重い感じ
①背骨（真中）側の症状：背屈＞回旋の痛み
　→**棘突起側の圧痛点**（第２腰椎～第１仙骨レベルが多い）
　→起立筋と横突間筋（多裂筋・回旋筋）の間＋横突間筋と椎体の間
②腰の横側の症状：背屈＜回旋の痛み
　→**椎体横突起側の圧痛点**（第３～第５腰椎レベルが多い）
　→椎体の横突起側の高エコーのfasciaに注射

表面の痛み（自覚症状）ツッパる感じ：胸腰筋膜（B）の腸骨付着部：前屈でツッパる感じが特徴的
③（腰部内側の症状）と④（腰部外側の症状）が多い

注射液の量（参考値）　A①②：7～10mL
　　　　　　　　　　　B③④：3～7mL

文献9）より引用

外側では3層は結合し内腹斜筋と腹横筋に連続するため，胸腰筋膜の緊張度は腸骨の前方への牽引による仙腸関節や椎体の安定性にも関与します。anterior layerは大腰筋を覆うため，大腰筋の緊張度にも影響します。具体例としては，前部線維と後部線維で構成される大腰筋の後部線維には，股関節屈曲や腰椎屈曲・側屈と関連する機能に加えて，椎体間を圧迫する作用があると報告されています[8]。また多くの場合，大腰筋と腰方形筋の間には腰神経叢が位置しています。

胸腰筋膜はこのような解剖学的特徴から，腰背部，腹部，下肢を機能的に連携する重要な役割を担っています。

図13 腰部の主な筋の解剖

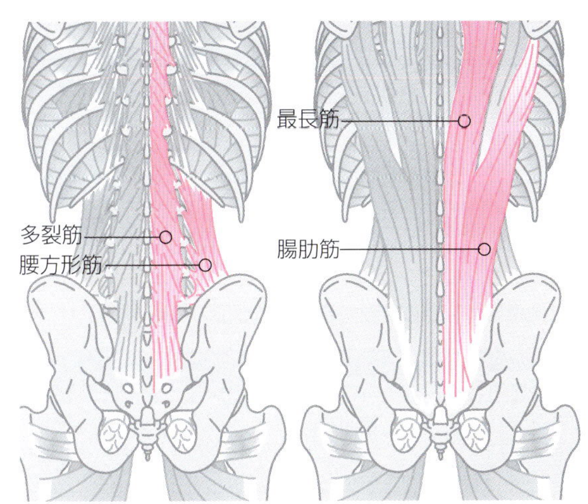

2 腰背部痛の発痛源検索（主に罹患筋MPS-affected muscle）

①腰部

発痛源として高頻度の腰部筋は，横突棘筋（主に多裂筋），脊柱起立筋（最長筋，腸肋筋），腰方形筋です（**図12**，**図13**）。それらの機能解剖（**表5**）と，治療頻度が多いL5レベルの腰部筋群の断面像を示します（**図14a**）。治療部位の検索としては，前後屈・回旋・側屈を組み合わせて行います。この際，初学者は各筋群の起始停止を丸暗記する必要はありません（個体差があります）。各動作でどの筋を使用しているかを，患者の動作を真似ることで体験していくこと，実際に筋が収縮している様子やツッパっている様子を触診で確認していくことが上達の近道になります。脊柱の屈曲伸展動作であれば矢状断方向に走る筋（例：棘筋，最長筋）を，回旋動作であれば斜めに走る筋（例：多裂筋，回旋筋，腸肋筋）を，側屈動作であれば側面に

表5 ▶ 主な腰部筋群の起始停止と主な作用

多裂筋	**起始停止**：腰椎横突起（副突起）・乳様突起から2-4個の椎体を飛び越えて上位の棘突起を結ぶ **作用**：腰椎運動の安定化機能，両側収縮（腰椎伸展），片側収縮（同側屈曲，対側回旋）
最長筋	**起始停止**：腰腸肋筋とともに仙骨・腸骨稜・胸腰筋膜・L1～L5の横突起からL1～L3の副突起，全胸椎の横突起，腰椎横突起，肋骨角を結ぶ。胸最長筋・頸最長筋・頭最長筋と連なり仙骨から側頭骨の乳様突起まで連なる **作用**：両側収縮（腰椎の伸展），片側収縮（同側側屈・回旋）
腸肋筋	**起始停止**：仙骨・腸骨稜・胸腰筋膜から下位肋骨角下縁を結ぶ **作用**：両側収縮（腰椎伸展），片側収縮（同側側屈・回旋）
腰方形筋	**起始停止**：腸骨稜から第12肋骨・第1～4腰椎の肋骨突起に付着 **作用**：両側収縮（いきみ，呼気にはたらく），片側収縮（体幹を同側側屈）
胸腰筋膜	**起始停止**：頸部には後鋸筋・前鋸筋に，上肢には広背筋を介して上腕骨に，腹部には腹斜筋に，殿部への腸骨を介して大殿筋から下肢をつなぐ非常に広範の線維性の膜様構造。筋成分は少ない **作用**：広背筋・大殿筋・腹斜筋などの作用を補強

図14

a. 第5腰椎レベルの横断面

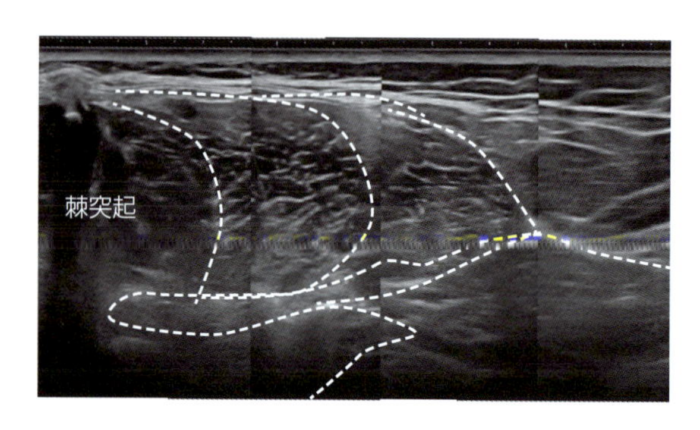

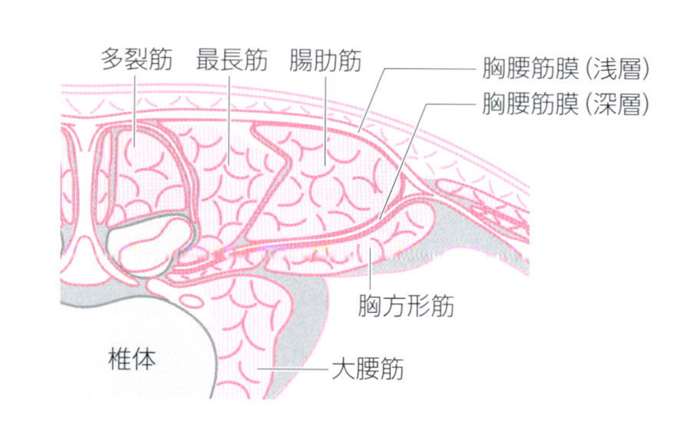

b. 腰痛症における各動作痛と治療部位の関係

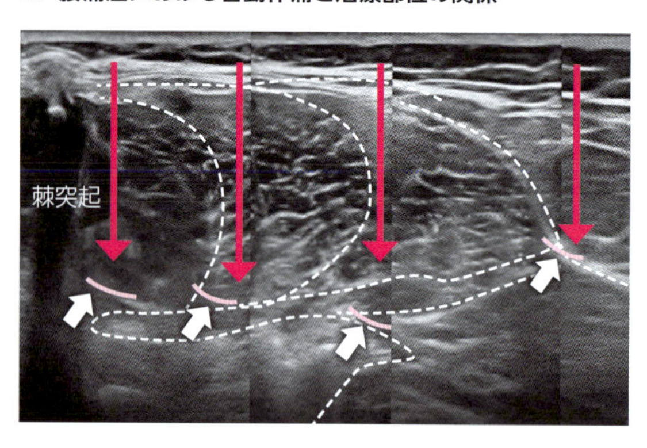

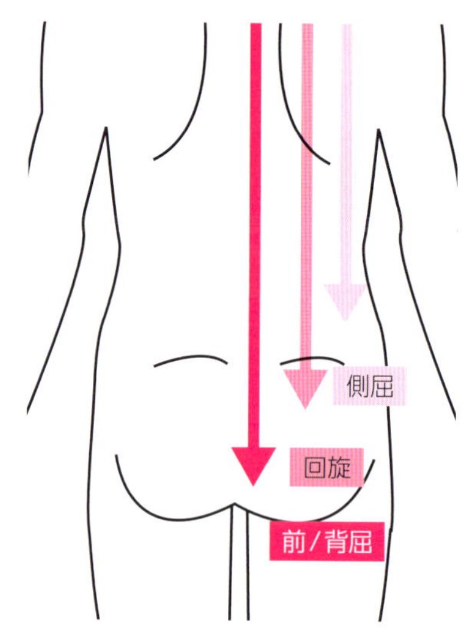

走る筋（例：腰方形筋）を想定します。また，最長筋は頸部までつながるため，腰椎伸展時に頸部の屈曲伸展を加えることで腰部痛の寛解・増悪を認めます。一方，腸肋筋や横突棘筋は胸椎につながるため，頸部運動では腰痛は変化しません。

図15　背部痛における各動作痛と治療部位の関係

1）頸部運動で症状変化する：頸部に関係した発痛源
- 頸部後屈：後面の筋群（僧帽筋，肩甲挙筋）
- 頸部側屈：斜角筋・胸鎖乳突筋
- 片側の放電痛：C7，C8神経根周囲fascia

2）肩部運動で症状変化する：肩部に関係した発痛源
- 水平屈曲：菱形筋・棘下筋
- 3rd外旋：大円筋・広背筋（胸腰筋膜）
- 肩甲骨外転・上方回旋

3）深呼吸で症状変化する：呼吸筋に関係した発痛源
- 前鋸筋（上部線維，下部線維）
- 斜角筋：頸部可動域を確認
- 菱形筋・後鋸筋：肩部可動域を確認
- 椎体肋骨関節：肋骨を圧迫して痛みあり

4）上記1～3の動作で症状が変化しない場合：背部の発痛源
- 棘突起を用手的に圧迫して痛みあり→**図8**と同じ解釈
- 椎間関節：触診で確認
- 棘筋（内側），最長筋（やや内側），腸肋筋（外側）

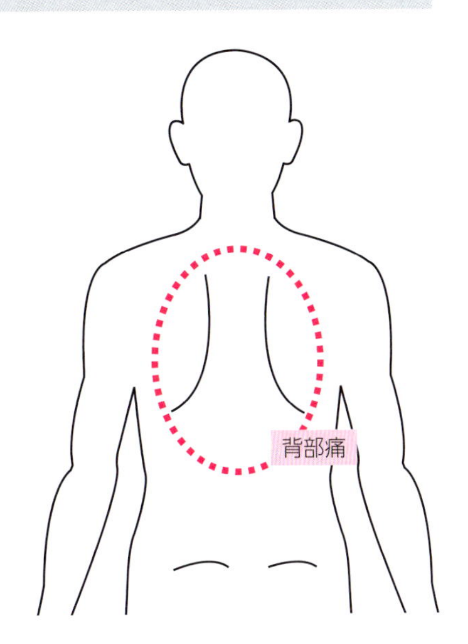

筋膜性疼痛の視点における，動作と治療部位の関係性を**図14b**に提示します[9]。内側～外側の矢状断レベルを絞ったら，次は高さを決めます。1椎体ごとに圧痛を確認し，最も圧痛が強かった部位が治療点となります。最後は，深さです。エコーで高輝度なfascia重積像を確認してください。

②背部

背部では，MPS（頸部，背部，肩部含む），椎間関節，肋骨椎体関節，神経根性疼痛（C7，C8含む）などの胸郭由来の発痛源があります。まずは，背部痛が他部位からの関連痛である可能性を考えます。そのため，隣接関節である頸部と肩部の動作により背部痛の変化を確認します。頸部運動で変化する場合は，頸部に関係がある筋やfasciaであり，肩部運動で変化する場合は，肩部に関係がある筋やfasciaと考えます。気管支喘息の既往がある患者などでは，胸郭運動が低下していることが背部の筋群の運動性・伸張性を低下させていることが多いため，深呼吸による症状変化を必ず確認してください。具体的な動作と代表的な治療部位を**図16**に示します。

3 腰背部痛におけるMPSの治療：fasciaリリース

上記目標fasciaを定めたら，エコーガイド下で穿刺し針先を異常なfasciaまで到達させ，薬液を注入しfasciaがバラバラとなるように針先を前後に揺らしながら十分にリリースします。治療部位のうち，**図12**の③は仙腸関節上部の構成靱帯および腸腰靱帯の治療と重複します。**図12**の②は椎間関節構成靱帯と周囲軟部組織（多裂筋・腰方形筋など）の治療と重複します。多裂筋深部に異常なfasciaを認める場合，より精密な発痛源の治療的診断を目的としない臨床場面では，筋付着部としての椎間関節包も同時に治療しています（**図16**）[11]。非炎症性の筋膜（myofascia）を含む

図16　多裂筋深部のfasciaと椎間関節包リリース注射

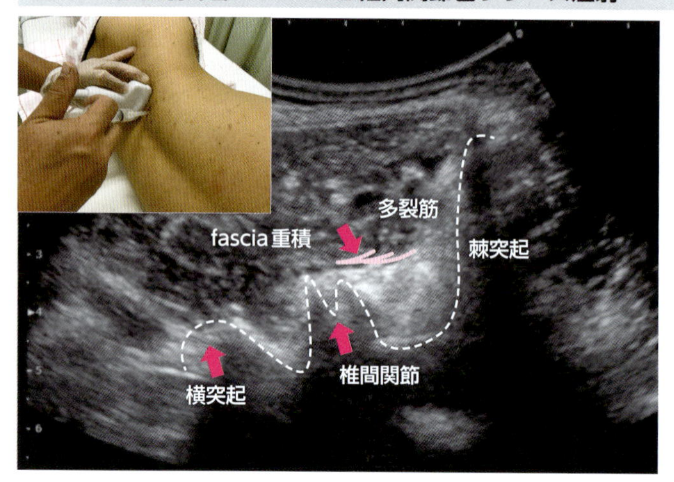

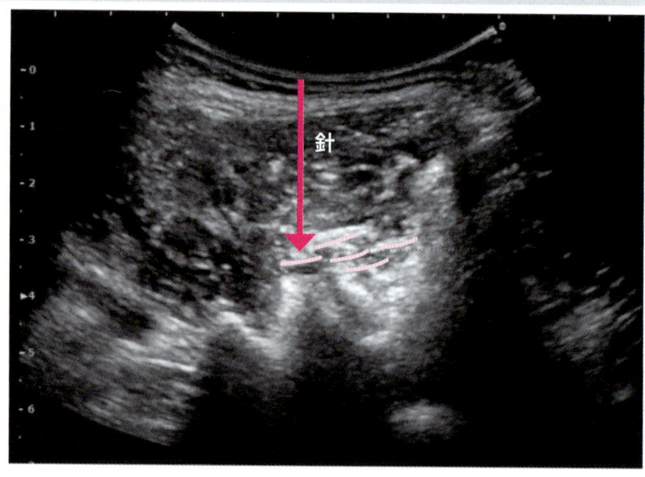

fasciaへの注射治療に，局所麻酔薬は必須ではありません。生理食塩水や重炭酸リンゲル液による注射でも治療可能です[12)]（p.43「fasciaの構造と痛みについて」参照）。

治療後は，動作痛と可動域が改善していることを確認します。続いて，筋やfasciaの異常を再発させないためには，生活動作指導や動作の誤用（maluse），使いすぎ（overuse），廃用（disuse）への適切な介入が重要となります。

4 成人脊柱変形におけるMPS：外科的矯正手術の適応判断は慎重に

脊椎のアライメント（姿勢）は，加齢に伴って変化します。とくに高齢者では，椎間板変性や椎体圧壊によって，胸腰移行部の後彎が増大し，徐々に体幹の前方重心偏倚を認める傾向にあります。通常，このような患者では，立位姿勢の保持のために，骨盤，股関節，および膝関節で代償を行うこととなり，さらなる不良姿勢変化を呈します。結果，不良姿勢を伴う高齢者では，筋・筋膜，fasciaへの負担が増大し，高度な腰背部痛，腰痛性間欠跛行などを呈することもあり，多くの例でMPSを合併しています。近年，成人脊柱変形に対する治療の1つとして，外科的矯正手術（骨切り術を伴う高侵襲な脊椎インストゥルメンテーション手術など）の適応が拡大しつつあります。この矯正手術では，短期的には良好なQOLの改善が報告されている一方で，きわめて高い合併症頻度も報告されています。

2016年に，Sciubbaらが成人脊柱変形に対する矯正手術の合併症に関する，11692名の過去最大規模のreviewを報告しました[13)]。同報告によれば，全体の合併症率は55％と高く，implant failure 20.5％，麻痺などの神経学的異常3.1％，深部感染2.4％，および周術期死亡0.4％でした。また，同報告に含まれた93の研究のうち，81の後ろ向き研究では合併症率は53％でしたが，12の前向き研究に限定すると，その合併症率は74％とさらに高い頻度で報告されており，後ろ向き研究における未報告バイアスや脱落バイアスの可能性も指摘されています。とくに高齢者に対する脊柱変形の矯正手術は，きわめて慎重に手術の適応を判断する必要があります。

各論 2

仙腸関節を中心に腰痛をみる

Bernardらや村上の著書[14]によると「仙腸関節は前方が仙骨と腸骨の関節面で関節腔を形成し，関節後方は人体のなかで最も強靱といわれる骨間仙腸靱帯と後仙腸靱帯が占めて」おり，靱帯が関節の安定性に非常に重要な構造となっています（**図17**，**図18**）。一方，腰痛のなかで仙腸関節が発痛源となっている頻度は一般に数%～十数%とされています[15)16)]。腰痛の発痛源に関する報告は多数見受けられますが，前述のとおり，そのほとんどが発痛源と思われる組織を1カ所のみ局麻剤でブロックし直後に70～80%以上の疼痛緩和が得られた場合と定義されています。

しかし，実際の腰痛例を詳細に観察するとほとんどの症例で発痛源が数カ所に及んでいることに気づきます。この事実に重点をおいて治療していくと，実際の腰痛例の疼痛を十分なレベルまで緩和させるには複数の発痛源を同時に治療しなければならない現実に直面します。このような診方で診断，治療していくと，腰痛の発痛源は従来いわれているより多くの症例で仙腸関節が複数の発痛源の1つになっており，また多くの症

図17　仙腸関節と周辺靱帯の解剖（水平断面）

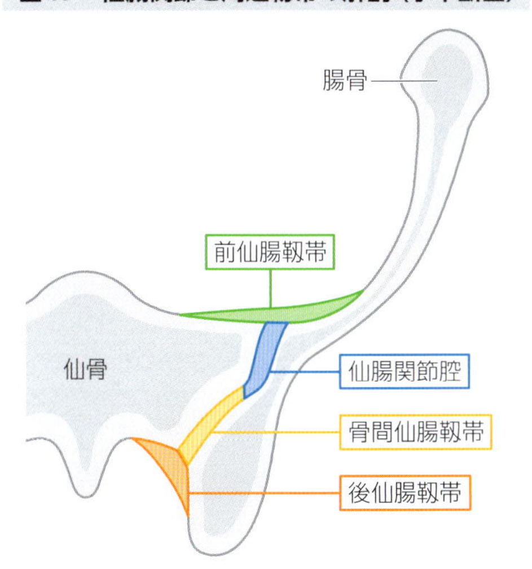

文献17）より

図18　仙腸関節周辺の靱帯

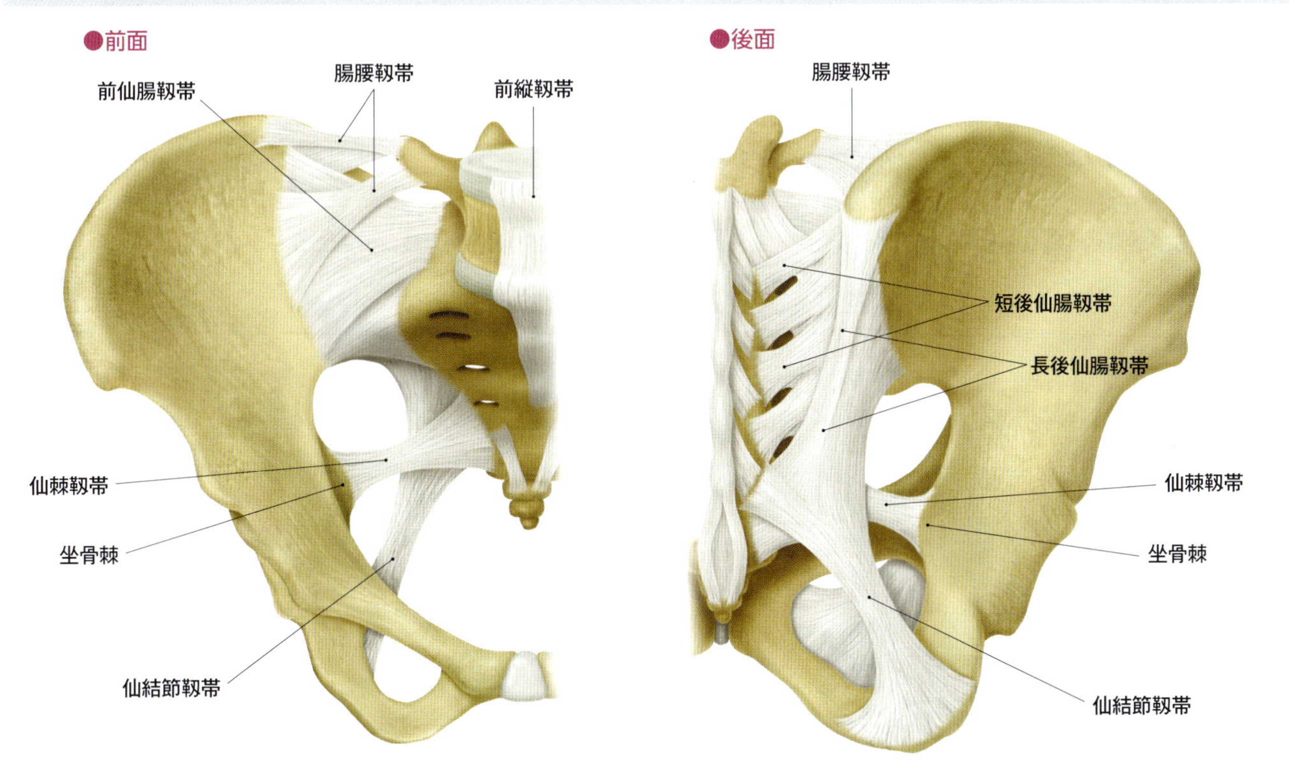

解剖図：坂井建雄，他：カラー図解 人体の正常構造と機能【全10巻縮刷版】．第3版，日本医事新報社，2017．より引用改変

例がMPS症状を合併しています。ここでは，現在私たちが行っている腰痛発痛源の診断と治療法について仙腸関節とその周辺靱帯を中心に述べます。

仙腸関節障害の診断と鑑別法

仙腸関節には骨の他，関節軟骨，滑膜，関節包が備わっており，関節で「荷重」と「ニューテーション nutation⇆カウンターニューテーション counter-nutation」の運動を坐位保持中，起立動作時や歩行時に行っています（**図20**）。すなわち，体幹運動に伴い腸骨に対し仙骨が前屈する“うなずき運動”をニューテーション，後屈する“起き上がり運動”をカウンターニューテーションと呼び，仙腸関節の主要な動きと考えられています[17]。これが仙腸関節による異常姿勢や異常動作を観察する重要なポイントです。

1 問診

起床時は，「起き上がり動作が痛くて大変です」「起き上がるのに30分（あるいはそれ以上のことも多い）もかかります」等としばしば自分から訴えます。また，「座っているのは辛いですか？」の質問に対して，仙腸関節障害としては軽症から中等症の患者に多い解答は，「座っている間はさほど気にならないのですが，その後の立ち上がり動作が痛くて（または大変で）」です。一方，比較的重症な患者では「長時間座っているのは辛い」と訴える傾向にあり，その場合は仙結節靱帯，上殿神経，時に下殿神経の疼痛症状を合併している場合を考えます。

図19　仙腸関節のニューテーションとカウンターニューテーション

●仙骨のうなずき運動（ニューテーション）

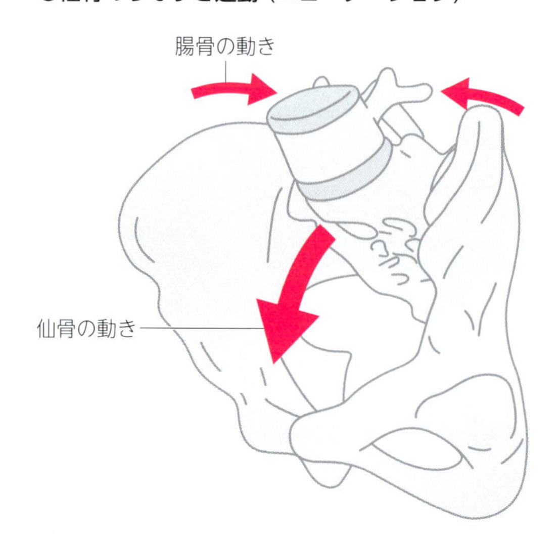

●仙骨の起き上がり運動（カウンターニューテーション）

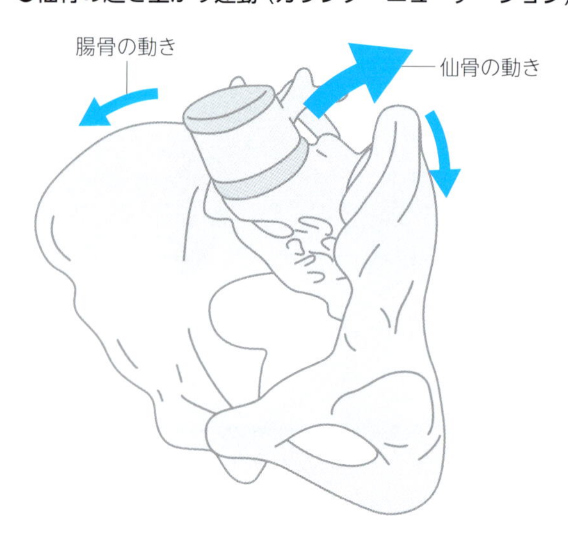

2 起立動作

起立時に腰椎伸展動作による疼痛や伸展制限を認めます。疼痛の急性期ではこの際に上後腸骨棘付近に手を当て「大丈夫です」と言いながら，時間をかけながらゆっくりと腰椎伸展を行う患者が多いです。症状がおおむね3週間以上持続しているような状態では，起立時に「痛くないです」と言いながらも，腰椎伸展制限と骨盤後傾位はより顕著な傾向にあります。

3 立位姿勢

腰椎伸展制限，骨盤前後傾のニュートラルポジションへの整復制限（外れている感じ，または外れそうな感じ，疼痛性の側彎はいずれも疼痛回避姿勢（**図20**）。前方の上前腸骨棘，上後腸骨棘を触知し，その高さ・傾斜・寛骨の捻れなどの骨盤形状の左右差を評価します。注意深く評価すれば，骨盤の骨形状はほとんどの場合で非対称かつ捻れています。

4 疼痛・運動制限誘発動作

用手的に腸骨を固定し，腰椎の伸展と体幹の回旋を起こすことで仙骨をカウンターニューテーション方向に誘導することによる疼痛誘発（例：患者自身が後上腸骨棘付近を指差す）あるいは運動制限が特徴的です。この際，「患者の疼痛の訴え」以上に「膝折れ」による代償動作を見逃さないことのほうが重要です（**図4**，**図21**，**図22**，**図23**）。

椎間関節症との鑑別は，上記の誘発動作時の疼痛高位（指差しなど）と圧痛部位（**図**

図20　左仙腸関節性腰痛症例の立位姿勢

●側面

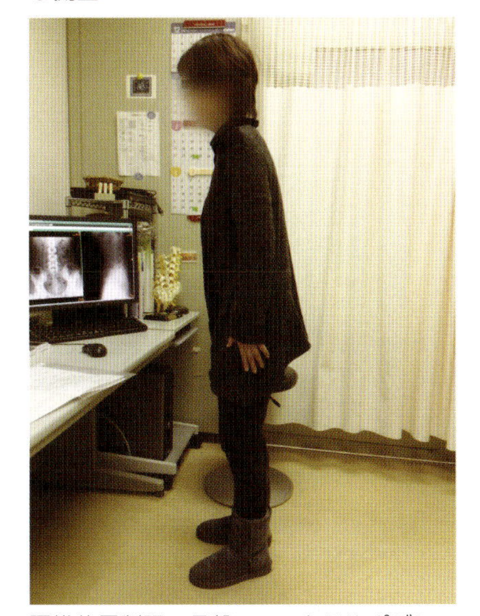

腰椎伸展制限，骨盤ニュートラルポジションへの整復制限

●正面

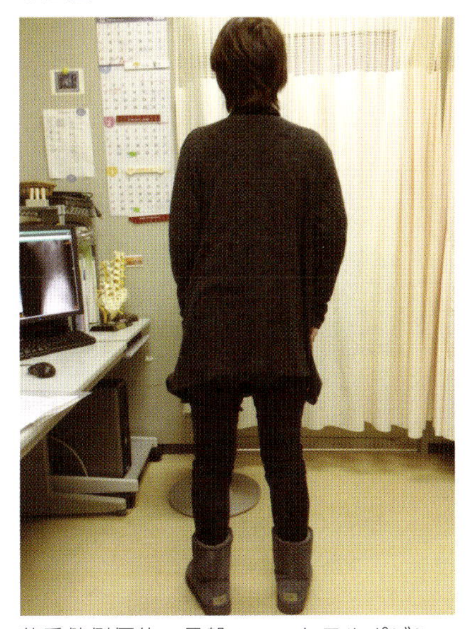

荷重健側偏位，骨盤ニュートラルポジションへの整復制限

図21　疼痛誘発動作による疼痛自覚部位

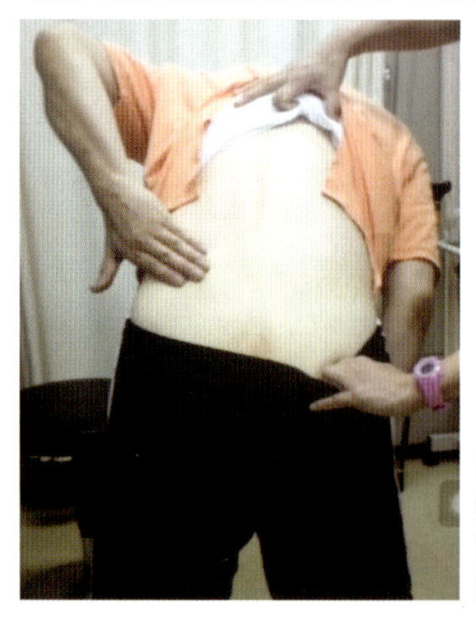

腰椎屈曲時に骨盤外側に疼痛を発症（腸腰靱帯，胸腰筋膜など）

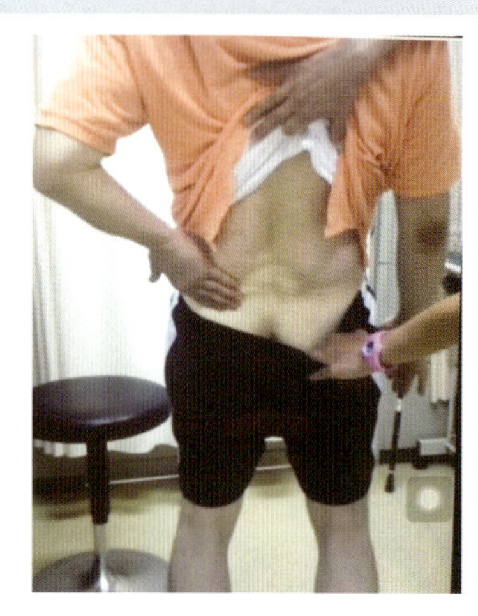

腰椎伸展時にPSIS付近に疼痛を発症（仙腸関節，後仙腸靱帯など）

図22　用手的骨盤固定（腰椎屈曲）

●骨盤非固定

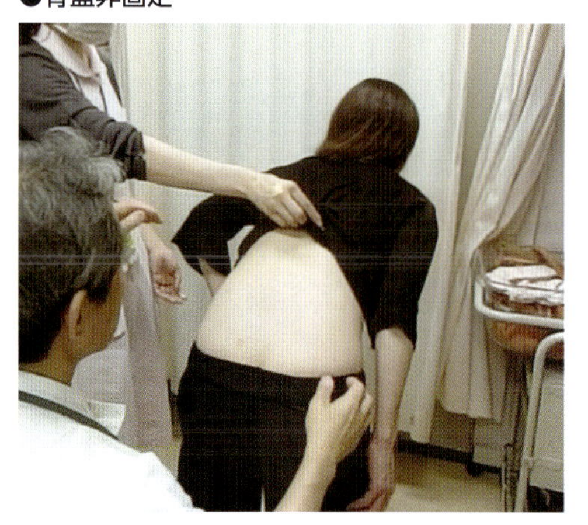

●骨盤固定

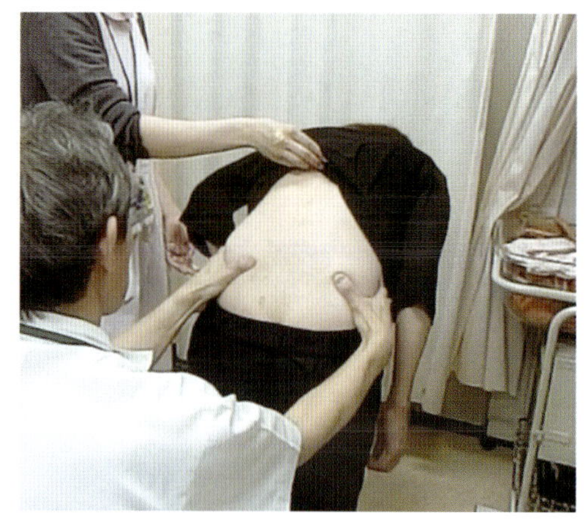

骨盤非固定に比し，固定により屈曲角度と屈曲速度の増加を認める

図23　用手的骨盤固定（腰椎伸展）

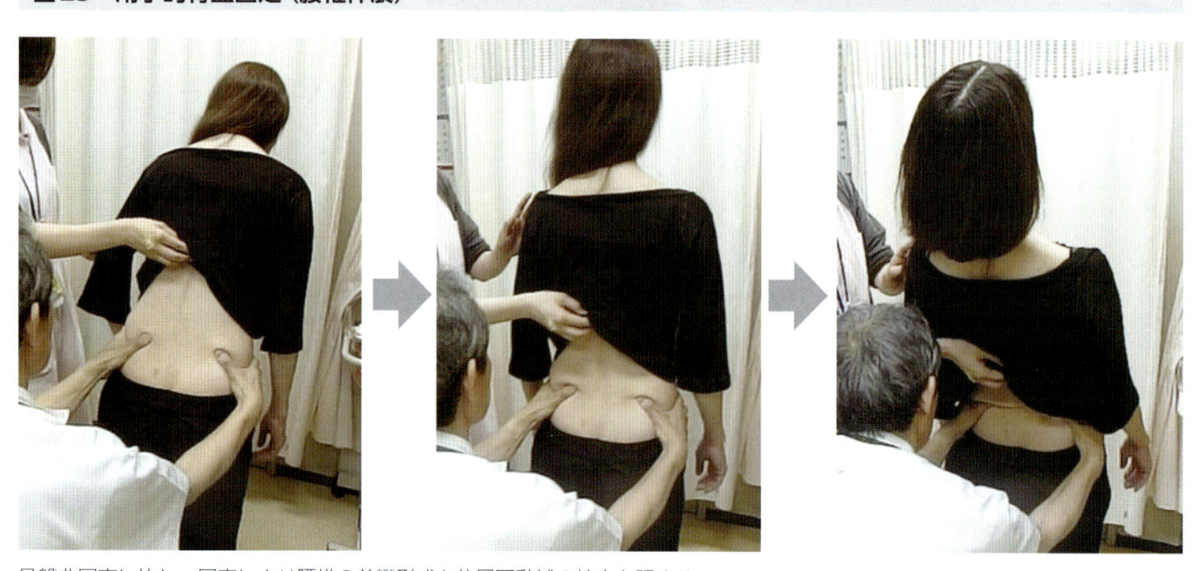

骨盤非固定に比し，固定により腰椎の前彎形成と伸展可動域の拡大を認める

9）で行います。椎間関節の疼痛は，仙腸関節より頭側かつ中央側に認める傾向にあります。さらに，側臥位での仙腸関節の他動運動操作による疼痛誘発などを組み合わせて実施することでより診断精度が向上します。

腰椎前屈動作により腸骨稜から殿部外下方に疼痛を訴える場合は，上殿皮神経障害も考慮します。

5 骨盤用手固定

これが仙腸関節の不安定性の評価には有用な決め手となります。検者が用手で患者の腸骨の後上腸骨棘付近を仙骨に向けて圧迫を加えながら（指で押すより「両肘を締める」要領），上記と同じ誘発動作をさせて非固定の状態と比較します。陽性例では「このほうが楽！」と答えます。また，検者は固定の有無での動作スピードや抵抗感の違いを感じることで判断します（**図22**，**図23**）。検者が用手固定手技を不得手とする場合，あるいは体格が大きく十分に用手的には骨盤を固定できない場合には，骨盤ベルト装着による症状の改善で評価する方法もあります。

6 歩行様式

骨盤後傾位の仙腸関節障害では，患側の立脚期で骨盤回旋は低下～消失し，股関節は外転位を呈し荷重は健側に偏位し，患側の荷重時間は短縮します（**図24**）。また，仙腸関節不安定性が強度な症例ではむしろ遊脚期に疼痛を生じるため骨盤回旋が消失し，股関節内転制限，膝関節伸展制限，足関節背屈制限による摺り足も生じ，立脚期には体幹の側方動揺性が著明になります（**図25**）。

図24　左仙腸関節性跛行

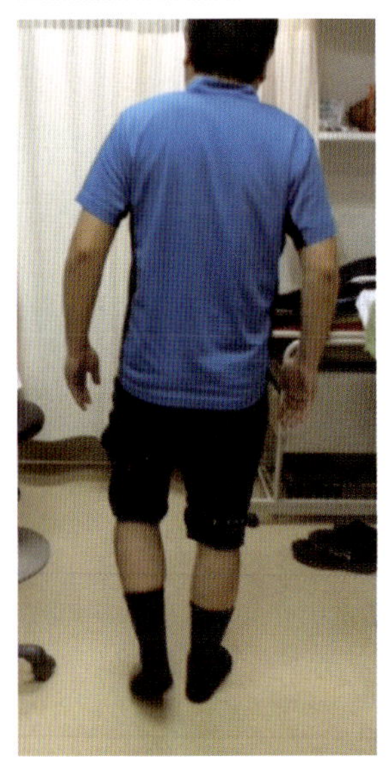
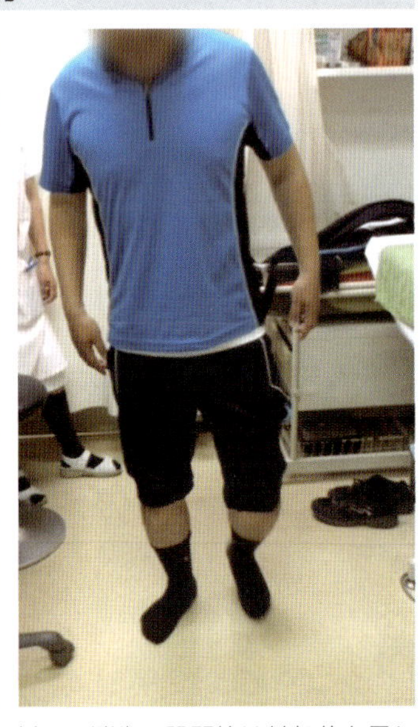

患側（左）の遊脚期で骨盤回旋は低下～消失，股関節は外転位を呈し体幹は健側（右）に偏位

図25　仙腸関節性跛行（両側性で右側優位）

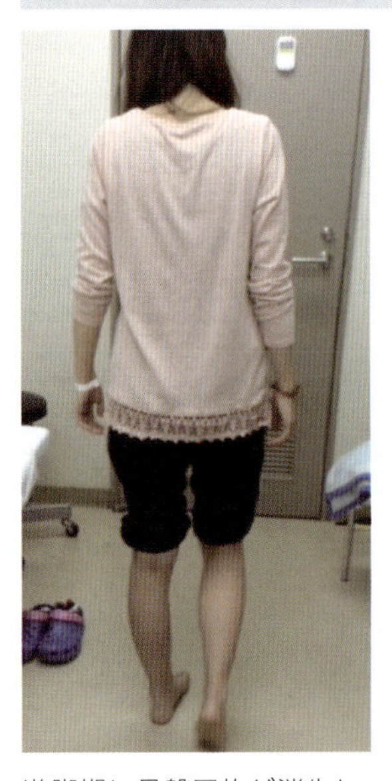

遊脚期に骨盤回旋が消失し，股関節内転が入らず

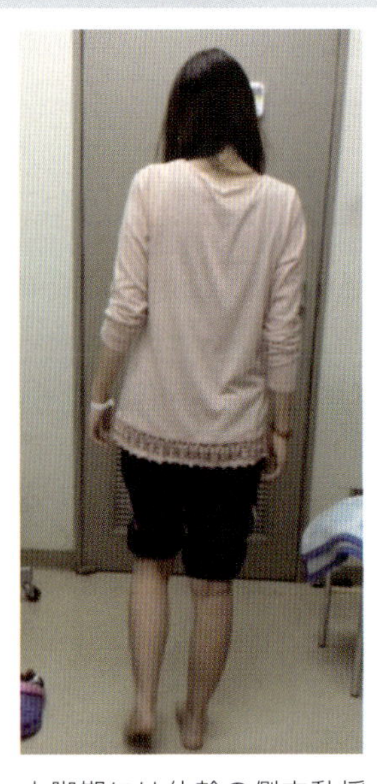

立脚期には体幹の側方動揺性が著明

7 臥位

圧痛と各種疼痛誘発テスト。

①仰臥位

各疼痛誘発テストの手技の詳細は原著に譲るが，いずれのテストでも後方靱帯，時に仙腸関節内の疼痛を誘発していると考えられます。

- **Patrick test**：仙腸関節のうちの主に骨間仙腸靱帯[18]，重症例では関節腔内を発痛源として疑います。通常は同側に，疼痛が強いときは対側にもPSIS付近の疼痛が誘発されます。さらに「骨盤固定」で疼痛が軽減するかどうかも股関節疾患との鑑別には重要です（**図26-①**）。
- **Gaenslen test**：仙腸関節のうちの主に後仙腸靱帯[18]，重症例では関節腔内を発痛源として疑います。通常は同側に，疼痛が強いときは対側にPSIS付近の疼痛が誘発されます。さらに骨盤固定で疼痛が軽減するかどうかも股関節疾患との鑑別には重要です（**図26-②**）。
- **Newton test（原法）**：陽性率は高くなく，むしろ腹臥位での変法の方が有用です。

②側臥位

仙腸関節の可動性を，用手的に関節面を滑走させる操作で確認する手技があるが熟練を要します。

③腹臥位

- **Newton test（変法）**：左右それぞれ仙骨上縁，下縁を用手的に圧迫します。同側，上縁での疼痛が誘発されれば陽性です。不安定症状では対側に疼痛が誘発されることもあります。
- **筋緊張の触知**：誘発テストではありませんが，安静臥床時での多裂筋と大殿筋上部線維の筋緊張の有無を触知することで仙腸関節痛，周辺靱帯（とくに後仙腸靱帯，仙棘靱帯）や上殿神経の疼痛刺激を，また大殿筋下部線維の筋緊張の有無を触知することで周辺靱帯（とくに仙結節靱帯）や下殿神経の疼痛刺激を，疑うことができます。

8 JCHO仙台病院式仙腸関節スコア（図27）

12点満点で5点以上を「仙腸関節障害陽性」とします[14]。

図26 Patrick testおよびGaenslen testの骨盤固定と骨盤非固定

①Patrick test

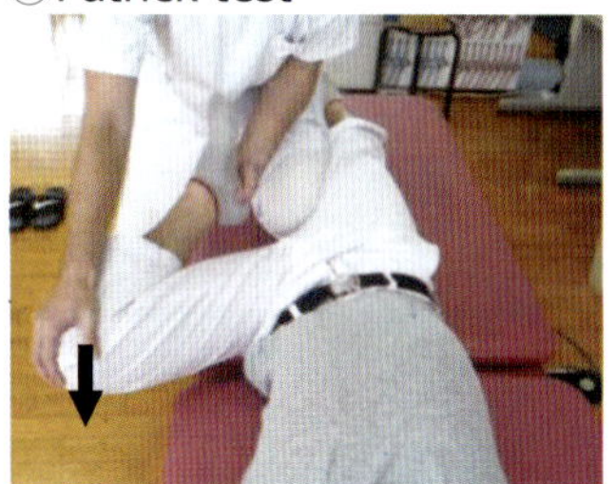

骨盤非固定

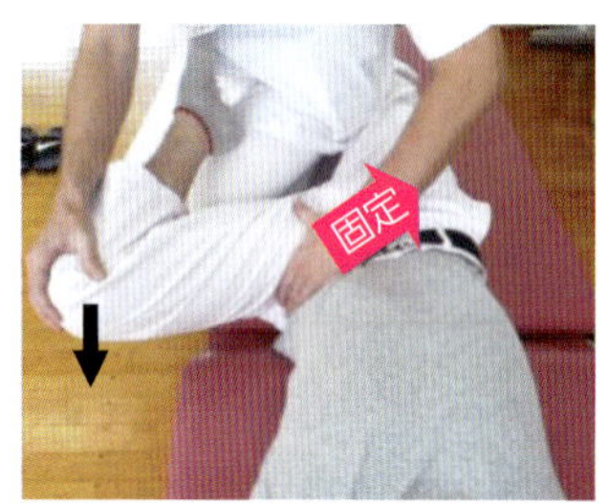

骨盤固定

②Gaenslen test

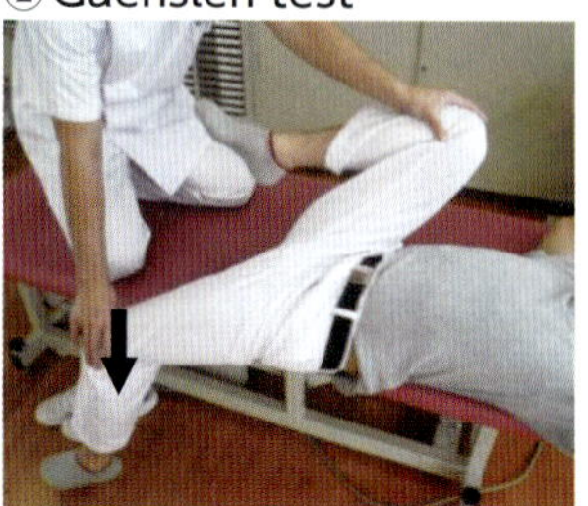

骨盤非固定

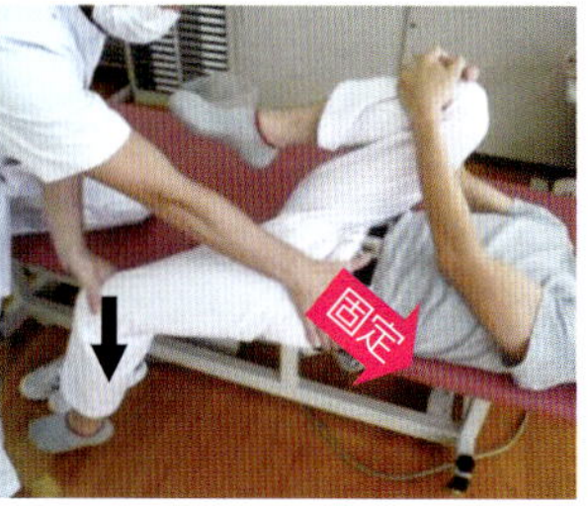

骨盤固定

9 画像診断

①直接診断法

- **SPECT法**：仙腸関節障害を直接描出する画像診断法として本法がありますが，急性～亜急性例での陽性率が低いことや検査装置が広く普及していないことが問題点としてあげられます。
- **骨シンチグラフィー**：骨折，関節症病変でも集積像が見られるため疾患特異性が低く，放射線被曝や設備の制限などからあまり実用的な診断方法とはいえません。

②間接診断法

- **単純X線**：関節面の硬化像や裂隙の狭小化が時に診断価値をもつことがありますが，リアルタイムの病態情報ではありません。また，関節面の長さ[17]・捻れ[19]，移行椎の有無などは病態解釈に役立つ側面もあります。腸腰靱帯など周辺靱帯の骨棘形成像も靱帯（fascia）への物理的負荷部を考える有益な情報となります（**図28**）。骨棘は，物理的負荷の結果であり，骨棘の存在はその部位につながる結合組織のoveruseを意味します。結果，骨棘部位はしばしばfasciaの治療部位に一致します（**表3-④**）。

図27　JCHO仙台病院式仙腸関節スコア

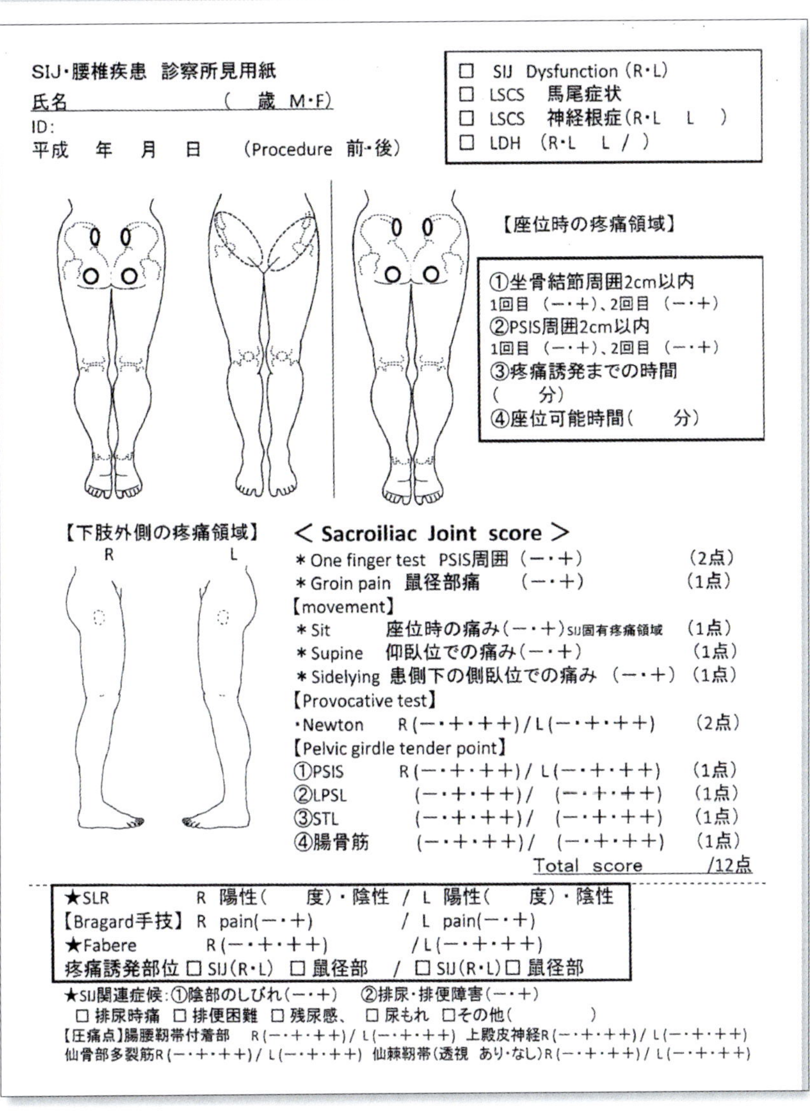

SIJ・腰椎疾患　診察所見用紙
氏名　　　　　　　　（　歳 M・F）
ID:
平成　年　月　日　（Procedure 前・後）

□ SIJ Dysfunction（R・L）
□ LSCS 馬尾症状
□ LSCS 神経根症（R・L　L　）
□ LDH （R・L　L / ）

【座位時の疼痛領域】

①坐骨結節周囲2cm以内
1回目（ー・＋）、2回目（ー・＋）
②PSIS周囲2cm以内
1回目（ー・＋）、2回目（ー・＋）
③疼痛誘発までの時間
（　分）
④座位可能時間（　分）

【下肢外側の疼痛領域】
R　L

＜Sacroiliac Joint score＞
＊One finger test PSIS周囲（ー・＋）（2点）
＊Groin pain 鼠径部痛（ー・＋）（1点）
【movement】
＊Sit 座位時の痛み（ー・＋）SIJ固有疼痛領域（1点）
＊Supine 仰臥位での痛み（ー・＋）（1点）
＊Sidelying 患側下の側臥位での痛み（ー・＋）（1点）
【Provocative test】
・Newton R（ー・＋・＋＋）/ L（ー・＋・＋＋）（2点）
【Pelvic girdle tender point】
①PSIS R（ー・＋・＋＋）/ L（ー・＋・＋＋）（1点）
②LPSL （ー・＋・＋＋）/ （ー・＋・＋＋）（1点）
③STL （ー・＋・＋＋）/ （ー・＋・＋＋）（1点）
④腸骨筋 （ー・＋・＋＋）/ （ー・＋・＋＋）（1点）
Total score　/12点

★SLR R 陽性（　度）・陰性 / L 陽性（　度）・陰性
【Bragard手技】R pain（ー・＋）/ L pain（ー・＋）
★Fabere R（ー・＋・＋＋）/ L（ー・＋・＋＋）
疼痛誘発部位 □ SIJ（R・L） □ 鼠径部 / □ SIJ（R・L）□ 鼠径部
★SIJ関連症候：①陰部のしびれ（ー・＋）　②排尿・排便障害（ー・＋）
□ 排尿時痛　□ 排便困難　□ 残尿感、　□ 尿もれ　□その他（　）
【圧痛点】腸腰靭帯付着部 R（ー・＋・＋＋）/ L（ー・＋・＋＋）上殿皮神経R（ー・＋・＋＋）/ L（ー・＋・＋＋）
仙骨部多裂筋R（ー・＋・＋＋）/ L（ー・＋・＋＋）仙棘靭帯（透視 あり・なし）R（ー・＋・＋＋）/ L（ー・＋・＋＋）

12点満点中5点以上で陽性

- **CT，3D-CT**：単純X線と同様に静止画であるため，リアルタイムな発痛源評価は困難です。しかし，先天的あるいは後天的な骨形態の個体差・左右差，さらに周辺軟部組織（筋，靱帯など）を含めた以下の間接的所見が診断や運動療法の参考になることは稀ではありません。移行椎の有無や仙腸関節面Typeの鑑別による関節面の位置（**図29**，**図30**），関節面の形状[17]（L字型，C字型，耳介型）（**図31**），捻れ度[17)19]（反り，プロペラ状）（**図32**），関節面骨癒合の有無ないしその程度や骨盤全体の骨形状の捻れ・非対称性（**図33**），腸腰靱帯周辺の骨棘形成像は横突起側・腸骨稜側ともに「腸腰靱帯性疼痛」との高い関連性があります（**図34**）。

- **MRI**：文献的に強直性脊椎炎など自己免疫疾患に伴う関節内，周辺靱帯の炎症，変性所見を描出した報告やMRIガイド下注射[20]に関する報告はされていますが，いわゆる仙腸関節障害に関しては多裂筋の脂肪変性や周囲筋の萎縮像など間接的な軟部組織の異常所見との相関性が一部報告されています。
- **エコー**：関節内の評価は困難ですが，周辺靱帯の重積像の変化，靱帯・筋膜・神経組織間（fascia間）の癒着，炎症の有無[21]などの軟部組織の評価，治療経過中の効果判定には非常に有用といえます。関節外後方靱帯をリリースする際の手技の1つである「エコーガイド下fasciaリリース」は後述します。

図28　腸腰靱帯の骨棘（横突起側）

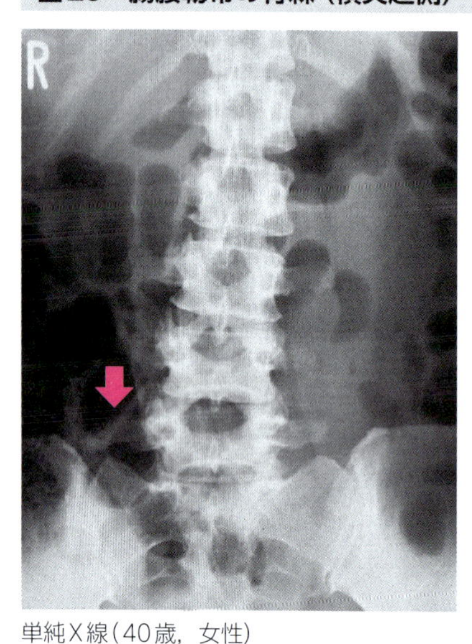

単純X線（40歳，女性）

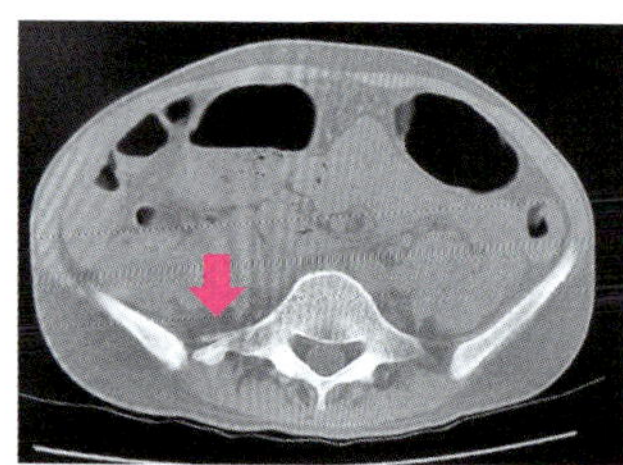
CT水平断

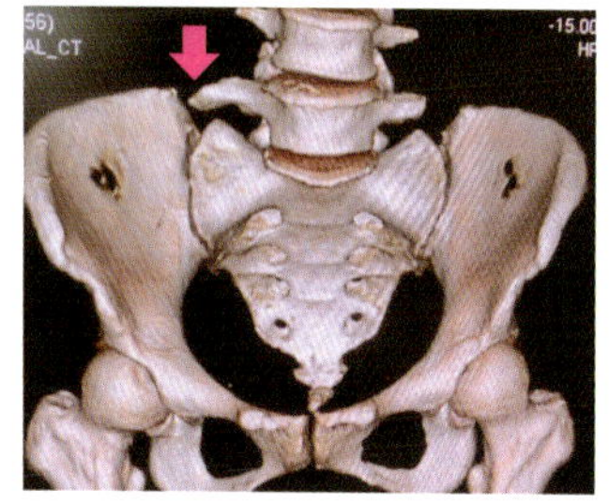
3D-CT

図29　3D-CTによる移行椎の描出（L5 Sacralization Type Ⅲa）

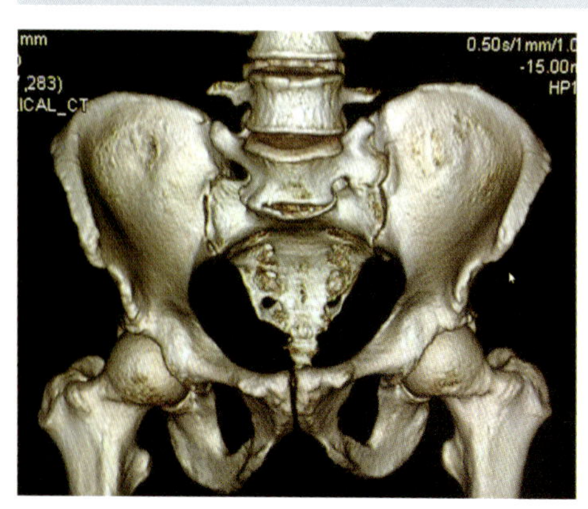

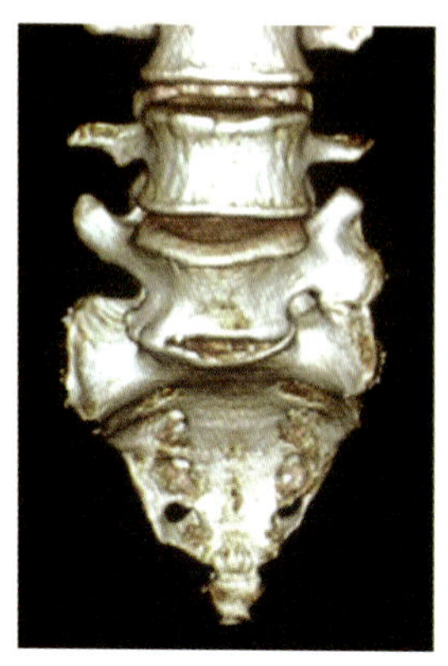

図30　3D-CTによる移行椎の描出（S1 Lumbalization Type Ⅲa）

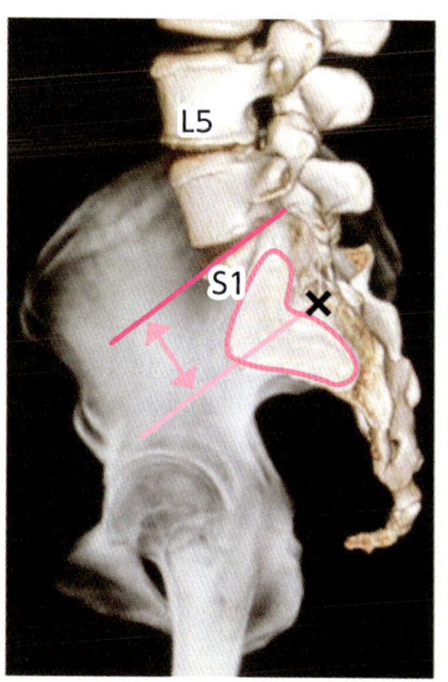

移行椎なし

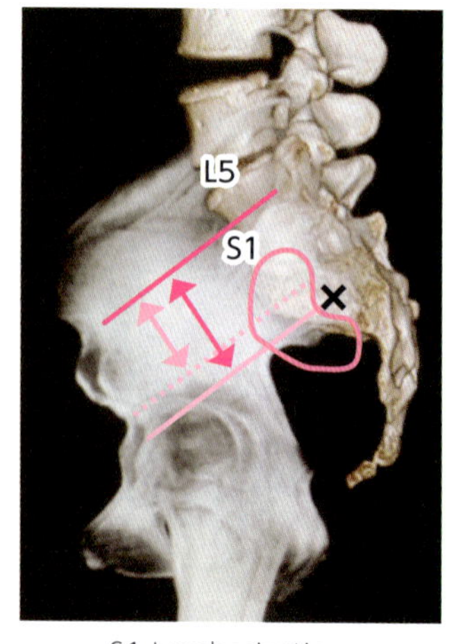

S1 Lumbarization

移行椎（S1腰椎化）があると仙腸関節面はより尾側かつ背側に偏位している

図31　仙腸関節面の仙骨側骨形状

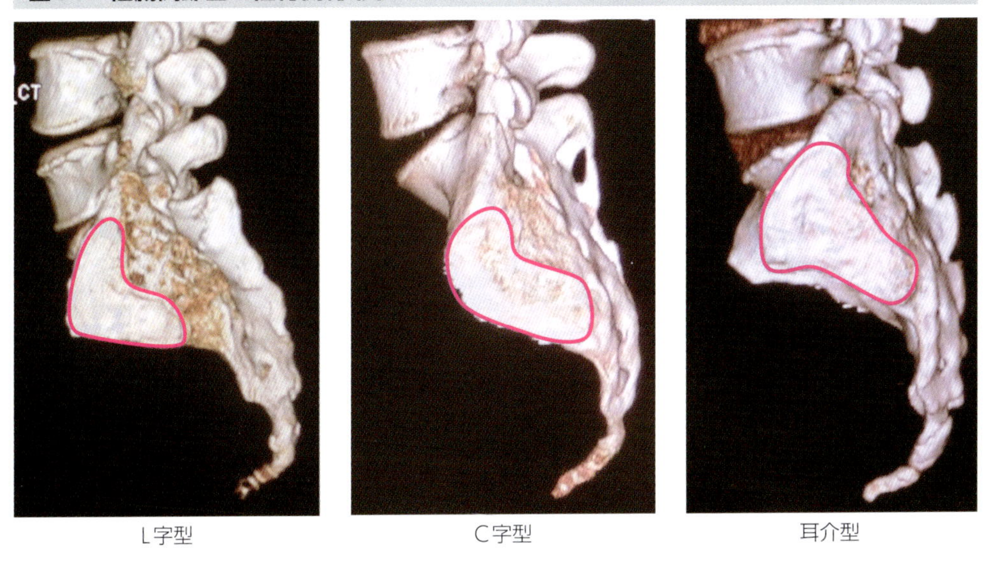

L字型　　C字型　　耳介型

図32　仙腸関節面の捻れ

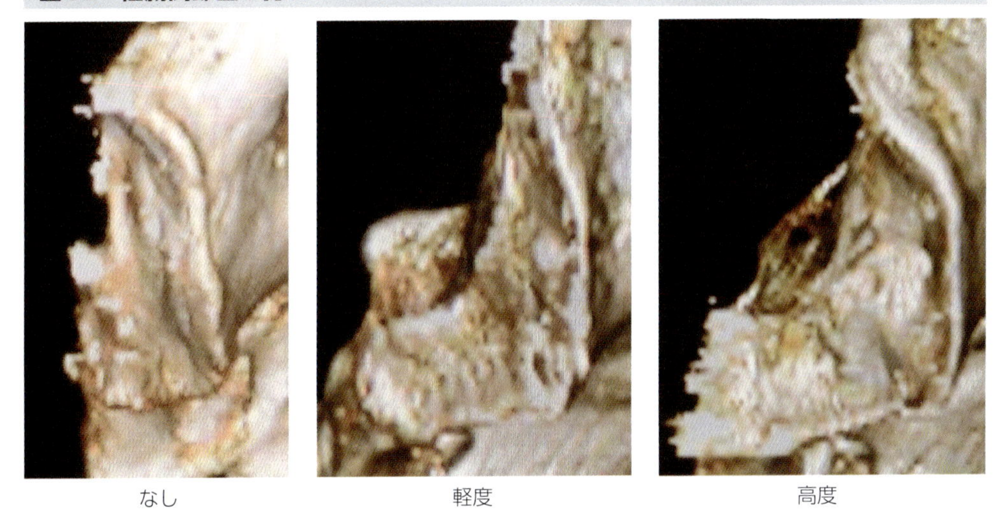

なし　　軽度　　高度

図33　3D-CTによる仙腸関節面の骨性癒合と仙骨の捻れ

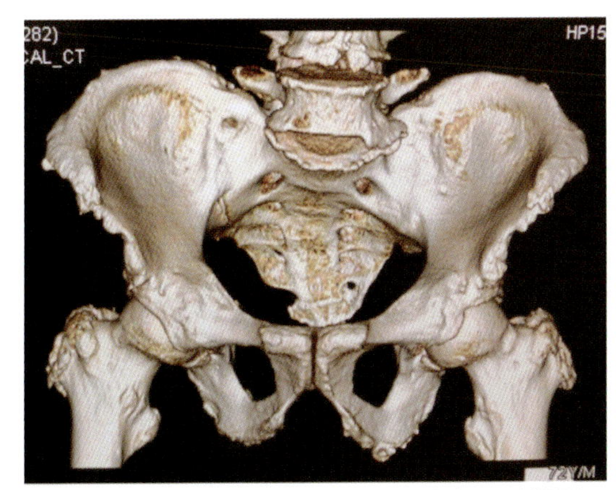

72歳，男性。両側仙腸関節前面の骨性癒合，両側腸骨の非対称性と仙骨の捻れを認める

図34　腸腰靱帯の骨棘（横突起側）

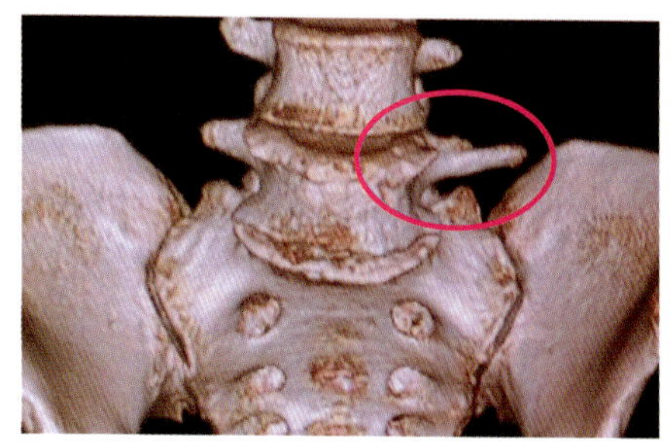

腸腰靱帯（横突起側）

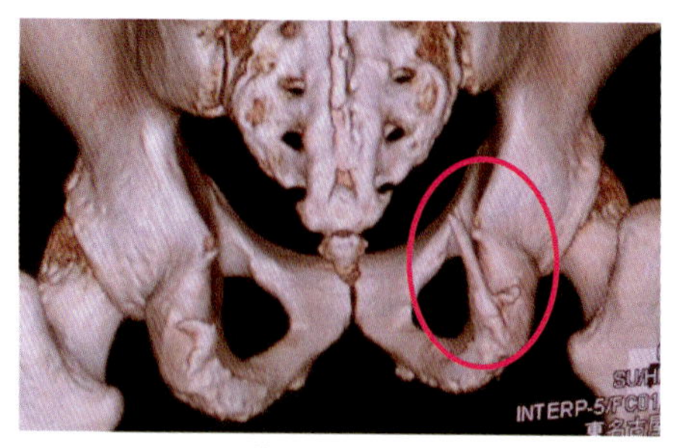

仙結節靱帯

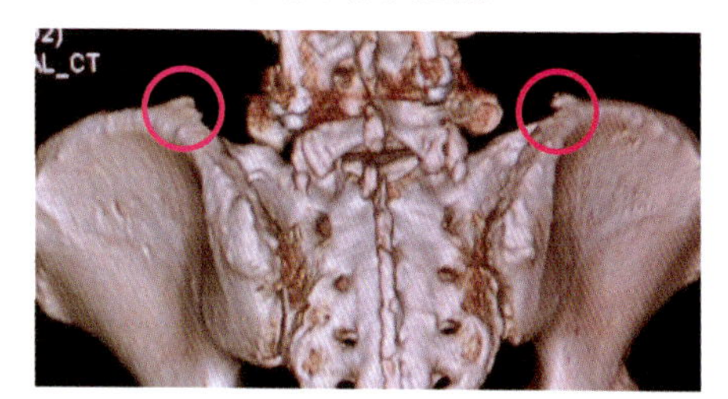

腸腰靱帯（腸骨稜側）

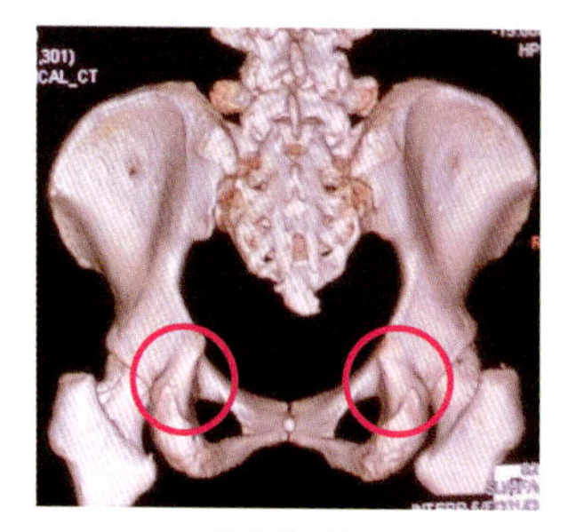

仙棘靱帯

関節外後方靱帯リリースと関節内ブロック

1 関節外後方靱帯エコーガイド下注射

原法は村上の著書『診断のつかない腰痛 仙腸関節の痛み』[14]内の「ベッドサイドブロック」に関する記述とHachettの論文[23]になりますが，私たちは文献[14]の治療領域分類“Area 0-3”（**図35**）とその関連痛パターン，さらには骨盤後方領域の靱帯構造および下肢への筋膜連結（**図45～47**）を考慮してこれを触診で探しエコーで確認のうえ，エコーガイド下にfasciaリリースを実施することで診断的正確性と治

図35　仙腸関節　関節外後方靱帯の治療領域分類Area0-3

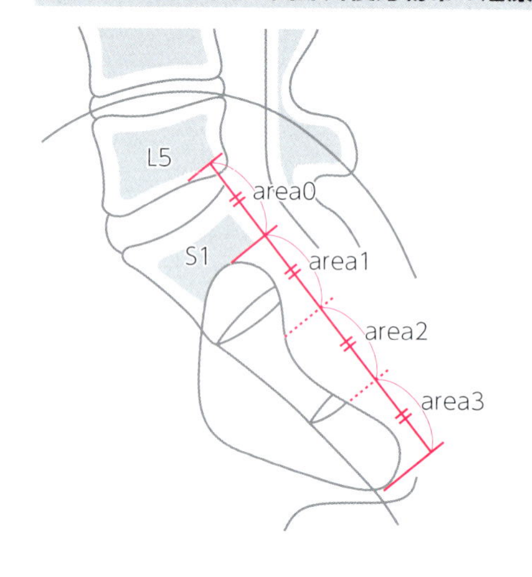

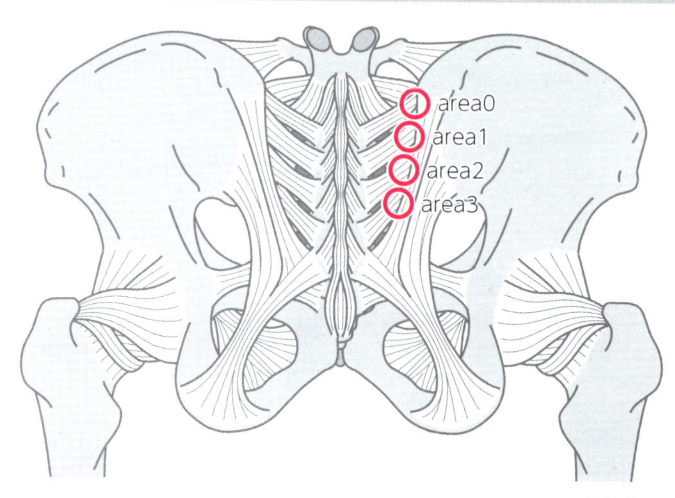

文献14）p.84-85より引用改変

療効果の向上をはかりました。

- **体位**：診察台上に腹臥位としますが，側臥位でも可能です。
- **注射針**：23Gあるいは25Gのカテラン針を使用します。疼痛の強い症例では刺入時に大殿筋の収縮により針が曲げられることが多いうえ，注入圧が非常に高いので23Gを用いるのが無難です。軽症例では25Gでも実施可能です。
- **注入薬剤**：10mLシリンジに生理食塩水（ビカネイト®などの重炭酸リンゲル液が注入時の刺激が少なく望ましい）と1％リドカイン1mLを混合したものを使用します。

2 エコーガイド下fasciaリリースの実際

①骨間仙腸靱帯（ISL）

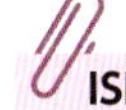

ISL
interosseous sacroiliac ligament
骨間仙腸靱帯

仙台分類のArea 0～3[14]に相当します。

骨間仙腸靱帯は，仙腸関節の後縁内側部で腸骨粗面と仙骨粗面の間に走る強固な靱帯であり，後仙腸靱帯の深部に位置します（**図18**）。仙腸関節の後方靱帯領域のなかで，最も関節面に近く，最も体積が大きいため[24]，仙腸関節障害の症状と直結している例が多い重要な治療部位です。ここの疼痛コントロールの善し悪しが治療経過に大きく影響します。前述の診断法で述べた仙腸関節の臨床所見に加え，圧痛点，多裂筋・大殿筋上部線維の筋緊張などから発痛源かどうかを評価します。エコー画像ではPSISからさらに尾側・外側にプローブを移動し仙腸関節最下端の位置（第2仙骨神経孔の僅かに頭側レベル）で関節裂隙に対し短軸方向に描出します（**図36**）[25]。

この部位にエコー上の異常所見を認める症例では，この靱帯内に重積像を認め症状に応じてその範囲や程度がひろがっていく傾向があります（**図37**）。リリースすると，重症例であるほど，より深層（関節面に近い側）の注入時痛が強く，リリー

図36　骨間仙腸靱帯の重積像（中等度）

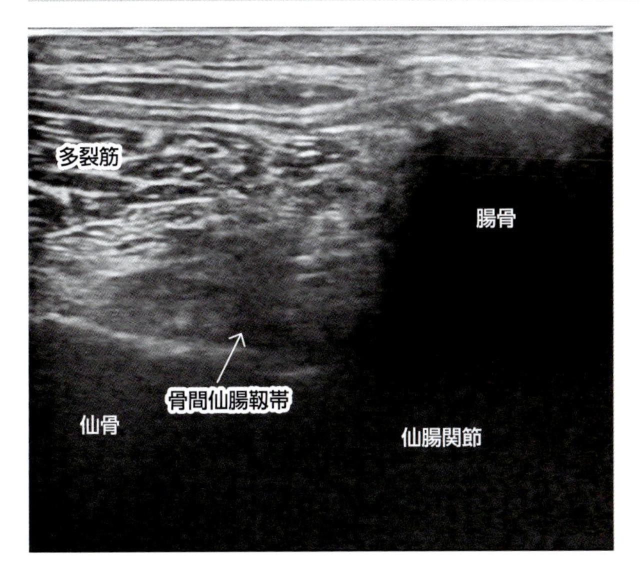

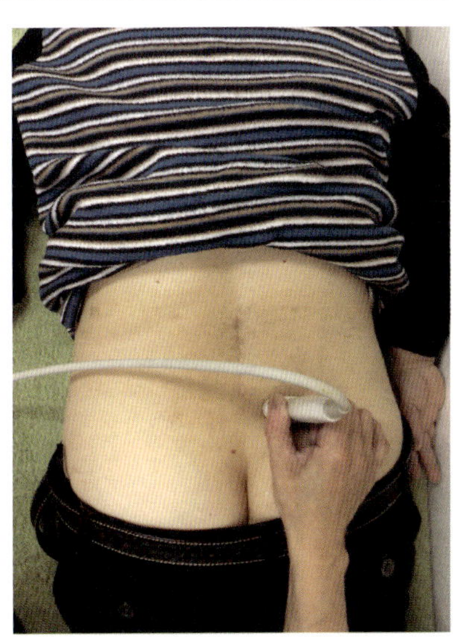

図37　骨間仙腸靱帯の重積像（重度）

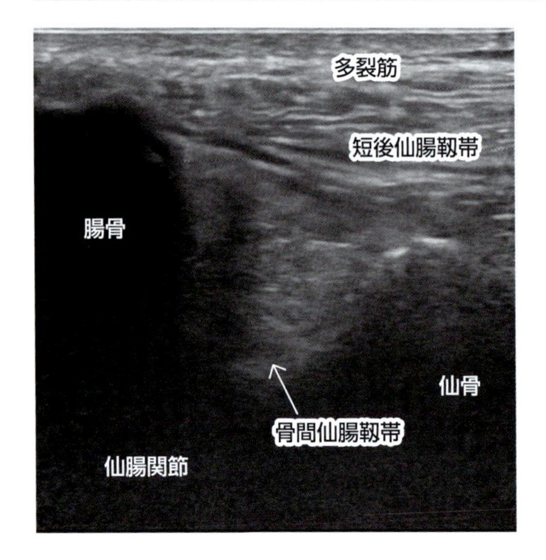

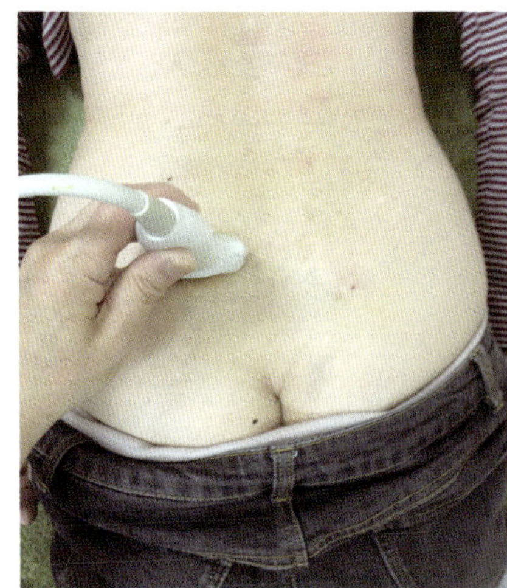

図36に比較して，骨間仙腸関節靱帯内が細かい高輝度（白い）線状病変として描出される

図38　エコーガイド下仙腸関節周辺リリース

左側

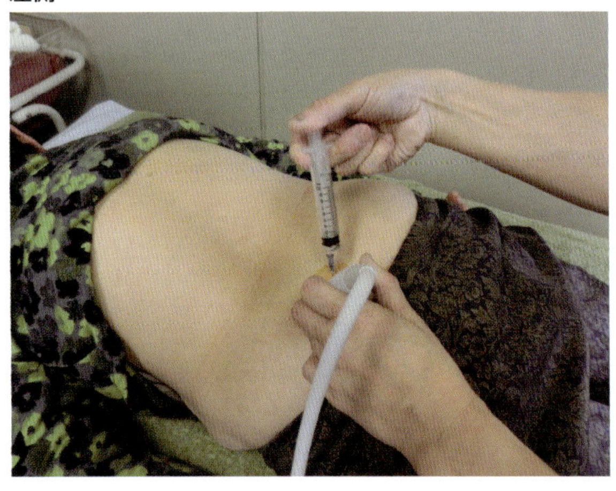

周辺靱帯をリリースする際には交差法のほうが刺入方向を変えやすい

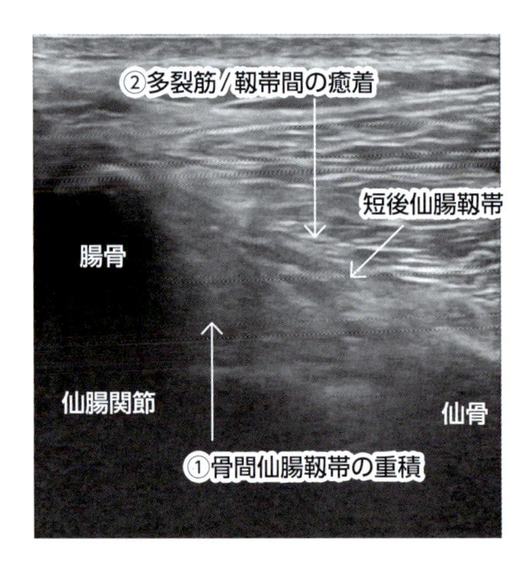

図39　短後仙腸靱帯の重積像

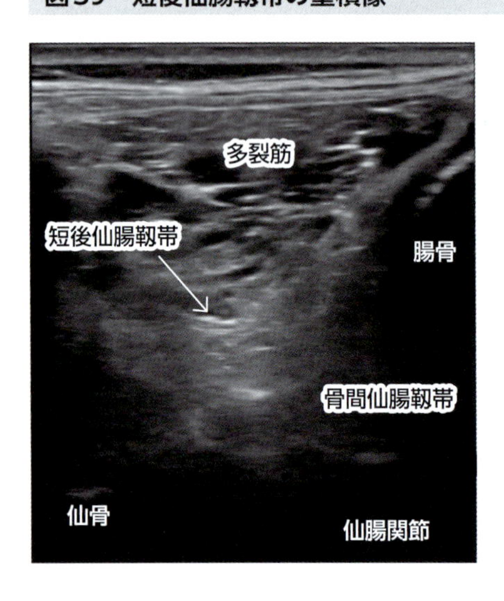

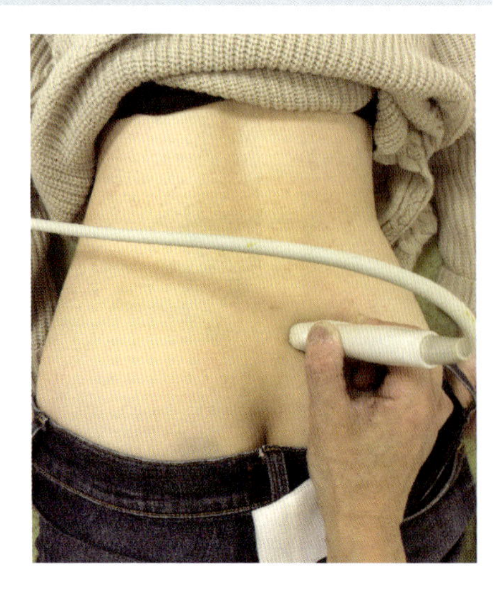

図40　長後仙腸靱帯の重積像

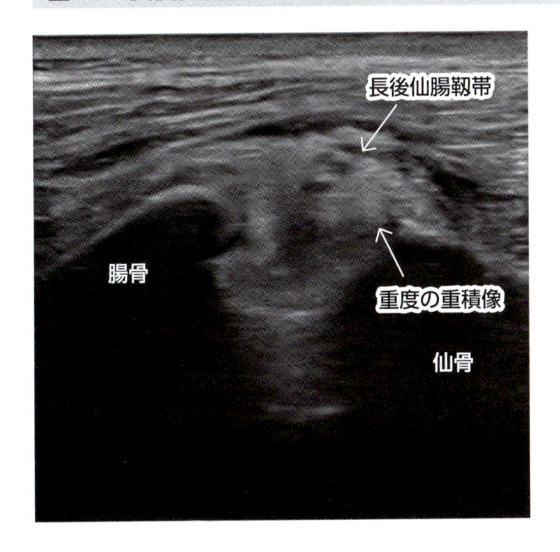

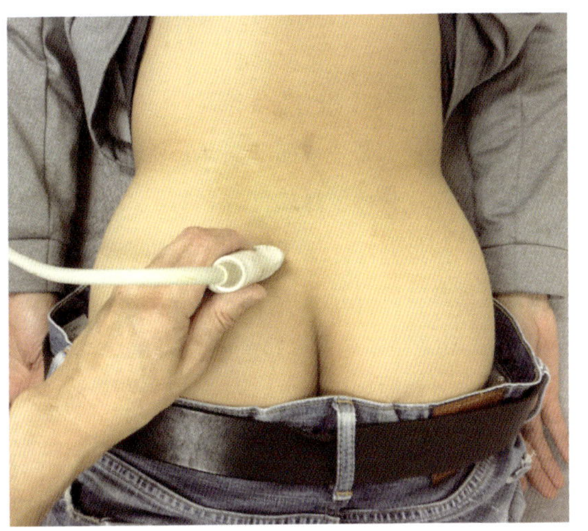

スに要する注入圧が高くなり，靱帯実質の伸長性低下（一部変性・線維化）が進行している印象を受けます。この方法により，関節内に注入できるという報告文献もありますが，私たちは主に関節外靱帯領域への治療効果と理解しています。リリース時に，注入時の疼痛反応が得られるポイントとしては，①骨間仙腸靱帯実質の重積と②仙骨多裂筋/短後仙腸靱帯間の癒着があげられます（**図38**）。

②後仙腸靱帯（PSL）

仙台分類のArea 0～3[14]に相当します。

後仙腸靱帯は，内側深層にある短後仙腸靱帯と外側浅層にある長後仙腸靱帯で構成されます（**図18**）。

- **短後仙腸靱帯（図39）**：骨間仙腸靱帯の下部と連続しており，仙骨粗面の後部および外側仙骨稜から腸骨の仙骨盤面の近縁近くに付着します。この部位の異常は，腰椎伸展・同側回旋時に仙骨後面外側のPSIS付近に疼痛あるいは，“つまり感”が出現させます。重症例では，腰椎の対側回旋で疼痛あるいは伸張痛（ツッパリ感）を訴える傾向があります。エコー画像の短軸描出方は骨間仙腸靱帯（ISL）と同様であり，仙骨多裂筋とPSLの間，そしてPSLとISLとの間のリリースが重要です。
- **長後仙腸靱帯**：外側仙骨稜の下部から垂直に近く外上方に走り，主として上後腸骨棘に付着します。その外側線維は仙結節靱帯の遠位側とともに坐骨結節後内側に付着します。腰椎伸展・同側回旋時あるいはカウンターニューテーション時のPSIS付近の疼痛として出現します。エコー画像の短軸描出法は骨間仙腸靱帯（ISL）と同様ですが，リリースすると①仙棘靱帯・仙結節靱帯（靱帯実質内）と②隣接する起立筋・多裂筋との癒着がリリースされる瞬間に疼痛を訴える傾向にあります。①は重症化するにつれ靱帯実質内に巨大な重積像の“コブ”状硬化組織が形成されます（**図40**）。PSLはPSISから仙結節靱帯まで連続する構造のため，部位に

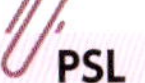
PSL
posterior sacroiliac ligament
後仙腸靱帯

よりリリースするポイントが異なります。頭側では短後仙腸関節靭帯と同様ですが，尾側では次に提示する仙結節靭帯との間のリリースがポイントとなります。

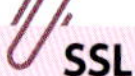

SSL
sacrospinous ligament
仙棘靭帯

STL
sacrotuberous ligament
仙結節靭帯

③仙棘靭帯，仙結節靭帯（SSL/STL）

仙台分類のArea 3～さらに尾側の領域に相当します。

仙棘靭帯は坐骨棘に起始し，仙結節靭帯の前面で交叉しながら内後方に進み，ややその幅をひろげて仙骨下部および尾骨の側縁に付着します。仙結節靭帯は，坐骨結節より起始し，内上方に扇形に放散して，下後腸骨棘・仙骨下半部の外側縁・尾骨に付着します。その後面は大殿筋の起始部にもなっています（**図18**）。腰椎同側回旋時に仙骨後面外側でPSISよりさらに尾側に疼痛あるいは“つまり感”が出現します。本部位の重症化に伴い腰椎対側回旋での疼痛あるいは伸張痛を訴えるようになります。大殿筋下部線維に疼痛・筋過緊張があり，PSISから尾側へ仙骨側面に沿って圧痛がある場合にはこの部位の発痛源を疑います。エコーでの描出は，下記2点がポイントです。

- **仙骨側**：仙腸関節面の最下端から始まり仙骨の側面に沿って尾側に移動させます。比較的浅いので仙骨側での描出は容易です。発痛源として重要なのは，本靭帯の起始部である骨間仙腸靭帯，長後仙腸靭帯との境界部です。ドプラでは靭帯表層と大殿筋との癒着部に一致した血流信号が検出されます（**図41**）（特異度は高く感度は低い）。主な発痛源は，①大殿筋との癒着部，②仙棘靭帯と仙結節靭帯の間の癒着に認めます。したがって，リリースは，①仙結節靭帯と大殿筋との境界fascia，②仙棘靭帯と仙結節靭帯の間のfasciaに実施します。
- **坐骨結節側**：肥満例や大殿筋の収縮が強い例では深いため描出が困難なことがありますが，靭帯に対する長軸像（**図42**）と短軸像（**図43**）をていねいに描出してください。この断面で，同靭帯の重積像や同靭帯/大殿筋間の癒着像を認めやすいです。どちらの発痛源も坐位時に座面と当たる坐骨結節部を中心に生じやすく，とくに坐骨結節部の外側に圧痛が強い傾向にあります。さらに，ドプラでは靭帯表層と大殿筋との癒着部に血流信号を検出する場合もあります。骨盤後傾不良坐位（いわゆる安楽坐位）が一番の原因であることが多いと考えられており，車椅子も座面が基本5°後傾しているので本部位の疼痛の一因となりえます。リリースは，①仙結節靭帯（靭帯実質内）と②仙結節靭帯と大殿筋との境界に実施します。

④腸腰靭帯（ILL）

仙台分類のArea 0に相当します。

腸腰靭帯は，第4・第5腰椎の横突起と腸骨稜を結びます（**図18**）。本部位の異常は，腰椎の対側側屈時痛（例：右ILLの病変では左側屈時痛），腰椎対側回旋動作時痛，腰椎同側回旋動作の最終域における，腸骨部（PSISの外側部）痛を生じさせます[26]。股関節臼蓋形成不全などによる骨盤過前傾姿勢における長時間立位姿勢の女性，あるいはL5/Sの腰椎変性辷り症や肥満傾向の中高年女性などに高頻度で合併します。さらに，骨盤後傾位坐位や体幹側屈位も本靭帯の疼痛原因となります。

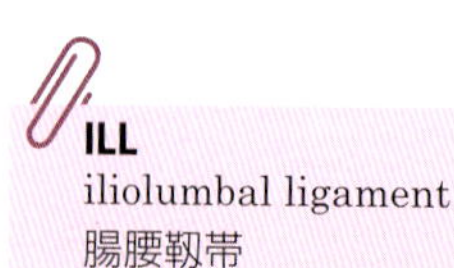

ILL
iliolumbal ligament
腸腰靭帯

疼痛誘発テストを行う際には，胸腰筋膜や腰方形筋からの疼痛との鑑別を要する

図41　仙棘・仙結節靱帯と大殿筋の癒着

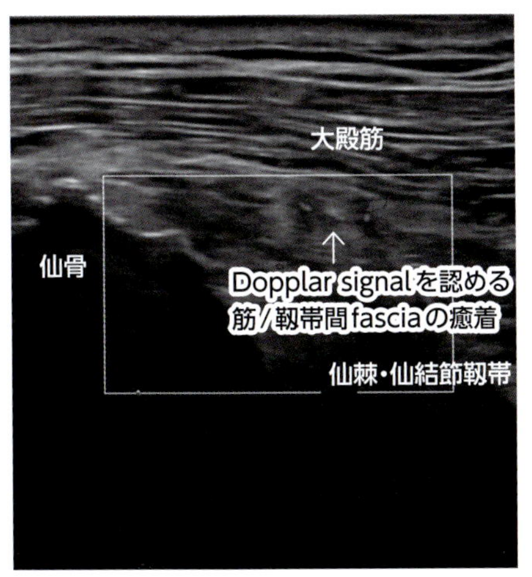

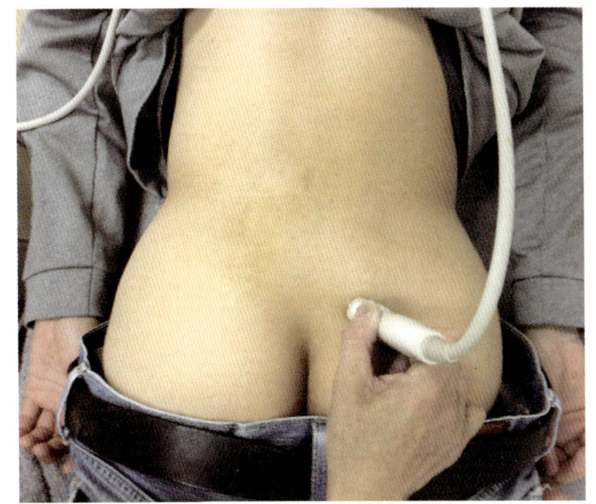

図42　仙結節靱帯の重積像（長軸）

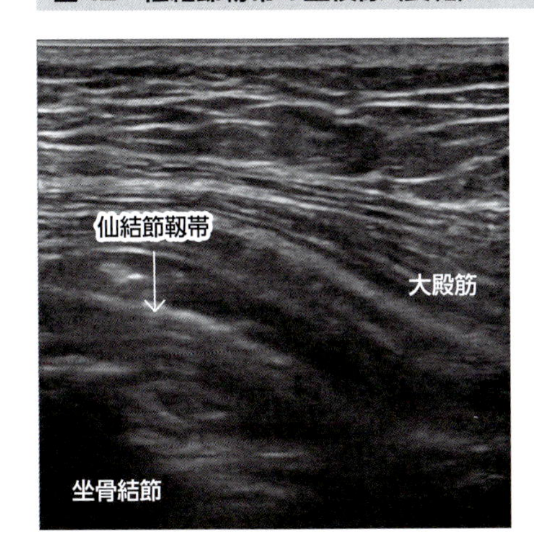

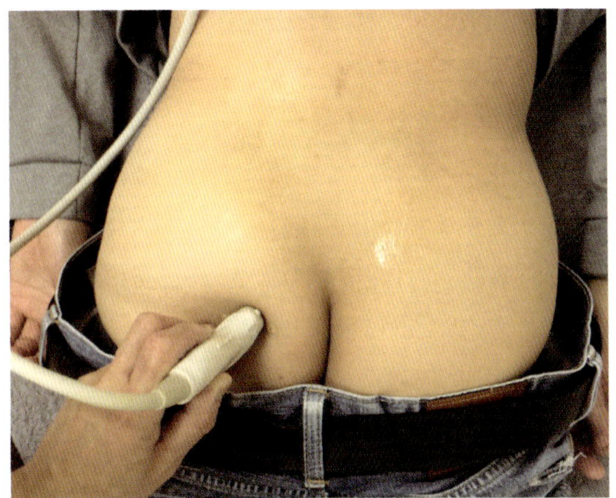

図43　仙結節靱帯の重積像（短軸）

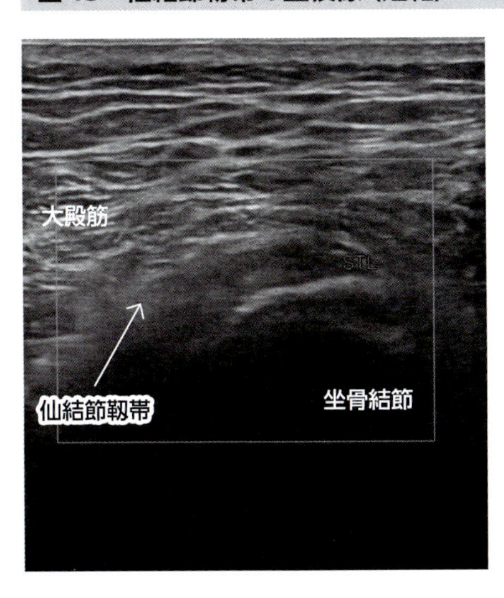

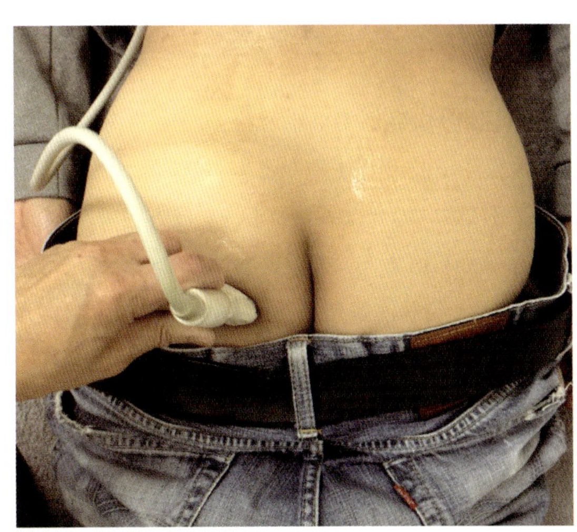

図44　腸腰靱帯

●正常像

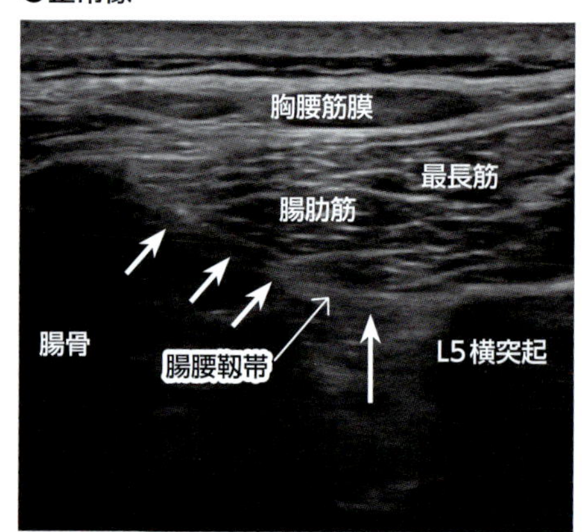

●重積像

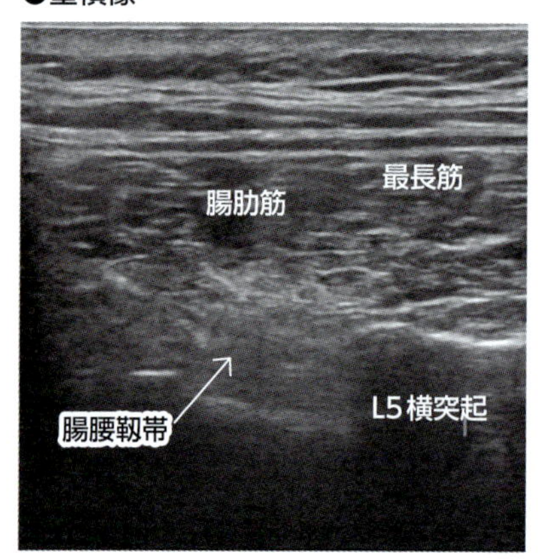

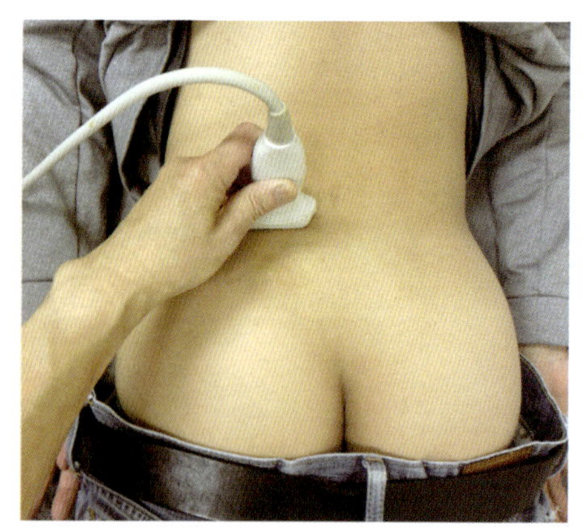

ので，第5腰椎の棘突起の圧迫ストレス（**図8**）や横突起・腸骨稜腹側の圧痛所見を確認することが重要です。腸腰靱帯は構造的に，構造を支えるための線維構造主体の前方線維（anterior band）と靱帯伸張度を調整するセンサー成分を多く含む後方線維（posterior band）に分けられます[27]。

エコーでの描出やエコーガイド下リリースには，①起始部である腰椎横突起，②停止部である腸骨稜，をねらう方法があります。いずれのポイントをねらうかは立位での骨盤前傾・後傾アライメント，疼痛誘発動作，圧痛の強さ，周辺筋（脊柱起立筋，多裂筋，胸腰筋膜など）の緊張状態などを総合的に判断して決めます。

①一般的には構造的に伸張応力のより集中する第5腰椎横突起側をリリースするのが効果的です。まず，後方からエコープローブを当てます。次に，第5腰椎棘突起を描出し，これを指標に3～5cm外側の横突起先端を探します。深度は体表からおおむね3～4cmです。肥満例や高齢者の起立筋脂肪変性例では描出が困難な場合は，コンベックスプローブを使用するほうが適切です。横突起に起始する多裂筋の変性像（エコー画像上は筋腹の帯状高輝度病変）の多い部分を目印にするとより識別しやすくなります（**図44**）。

②第5腰椎肋骨突起側の治療で効果不十分な症例では腸骨稜側のリリースを追加します。この場合も圧痛，周辺筋緊張や下肢の関連痛なども考慮したうえで，疼痛がより前方線維（Anterior band）側に強い場合は外側寄りを，後方線維（Posterior band）寄りに強い場合は後下方寄り（PSIS方向）を重点的にリリースします。

③エコー画像では腸骨稜に付着する靱帯と腸肋筋線維の重積した像が描出されるので（**図44**），これをリリースします。腸骨稜側ではやや腹側をねらうので体型によってはガイド下リリースが困難な状況もありますが，エコーガイド下注射とブラインド注射の精度と治療効果には大きな差を感じています。そのため，可能ならば，リニアプローブやコンベックスプローブの使い分けやエコー画面のFocusや輝度などを調整したうえで，エコーガイド下で実施いただきたい手技になります。

⑤仙腸関節後方靱帯と下肢関連痛について／fascia連結ルート

仙腸関節後方靱帯と下肢関連痛については1956年にすでにHachettが報告したものがありますが[23]，私たちはこれの真贋について検証し，さらに筋・筋膜・靱帯による解剖学的連続性を考慮して再検討を加えました。その結果，得られた関連図が**図45～47**です。Hachettが記載した骨盤後方靱帯と下肢痛の関係はおおむね正しいのですが，下肢の疼痛を有する組織を具体的な筋組織名で同定できてはいません。各靱帯と下肢筋組織とのfascia解剖学的な連結ルートの主なものを**図48**に示します。これは，アナトミートレインの理論からも妥当な解釈と考えています。

図45　仙腸関節周辺靱帯と下肢の解剖学的な連続性

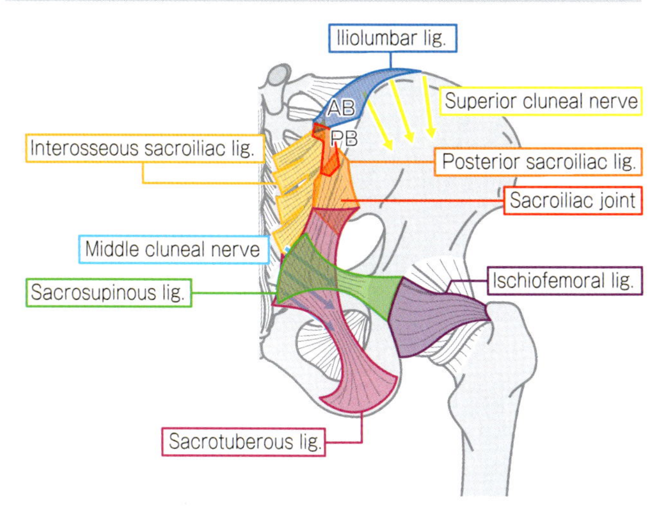

文献24）より引用改変

図46　仙腸関節周辺靱帯と下肢の解剖学的な連続性

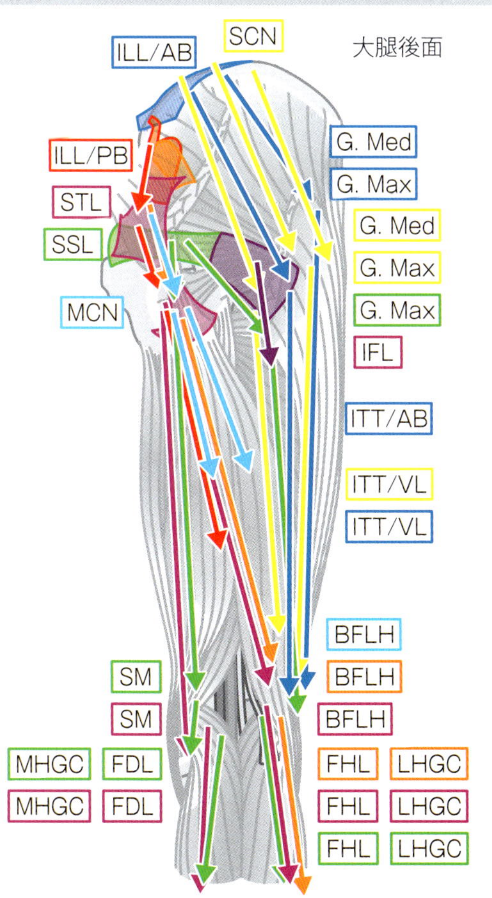

ADMs：Adductor muscles，内転筋群
BFLH：Biceps femoris, long head，大腿二頭筋、長頭
FDL：Flexor digitorum longus m.，長趾屈筋
FHL：Flexor hallucis longus m.，長母趾屈筋
G.Max：Gluteus maximus m.，大殿筋
G.Med：Gluteus medius m.，中殿筋
G.Min：Gluteus minimus m.，小殿筋
IFL：Ischiofemoral lig.，坐骨大腿靱帯
ILL：Iliolumber lig.，腸腰靱帯
　/AB：/Anterior band，前部線維
　/PB：/Posterior band，後部線維
IPM：Iliopsoas m.，腸腰筋
ITT：Iliotibial tract，腸脛靱帯
LFCN：Lateral femoral cutaneous nerve，外側大腿皮神経
LHGC：Lateral head of gastrocnemius，腓腹筋外側頭
MCN：Middle cluneal nerve，中殿皮神経
MHGC：Medial head of gastrocnemius，腓腹筋内側頭
OEM：Obturator exturnus m.，外閉鎖筋
PSIL：Posterior sacroiliac lig.，後仙腸靱帯
SCN：Superior cluneal nerve，上殿皮神経
SM：Semi-membranosus m.，半膜様筋
SSL：Sacrospinous lig.，仙棘靱帯
ST：Semi-tendinosus m.，半腱様筋
STL：Sacrotuberous lig.，仙結節靱帯
VL：Vastus lateralis m.，外側広筋

文献23）より引用改変

図47　仙腸関節周辺靱帯と下肢の解剖学的な連続性

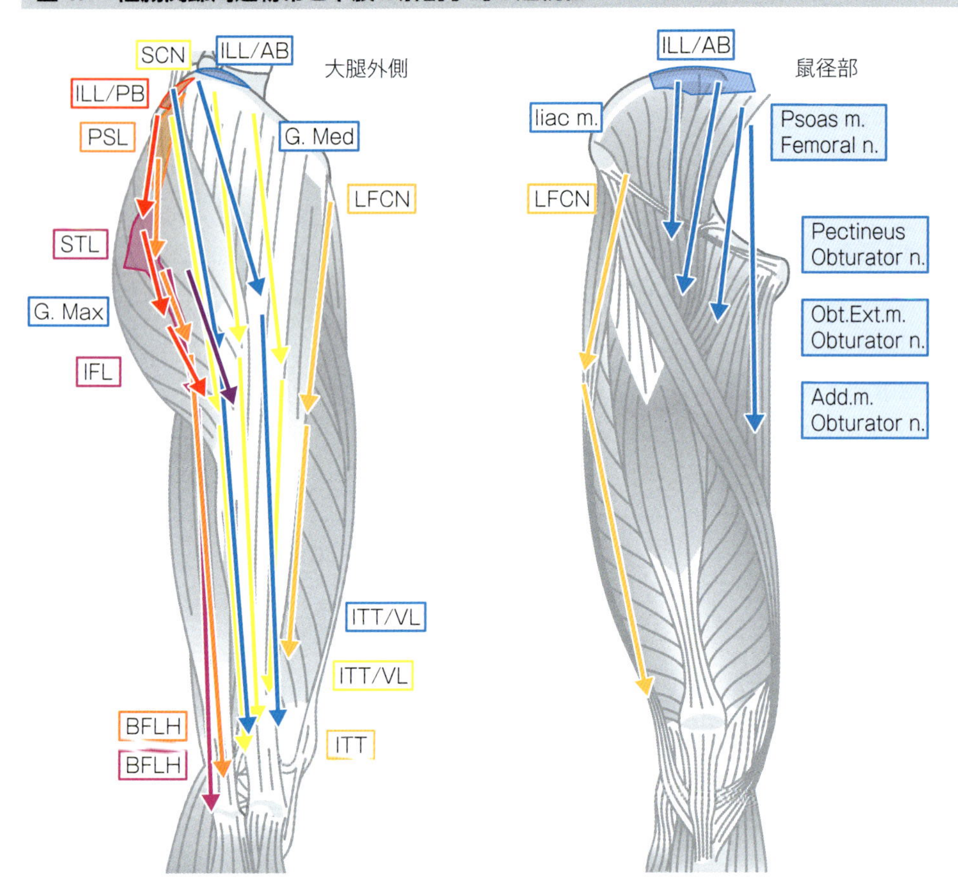

図48　各靱帯と下肢筋組織との主なfascia連結ルート

❶仙棘・仙結節靱帯と下肢との連結ルート

仙棘・仙結節靱帯（SSL，STL）
- ①外側：大腿二頭筋（BF）→長母趾屈筋（FHL）・腓腹筋外側頭（LHGC）
- ②内側：半腱・半膜様筋（ST，SM）→長趾屈筋（FDL）・腓腹筋内側頭（MHGC）

❷骨間仙腸靱帯と下肢との連結ルート

仙骨側面で仙棘・仙結節靱帯の線維と混ざるため，これより遠位は仙棘・仙結節靱帯に一致する

❸腸腰靱帯と下肢との連結ルート

①前方線維（Anterior band）→ 中殿筋、大殿筋（G.Med, G.Max）→ 腸脛靱帯（ITT）→ 大腰筋（Psoas.m）→ 恥骨筋（Pect.m）・外閉鎖筋（OEM）・内転筋群（ADMs）

この前方連結ルートは，大腰筋の緊張低下に伴いその筋腹を貫く大腿神経や後内側の閉鎖神経が関与していると考えられる

②後方線維（Posterior band）

③後仙腸靱帯・骨間仙腸靱帯 → 仙棘・仙結節靱帯（SSL，STL）

- 外側：大腿二頭筋（BF）→ 長母趾屈筋（FHL）・腓腹筋外側頭（LHGC）
- 内側：半腱・半膜様筋（ST，SM）→ 長趾屈筋（FDL）・腓腹筋内側頭（MHGC）

3 関節内ブロック（仙腸関節内造影およびブロック）の手技と適応

①X線透視下ブロック

- **体位**：X線透視台に腹臥位とした後，透視下にブロックする側の後方関節裂隙を確認し，これが明瞭に見える体位を保持します。通常は，対側を10～20°程度挙上した軽度斜位でタオルやクッションなどを用いて体位を固定します。仙腸関節は前方，後方の関節裂隙が捻れながら重なって描出されている[28)29)]ことが多いので前方裂隙と間違わないように注意してください。
- **注射針**：基本23Gカテラン針（60ないし70mm長）を使用します。痩せた症例なら通常の注射針（25mm，32mm長）でも可能です。一方，高度肥満ないし筋肉質タイプにはPTCD造影針（150mm長）を使用する場合もありますが，長すぎるため清潔操作が困難であり，さらに針のしなりが強すぎて裂隙をねらうには大変苦労します。以上から，私たちは針の太さは23Gが最適と考えています。22Gでは針が太すぎるため関節裂隙のごく浅くにしか刺入できない傾向にあります。25Gや27Gでは細すぎて，かなり針がしなるうえに注入圧が高くなるため難易度が上がります。また，疼痛が強い重症例では針刺入時の刺激で大殿筋が収縮することが多いため，細い針はしなりすぎて抜針・折針事故予防のためにも推奨はしていません。
- **刺入方向**：透視下に後方から裂隙を目指して針を刺入します。関節刺入付近の後方靱帯領域（骨間仙骨靱帯と長短後仙腸靱帯）に針先を当て，刺入部の靱帯への局所麻酔注射により患者の苦痛と体動が減少します。次に，針を関節腔内に刺入し針先の位置を透視により腹臥位と軽度斜位で確認した後，厳格に行うにはさらに造影剤（後記別記）を使用し関節腔内であることを確認します。なお，関節腔内は非常に高い注入圧を必要とする傾向にあるため，私たちは2.5mLシリンジあるいは5mLロック付きシリンジを多用しています。関節軟骨表面か軟骨性裂隙に留置することでも造影，あるいはブロックが可能な例もありますが，針の刺入方向を垂線から20～25°頭尾側へ傾斜することで針先が滑膜陥凹synovial recessに留置されやすくなり，関節腔内への刺入が容易となる傾向があります[29)]。
- **注入用薬液**：刺入した針を関節腔内に留置した状態で，ブロック用の薬液である1％リドカイン1.5mLにケナコルトA®0.3～0.5mL（3.0～5.0mg）を混入したものを注入します。必要があれば1％リドカインを1.0～1.5mL程度追加しますが関節腔の容量が1.5～2.5mL程度であること[16)]を考慮すると，これ以上の投与は薬剤が漏出して坐骨神経や仙骨神経叢へのブロック効果を生じてしまう[30)]ため診断的正確性を欠くことになります。ブロックの効果判定は，腹臥位のままでも多裂筋・大殿筋の緊張低下を触診することで確認できることも多いのですが，立位での姿勢変化や疼痛誘発テストで確認することが適切です（**図49**，**図50**）。
- **仙腸関節造影**：仙腸関節内外ブロックを確実に使い分けるには，関節内に造影剤（例：イソビスト240®）を0.5～1.0mL注入することで確認できます。実際には，注入時に関節腔外に造影剤が漏出することを考慮し，予備を含め2.5mLシリンジ内に1.5～2.0mL程度準備しておくことを推奨します。造影剤注入後の腹臥位→

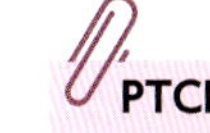

PTCD
percutaneous transhepatic cholangiography drainage
経皮経肝胆管ドレナージ

図49　左仙腸関節性腰痛の立位姿勢：ブロック前後の変化

仙腸関節内ブロック前

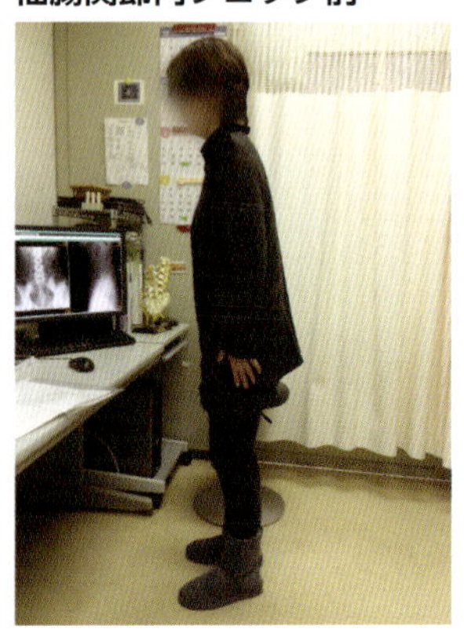

ブロック後

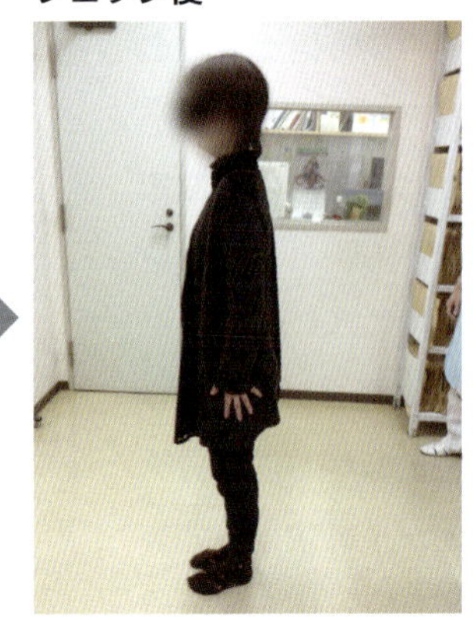

仙腸関節内ブロック前

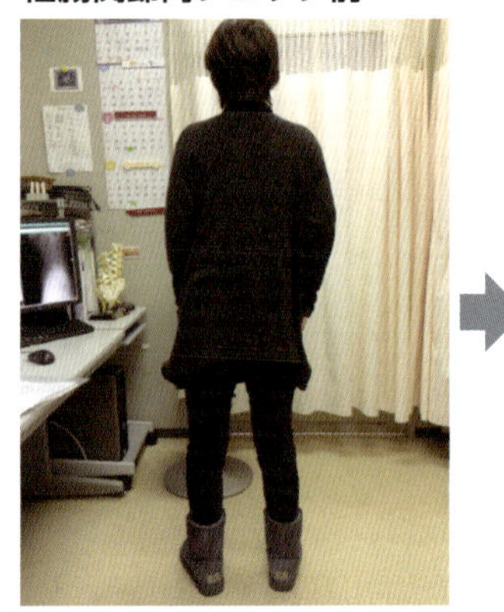

ブロック後

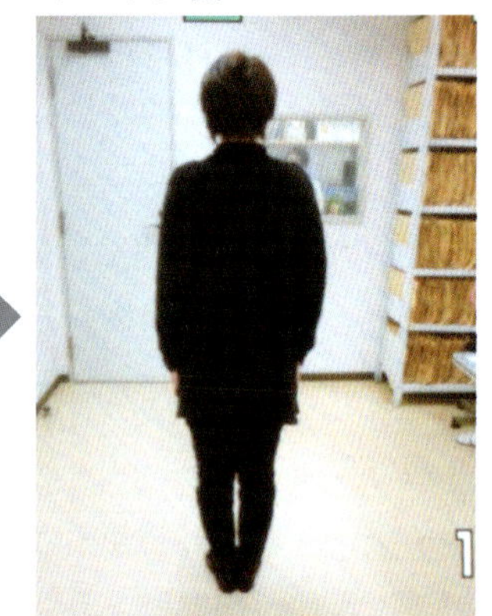

図50　右仙腸関節性跛行：リリース前後の変化

仙腸関節腔内外リリース前

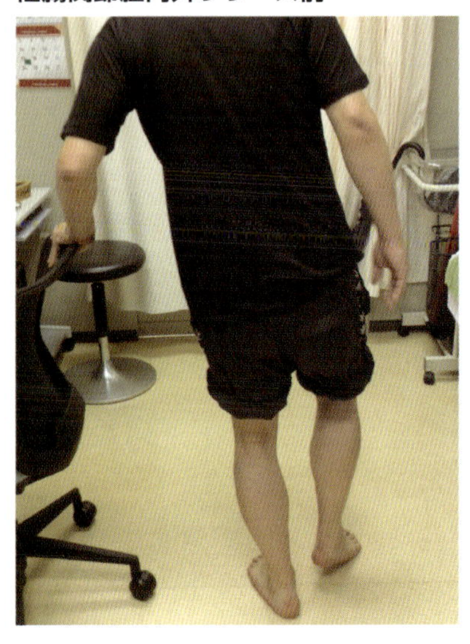

同リリース後

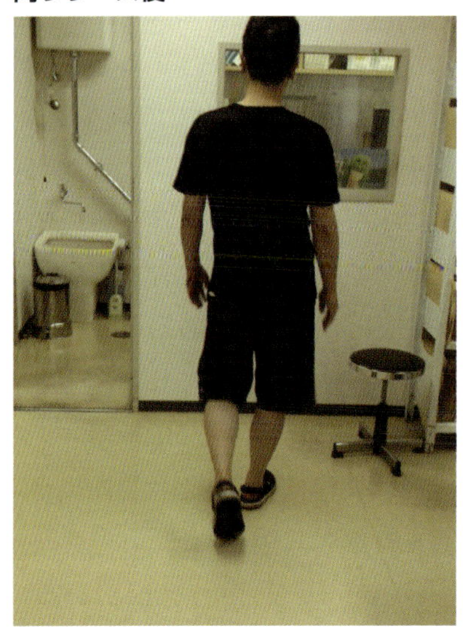

図51　仙腸関節造影（左）

腹臥位

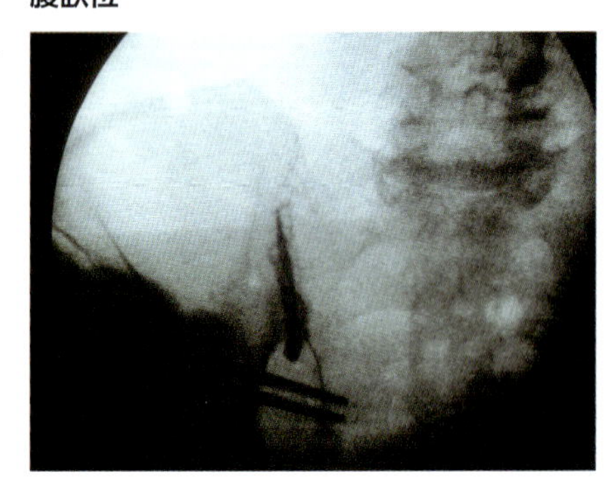

斜位（右挙上40°）

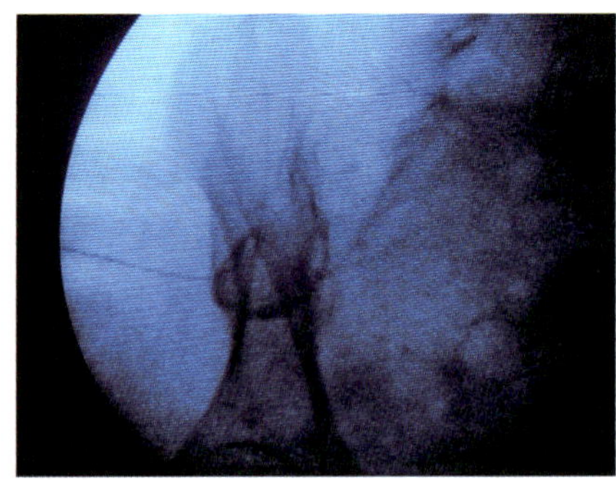

逆斜位（左挙上40°）

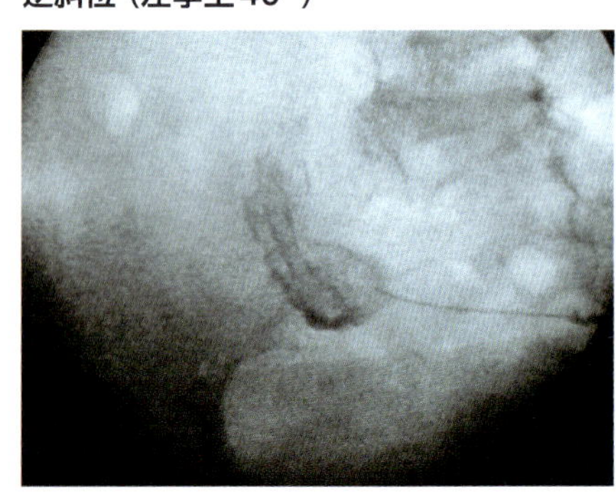

斜位～逆斜位で関節像を確認してください（**図51**）。

②エコーガイド下仙腸関節腔内ブロック

患者を診察台に腹臥位とし，PSISを起点として腸骨から仙骨にわたる長後仙腸靱帯を長軸に描写すると仙骨腸骨骨間隙の最下端が描出できます（**図52**）。この画像を描出しながらプローブの尾側より，平行法でエコーガイド下にカテラン針を刺入し，長後仙腸靱帯・骨間仙腸靱帯を貫き仙腸関節裂隙をめがけて針を進めます。針先の感触で細い骨の間隙内への針先の刺入感と軟骨の感触を確認できる部位に針先を進めて，1％リドカイン1.5～2.5mLを注入します。リドカインが関節腔内に注入されると，大殿筋と多裂筋の緊張が低下することを確認できます。使用するシリンジはロック付き5mLが使いやすく推奨します。この方法だとエコーガイド下でかなり高率に仙腸関節内に注入できます。また，仙腸関節下方裂隙への注射は，仙腸関節を短軸に描出した状態でのエコーガイド下注射を実施します（**図53**）。また，Klauserらは第1，第2仙骨神経孔を指標とした刺入法を報告しています[25]。

図52 エコーガイド下仙腸関節内ブロック

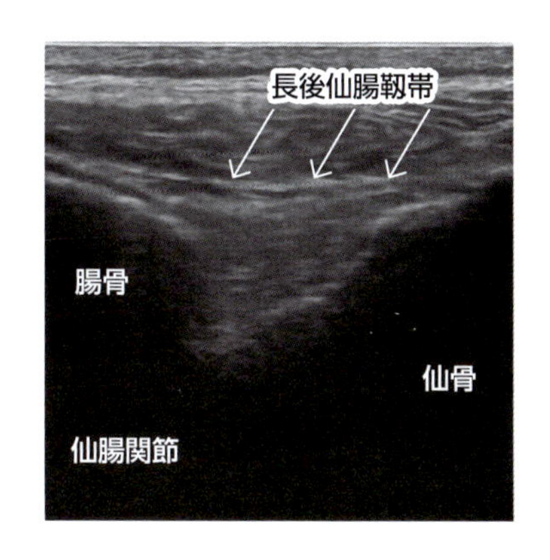

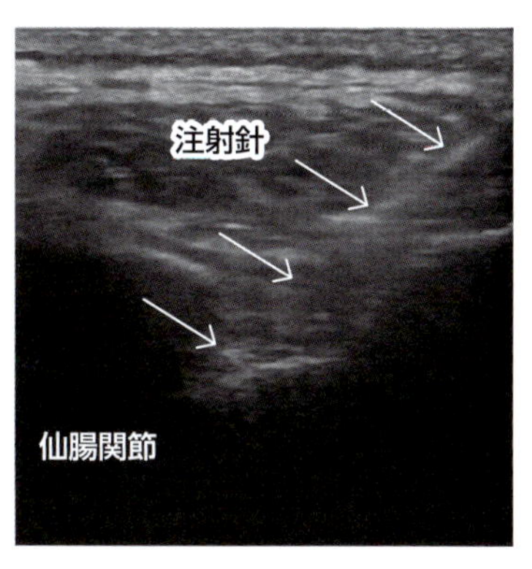

左側

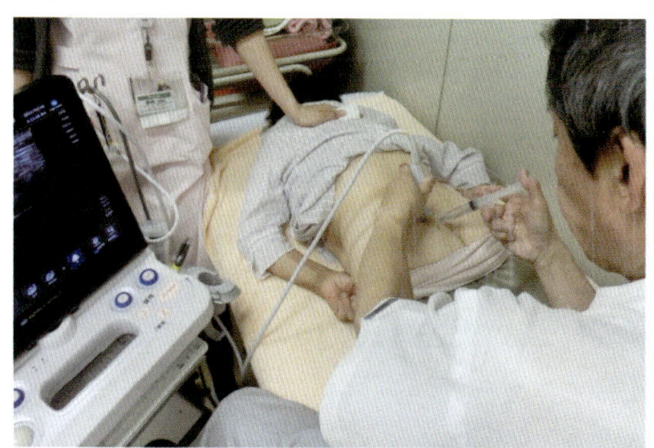

プローブの尾側より平行法で刺入する

図53 短軸での仙腸関節下部における仙腸関節腔内ブロック注射

注射前

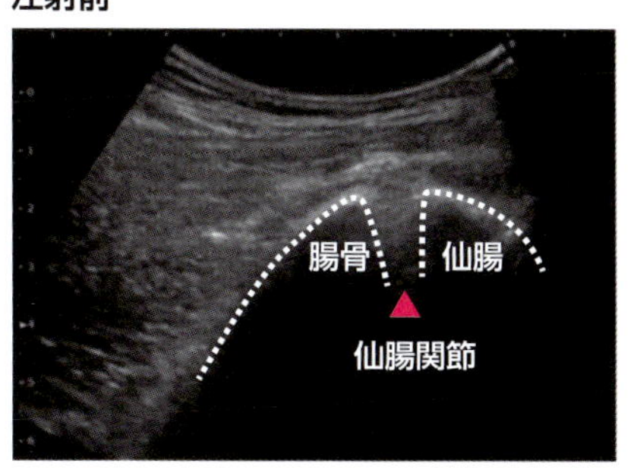

注射後

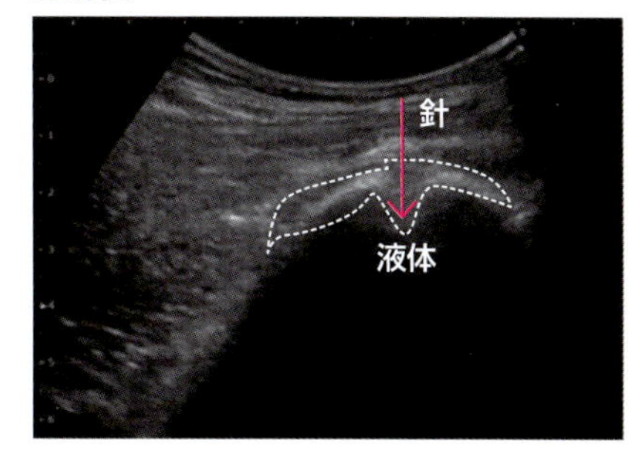

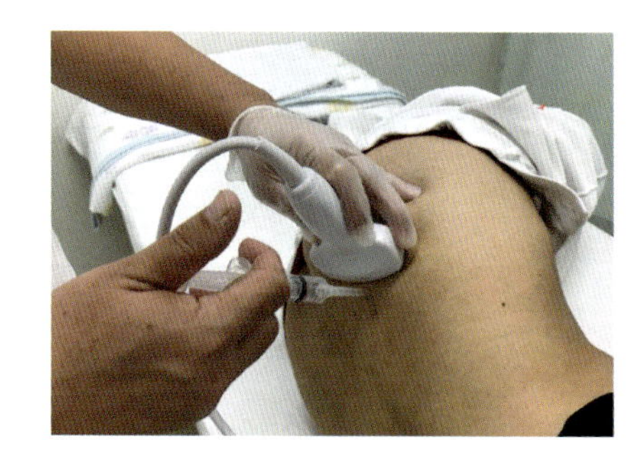

4 仙腸関節腔内ブロックと仙腸関節腔周辺靱帯fasciaリリースの比較と使い分け

①仙腸関節内と関節外周辺靱帯での注入圧について

仙腸関節は狭い閉鎖腔でその容量は1.5～2.5mL程度で[15]，かつ仙腸関節炎などにおいては滑膜炎や水腫を生じている場合があるため，その内圧はさらに高いと考えられています。さらに，実際の刺入方向は関節裂隙にぴたり一致するとは限らず，とくに術者の技術が高くない場合は仙腸関節腔に対して斜め方向の刺入となっている可能性があります。この場合，骨間仙腸靱帯内を強引に貫通させていることになるため，さらに注入時圧は高くなります。以上の理由から，仙腸関節腔内への注入圧は膝や肩関節よりは基本的に高いことがほとんどです。一方，仙腸関節後方靱帯領域は部位や症例により靱帯線維の密度や変性度・線維化の程度が異なり，薬液の注入圧は実にさまざまです。よって，関節内外のどちらがより注入圧が高いかはそれぞれの刺入条件により異なるため単純には比較できません。

②関節内ブロックと関節外リリースの適応および使い分け

私たちも数年前までは，基本的には軽～中等度例は後方靱帯fasciaリリースをブラインドないしX線透視下で実施していました。疼痛が強くなる重症例（おおむねVAS 70/100以上）では，後方靱帯ブロックと併用して関節腔内ブロックを実施し一定の治療効果を得てきました。しかし，最近になり状況が一変しました。そのキーワードは2つ，「fasciaリリース」と「エコーガイド下」です。疼痛領域に「局麻剤とステロイド剤を注入して局所炎症を抑える」という従来の「ブロック」治療に変わり，「fasciaリリース」では癒着部位のfasciaをリリースすることで，疼痛や一部の炎症が鎮静化するのみならず，組織の伸張性，組織間の滑走性，さらには関節可動性を改善させます。骨盤は安定性に占める靱帯の要素が多いので，この治療法が有効な部位の1つと考えます。その結果として，姿勢や動作の改善にも大きく寄与している症例を多く経験するようになりました。そして，治療対象も関節内，周辺靱帯，筋，そこに絞扼されている神経にまで広がり，より総合的な症状・機能改善が得られるようになりました。さらに，エコーの活用は，リアルタイムな組織の詳細な観察を通じて，盲目的に行っていた注射をはるかに超える局所病態所見を明らかにし，さらに注射治療中から治療後の変化を迅速に把握することを可能にしました。fasciaリリースを「エコーガイド下」で実施することは，X線透視による被曝リスクがないうえにブラインドよりも確実な局所注射を実現させたのです。

> **VAS**
> visual analogue scale
> ペインスケールの1つ。0が痛みがない状態，100が痛みが強い状態

5 仙腸関節近傍の神経リリースの有効性

仙腸関節後方靱帯リリースに以下の神経リリース（p.47「fasciaの構造と痛みについて」参照）を合わせて実施することで骨盤を中心とした姿勢矯正をサポートできる場合があります（**図54**）。

①上殿神経

上殿神経は梨状筋上部の大坐骨孔を通過後，殿筋間を走行し，中殿筋・小殿筋・

図54　上殿神経，下殿神経リリース前後のエコー画像

●上殿神経リリース前の短軸画像

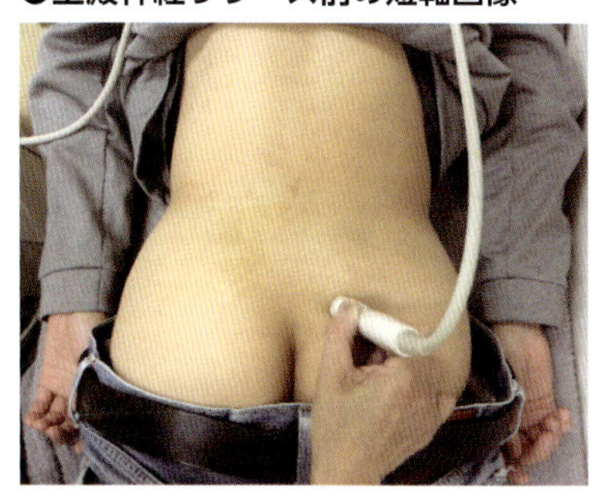

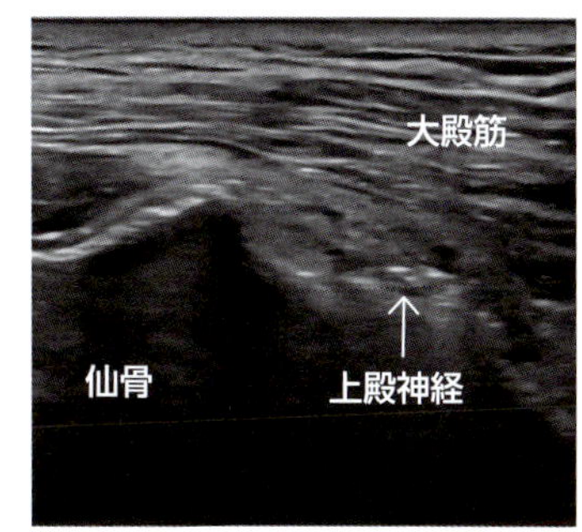

●上殿神経リリース後

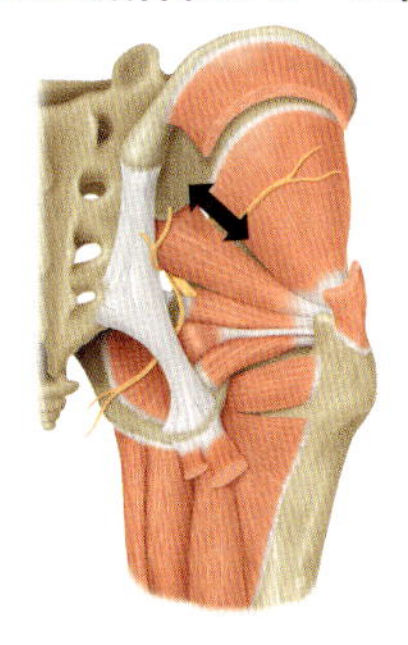

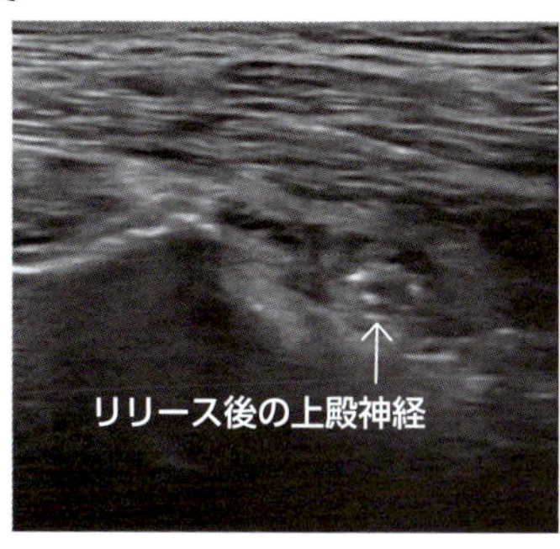

●下殿神経リリース前の短軸画像

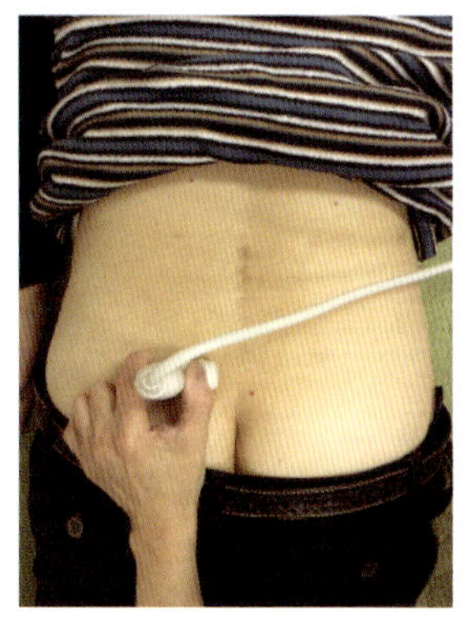

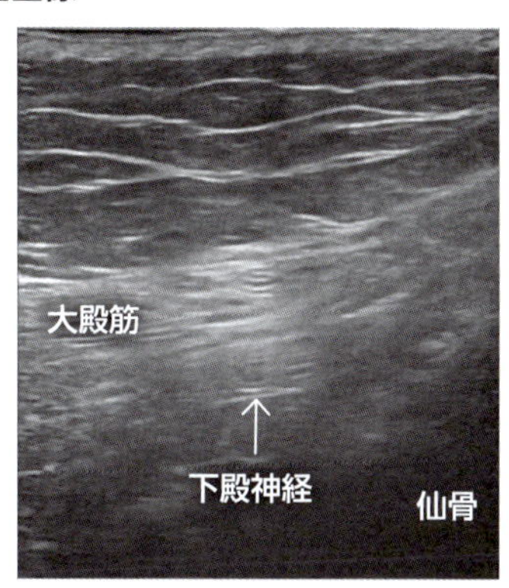

●下殿神経リリース後

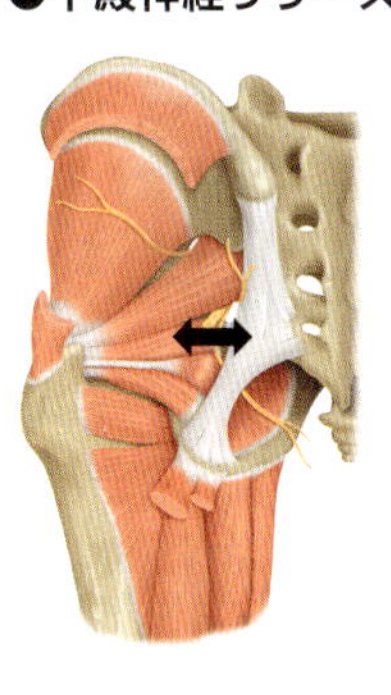

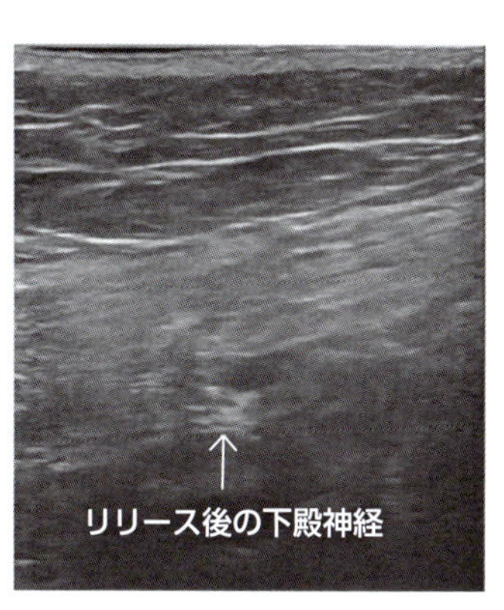

解剖図：坂井建雄，他：カラー図解 人体の正常構造と機能【全10巻縮刷版】．第3版，日本医事新報社，2017．より引用改変

図55　上殿神経リリース前後の姿勢変化

治療前の立位正面像
（Trendelenburg徴候）

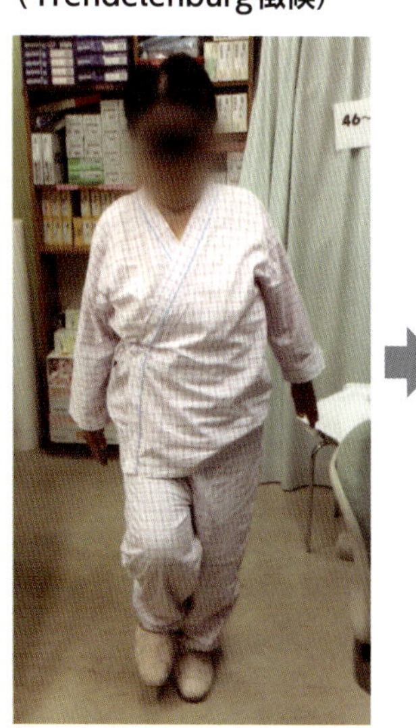

仙腸関節内ブロック＋
上殿神経リリース直後

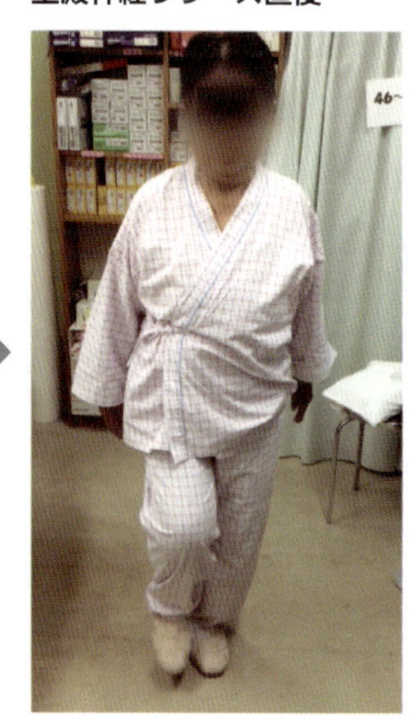

大腿筋膜張筋を支配します。エコーガイド下に仙腸関節後方靱帯のリリースと梨状筋上孔で上殿神経周囲のfasciaをリリースすることで，上殿部の疼痛緩和が得られるのみならず，同神経の伝導障害の解消とも考えられる中殿筋・小殿筋・大腿筋膜張筋の筋出力の改善により，腰椎の側方動揺性（Trendelenburg徴候）が改善する症例が多数あります（**図55**）。

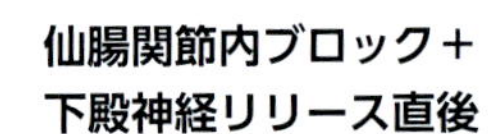

図56　下殿神経リリース前後の姿勢変化

治療前の立位側面像
（骨盤後傾位）

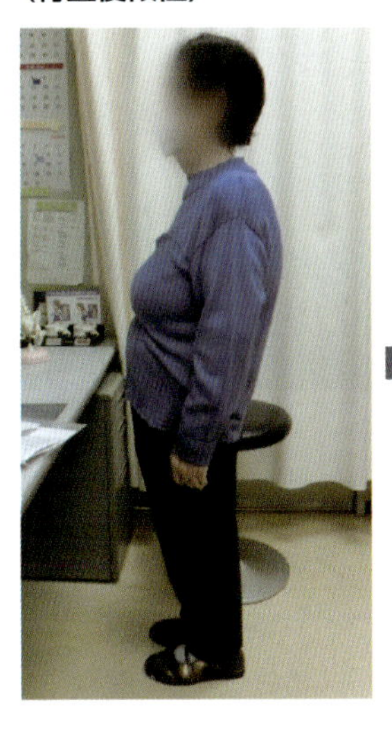

仙腸関節内ブロック＋
下殿神経リリース直後

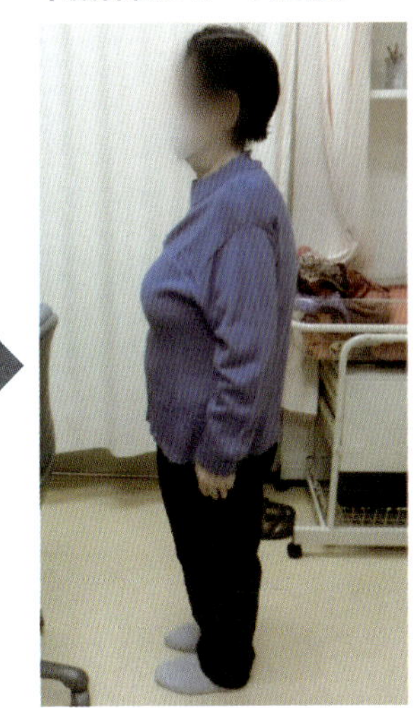

②下殿神経

下殿神経は梨状筋下部の大坐骨孔を坐骨神経とともに小骨盤から出て，大殿筋に多くの筋枝を送ります。エコーガイド下に仙腸関節後方靱帯のリリースと梨状筋下孔で下殿神経周囲のfasciaをリリースすることで，仙腸関節部の疼痛緩和と同神経の伝導障害の解消と考えられる大殿筋の筋出力の改善により，体幹の重心の前方偏位姿勢の改善が得られる症例が多数あります（**図56**）。

仙腸関節障害の姿勢指導の一例

坐位姿勢を矯正します。仙腸関節障害の多くは骨盤後傾位不良坐位姿勢が原因で後仙腸靱帯・骨間仙腸靱帯のみならず，隣接する仙結節靱帯・腸腰靱帯にも疼痛を生じています。これを治療ないし予防するためには骨盤安定姿勢である仙骨前傾位の獲得が重要であり，胸腰筋膜から腹横筋，腸骨筋の筋収縮能向上，下位腰椎の伸展可動性（横突棘筋のリラクゼーションや椎間関節滑走性）の改善が必要となります（**図57**）。

手術療法

ADLで坐位保持継続時間15分以内，あるいは継続歩行継続時間20分程度が限界など，生活動作が著しく障害されている弛緩性仙腸関節型の重症例では，観血的内固定術（プレートないしスクリュー固定）が必要な症例があります。しかしながら，その適応となるのは非外傷例における仙腸関節性腰痛全体の数％程度もありません。

図57 坐位姿勢矯正用パンフレット

日常生活の中で出来る腰痛予防法

腰痛の多くは日常生活の姿勢の悪さが原因といわれています。
ここでは日常生活でどのような姿勢が腰痛になりやすいかご紹介します。

＜座位姿勢＞

立位より坐位姿勢のほうが腰に負担がかかるため、正しい姿勢で座りましょう。
また正しい姿勢であっても、それが長時間続くと腰痛の原因となります。30分〜1時間に一度は姿勢を変えることをお勧めします。

○良い姿勢　　×悪い姿勢

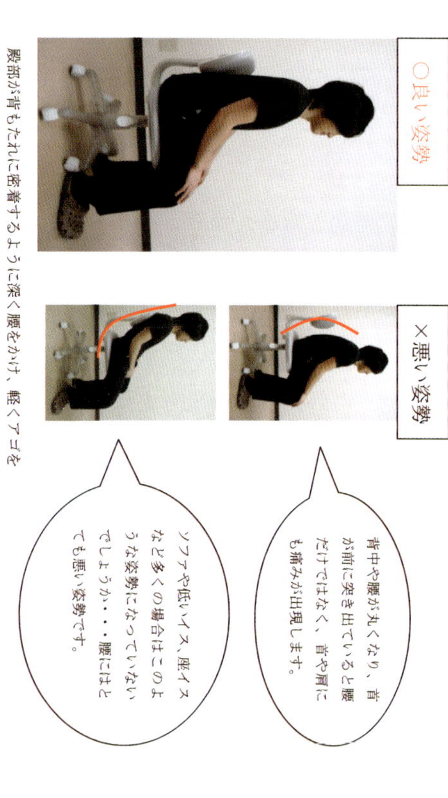

殿部が背もたれに密着するように深く腰をかけ、軽くアゴを引き、背筋を伸ばします。つらい場合は腰に丸めたタオルを挟みます。

※以下も悪い座位姿勢です！！

×あぐら
背中が丸くなる

×横座り　×足を組む
重心が片方にかかるため腰痛や殿部痛の原因になる

1

＜デスクワーク姿勢＞

毎日のデスクワークで悪い姿勢が長時間続くと腰痛の原因になります。デスクワークではパソコンの位置や資料の置く位置によって姿勢が変わってきます。良い姿勢を基本とし、パソコンの位置など調節しましょう。

○良い姿勢

正面　側面

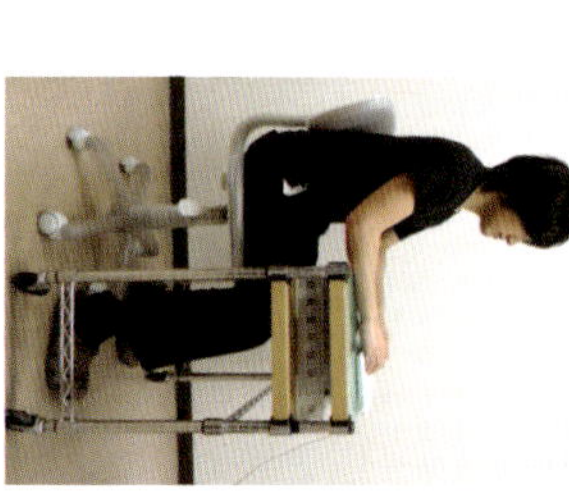

パソコンは目線の位置とし、肩が上がらないところでイスの高さを調節します。腕の重みを取り除くため手首の下にタオルを置くなど肩の痛みも出ないように工夫しましょう。

×悪い姿勢

浅く腰を掛け、体をひねる姿勢の作業は腰痛の原因になります。必ず正面を向きましょう。

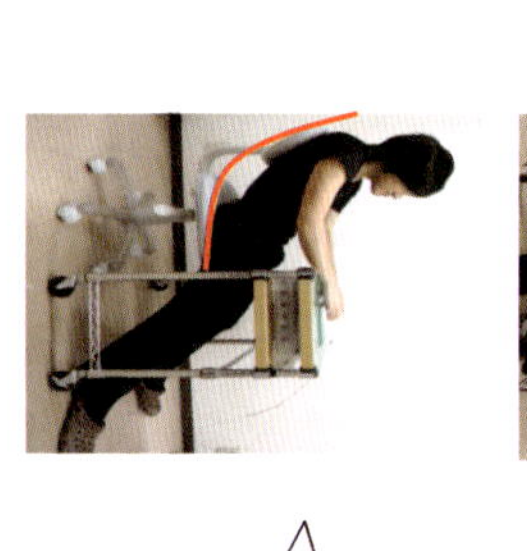

2

各論 3　脊椎（椎間関節，椎間板）を中心に腰痛をみる

椎間関節性腰痛

椎間関節性腰痛とは，椎間関節の構造（骨，関節包線維，滑膜，硝子軟骨）および機能変化が起因となる痛みと定義されます[31)]。一般的には，神経脱落症状がなく，片側または両側の腰痛で，椎間関節部に圧痛があり，腰椎伸展制限と伸展時の疼痛増強が認められた場合に，椎間関節性腰痛と診断されます[31) 32)]。

椎間関節は，下関節突起と上関節突起から構成され，脊柱の後方支持機構として機能しています（**図58-①**）。いわゆる滑膜性関節であり，関節包は，関節の上極および下極で骨軟骨接合部よりさらに外側に付着し，上下関節突起の上下縁を覆うように関節包下ポケットを形成しており，その中は脂肪組織で満たされています（**図58-②**）[33)]。また，関節内の脂肪組織は，関節包を介して関節外の脂肪組織の一部と連続し，脂肪性のヒダを形成しています[33)]。関節の腹側では，線維性関節包は黄色靱帯に移行しています[34)]。

椎間関節の機能は，椎体間の動きの制御と，軸方向の荷重伝達です。椎間関節は，軸方向の荷重の約16％を受け，残りの84％は椎体および椎間板が受けています[35)]。生体力学的検討では，腰椎の伸展回旋運動時に椎間関節周囲への応力が最大となります[36)]。また，関節包に加わる張力は，腰椎伸展時に増加し，腰椎屈曲時に減弱します[37)]。

図58　腰椎椎間関節

①右L3/4椎間関節（矢印）

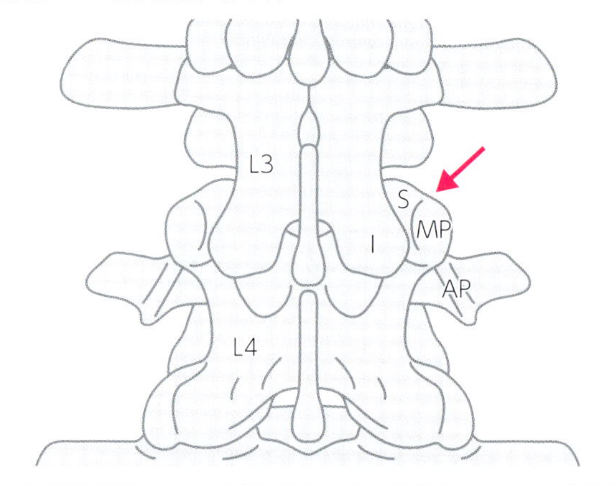

I：下関節突起，S：上関節突起，MP：乳様突起，AP：副突起

②椎間関節の関節包下ポケット

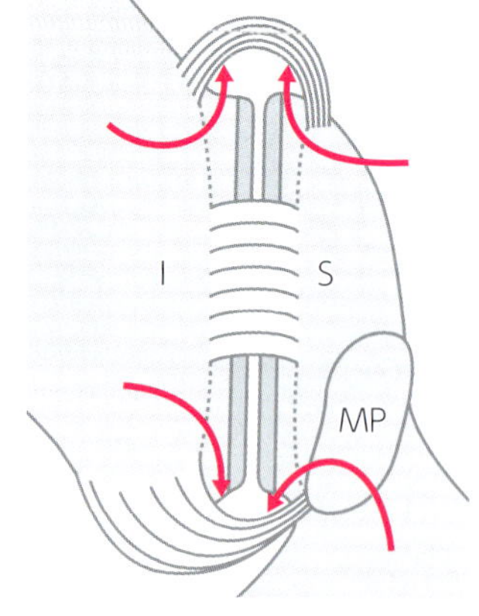

後方関節包の一部が切除され，関節腔と関節包下ポケット（矢印）を図示した
椎間関節ブロック時の刺入点として有用
I：下関節突起，S：上関節突起，MP：乳様突起

文献3）より改変引用

図59　腰椎椎間関節の神経支配

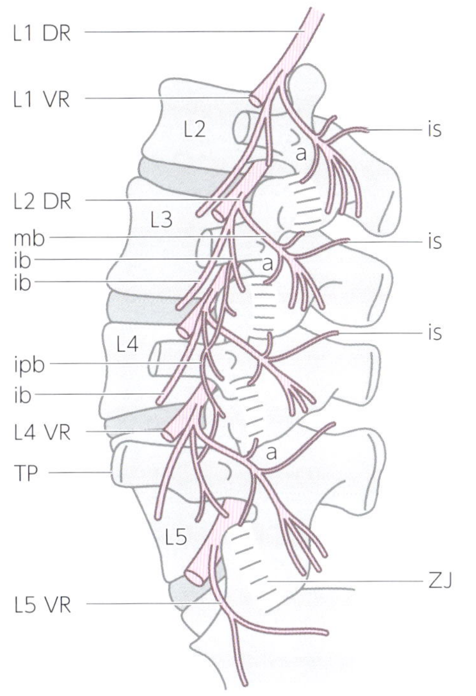

腰神経背側枝の分枝を示す
VR：腹側枝
DR：背側枝
mb：内側枝
ib：中間枝
lb：外側枝
ibp：中間枝神経叢
is：棘突起間枝
a：関節枝
ZJ：椎間関節

文献3）より引用改変

図60　片側性の腰椎椎間関節症

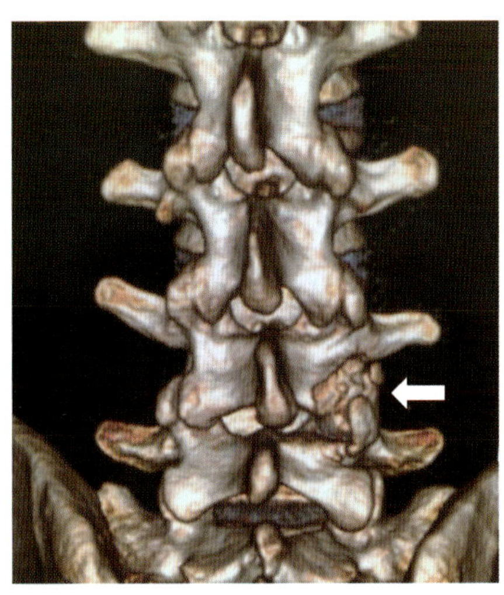

患者：30代，社会人野球の投手，左投げ。右L4/5椎間関節症
小学校3年生より野球を開始した。投手として野球を継続し，20代後半より腰痛を自覚。腰椎伸展時と右側屈・伸展（右Kemp手技）にて右に限局した腰痛が誘発・再現され，椎間関節ブロックで疼痛が一過性に消失したため，椎間関節症と診断した。投手では投球側の対側の椎間関節症が多い

文献43）より転載

椎間関節の支配神経は，腰神経後枝の内側枝です（**図59**）[38]。腰神経後枝は，前枝に比較して著しく細く，神経根から分岐して椎間孔を出た後に，上関節突起の外側面に沿って，斜めに後下方へと走ります。その後，横突起の背側に出たところで，内側枝と外側枝に分かれます。外側枝は，主に最長筋と腸肋筋に分布します。内側枝は乳様突起と副突起の間で，乳様副靱帯の下を通り，同レベルの椎間関節包の下部に分枝した後，棘突起間枝を分枝し（棘間靱帯，棘間筋および多裂筋などの横突棘筋を支配），最後に1つ下位の椎間関節包の上部に分枝します。たとえば，L3腰神経後枝内側枝は，L3/4とL4/5の2つの椎間関節を支配しています。

椎間関節の病態が直接的に疼痛を惹起する主な経路として，①椎間関節由来の侵害受容性疼痛，②同一高位の棘間筋・横突棘筋の筋攣縮および筋伸張制限・滑走性低下による筋膜性疼痛，そして③隣接する神経根の後根神経節への炎症波及による神経障害性疼痛の3つの経路が想定されます。椎間関節とその周囲組織には，豊富な侵害受容器が分布しており，とくに椎間関節包の内尾側部や辺縁部，および関節突起の筋付着部に多く分布していることから，椎間関節は力学的ストレスによる疼痛の発生源となり得ます。また，腰神経後枝内側枝は，椎間関節のほかに，棘間筋，横突棘筋を支配していることから，椎間関節に生じる侵害刺激は，同筋群への反射性攣縮，筋緊張を引き起こす可能性があります。すなわち，椎間関節性腰痛は筋・筋膜性腰痛とも密接に関連している可能性があります。また，椎間関節の炎症は，その腹側に

存在する神経根に波及し，神経障害性疼痛をきたす可能性があります[39]。このように，椎間関節性腰痛は，それ自体を独立した病態としてとらえるよりは，常にオーバーラップした病態を含む腰痛としてとらえるほうがより実際的であると考えられます。

1 診断法

①身体所見

前述のとおり，神経脱落症状がなく，片側または両側の腰痛で，椎間関節部に圧痛があり，腰椎伸展制限と伸展時の疼痛増強が認められた場合に椎間関節性腰痛が強く疑われます。Jacksonらは大規模な診断学的研究を行い，椎間関節ブロックが有効な患者の特徴は，高齢者，腰痛の既往，伸展時の疼痛，下肢痛や筋攣縮がない，およびValsalva操作での疼痛増強なしの5項目であったと報告しています[40]。日本では，田口らが，片側性腰痛で，患者自身が腰痛の限局した最強部位を示すことができる場合，椎間関節性腰痛である可能性が高いと述べています[41]。また，投球や投擲などの一方向性の体幹の伸展・回旋ストレスを行うことが多いスポーツ選手では，利き手と反対側の椎間関節に関節症性変化が認められることが多いと報告されています（**図60**）[42][43]。しかし一方で，近年のシステマティック・レビューでは，椎間関節性腰痛の診断に十分な特異度をもった身体所見や病歴は少ないとも報告されています[44]。とくに，腰椎の伸展・回旋時痛は診断精度が低く，椎間関節性腰痛の診断根拠に用いることは適切ではないと述べられています。また，①咳によって疼痛が増悪する，②側臥位でも腰痛が改善しない，③腰痛が棘突起上の正中に存在する（棘突起より外側に1横指以内の範囲）の3つの身体所見は，椎間関節性腰痛の除外基準として感度が高いと述べられています[44]。

私たちは，腰椎伸展時に発生・増強する腰痛（とくに片側性で，急激に生じる疼痛（**図5**）の患者において，棘突起圧痛の確認法（**図8**）で圧痛が存在する場合，もしくは触診で椎間関節や椎間関節に直接付着する筋・靱帯に圧痛を認めた場合（**図9**，**図61**）には，積極的に椎間関節性腰痛の関与を疑い，画像診断および診断的ブロックを含めた疼痛分析を行っています。

図61　椎間関節の圧痛の確認

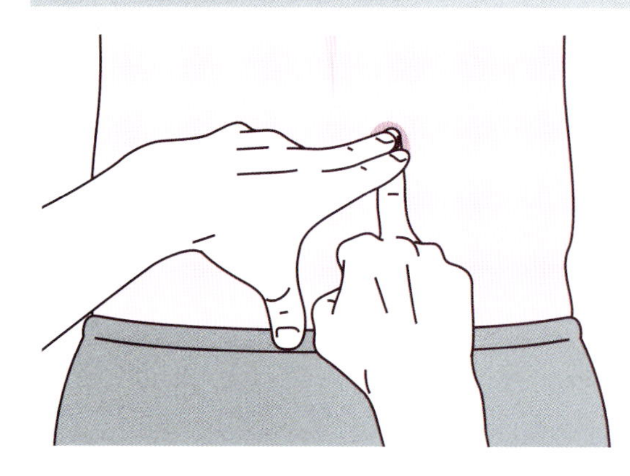

被検者を腹臥位として，棘突起の下縁より一横指外側を圧迫して，椎間関節を触れる。高位の判断にはJacoby線を参考とする。触診の前に，エコー下に椎間関節の位置を確認しておくと，より正確な触診が可能となる

②画像診断

病歴や身体所見から，椎間関節性腰痛が疑われた場合には，CTやMRI検査の横断像により，椎間関節の変性変化を確認します。MRIでは，時に関節内に水腫を認めます[45]。これらの椎間関節の変性所見と，椎間関節ブロックの効果には相関があるとする報告も存在します[46]。しかし，画像検査上，椎間関節に異常所見を認めても，必ずしも疼痛の原因であるとはいえず，逆に異常所見がなくとも椎間関節性腰痛の存在は否定できません。椎間関節の変性所見と腰痛の有病割合には関連がないとする疫学研究は多く[40][47][48][49]，画像所見はあくまで補助診断と考えるべきです。

③診断的治療

前述のとおり，椎間関節性腰痛は，身体所見と画像所見だけで診断を確定することはきわめて困難であり，神経学的異常所見のない腰痛は，すべて鑑別の対象となります。すなわち，筋膜性，仙腸関節性，椎間板性，および神経性の腰痛などが鑑別病態の対象となります。椎間関節性腰痛の確定診断には，椎間関節ブロックあるいは腰神経後枝内側枝ブロックによる疼痛改善の確認が必要となります。

診断的な椎間関節ブロックでは，2種類の局所麻酔薬を用いるダブルブロック法が推奨されています[50]。初回は1％のリドカイン0.5～1.0mLを注入し15分後，2回目は別の日に0.25％のブピバカイン0.5～1.0mLを注入して30分後に症状の変化を確認します。ブロック後1～2時間後の直接診察に加えて，患者本人に翌日までの痛みの変化を数時間おきに患者に記録してもらうとより診断精度が高まります[50]。ブロックにより症状が完全に消失すれば，腰痛の原因を椎間関節性と推定可能です。症状の改善は得られるものの疼痛が完全に消失しない場合は椎間関節以外の要素も関与していると推察します。

ダブルブロック法

局所麻酔による厳密な診断的ブロックを行う場合には，作用時間が異なる2種類の局所麻酔薬を用いて，日を変えて合計2回のブロックを行い，効果の再現性を確認することが勧められる。麻酔薬の種類を変えることにより，ブロックで短時間（1時間以内）しか除痛が得られず，ブロック効果とプラセボ効果の区別がつきにくい場合や，注射部位の痛みのために，ブロック効果の評価が困難な場合などにも再現性を検討することが可能となる

このように，椎間関節性腰痛の診断において，椎間関節ブロックはきわめて有用な手法ですが，いくつかの限界も存在します。報告されている限界点として，①プラセボ効果による偽陽性の可能性[51]，②薬液の腹側硬膜外腔への漏出・浸潤により硬膜外ブロックとなっている可能性[52]，③薬液量が少なく，ブロックの効果が不十分で偽陰性となってしまう可能性[53]，④薬液量が多い場合，最長筋・腸肋筋など周囲組織由来の疼痛もブロックされてしまう可能性[54]，などがあげられます。

各国の腰痛診療ガイドラインでは，椎間関節性腰痛を，病理解剖学的に単独の疾患として確定診断することは困難という立場から，非特異的腰痛に含める場合が多く[55]，米国の診療ガイドラインにおいても，椎間関節症候群は「腰痛の原因を表すために一般的に使われているが，これらの診断名と腰痛の関連は明らかにされていない」とする病名のなかに含まれています[56]。私たちは，上記の診断精度の問題を理解したうえで，病歴，身体所見，画像所見，および診断的ブロックの効果から，椎間関節性腰痛の存在を疑う場合には，椎間関節に対する力学的負荷を減ずる治療介入を行っています。

2 治療方法

①椎間関節ブロック，椎間関節包リリース

椎間関節ブロックは，確定診断に有用なだけではなく，それ自体保存治療の1つとしても用いられます。治療効果の持続期間には個人差があり，数時間で再燃する場合もあれば，1年以上効果が持続する場合もあります。ブロック高位の決定には，本人によるone finger（指1本で指し示すこと）での疼痛部位の指示と，触診による圧痛部位から決定します。

- **X線透視下椎間関節ブロック（図62）**：腹臥位で，斜位像で椎間関節面を確認して，ブロック針を椎間関節内に到達させます。ブロック高位の決定において，時に透視下に圧痛点を患者本人と確認する場合もあります。診断的ブロックの場合には，局所麻酔は皮膚表面のみに留めて，基本的には1回の刺入で，椎間関節内に到達させます。椎間関節ブロックでは，必ずしも関節裂隙そのものに深く針を刺入する必要はありません。関節の上極と下極に存在する関節包下ポケットを目標にすれば，穿刺は容易であり，関節軟骨を損傷する危険性を減少させることができます。造影剤を0.3～0.5mL注入して，ブロック針が確実に関節内に入っていることを確認します。次に，リドカイン1.0mLを注入してブロックを行います。スポーツ選手の場合は，ブロック当日は完全休養，翌日は練習量を調整しますが，翌々日からはとくに制限を加えていません（**図63**）[57]。

one finger test

Murakamiらは仙腸関節痛の診断に際して，疼痛域の輪郭ではなく，疼痛の最も強い部位を患者自身に1本指で示させるone finger testを考案した。この手法は，仙腸関節痛の診断のみならず，腰痛診療一般に応用可能であり，筆者らは患者に疼痛部位を示させる際に積極的にこの手法を用いている

Murakami E, et al: J Orthop Sci, 13(6): 492-497, 2009.

図62　X線透視下椎間関節ブロック

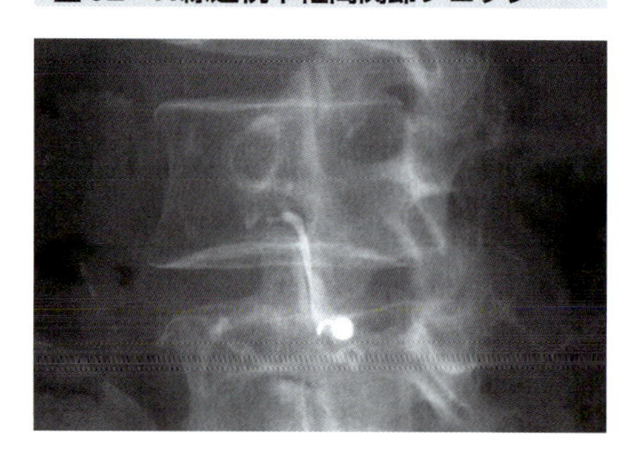

図63　腰椎終末期分離と椎間関節症が原因と推定された腰痛

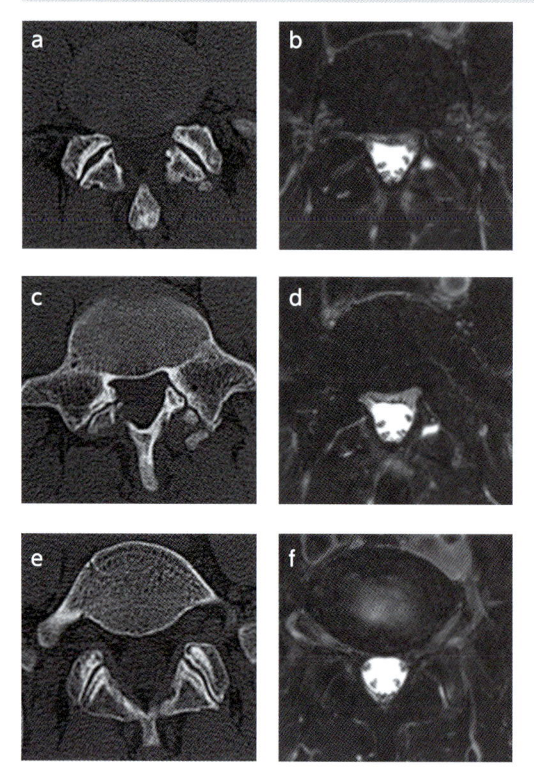

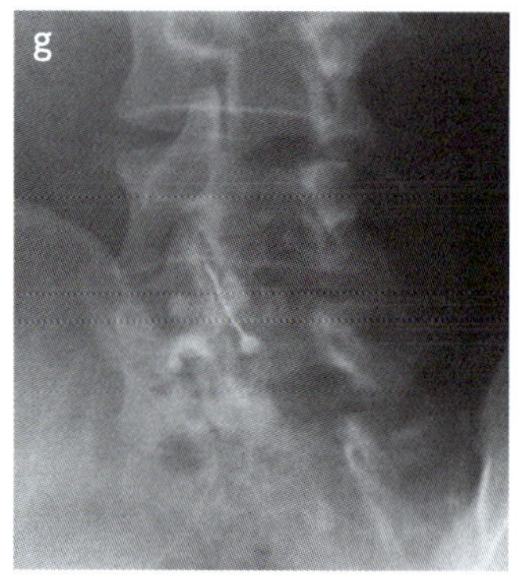

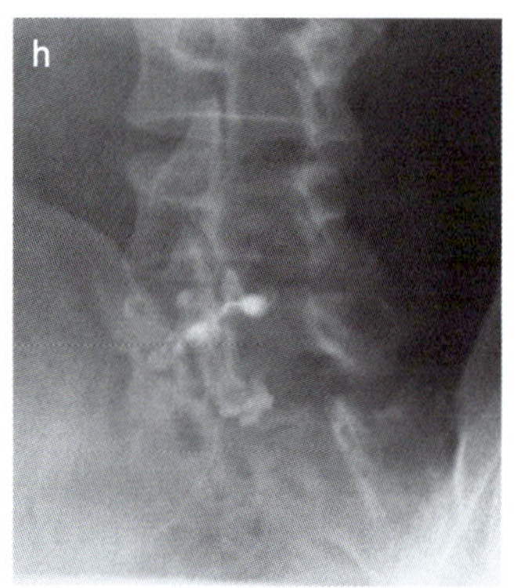

患者：男性，スポーツ選手
急性腰痛にて体動困難となり来院した。腰椎後屈時に左L5-S高位に限局する腰痛が誘発された。CTでのL4/5高位での椎間関節変性変化（a）とMRI STIRでの左優位の関節内高信号変化（b），両側のL5終末期分離（c）と左優位の分離部での高信号変化（d），およびL5/S高位での椎間関節変性変化（e）と左優位の関節内高信号変化（f）を認めた。左L4/5椎間関節（g），分離部（h），左L5/S椎間関節ブロック（h）を施行したところ，疼痛は完全消失し，ブロック2日後より競技復帰した

文献103）より転載

図64　椎間関節（右L4/5）

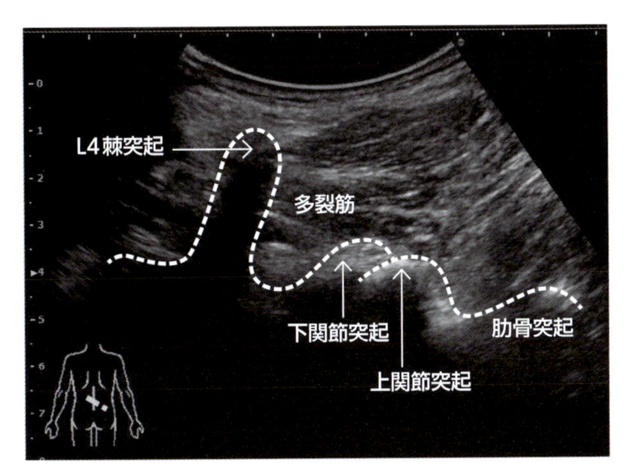

エコー画像

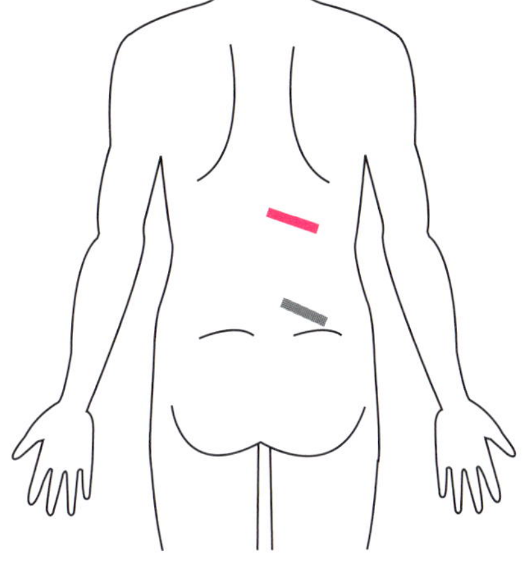

グレーの線がL4/5の椎間関節描出のためのエコープローブの位置，赤の線は胸椎下部レベルでの位置

- **エコーガイド下椎間関節ブロックおよびfasciaリリース**：エコーを用いる場合，棘突起を指標に，胸椎レベルでは水平断に，下部腰椎レベルでは水平断より約30°程度回旋させたプローブの位置で椎間関節断面をとらえることができます（**図64**）。使用する針は，25ゲージ60mmカテラン針を使用します（痩せ型の患者では27ゲージ38mm針でも届きます）。椎間関節の間隙に向けて針先を進め，関節包内（関節包下ポケット内），関節包自体（fascia），関節包に付着する筋のリリースを同時に行います。注入する薬液量（生理食塩水もしくは重炭酸リンゲル液）は，5～7mL程度が使用されます。

②運動療法

椎間関節性腰痛に対する運動療法は，腰椎の伸展と回旋動作が椎間関節部に対する力学的負荷を増大させることに留意し，この負荷を極力軽減させるように行うことが重要です[58]。すなわち，障害椎間の安定化，腰椎前彎減少と骨盤後傾の誘導，および，胸椎・胸郭や股関節・下肢などの隣接関節可動性の獲得に努めます。

一方，スポーツ選手では，腰椎前彎減少や骨盤後傾誘導が疼痛を改善させる一方で，必ずしもパフォーマンスの向上に結びつかない場合があります。このような場合は，腰椎―骨盤部アライメントの変化によるパフォーマンスへの影響について，患者自身やアスレティック・トレーナー，現場のコーチなどの専門職と連携しながら運動療法を処方する必要があります。

運動療法は，腰椎の安定化にかかわる腹横筋の収縮運動から開始します（**図65**）[59]。患者を仰臥位とし，上前腸骨棘から約2cm内側，かつ約2cm尾側を触れて，息を吐

図65　ドローインによる腹横筋の収縮

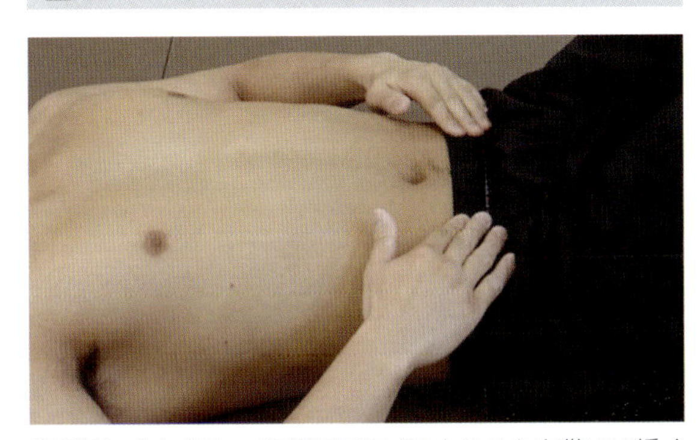

①呼気に合わせるor腹部周囲にベルトやひもを巻いて緩くなる感覚orエコーなどを用いてフィードバックし腹横筋の収縮を習得

②正しいドローインを10秒間キープする

③ドローインでおへそを引き込ませたまま呼吸をする（吸気で脱力しないように注意）

④ドローインをキープしたまま，膝立ての足を踵を地面に付けたまま股関節･膝関節完全伸展と膝立ての位置をゆっくり繰り返す。股関節の内転･外転を繰り返す

①→④の順に段階的に進めるとよい

加藤欽志，他：総合リハ，44（7）：581-586，2016より許諾を得て転載

図66　Sahrmann core stability (SCS) test

【level 1】

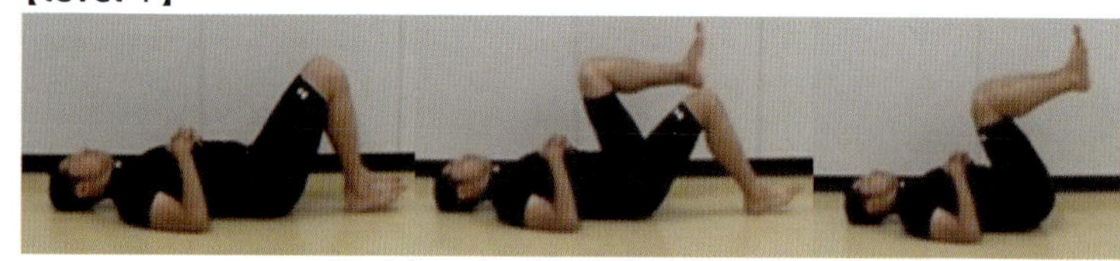

膝を曲げた仰臥位でドローイン→ブレーシングを行わせて，圧をかけて維持させ，圧を手で触知する。その後，片側ずつ股関節を100°まで屈曲させ，さらにもう一方の股関節も同様の位置まで屈曲させる。課題中に腰椎のneutral positionとブレーシングが保たれていれば成功とみなす。次のlevelからはこの肢位がstart positionとなる

【level 2】

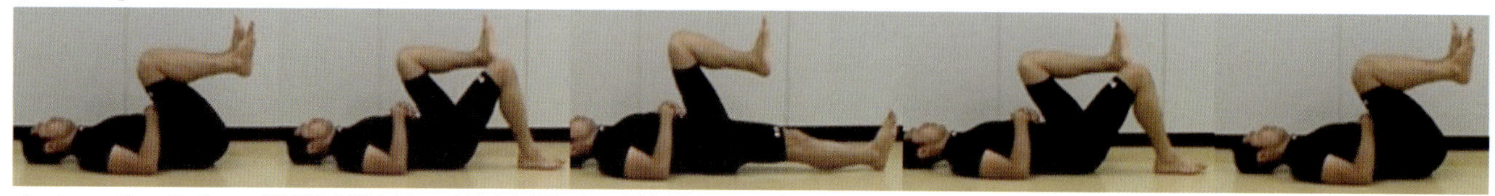

start positionから，一側下肢の踵をゆっくり床に下ろし，踵を滑らせながら膝を完全伸展させる。その後，start positionに下肢を戻す

【level 3】

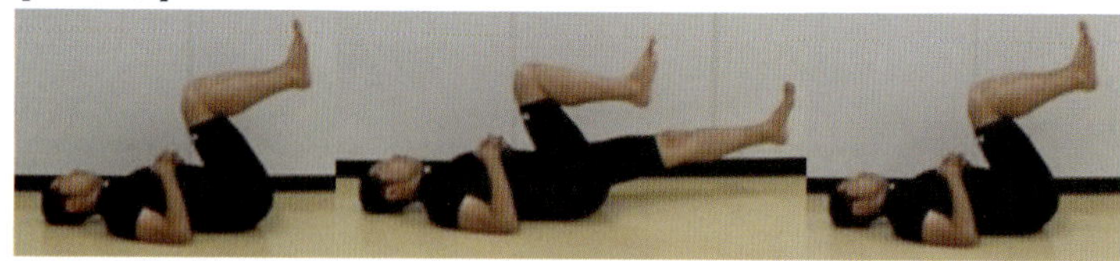

start positionから，一側下肢の踵を床上12cmまでゆっくり床に下ろす。その後，踵を浮かせたまま膝を完全伸展させ，start positionに戻す

【level 4】

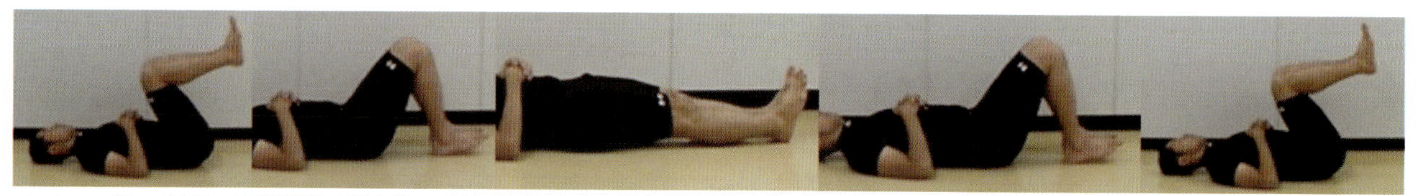

start positionから，両側下肢の踵をゆっくり床に下ろす。踵を滑らせながら膝を完全伸展させる。その後，start positionに下肢を戻す

【Level 5】

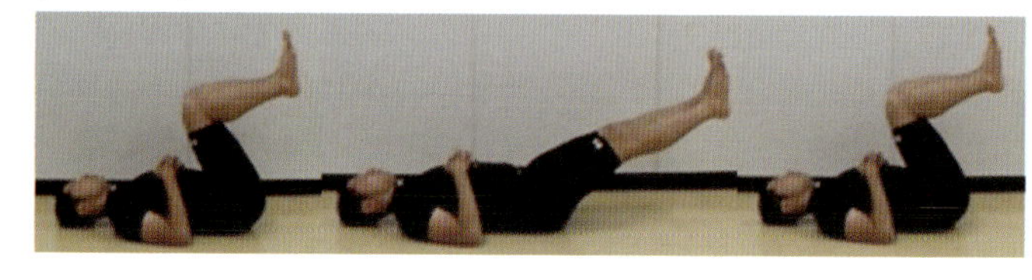

start positionから，両側下肢の踵を床上12cmまでゆっくり床に下ろす。その後，踵を浮かせたまま膝を完全伸展させ，start positionに戻す

文献57）より転載

きながらの腹部の引き込み動作（ドローイン）を指示します。腹横筋の収縮は，触診でも確認可能ですが，エコーを用いて選手自身に直接筋収縮を確認させ，視覚的なフィードバックを行うと，同動作の習得がより容易となります。

ドローインが可能となれば，次に，腹斜筋群を含めた腹壁筋群をすべて協同収縮させ，腹部を固める動作（ブレーシング）を指示します。私たちは，ブレーシングができているかどうかの判断にSahrmann core stability test（SCSテスト）を用いており，SCSテストは，ブレーシング下で下肢挙上動作を行い，腰椎のneutral positionの維持の可否で評価する方法であり，とくにスポーツ選手における体幹安定性の評価に有用です（**図66**）[57)58)]。私たちはレベル3未満でneutral positionを保持できない場合を体幹不安定性ありと評価しています。

通常SCSテストは両上肢下垂位で行いますが，オーバーヘッドスポーツの選手に対しては，両上肢挙上位で脊柱に伸展モーメントを加えた状態での評価も追加しています。両上肢挙上により，1段階以上レベルが低下する場合は，胸椎・胸郭あるいは肩甲帯の可動域制限の代償による腰椎伸展ストレスが存在すると判断します。SCSテストは，それ自体が，体幹安定性を獲得するための基礎トレーニングにもなるため，最低でもレベル3以上可能となるように指導します。

ドローインとブレーシングが習得できたら，体幹安定化エクササイズを開始します。はじめはハンド・ニーやバック・ブリッジなど，腰椎のスタビライザーとして機能する腹横筋や多裂筋（いわゆるローカル筋）が優位に働くエクササイズを基本とし（**図67**，**図68**）[58]，段階的に臥位で行われるエクササイズから，坐位，そして立位（抗重力位）で行うエクササイズへと進め，スポーツ動作中の四肢の活動と体幹安定性を連動させていきます。この際，腹横筋や多裂筋などによるスタビライザーとしての筋活動が確実になされていることの確認を行いながら進めていくことが重要です。

トレーニングコーチや選手は，とかく高強度のトレーニングを求めることが多いですが，高強度の体幹安定化エクササイズでは，ハンド・ニーなどの基本的なエクササイズと比較して，腹横筋や多裂筋の筋活動量には変化はなく，腹斜筋，腹直筋，最長筋，広背筋，および胸腰筋膜など，モビ

図67　ハンド・ニー

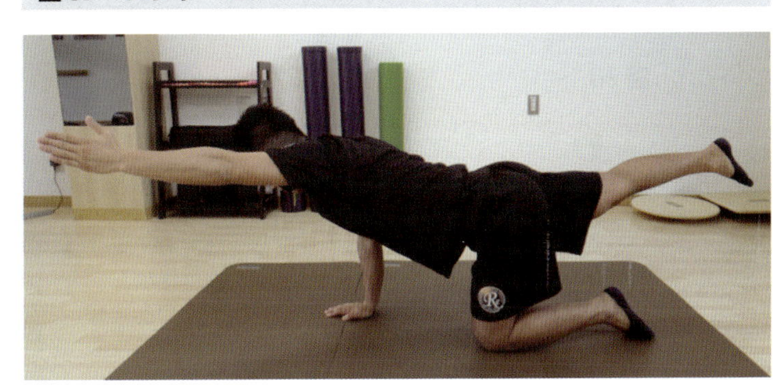

胸椎軽度伸展・肩甲骨内転位とする。腰椎はneutral positionで，ドローインを行う。上肢挙上時は同側の腹横筋，下肢挙上時には反対側の腹横筋の活動が増加する

加藤欽志，他：総合リハ，44（7）：581-586，2016より許諾を得て転載

図68　バック・ブリッジ

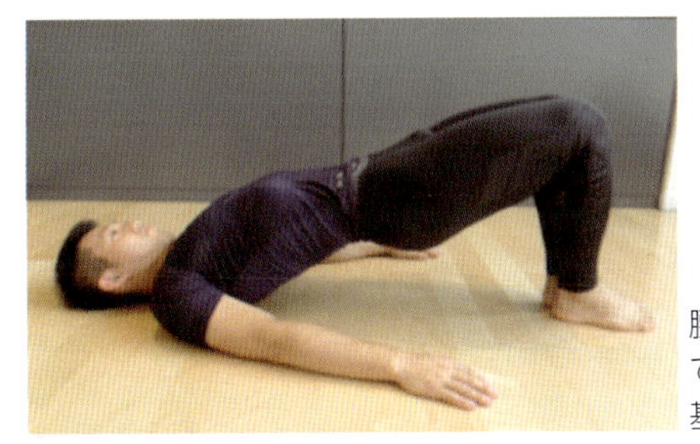

腰椎はneutral positionで，ドローインを行う基本姿勢

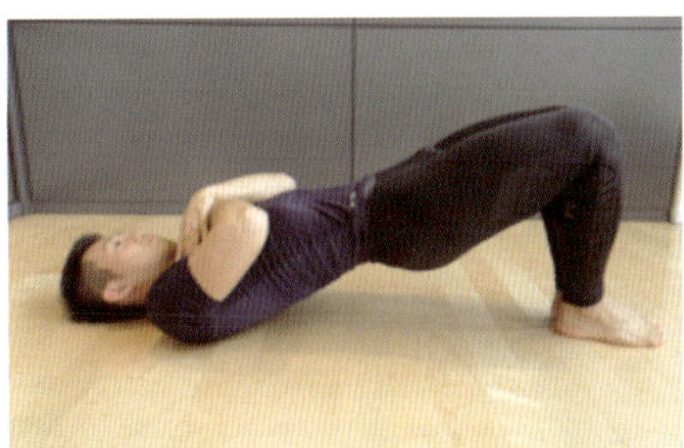

基本姿勢から上肢を胸の上に置き支持面を狭めて背面筋の負荷量を増加

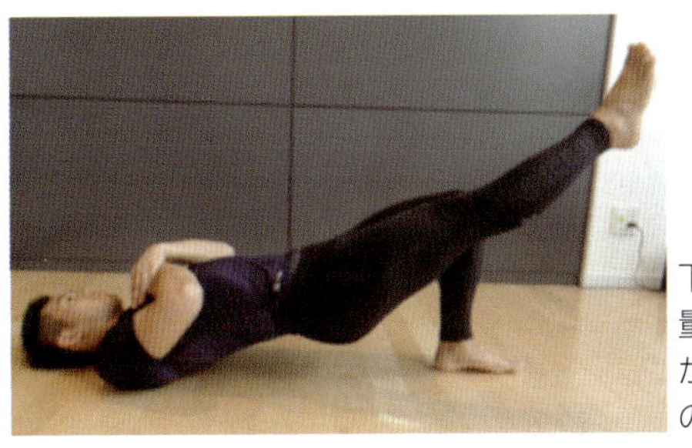

下肢挙上を加えて負荷量を増加。腹横筋収縮が不十分の場合，骨盤の回旋が生じる

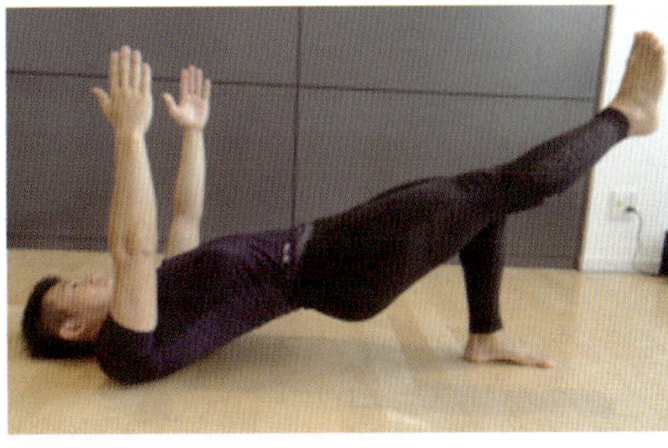

上肢挙上位にて胸椎伸展モーメントを増加させる。腹横筋収縮が維持されているか，腰椎neutral positionを維持できるかを確認する。オーバーヘッド・スポーツの選手で適応する

ライザーとして機能する筋（いわゆるグローバル筋）の活動が増加することが報告されています[60]。このようなトレーニングを繰り返すことは，モビライザーとして機能する筋の伸張性の低下や過緊張を引き起こす可能性があり，腰部だけではなく，腰部以外の障害の原因となる場合もあります（野球選手の腹斜筋損傷やサッカー選手の鼠径部痛症候群など）。このように，体幹安定化エクササイズを実施する場合は，腹横筋や多裂筋などのスタビライザーの筋活動を常に確認し，モビライザーの筋活動が優位になってしまわないように調整しながら行うことが重要です。

体幹の安定化が得られたら，腹直筋の収縮運動であるクランチ，四つ這いでの脊椎後彎運動であるCatストレッチを行い，随意的な脊椎運動を習得します（**図69**）。また，腰部以外の評価として，股関節と胸椎・胸郭の可動性を確認することも重要です。腸腰筋や大腿四頭筋のタイトネスによる股関節の伸展制限や，胸椎・胸郭の伸展制限は，骨盤前傾や腰椎の前彎を増強させ，椎間関節部の負荷を増加させます。私たちは両者を同時にストレッチするフロントライン・ストレッチを好んで処方しています（**図70**）[58]。

図69　クランチとCatストレッチとによる骨盤後傾誘導

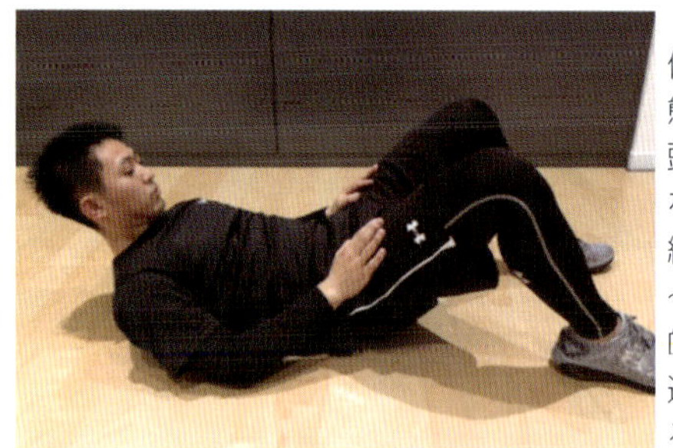

仰臥位で膝を立てた状態で，①腰椎後彎，②頭部挙上，③骨盤後傾を意識して腹筋群を収縮させる。最終域で5〜10秒保持する。随意的な腰椎後彎・骨盤後傾運動を行えるようにすることが重要である

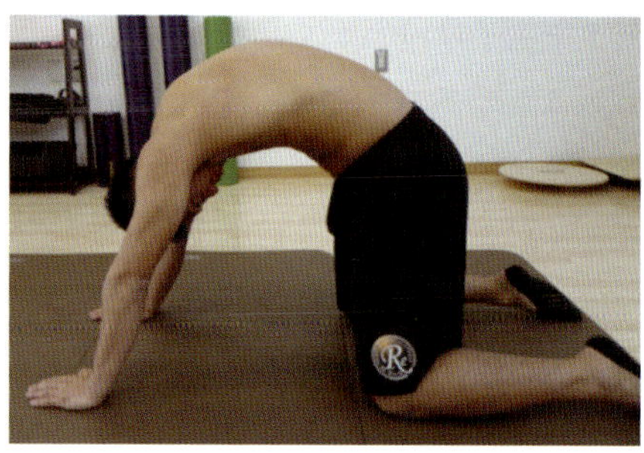

頸椎，胸椎，腰椎および骨盤まで全体で屈曲・後彎のカーブを形成することを意識して行い，骨盤の後傾を誘導する

図70　フロントライン・ストレッチ

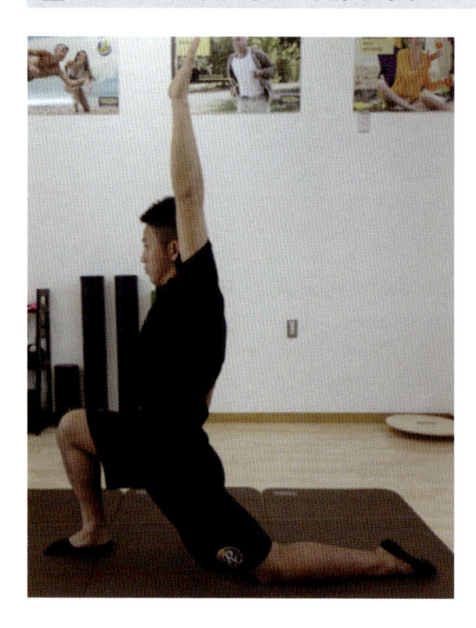

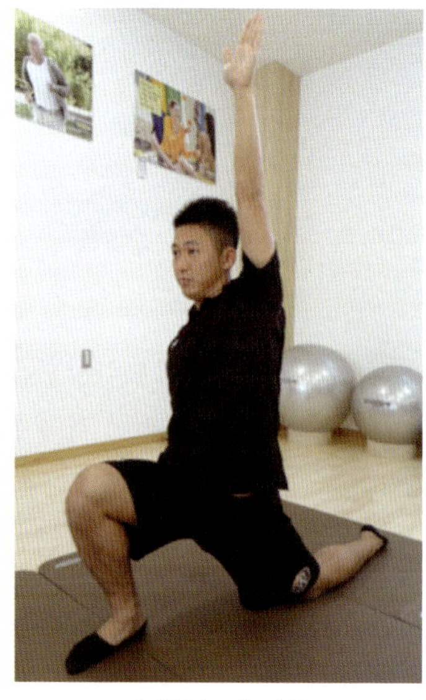

腰椎伸展は抑え，股関節伸展を行う。ストレッチ側の上肢を挙上して，上方へ突き上げる。ストレッチ側の対側へ体幹を側屈させることにより，ストレッチ効果を強化できる

加藤欽志，他：総合リハ，44（7）：581-586，2016より許諾を得て転載

③手術治療

椎間関節性腰痛単独の病態に対して，手術治療を考慮する症例はまれです。慢性の椎間関節性腰痛に対しては，経皮的電気焼灼術の適応が考慮されます[32]。経皮的電気焼灼術の適応としては，外傷の既往がない3カ月以上継続する腰痛で，神経学的な脱落症状がなく，腰神経後内側枝ブロックが一過性にでも有効な症例とされますが，近年のシステマティック・レビューでは，その有効性は疑問視されています[61]。

椎間板性腰痛

椎間板性腰痛とは，椎間板を構成する線維輪，髄核，あるいは軟骨終板の神経終末が刺激されて生ずる腰痛と定義されます[62]。正常の椎間板では，線維輪の外側3分の1，前縦靱帯，および後縦靱帯には，神経線維と感覚受容器が存在しますが，髄核には神経線維は存在しません[63]。しかし，疼痛の原因となっている椎間板では，感覚神経の自由神経終末が，線維輪から変性髄核に侵入することが確認されています[64]。また，椎体終板軟骨にも豊富な感覚神経が存在すると考えられており，疼痛伝達ペプチド含有の感覚神経の存在も報告されています[65]。

1 診断法

①身体所見

椎間板性腰痛では，一般的に腰椎の屈曲時と坐位時に腰痛が発現・増強すると理解されています。この根拠は，過去のバイオメカニクス研究による腰椎屈曲位や坐位での椎間板内圧の上昇という結果によります[66]。しかしながら，椎間板性腰痛の患者のなかには，腰椎伸展時痛や立位時の腰痛が強いという患者も存在します[67]。また，腰椎屈曲時に腰痛が誘発される場合では，筋・筋膜性腰痛との鑑別が重要となります。筋・筋膜性腰痛との鑑別には，筋伸張時痛や筋付着部の圧痛，および棘突起圧迫による腰痛の誘発（**図8**）が有効と考えますが，診断精度について明確に述べたエビデンスは乏しいのが現状です[57]。以上から，私たちは，腰椎屈曲時に発生・増強する腰痛の患者では，椎間板性腰痛の関与を念頭において，画像診断を行うべきと考えています。

②画像診断

単純X線では，腰椎椎間板変性に伴う椎間高の低下を確認します。また，腰椎の機能撮影（前屈・後屈位）で椎間不安定性の有無を確認します。とくに椎間板の前方がつぶれて，椎間の後方が開大する場合，椎間板障害が示唆されます[68]。MRIでは，線維輪に生じるHIZ（high intensity zone）と腰椎終板に生じるmodic changeの有無を確認します。HIZは，MRIのT2強調画像で，腰椎椎間板後方の線維輪に生じる高信号領域であり[68][71][72]，線維輪の損傷と引き続いての炎症反応を反映しています（**図71-①**）。

modic changeは，椎体終板および軟骨下骨の信号変化であり，3つのtypeに分類

図71 椎間板内のHIZ (high intensity zone) が原因と推定された腰痛

患者：男性，スポーツ選手

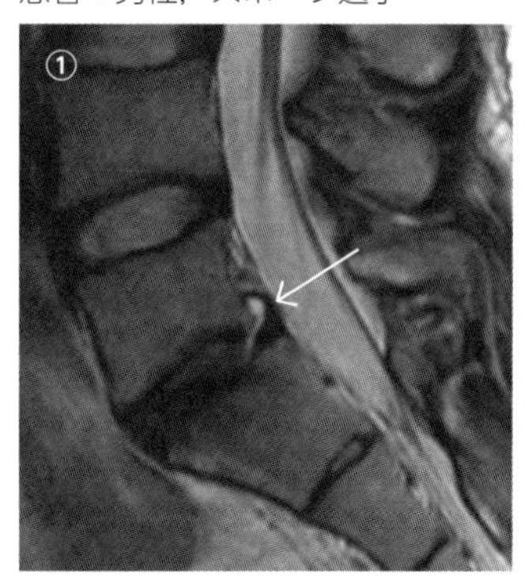

L5/S椎間板後方にHIZ (high intensity zone)を認めた

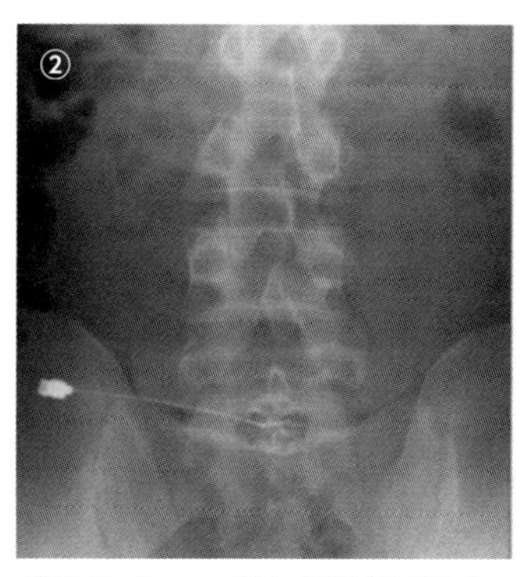

椎間板ブロック後に腰椎前屈時痛は消失した

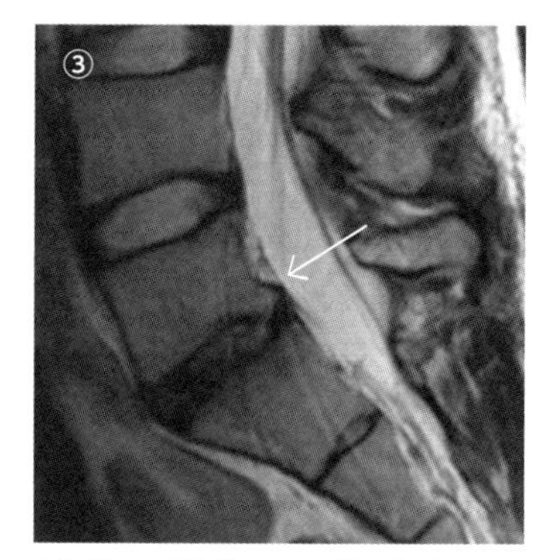

1年後の再診時には，椎間板内のHIZは消失していた

文献103）より転載

されます[73)]。type 1は，T1強調画像で低信号，T2強調画像で高信号を示し，骨髄浮腫と炎症・血管新生を反映していると考えられています（**図72**）。type 2は，T1強調画像，T2強調画像ともに高信号を示し，骨髄の脂肪変性を反映していると考えられています。type 3は，T1強調画像，T2強調画像ともに低信号を示し，軟骨下骨の骨硬化を反映していると考えられています。一般に，腰痛と関連が強いのは，type 1と報告されており，椎体終板の炎症やmicrofractureを反映していると考えられています。注意点として，化膿性脊椎炎・椎間板炎の初期においてもtype 1と同様の画像所見を呈することに留意する必要があります。type 1を呈する慢性腰痛患者に100日間の抗菌薬投与を行うことで腰痛が改善されたというdouble-blind RCTの報告もあり[74)]，感染性疾患との鑑別が重要です。

MRIでは，腰痛のない健常者の3割に椎間板ヘルニアが確認され，無症候性の椎間板変性や椎間板ヘルニアが存在することは，いまや一般的に知られた事実となっています[69)]。また，腰椎椎間板のMRI所見と腰痛の関連について検討した最新のメタ・アナリシスによれば，椎間板膨隆，椎間板脱出，modic change type 1，椎間板突出，および椎間板変性は有意に腰痛と関連していましたが，HIZや線維輪損傷では腰痛との関連は認められなかったと述べられています（**表5**）[75)]。一方で同部へのブロック療法により，腰痛が改善し，画像所見もそれに伴って改善する患者が存在することも事実です（**図71**）。したがって，MRIにおける画像所見は，あくまで補助診断であり，椎間板性腰痛の診断は，病歴，身体所見，画像所見，および診断的ブロックの評価など，さまざまな情報を収集して，総合的に判断することが重要です。

③診断的治療

椎間板腰痛の診断におけるgold standardは椎間板造影検査です（**図72-④**）[76)]。従来は，造影剤注入時の腰痛が，普段感じている腰痛と性状・局在が類似しているかを検討すること（再現痛）が重視されてきました。近年では，椎間板内への局所

図72 modic change type1が原因と推定された腰痛

患者:男性，スポーツ選手。前屈時の腰痛と不安定感を主訴として来院した

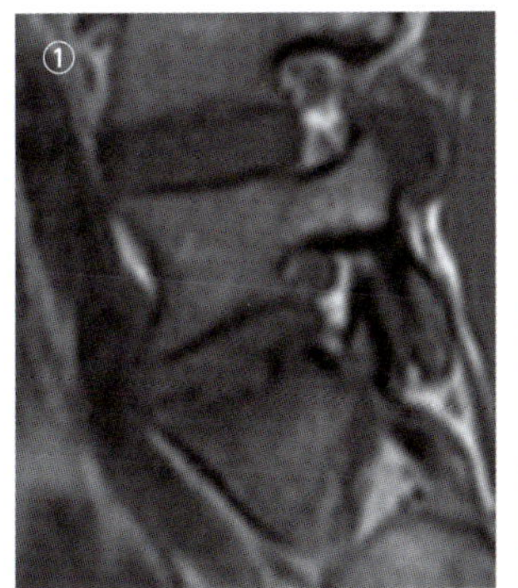

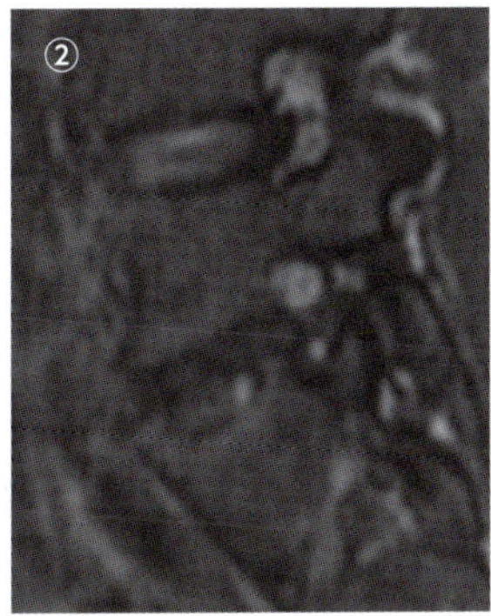

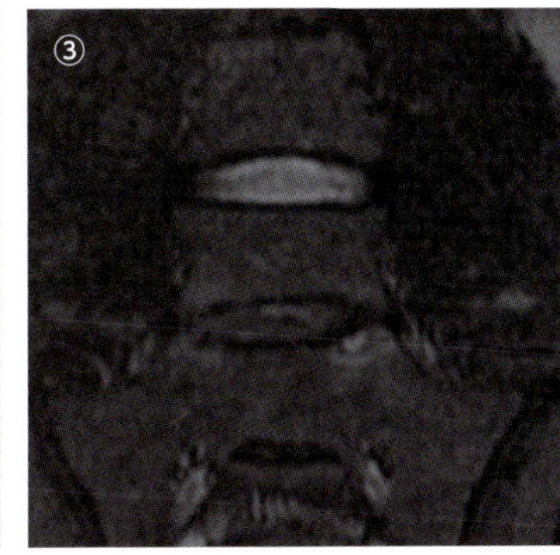

L5/S椎間の下位終板にT1強調画像で低信号(①)，STIRにて高信号(②③)のmodic change type1が認められた

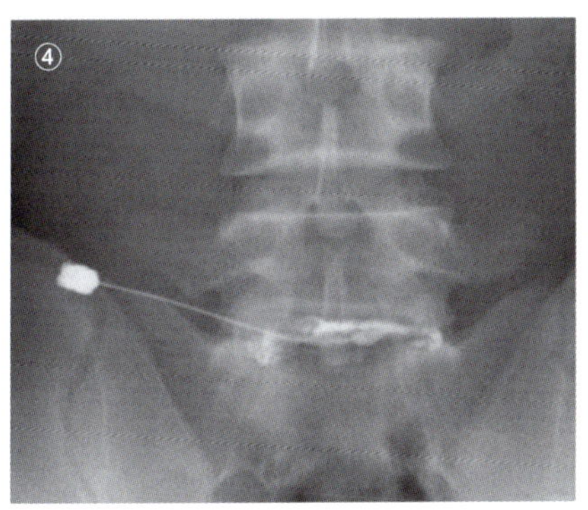

椎間板ブロック後に腰椎前屈時痛は消失した

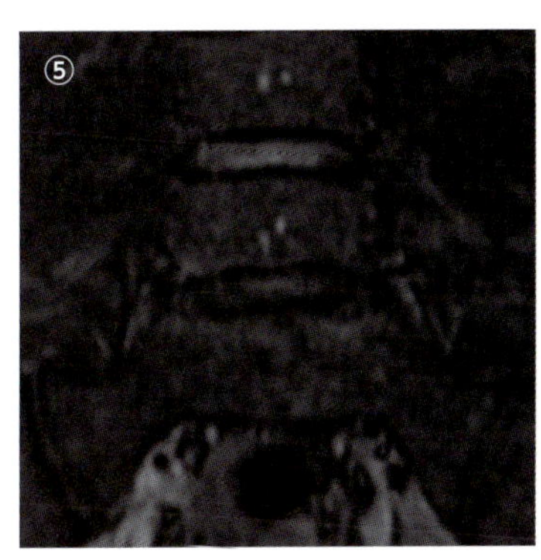

3カ月後の再診時には，終板のSTIR高信号変化は消失していた

文献103）より転載

表5 ▶ 腰椎椎間板のMRI所見と腰痛の関連

MRI所見	オッズ比(95%信頼区間)	無症候の成人における頻度	腰痛患者における頻度	P値
線維輪損傷	1.79（0.97～3.31）	11.3%（9.0～14.2%）	20.1%（17.7～22.8%）	0.06
High-intensity-Zone	2.10（0.73-6.02）	9.5%（6.7～13.4%）	10.4%（8.0～13.4%）	0.17
椎間板変性	2.24（1.21～4.15）	34.4%（31.5%～37.5%）	57.4%（54.8～59.8%）	0.01*
椎間板膨隆(bulging)	7.54（1.28～44.56）	5.9%（3.8～8.9%）	43.2%（38.2～48.2%）	0.03*
椎間板突出(protrusion)	2.65（1.52～4.62）	19.1%（16.5～22.3%）	42.2%（39.3～45.1%）	0.00*
椎間板脱出(extrusion)	4.38（1.98～9.68）	1.8%（0.1～3.7%）	7.1%（5.4～9.4%）	＜0.01*
modic change type 1	4.01（1.10～14.55）	3.2%（0.7～9.4%）	6.7%（4.2～10.4%）	0.04*

MRI所見における腰椎の「椎間板変性」は，腰痛の有病割合がオッズ比2.24倍で有意に高くなる所見である。一方で，無症候性の成人で認められる頻度は34.4%と高い
*はP＜0.05を示す

文献75）より引用

麻酔薬の注入による疼痛緩和効果も診断に有用であると報告されています[77]。腹臥位で，X線透視下に，ブロック針を椎間板内に到達させます。椎間板造影後に，1%リドカインあるいは0.25%ブピバカインを0.75～1.0mL注入してブロックを行い，除痛を確認します。スポーツ選手の場合は，ブロック当日は完全休養，翌日のみ練習量の調整を行いますが，翌々日からは制限を加えていません[57]。私たちは，単一の病態として，椎間板性腰痛と確定診断することが困難であっても，病歴，身体所見，

画像所見，および診断的ブロックの効果から，椎間板性腰痛の存在を疑う場合には，椎間板に対する力学的負荷を減ずる治療介入を行っています。

2 治療法

①椎間板ブロック

椎間板ブロックは，椎間板性腰痛の診断のみならず，保存治療としても有効であり，ステロイドなどの抗炎症薬を併用することで，抗炎症効果が期待されます。近年では，抗サイトカイン薬を，椎間板ブロック時に用いることによって，椎間板性腰痛の症状を軽減させたとする報告があり，今後，期待される治療の1つです[78][79]。しかし，このような侵襲的な治療は感染のリスクも伴うため，椎間板内への薬物の注入を行う場合には細心の注意が必要です[76]。

経皮的椎間板内高周波熱凝固療法は，椎間板内にカテーテルを挿入し，椎間板内に熱を与え，椎間板内に侵入した神経を変性させ，膠原線維の収縮により椎間板を安定させることを目的とした治療ですが，その効果に関しては不明な点が多く残されています[80]。また，腰椎椎間板の支配神経であるL2神経根ブロックも椎間板性腰痛に効果があることが報告されています[81]。

②運動療法

椎間板性腰痛に対する運動療法は，椎間関節性腰痛の場合と同様に，椎間板内圧の過剰な上昇を避ける体幹安定化エクササイズが基本となります。また，神経症状を出現・悪化させないように留意しながら下肢タイトネスの解除を行うことも重要です。椎間板内圧は，立位と比較し腰椎屈曲位や坐位にて増大し，また単純な屈曲や回旋よりも複合動作（屈曲＋回旋）が，線維輪に対して強い剪断力をもたらすとされています[82]。

エクササイズを行う場合は，適度な骨盤前傾を保ち，椎間板内圧の上昇をきたさない安全域を確保しながら徐々に強度を上げていきます。たとえばスクワット動作では，適切な腰椎アライメントを維持できる範囲で負荷やスクワット動作の深さを調整します。また，私たちは腰椎伸展・骨盤前傾位を誘導する手段として，Dogストレッチや腸腰筋エクササイズを用いています（**図73**）[58]。また，坐骨神経痛を有する患者では，神経症状の改善後もハムストリングスのタイトネスが残存することがあります。このような患者に対してSLR動作や腰椎屈曲によるハムストリングスのストレッチを行うと，神経症状が再燃する可能性があるため，長坐位で骨盤の前傾を促すように指導しています（**図74**）[58]。大殿筋のタイトネスに関しては，大殿筋のストレッチを実施します（**図75**）[58]。

③手術治療

椎間板性腰痛に対する原因治療は脊椎固定術であり，理論的には同部を原因とする腰痛は消失するはずです[76]。しかし実際に脊椎固定術が選択されるケースは少なく，欧州で行われた椎間板性腰痛患者に対する手術療法を検証したシステマティック・レビューによれば，脊椎固定術は，入念なリハビリテーションを行った非手術

図73 Dogストレッチと腸腰筋エクササイズによる骨盤前傾誘導

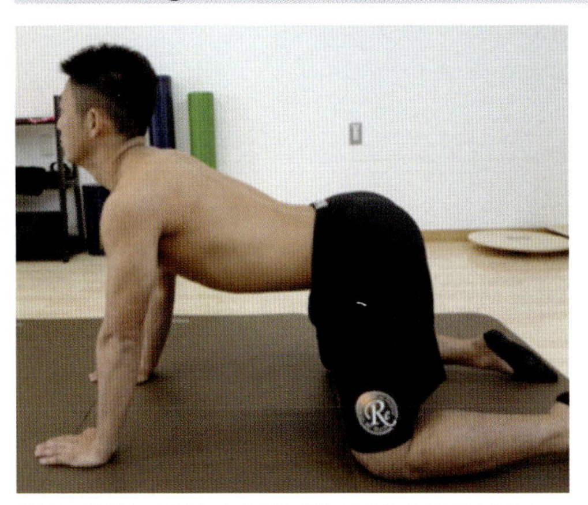

頸椎，胸椎，腰椎および骨盤まで全体で伸展のカーブを形成することを意識して行い，骨盤の前傾を誘導する

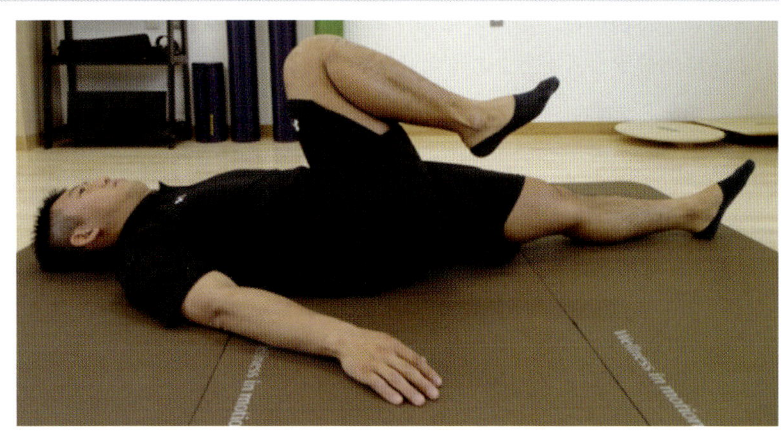

仰臥位で腰椎neutral，骨盤前傾を維持した状態で，自動運動で股関節を最大屈曲させて，腸腰筋の筋出力を発揮する。腸腰筋の自動収縮により，骨盤の前傾を誘導する

加藤欽志，他：総合リハ，44（7）：581-586，2016より許諾を得て転載

図74 腰椎前彎を維持したハムストリングス・ストレッチ

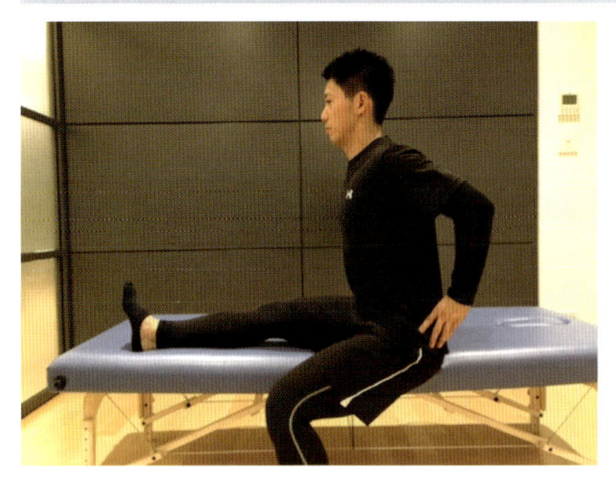

股関節屈曲90°の長坐位（図は右下肢のみのストレッチ）の状態で，骨盤の前傾を誘導する。腰椎の生理的前彎を維持することにより，椎間板内圧を上昇させずにハムストリングスのストレッチが可能である

図75 大殿筋ストレッチ

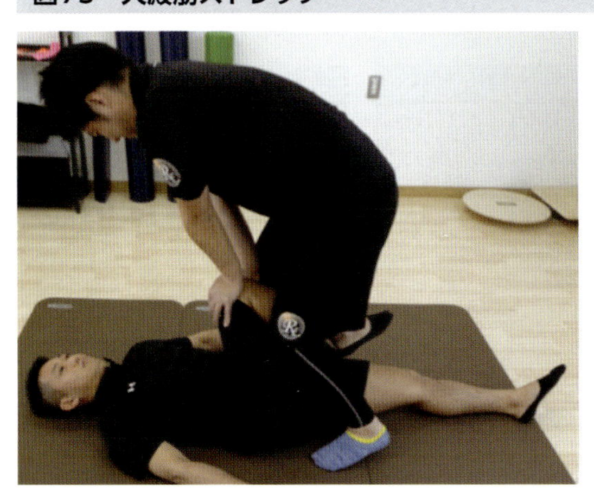

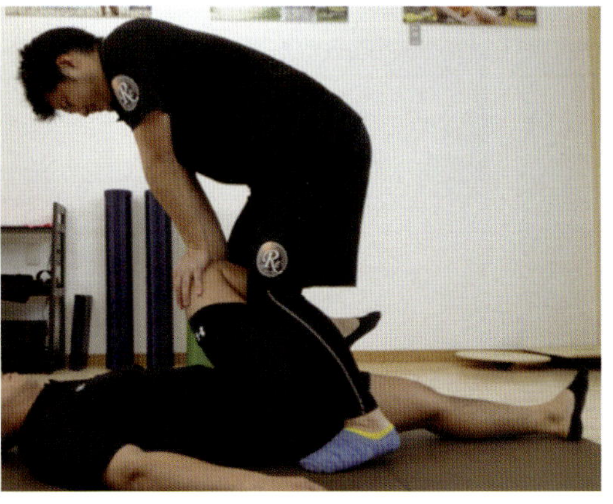

股関節を屈曲，内転させたうえで，大腿骨軸に垂直方向に押し込むことにより，大腿骨頭を後外側にスライドさせて大殿筋をストレッチさせる

加藤欽志，他：総合リハ，44（7）：581-586，2016より許諾を得て転載

群と比較して，明らかな優位性は認められませんでした[83]。すなわち，治療成績に最も影響する因子は，診断の正確性であり，病歴，身体所見，MRI，椎間板造影，および椎間板ブロックによる疼痛分析などを総合的に判断して，手術適応を考慮する必要があります。

各論 4 神経（神経根，上殿皮神経）を中心に腰背部痛をみる

神経根性腰痛

神経根性腰痛とは，障害神経根に対する単一の神経根ブロックで，消失する腰痛を指します[84]。すなわち，疼痛の原因あるいは疼痛の中枢への伝達経路が，ブロックされた神経根に集約されている腰痛と定義できます。神経根に対する力学的負荷としては，圧迫のみならず牽引も含まれます。一般的に正常な神経根への力学的負荷のみでは，下肢痛などの疼痛は生じず，炎症を伴った神経根に対して，力学的な負荷が加わることにより，腰下肢痛が惹起されることが明らかとなっています[85]。

1 診断法

神経根障害に由来する腰痛の特徴は，片側性の腸骨稜より頭側の傍正中部に比較的限局し，腰仙椎部の単一神経根ブロックによって腰痛が消失することです[86]。私たちは，片側性の腰痛を呈する患者において，画像所見上で明らかな神経根の圧迫所見が認められた場合には，神経根性腰痛の可能性を考慮しています（**図76**）。椎

図76　神経根障害が原因と推定された腰痛（神経根性腰痛）

患者：男性，元プロ・スポーツ選手

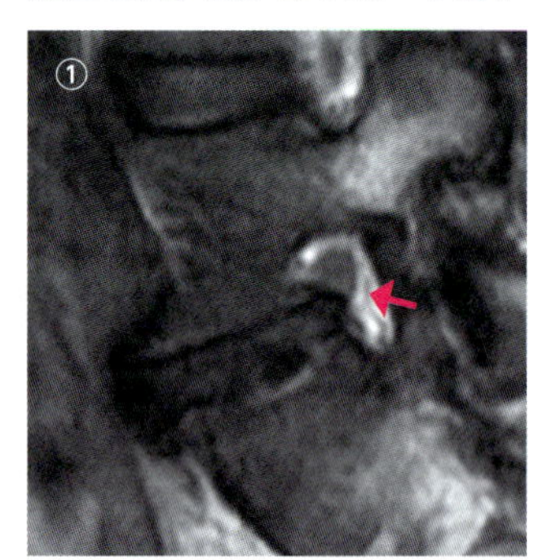

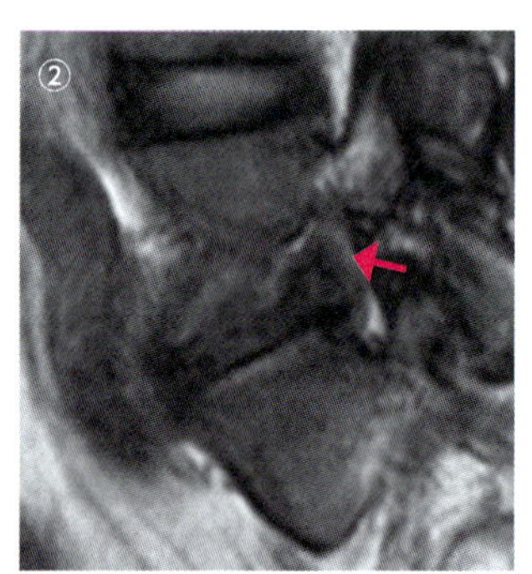

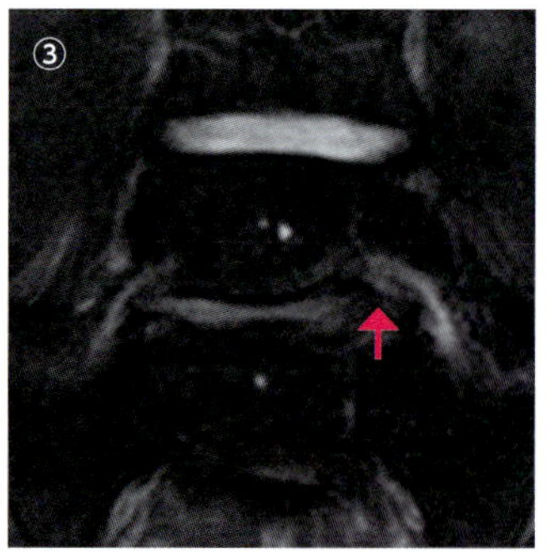

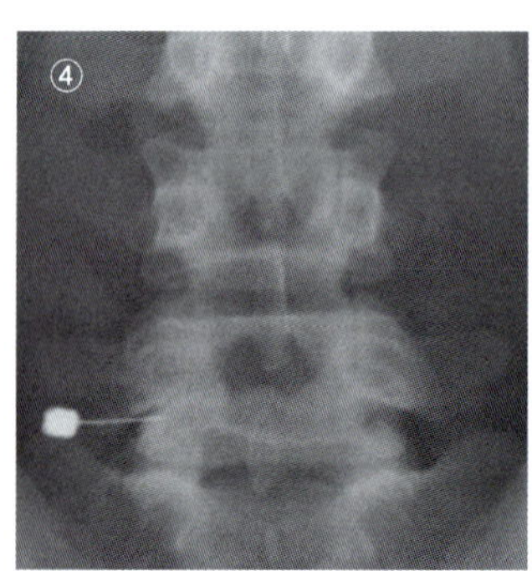

後屈時に増悪する左寄りの腰痛を主訴として来院した。腰椎終末期分離とL5/S椎間板変性・突出を認めた。右L5/S椎間孔部では明瞭に右L5神経根を確認できるが（①），左L5/S椎間孔部では椎間板突出による左L5神経根の圧迫が認められた（②，③）。左L5分離部，左L4/5，左L5/S椎間関節ブロックでは，数十分間の約1割程度の鎮痛効果しか得られず，無効と判断した。左L5神経根ブロックを行ったところ，左寄りの腰痛は数日間完全消失し，神経根性腰痛と判断した（④）。左殿部痛，左下肢痛の訴えはなく，神経学的脱落徴候も認められなかった

間関節性腰痛や椎間板性腰痛との鑑別には，神経根ブロックが必須です。とくに椎間関節性腰痛は，片側性で傍正中付近の疼痛という共通点が存在し，症状や身体所見のみでの鑑別は時に困難です。椎間関節は2髄節の腰神経支配であるため，椎間関節性腰痛は単一の神経根ブロックでは，症状は消失しません。また，下位腰椎の椎間板はL2神経根などの上位神経根や交感神経幹由来の神経などの複数の神経から支配を受けているため，椎間板性腰痛も片側の単一神経根ブロックでは症状は消失しません[81)87)]。

一般的に，診断を目的とした神経根ブロックでは，0.5～1mLの造影剤を投与後に，0.5～1mLの局所麻酔薬を投与し，VASで70％以上の疼痛軽減が得られた場合を効果ありと判定することが推奨されています[88)]。Yeomらの前向き比較研究によれば，神経根ブロックの診断精度は，感度57％，特異度73％，および精度が73％でした[89)]。神経根ブロックを用いた疼痛の分析は，上記の診断精度を考慮したうえで実施することが肝要です。

2 治療法

①神経根ブロック

神経根ブロックは，神経根性腰痛の診断のみならず，保存治療としても有効です。とくに若年のスポーツ選手では，診断も兼ねて行う神経根ブロックが神経根性腰痛に対して著効する場合があり，積極的に試みてよい治療法と考えています[42)57)]。一般的に治療目的の場合，局所麻酔薬にステロイドを併用することが多いですが，ステロイドによる中長期的な効果についてのエビデンスは示されていません[90)]。

神経根ブロックの合併症としては，穿刺時の神経損傷が懸念されます。Stalcupらの報告によれば，ブロックに伴う合併症の発生率は5.5％であり，すべて一過性であったと述べられています[91)]。また，ブロック針の先端が，椎間孔内にある場合（針先が神経根にあたっている場合）と椎間孔近傍に留まっている場合（針先が神経根に直接当たっていない場合）で合併症の発生率に差はなかったとしています。私たちは，発育期の患者に対して治療目的の神経根ブロックを行う場合は，恐怖感を与えないよう，放散痛を与えにくいsafe triangle法を採用しています[57)]。しかし，複数回のブロックを受けた症例では，1回のみブロックを受けた症例よりも合併症の発生率が上昇することが報告されており[91)]，私たちは，同一神経根へのブロックは，治療間隔を最低1週間以上空け，合計で3回以内に留めるように努め，3回で十分な治療効果が得られない場合は，手術療法の適応を考慮することとしています。

スポーツ選手の場合は，ブロック当日は完全休養，翌日のみ，練習量の調整を行いますが，翌々日からは制限を加えていません[57)]。

- **透視下神経根ブロック**：腹臥位で，腹部に枕を挿入し，腰椎の前彎と仙骨の前傾を減少させます。22Gの神経ブロック針（80～120mm）を使用します。刺入点は，目的とする神経根の腰椎横突起高位で，第5腰神経根の場合は，正中から外側4cm（横突起先端に一致することが多い），第1仙骨神経根の場合は，第5腰神経根の刺入点より約1cm内側としています。横突起に針先を当てて，深さを確認した後に内側下方に針先を進めます。針先が神経根に触れると強い放散痛が出現するため，軽い違和感が生じる部位で針先を留めます。下肢への再現痛の確認のために何度も針先を動かすことは慎むべきです。針が神経根にうまく到達しない場合には，体位を斜位として，椎間孔部に向けて，上関節突起の前方，かつ椎弓根の下方を目安に刺入します（斜位刺入法）。この方法は，手技として容易ですが，針先が脊柱管内や神経根の中枢側に向かうため，神経根のなかでも組織学的に脆弱な後根神経節へ針先が当たる可能性があり，神経根損傷やそれに伴うアロディニアなどの合併症が危惧されます。針先が神経根に到達したら，吸引テスト後に，造影剤を0.5～1mL注入して神経根の造影像を確認します（**図76-④**）。造影像の撮影を行った後に，0.5～1mLの局所麻酔薬を注入します。

- **エコーガイド下神経根ブロック**：頸部神経根はエコーで高精度に描出できますが，腰部神経根のエコー描出は困難です。2009年にSatoらは，エコーで第5腰部神経根を描出・同定できたのは3例（3.8％）と報告しています[92]。したがって，エコーガイド下で腰部の神経根ブロックを実施する場合には椎間関節や横突起などを描出し，それらの解剖学的な指標から神経根の位置を想定して，放散痛などを参考にしながら実施する必要があります。

②運動療法

他の腰痛の場合と同様に，責任神経根への力学的負荷を軽減するように，腰椎運動の安定化が重要です。神経根障害の原因疾患により目的とするエクササイズは異なります（椎間関節性腰痛，椎間板性腰痛の項を参照）。基本的には，障害椎間の可及的安定化と胸椎・胸郭や股関節・下肢などの隣接関節可動性の獲得に努めます。

③手術治療

神経根性腰痛を含む神経根障害に対する手術療法を考慮する時期についての明確なエビデンスは多くはありません。発症から手術までの期間として，腰椎椎間板ヘルニアの大規模多施設研究であるSPORT studyやJanssonらの報告では6カ月以降，Nygaardらは8カ月以降，そしてNgらは12カ月以降では手術成績が劣ると報告しています[93][94][95][96]。これらの結果から，私たちは，画像所見が一致し，神経根ブロックによる除痛効果の再現性が得られ，保存療法で十分な改善が認められない患者に対しては，腰痛のみの患者に対しても治療開始後半年程度を目処に手術治療を考慮しています。

手術は主に神経根の除圧（椎間板，黄色靱帯，骨棘などの圧迫因子の除去）を行い，神経根の十分な可動性を確認します。神経根の走行や可動性には，正常例でも左右差や個人差があることが知られており[97][98][99]，術中にどこまで可動性を得るべきかという問題には，明確なエビデンスはありません[100]。近年では，内視鏡下手術などの低侵襲化が進み，筋損傷や術後の結合組織癒着による術後創部痛も減少することが期待されています。

上殿皮神経障害

上殿皮神経は，Th11-L4の腰神経背側枝の皮枝であり，純粋な感覚神経です。腰背部を外下方へ走行し，腸骨稜近傍で胸腰筋膜を貫通して殿部へ至ります。腰痛の原因としての上殿皮神経障害は，上殿皮神経の内側枝のosteofibrous tunnel部での絞扼が原因と考えられており，①上殿皮神経の支配領域の痛み，②正中から7cm外側の上殿皮神経が圧迫される腸骨稜部の圧痛点，③神経ブロックによる症状改善が診断基準とされています[101]。Kuniyaらは腰痛や下肢症状を主訴に外来を受診した834例を検討し，上殿皮神経障害疑いの患者は，113例（14％）であったが，その半数は腰痛だけでなく下肢症状を伴っており[102]，手術に至った19例のうち腰痛がほぼ消失した症例は5例のみであったと報告され，その診断や治療には多くの課題が残されています。

1 診断法

現時点では，自覚症状と身体所見が最も重視されており，前述の3つの基準を満たした場合に，上殿皮神経障害を疑います。胸腰筋膜や中殿筋の筋膜性疼痛との鑑別点としては，上殿皮神経障害はいわゆる神経障害性のビリビリとした疼痛の性状を呈することが多いことがあげられます。

2 治療法

上殿皮神経周囲への生理食塩水や重炭酸リンゲル注射によるリリースで効果があれば，診断的治療となります。上殿皮神経障害であれば，神経周囲に液体が入ることで，通常即時的な効果が得られます（**図77**）。さらに局所麻酔やステロイドを併用しても効果が不十分な場合，頻回の再発症例では，局所麻酔下に上殿皮神経剥離術が実施される場合もあります[102]。

図77　上殿皮膚神経周囲のfasciaリリース

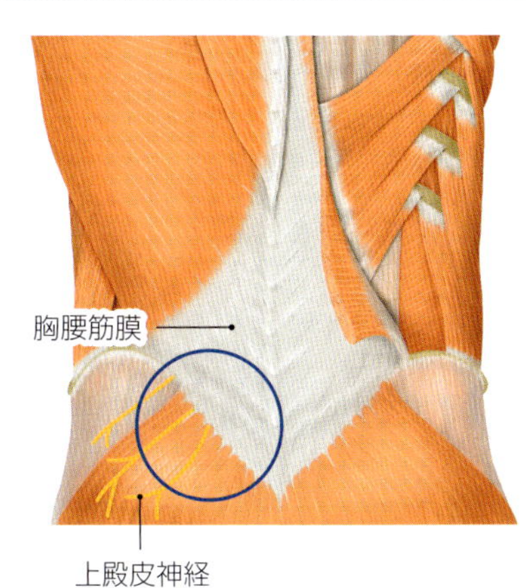

解剖図：坂井建雄，他：カラー図解 人体の正常構造と機能【全10巻縮刷版】．第3版，日本医事新報社，2017．より引用改変

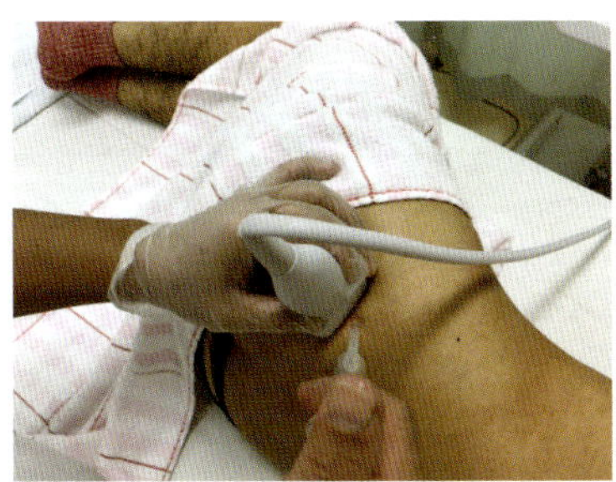

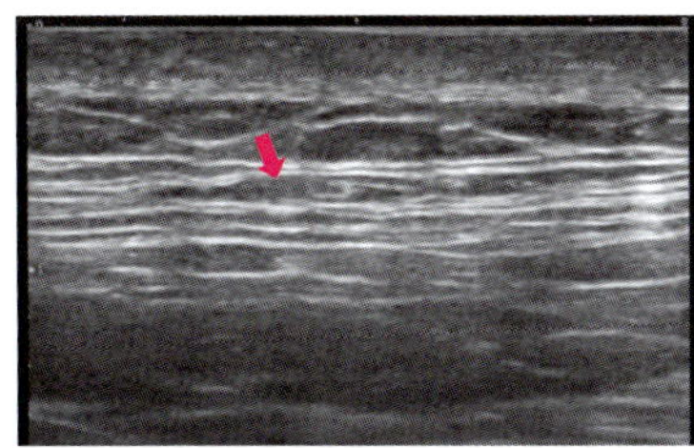

注射前の上殿皮神経（赤矢印）

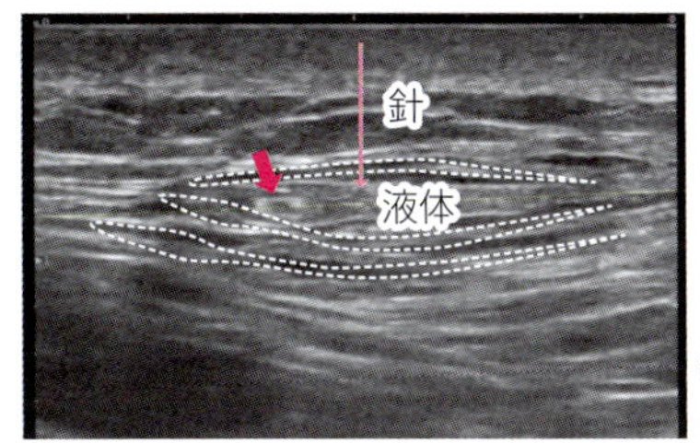

リリース注射後の上殿皮神経（赤矢印）

各論 5　fasciaとjoint spaceで整理する腰痛の複合病態

オーバーラップする病態の包括的な理解を促すために，最後にさまざまな関節障害が「関節＝joint space＋fascia」で再整理できる可能性を提唱します（**図78**）。痛みの原因（発痛源）はfasciaであり，joint spaceの機能は関節液によるクッション性と関節運動性の保持にあります。関節液の増加（例：滑膜炎，感染症）や関節液の減少によるクッション性や運動性（joint play）の低下は，関節腔joint spaceの機能障害として認識されます。関節腔内の炎症は，炎症の波及や内圧上昇により関節腔の構成組織（fascia）に痛みを生じさせます。つまり，仙腸関節＝仙腸関節腔（joint space）＋仙腸靱帯（fascia），椎間関節＝椎間関節腔（joint space）＋関節包構成組織（fascia）といえます。

関節腔内でインピンジメントなどの引っかかりがあった場合，椎間関節であれば関節包外から関節包内に侵入した脂肪体による関節内ヒダが発痛源かもしれませんが，その脂肪体含め，発痛源は関節の構成要素であるfasciaといえます。多裂筋などの筋群もまた椎間関節包に付着し発痛源となります。腰痛の原因としての椎間関節障害，仙腸関節障害，筋膜性疼痛，椎間板性疼痛などがありますが，fascia（筋膜，仙腸関節構成靱帯，椎間関節構成組織，椎間板）＋joint space（仙腸関節包，椎間関節包，椎間板軟骨成分）で再整理すれば，治療手技もまた，fasciaへの治療（例：fasciaリリース，リラクゼーション：p.38参照）と，その関節機能の治療（例：関節腔内注射，運動療法）に整理できるでしょう。

また，病態の整理という意味では，局所的には"血流と神経の関係"，全体としては"心理とアライメントの関係"も重要です。これらを統合した概念を提案します（**図79**）。

図79　joint spaceとfasciaで整理する関節

〈例〉
仙腸関節：靭帯，関節腔
椎間関節：靭帯，関節腔

fascia
【皮下組織・筋膜】【靭帯・腱】
joint space
関節腔

図79　腰背部痛における複合病態の整理（概念図）

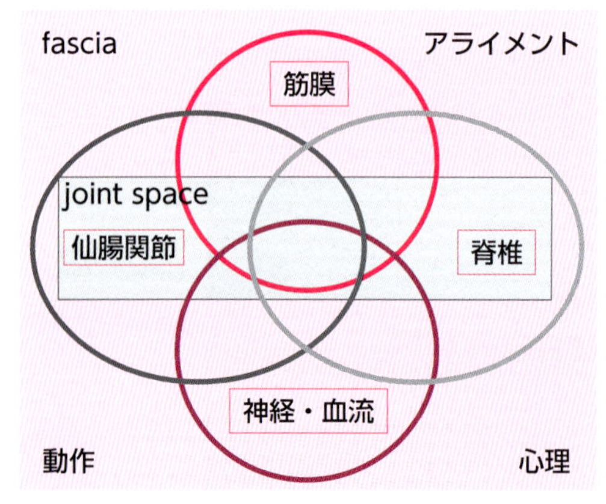

病態のオーバーラップの概念図。円の大きさ（頻度）は今後の研究が待たれる

下記部位への治療で期待される効果

①joint space
- 仙腸関節前面など直接注射が困難な部位への薬液あるいは水分の浸透効果
- 滑膜炎の治療
- 液体補充による関節滑走性の改善

②fascia
- 軟部組織同士の滑走性の改善
- 痛み物質の洗い流し効果
- 局所の血流改善効果

③姿勢・アライメント
- joint spaceとfasciaへの物理的負荷の軽減

④動作（生活動作，スポーツ動作）
- joint spaceとfasciaの滑走性保持・血流調整
- 使いすぎoveruse，廃用disuse，誤用maluseの是正
- 心理的にポジティブな影響

⑤血管・血流
- 血流改善によるjoint spaceとfasciaの治療促進

⑥神経
- 末梢神経：神経機能回復によるfasciaの機能改善と血流改善
- 中枢神経：神経機能回復によるfasciaの疼痛閾値や姿勢・動作・心理に影響

⑦心理
- 不安・ストレスなど心理面の改善による全身の筋緊張の低下と調整
- うつむき姿勢などアライメントへの影響

fasciaには，LAFS（潤滑性脂肪筋膜系，p.33参照）など血管・神経が豊富な部位があり，多くの病態の発痛源と考察されています。また，局所の血流低下は発痛物質を局所にとどめ，組織回復を遅延させ，局所に疼痛閾値を低下させます。アライメントによる隣接関節への影響，心理的なfasciaの緊張度等への影響があります。

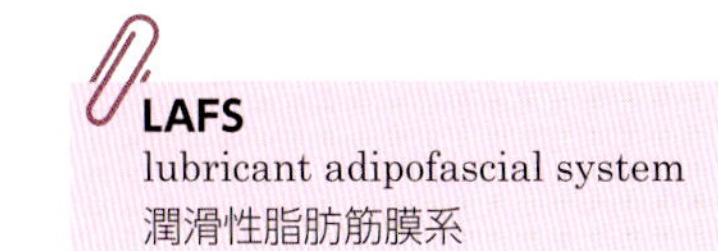
LAFS
lubricant adipofascial system
潤滑性脂肪筋膜系

本稿では，先人たちが積上してきた既存の運動器疼痛分野の医学的発展を基礎に，その解釈を可能なかぎり現象レベルまで深化させ，「既存の整形外科学，運動器学，機能解剖学に加えて，fasciaの概念を取り入れた診断・治療ストラテジー」を，腰痛を生物―心理―社会的モデルの“multifactorial”の1側面として，生物学的要因の概念の転換を中心に提案しました。本稿が，未来につながる多職種共同の地域・スポーツ・医療貢献の礎になれれば幸甚です。

文献

1）Croft P, et al: Baillière's Clinical Rheumatology, 9: 563-583, 1995.
2）Deyo RA: J Gen Intern Med, 1: 328-338, 1986.
3）Deyo, RA, et al: JAMA, 268(6) :760-765, 1992.
4）Deyo, RA, et al: N Engl J Med, 344(5): 363-370, 2001.
5）Suzuki H, et al: PLoS One, 11(8): e0160454, 2016.
6）Cunnington J, et al: Arthritis Rheum, 62(7): 1862-1869, 2010.
7）Kobayashi T, et al: J Gen Fam Med, 17(4): 276-288, 2016.
8）Bogduk N, et al: Clin Biomech (Bristol, Avon), 7(2): 109-119, 1992.
9）白石吉彦，他編：THE 整形内科．南山堂，2016.
10）Willard FH, et al: J Anat, 221(6): 507-536, 2012.
11）木村裕明，他編：解剖・動作・エコーで導くFasciaリリースの基本と臨床――筋膜リリースからFasciaリリースへ．文光堂，2016.
12）Kobayashi T, et al: Journal of the Juzen Medical Society, 125(2): 40-49, 2016.
13）Sciubba, DM, et al: Spine Deform, 3(6): 575-594, 2016.
14）村上栄一：診断のつかない腰痛 仙腸関節の痛み．南江堂，2002.
15）Schwarzr AC, et al: Spine, 20: 31-37, 1995.
16）Fortin JD: Spine, 19: 1475-1482, 1994.
17）Bernard TN, et al: The sacroiliac syndrome. Pathophysiology, diagnosis and management. In: Frymoyer JW, ed. The adult spine: principles and practice. New York: Raven. 2107-2130, 1991.
18）Kim YH, et al: Man Ther, 18: 1-7, 2013.
19）Dijkstra PF, et al: FORO, 150: 635-642, 1989.
20）Pereira PL, et al: AJR, 175: 265-266, 2000.
21）Arslan H, et al: AJR, 173: 677-680, 1999.
22）Kurosawa D, et al: Pain Medicine, 0: 1-11, 2016.
23）Hackett GS: AMA Arch Surg, 73: 878-883, 1956.
24）Steinke H, et al: Spine, 35: 257-263, 2010.
25）Klauser A, et al: Arthritis Rheum, 15: 1618-1624, 2008.
26）Hirschberg GG, et al: Arch Phys Med Rehabil, 60: 415-419, 1979.
27）Rucco V: Arch Phys Med Rehabil, 59: 451-455, 1996.
28）Ebraheim NA: Spine, 22: 869-876, 1997.
29）Dussalut RG: Radiology, 214: 273-277, 2000.
30）Fortin JD: Am J Neuro-radiol, 20: 1429-1434, 1999.
31）菊地臣一：腰痛の発現部位．腰痛，p.110-111，医学書院，2013.
32）田口敏彦：脊椎脊髄，25（4）：311-314，2012.
33）Bogduk N, et al: Clinical Anatomy of the Lumbar Spine. 2nd ed, Churchill Livingstone, London, 1991.
34）Yamashita T, et al: Spine, 21(5): 538-543, 1996.
35）Adams MA, et al: J Bone Joint Surg, 62B: 358-362, 1980.
36）Sairyo K, et al: Eur Spine J, 15(6): 923-929, 2006.
37）Yang KH: Spine, 9: 557-565, 1984.
38）山下敏彦：日本腰痛会誌，13（1）：24-30，2007.
39）Igarashi A, et al: Spine, 29(19): 2091-2095, 2004.
40）Jackson RP, et al: Spine, 13: 966-971, 1988.
41）田口敏彦，他：整・災外，38：121-126，1995.
42）Sairyo K, et al: J Orthop Sci, 21(3): 263-272, 2016.

43）加藤欽志，他：臨床スポーツ医学，33（10）：968-973，2016.
44）Hancock MJ, et al: Eur Spine J, 16: 1539-1550, 2007.
45）Friedrich KM, et al: Skeletal Radiol, 36: 755-760, 2007.
46）Pneumaticos SG, et al: Radiology, 238: 693-698, 2006.
47）Schwarzer AC, et al: Spine (Phila Pa 1976), 20: 907-912, 1995.
48）Cohen SP, et al: Clin J Pain, 23: 45-52, 2007.
49）Kawaguchi Y, et al: J Spinal Disord Tech, 16: 38-43, 2003.
50）Bogduk N: Practice Guidelines: Spinal Diagnostic and Treatment Procedures. International Spine Intervention Society, San Francisco, 2004.
51）Manchukonda R, et al: J Spinal Disord Tech, 20: 539-545, 2007.
52）Destouet JM, et al: Radiology, 145: 321-325, 1982.
53）Dreyfuss P, et al: Spine (Phila Pa 1976), 22: 895-902, 1997.
54）Kaplan M, et al: Spine (Phila Pa 1976), 23: 1847-1852, 1998.
55）加藤欽志，他：Mon Book Orthop，26（12）：1-6，2013.
56）Chou R, et al: Ann Intern Med, 147(7): 478-491, 2007.
57）加藤欽志，他：臨床スポーツ医学，32（臨時増刊号）：213-219，2015.
58）加藤欽志，他：総合リハ，44（7）：581-586，2016.
59）大久保雄，他：臨床スポーツ医学，28：76-81，2011.
60）Okubo Y, et al: J Orthop Sports Phys Ther, 40(11): 743-750, 2011.
61）Maas ET, et al: Cochrane Database Syst Rev, (10): CD008572, 2016.
62）菊地臣一：腰痛の発現部位．腰痛，p.110，医学書院，2013.
63）Bogduk N, et al: J Anat, 132: 39-56, 1981.
64）Freemont AJ, et al: Lancet, 350: 178-181, 1997.
65）Ohtori S, et al: Spine (Phila Pa 1976), 31(9): 1026-1031, 2006.
66）Nachemson A: Rheumatol Rehabil, 14(3): 129-143, 1975.
67）Ohtori S, et al: J Spine Res, 7: 1001-1004, 2016.
68）Leone A, et al: Radiology, 245(1): 62-77, 2007.
69）Boden SD, et al: J Bone Joint Surg Am, 72(3): 403-408, 1990.
70）Zhang YH, et al: Eur Spine J, 17(10): 1289-1299, 2008.
71）Jha SC, et al: J Med Invest, 63(1): 1-7, 2016.
72）Aprill C, et al: Br J Radiol, 65(773): 361-369, 1992.
73）Modic MT, et al: Radiology, 166(1): 193-199, 1988.
74）Albert HB, et al: Eur Spine J, 22(4): 697-707, 2014.
75）Brinjikji W, et al: AJNR Am J Neuroradiol, 36(12): 2394-2399, 2016.
76）Aoki Y, et al: MB Orthop, 29(10): 81-90, 2016.
77）Ohtori S, et al: Spine (Phila Pa 1976), 34(13): 1345-1348, 2009.
78）Sainoh T, et al: Pain Med, 17(1): 40-45, 2015.
79）Sainoh T, et al: J Orthop Sci, 21(1): 2-6, 2016.
80）Manchikanti L, et al: Pain Physician, 16(2): S49-283, 2013.
81）Nakamura SI, et al: J Bone Joint Surg Br, 78(4): 606-612, 1996.
82）Schmidt H, et al: Spine (Phila Pa 1976), 32(7): 748-755, 2007.
83）Mirza SK, et al: Spine (Phila Pa 1976), 32(7): 816-823, 2007.
84）菊地臣一：腰痛の発現部位．腰痛，p.111-113，医学書院，2013.
85）Kuslich SD, et al: Orthop Clin North Am, 22(2): 181-187, 1991.
86）紺野愼一：日本腰痛学会誌，13：48-51，2007.
87）高橋弦，他：日本腰痛学会誌，13：10-16，2007.
88）Richard D, et al: Targeting Pain Generators. Rothman-Simeone The Spine, 6ed, 265-269, Elsevier, Philadelphia, 2011.
89）Yeom JS, et al: AJNR Am J Neuroradiol, 29: 1017-1023, 2008.
90）Manchikanti L, et al: Pain Physician, 15(3): E199-245, 2012.
91）Stalcup ST, et al: Spine J, 6(2): 170-176, 2006.
92）Sato M, et al: Spine, 34: 2669-2673, 2009.
93）Rihn JA, et al: J Bone Joint Surg Am, 19: 1906-1914, 2011.
94）Nygaard OP, et al: J Neurosurg, 92(2 Suppl): 131-134, 2000.
95）Jansson KA, et al: J Bone Joint Surg Br, 87: 959-964, 2005.
96）Ng LC, et al: J Bone Joint Surg Br, 86: 546-549, 2004.
97）Hasue M, et al: Spine (Phila Pa 1976), 8(1): 50-58, 1983.
98）Kikuchi S, et al: Spine (Phila Pa 1976), 9(1): 23-30, 1984.
99）Kikuchi S, et al: Spine (Phila Pa 1976), 19(1): 6-11, 1994.
100）Miyauchi A, et al: Eur Spine J, 26(2): 382-388, 2017.
101）Maigne JY, et al: Spine (Phila Pa 1976), 22(10): 1156-1159, 1997.
102）Kuniya H, et al: J Orthop Surg Res, 9: 139, 2016.
103）加藤欽志，他：ペインクリニック，37（10）：1249-1256，2016.

股関節周囲・骨盤の痛みとその対応

仁賀 定雄

「鼠径部痛症候群」の定義の修正

スポーツ選手に生じる鼠径周辺部痛（groin pain）に対して，これまで多くの国でさまざまな診断・治療が試みられてきましたが，いまでも病態や診断，治療法は確立していません[1]。筆者ら[2)3)4)5)]はこれまで，器質的疾患が認められない鼠径周辺部痛（groin pain）を「上半身～下半身の可動性・安定性・協調性に問題を生じた結果，骨盤周囲の機能不全に陥り運動時に鼠径周辺部にさまざまな痛みを起こす症候群（鼠径部痛症候群：GPS）」と定義して診断・治療・リハビリ・予防を行ってきました。

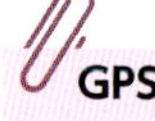

GPS
groin pain syndrome
鼠径部痛症候群

しかし現在では，多くの器質的疾患もまた機能不全の結果生じると考えています。groin painを生じた選手は，groin painを生じる前に何らかの原因で機能不全を起こし，機能不全の状態でプレーを続けることによって痛みや器質的疾患を生じます。今後，診断技術の進歩によって器質的疾患がないことを前提にしたGPSの割合は減少していくと予想されますが，GPSを「何らかの理由で生じた全身的機能不全が鼠径周辺部の器質的疾患発生に関与し，運動時に鼠径周辺部にさまざまな痛みを起こす症候群」という新たな概念で定義し直すことで，機能不全が関与する器質的疾患を含めたgroin painの診断・治療・リハビリ・予防がさらに進化すると考えています。

国際的には下記のDoha Agreement Meeting[6]のように，痛みの原因を局所から考えてgroin painを分類，治療しようとする流れがあると思われますが，筆者らが提唱するgroin painの病態と診断，治療，予防は，全身の機能不全から局所の痛みと器質的疾患が生じるという考え方であり，機能不全を評価して修正することが重要と考えています。

Doha Agreement Meetingでの同意

2014年にカタールのドーハに14カ国24人のgroin painの専門家が集まり，スポーツ選手のgroin painにかかわる用語の統一と分類の統一をはかるための国際会議（Doha Agreement Meeting on terminology and definitions in groin pain in athletes）が開催され，下記で述べる内容の同意がなされました。Doha Agreement

Meetingでの同意では，病歴と理学所見に基づいて，groin painは3つのカテゴリーに分類されることになりました。1つめのカテゴリーはさらに4つの小分類に分けられています。これらの分類はMRI等の画像所見を用いないでなされることとされています。論文の抜粋は以下のとおりです（和文は筆者の仮訳）。

「スポーツ選手のgroin painにおける3つの大きな分類システム」

1. groin painを定義する臨床的概念

- **内転筋関連groin pain**：内転筋の圧痛と抵抗下内転での痛みがある場合
- **腸腰筋関連groin pain**：腸腰筋の圧痛。とくに抵抗下屈曲または股関節屈筋群のストレッチによる痛みがある場合
- **鼠径関連groin pain**：鼠径管部分の痛みと鼠径管の圧痛。鼠径ヘルニアを触知しない。とくに抵抗下の腹筋テストでの痛みまたはバルサルバ法/咳/くしゃみで誘発される痛み
- **恥骨関連groin pain**：恥骨結合または恥骨に直に接する局在的な圧痛。後述する筆者のMRIによる分類における恥骨浮腫タイプでは通常，抵抗下SLR，抵抗下内転，上体起こしで痛みが誘発されるが，Doha agreement meetingにおける恥骨関連groin painでは，この群には圧痛以外に特異的な抵抗下の誘発テストは見いだされないとされている

2. 股関節関連groin pain

- 股関節由来のgroin painの可能性は常に念頭においておくべきである
- 病歴で，痛みの発生や経過，部位，ロッキングやクリック，giving way（膝崩れ）などの徴候に注目する
- 他の原因との鑑別が難しく，股関節外すなわち関節周囲の原因が合併している可能性もある
- FAIまたは股関節唇損傷など，股関節関連で可能性がある原因を詳細に分類することは，この会議での同意のプロセスからは除外されている

3. スポーツ選手のgroin painの原因になる他の状況

- スポーツ選手のgroin painの原因として，他にも多数の可能性があることを強調している

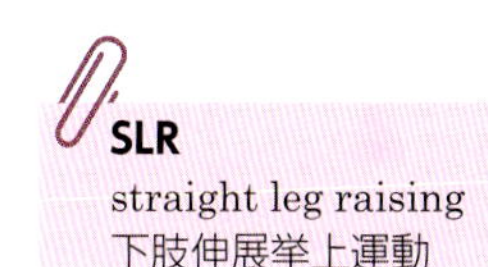
SLR
straight leg raising
下肢伸展挙上運動

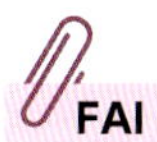
FAI
femoroacetabular impingement
股関節インピンジメント

筆者らの考えるgroin painの病態

1 痛みの日常生活への影響

groin painはサッカーでの発生例が多く，ほかの競技に比べて痛みが慢性化して問題になりやすいものです。日常生活では支障はありませんが，ランニングやキック，ステップ動作などで鼠径周辺部の各所に痛みが出現します。坐骨部の痛み単独ではgroin painとはいえませんが，痛みが鼠径部周辺からさまざまな部位に広がり，

変化するなかで坐骨部にも痛みを生じることがあるので，そのような場合はgroin painの自覚症状の1つと考えています。症状が悪化すると，日常生活での起き上がりや咳での痛みも生じますが，運動を中止すれば日常生活での痛みは改善します。

過去に筆者らは潜在する鼠径ヘルニア（スポーツヘルニア）が慢性鼠径部痛の原因になるという考え方に基づいて，鼠径管後壁補強修復手術による治療を施行しました[3)4)]が，積極的なアスレティック・リハビリテーションによる保存療法の発達[2)3)4)7)8)]とともに手術する割合は減少し，2001年以降は筆者らがスポーツヘルニアの診断で手術を施行した例はありません。

Point
坐骨部の痛み単独ではgroin painとはいえないが，痛みが鼠径部周辺からさまざまな部位に広がり，坐骨部にも痛みを生じる場合はgroin painの自覚症状の1つである

2 詳細な問診による確認

股関節周囲・骨盤の痛みの診断，治療を行うためには，まず詳細な問診で機能不全を起こすに至った外傷・障害やトレーニング内容を確認することがきわめて重要です。痛みが発生する前に遡ってトレーニング内容や外傷・障害の病歴を詳細に問診すると，ほとんどの症例で，痛みを生じる前に何らかの外傷・障害やトレーニング内容が原因で機能不全を生じていたことを推察できます。

問診のポイント

①痛み発生前に遡ってトレーニング内容や外傷・障害の病歴を確認する
②器質的疾患の有無にかかわらず，痛みが発生したのは必ず機能不全を起こした原因があると考えて行う

機能不全がある状態でプレーを続けてもすぐには痛みを生じませんが，機能不全の状態でプレーやトレーニングを続けることによってやがて痛みを生じるようになります。機能不全が起きてもすぐには痛みが発生しないことが多いので，なおさら選手は機能不全を起こした原因に気づきにくくなります。

問診，理学所見をふまえて撮影するMRIで器質的疾患が多くの例で見つかりますが，器質的疾患が発生したのも機能不全のままプレーを続けた結果なので，多くは予防できたはずです。通常，どの選手もそれまでのトレーニング内容や外傷・障害に機能不全を起こす理由があったのか自覚がないため，問診で機能不全を起こした原因を突き止めるのは簡単ではありませんが，ここで挫けては診断，治療，予防はできません。

とくに痛みが発生する前の数カ月から数年前まで遡ることが重要です。何も練習しないでリビングでテレビを見ているだけでgroin painは発生しません。器質的疾患の有無にかかわらず，痛みが発生したのは必ず機能不全を起こした原因があると考えて問診を行います。

上半身から下半身の可動性・安定性・協調性に問題を生じる不適切なチームのマネジメント（毎日早朝，部室が開く15分後から準備運動なしでロングキックの練習を開始していたチームがありました。診察に一緒に来たトレーナーとは違うトレーナーがリハビリを担当し，筆者が推奨しない不安定な荷重環境で体幹の軸をゆがめて訓練するトレーニングを行い再発した選手もいました。2回目は同行したトレーナーがリハビリを担当する約束をして復帰しました）やトレーニング（骨盤の前傾を過剰に強制して股関節がインピンジメントするような状態でのバーベルスクワットや，水が入って中で水が揺れる状態の大きな風船ボールを頭上に持って体幹の軸が不安定なまま片脚でジャンプ着地する，フリーキックの練習でわざと軸足をボー

図1　可動性・安定性・協調性が良好なキック動作

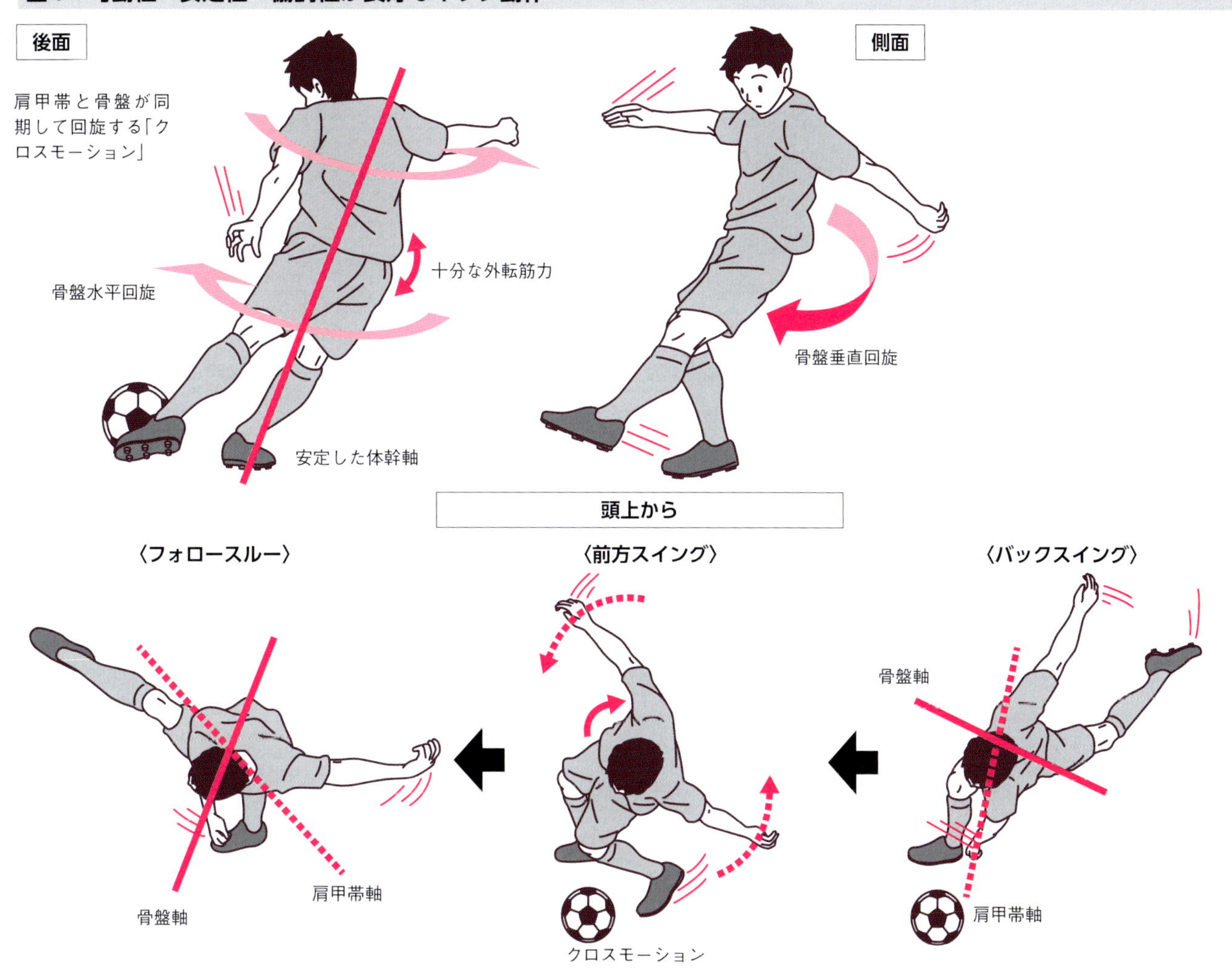

ルから通常より離して着地してなおかつキックする足を目標とは違う方向にスイングする，など），足首の捻挫，下肢の打撲，腰痛，肉離れなど何らかの理由で，拘縮や筋力低下，筋出力のタイミングのずれなどの機能不全を生じ，運動時に不自然な体の使い方が行われるようになり，機能不全を生じています。その結果，股関節周囲・骨盤の各所にストレスが増強して器質的疾患や疼痛を生じ，機能不全が長引いて慢性化するのが慢性化したgroin painの病態と考えています。

3 サッカー選手のキック動作

片脚立位でキックを多用するサッカーの動作そのものが発症の誘因にもなるので，とくにサッカー選手は日頃から機能不全にならないように予防を心がける必要があります。

可動性・安定性・協調性が良好な状態で行われるサッカーのキック動作においては，**図1**に示すように肩甲帯と骨盤が連動して効果的に回旋する（筆者らは「クロスモーション」と呼んでいる）ことによって，股関節だけの動作ではなく，肩甲帯

クロスモーション

肩甲帯と骨盤が連動して効果的に回旋するキック動作。この回旋動作が妨げられると，股関節周辺に過剰なストレスが発生し，股関節周囲に痛みが生じる

～骨盤の有効な回旋力によってキック動作が行われます。

何らかの問題で上半身と連動して動作する肩甲帯～骨盤の回旋動作が妨げられると，股関節単独の屈曲・内転動作でキックが行われるようになり，股関節周辺に過剰なストレスが発生し，股関節周囲に痛みを生じると考えています。

一連のキック動作で最初に動き出すのは，キックする足と反対側の上肢です。一流サッカー選手たちは皆，キックする足と反対側の上肢を大きく外転・伸展する動作で身体の動きをリードしてキックしています（**図2**）。反対側の上肢が先に動作をリードすることによって効果的に胸郭が動き，肋骨の動きが効果的に行われ，それによって腹横筋とともに横隔膜が機能的に動いてコアの蓋をします。横隔膜が効果的にコアの蓋をするとともに多裂筋，腹横筋，内腹斜筋の一部・骨盤底筋群などのコアのインナーマッスルが活動します。

図2　クロスモーションによるキック

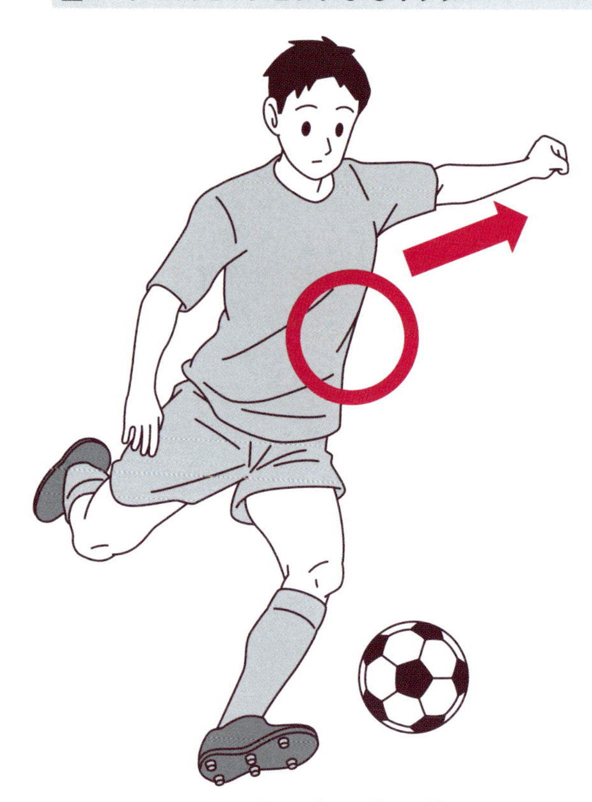

キックする下肢と反対側の上肢による誘導で，反対側の肋骨下部が浮かずリバースアクションしないでキックしている

そのことが骨盤の機能的な動きを産み出し[9)10)]，骨盤が機能的に動くことによって，キック動作時に股関節臼蓋面がスイングする下肢の動作する方向に動いて，大腿骨が屈曲内旋しても大腿骨頭と股関節臼蓋がインピンジメントしないで大腿骨頭が股関節臼蓋に対して求心位で動作します（肩における肩甲骨と上腕骨の関係に似ていると考えると理解しやすくなります。肩甲骨が動かないで上腕骨だけが動けば器質的疾患や痛みが発生するのは当然です）。骨盤の機能不全によって，腸腰筋損傷が生じたり，大腿骨頭の求心位が崩れて偏心運動するため股関節内に障害（FAIまたは股関節唇損傷）を生じたり，恥骨周囲に過剰な負荷が生じて恥骨浮腫などの器質的変化を生じると考えています。

また，効果的な連動性によるキック動作が妨げられると，身体の重い部分（体幹）を固定して軽い部分（下肢）を動作する方向に力が伝達するべきところを，逆に軽い部分（下肢）が固定されて重い部分（体幹）を動作する方向に力が伝達するリバースアクション（逆作用）が生じ，器質的疾患や痛みを生じる原因になります。理学所見をとる際（**図3**）にチェックする抵抗下SLR（屈曲）や抵抗下内転動作において，インナーマッスル・アウターマッスルによる効果的な全身の連動性（それぞれの動作するタイミングを含める）が失われると，下肢の動作時に下部肋骨が浮いてしまって横隔膜の機能が低下し，コアが効かなくなります。そのためにさまざまな代償動作が生じ，リバースアクションを生じたまま運動していると，骨盤・股関節周囲にさまざまな障害や外傷が生じると考えられます。筆者らは，骨盤・股関節周囲の器質的疾患もまた機能不全に対する代償動作の結果から生じている場合が少なくないと考えています。

Point
効果的な連動性によるキック動作が妨げられるとリバースアクション（逆作用）が生じ，器質的疾患や痛みを生じる原因となる

図3 groin pain診断チェックリスト

2015.12.4作成

氏名:　　　　ID:　　　　年　月　日

自発痛	R	L
鼠径部 (A)		
内転筋近位 (B)		
大腿直筋近位 (C)		
下腹部(D)		
睾丸～肛門 (E)		
股関節内(F)		
坐骨部(G)		
恥骨結合 (H)		
恥骨外側(I)		
大内転筋近位(J)		
咳・くしゃみ		
朝の起き上がり		
ラン・ステップ		
キック		
腰痛 (K)		

立位チェック	R	L
positive standing sign (PSS)		
PSSでの安定性	良 やや不良 不良	良 やや不良 不良
T-sign		
T-signでの安定性	良 やや不良 不良	良 やや不良 不良
腸腰筋ストレッチ痛		

腰部	R	L
屈曲(FFD)	°	(cm)
屈曲時の痛み		
背屈	°	
背屈時の痛み		
ケンプ動作の痛み		

股関節他覚所見	R	L
SLR	°	°
SLR時痛		
FABER	cm	cm
屈曲外旋	°	°
屈曲外旋時痛		
内転筋圧痛・拘縮		

腹臥位内旋	°	°
腹臥位内旋時痛		
腹臥位抵抗下外旋筋力低下＆疼痛(＊)		

恥骨圧痛	右	結合	左

MRI	R	L
恥骨High Signal		

ストレステスト痛 & MMT	R	L
仰臥位SLR		
仰臥位内転		
起き上がり		
端座位内転		
腸腰筋(端座位)		
側臥位外転		
腹臥位伸展		

股関節インピンジメント	R	L
股関節深屈曲角度	°	°
股関節深屈曲時痛		
Anterior Impingement sign(AIS)		
Posterior Impingement sign(PIS)		

PMテスト	R	L

フロントボディキープ	R	L
右手挙上		
左手挙上		
右足挙上		
左足挙上		
右手・左足挙上		
左手・右足挙上		

自発痛 ▨　圧痛 ×
拘縮 ○

cross motionによる痛みの改善
R(消失・改善・不変)
L(消失・改善・不変)

R	L
部位	部位
+/−	+/−

R		L	
MMT	部位	MMT	部位
+/−		+/−	

追加部位
L:
M:

(＊)陽性の場合、外旋筋損傷を疑い、MRIで確認する。

両手支持骨盤回旋によるスイング
両手支持前後スイング　(良好 / やや不良 / 不良)
両手支持内外スイング　(良好 / やや不良 / 不良)
クロスモーションによる協調運動:
片手支持前後スイング　(良好 / やや不良 / 不良)
片手支持内外スイング　(良好 / やや不良 / 不良)
問題点:自発痛(+ / -) 腰痛(+ / -) ストレス時痛 (+ / -)
可動性 (+ / -) 安定性 (+ / -) 協調性 (+ / -)
診断: □鼠径部痛症候群 ・ □器質的疾患 (□股関節インピンジメント・　　　　)
コメント:

スポーツ復帰
ショートキック (可 ・ 不可)
加速走 (可 ・ 不可)
ミニゲーム (可 ・ 不可)
ゲーム (可 ・ 不可)
ロングキック (可 ・ 不可)

groin painの診断

筆者が2013年5月にMRI（1.5テスラ超電導）を備えたクリニックを開業して以来，原則必要なすべての症例でMRIを撮影できるようになり，多くの症例で器質的疾患を確認することが可能になりました。

1 恥骨浮腫

これまでgroin painにおける恥骨浮腫（**図4**）の臨床的意義は謎でしたが，海外の文献[11)12)13)14)]で指摘されていたMRIで見られる恥骨浮腫とgroin painの関係を筆者自身の症例で検討することが可能となりました。

図4　恥骨浮腫

①左恥骨浮腫

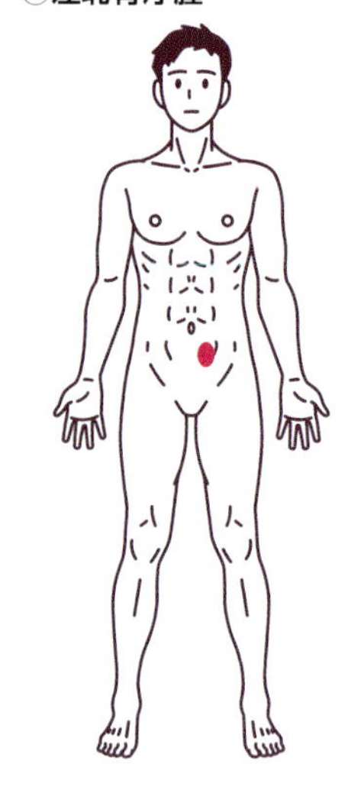

左下腹部痛の男子プロサッカー選手。チームで股関節単独屈曲，単独内転の訓練を行って発症。左恥骨浮腫を認めたが，10日間のリハビリで完全復帰した

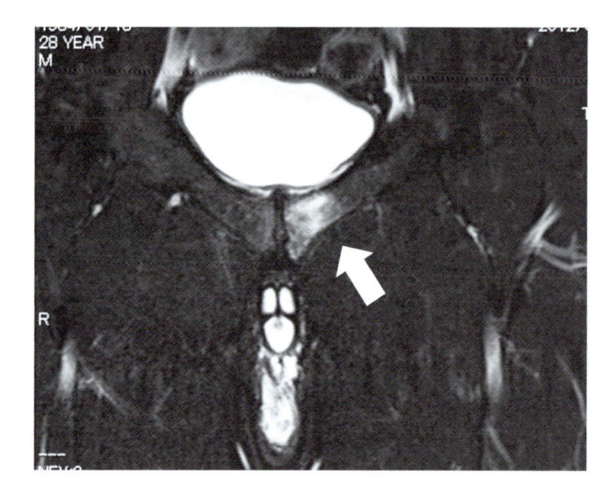

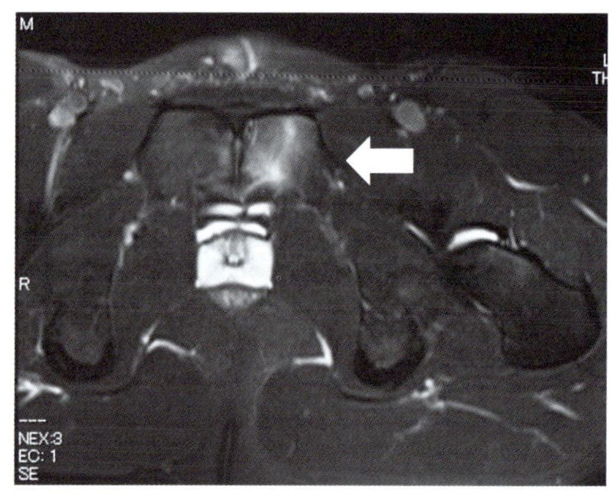

②両恥骨浮腫

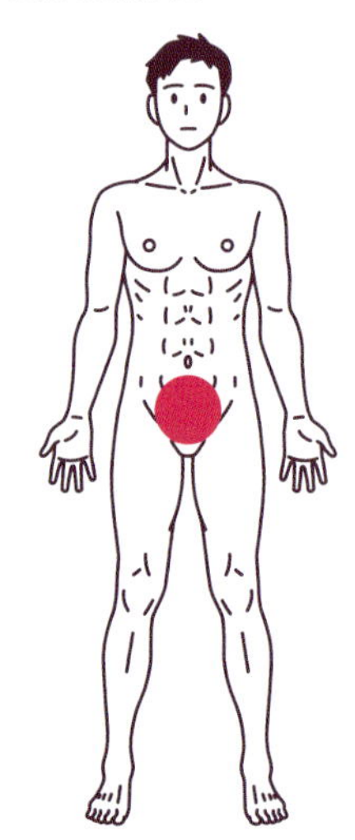

下腹部全体の痛みを生じた男子プロサッカー選手。右足でフリーキックを蹴る際に，バックスイングを小さくしてボールの中心からわずかにずれたところをインサイドキックで無回転で落ちるボールを蹴るようになってから発症。MRIで両恥骨浮腫がみつかった。4カ月間保存療法をしても起き上がりの痛みが持続し，ランニング不能。発症後4カ月で受診して機能回復のリハビリを施行したところ，リハビリ開始後2日で起き上がり痛消失，4日でランニング開始，8週間で公式戦フル出場できた

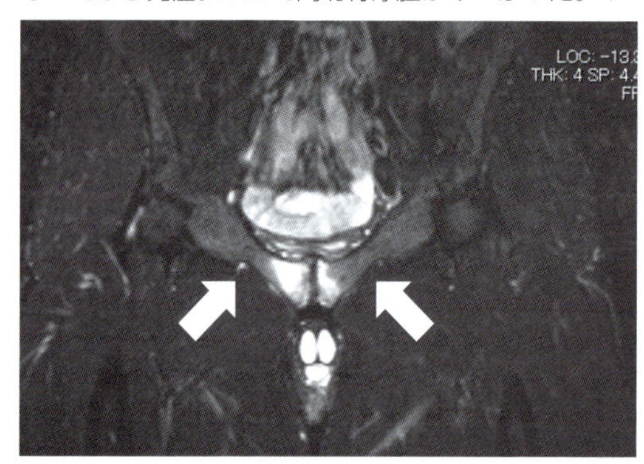

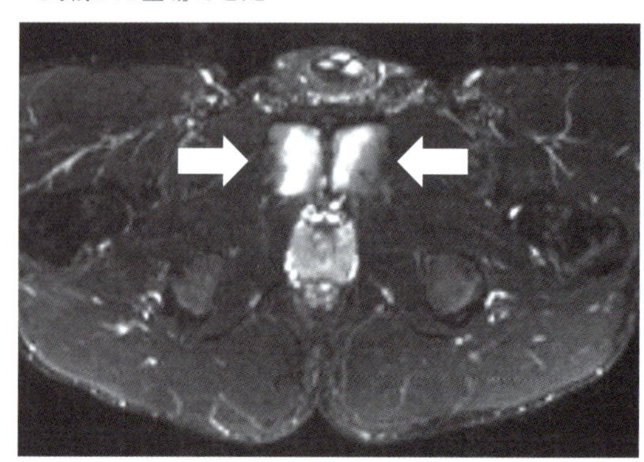

2013年5月～2016年4月に受診した明らかな受傷機転のない鼠径周辺部痛353例中，MRIで恥骨浮腫以外に異常所見を認めなかった59例（17％）の自覚症状の部位と恥骨浮腫の部位は85％の症例で一致しました。自覚症状の部位と恥骨浮腫の部位が高い確率で一致したことから，groin painにおける恥骨浮腫には臨床的な意味があると考えられ，現在では恥骨浮腫を器質的疾患の1つとしています。

2 腸腰筋損傷

腸腰筋損傷に関する報告は少なく[15)16)]，筆者らの検討では，MRI（STIR像）で腸腰筋に高輝度陰影を認めたスポーツ選手127例について，①高輝度陰影が腸腰筋実質内で広範かつ明確に認められる肉離れタイプ（**図5-①**）と，②高輝度陰影が腸腰筋腱周囲に沿って淡く認められた腱周囲炎タイプ（**図5-②**）の離脱～復帰までの

図5　腸腰筋損傷

①両側腸腰筋肉離れ

小学6年生の女子サッカー選手。小中学生にも腸腰筋肉離れが発生していることは少なくない。筆者の経験からプロレベルの選手の発生は少ないので，おそらく子どもたちは上半身から下半身を連動してキックする効果的な動作ができていないためと思われる。したがって，全身の機能不全の評価と修正を行うことがリハビリとしても予防としても重要である

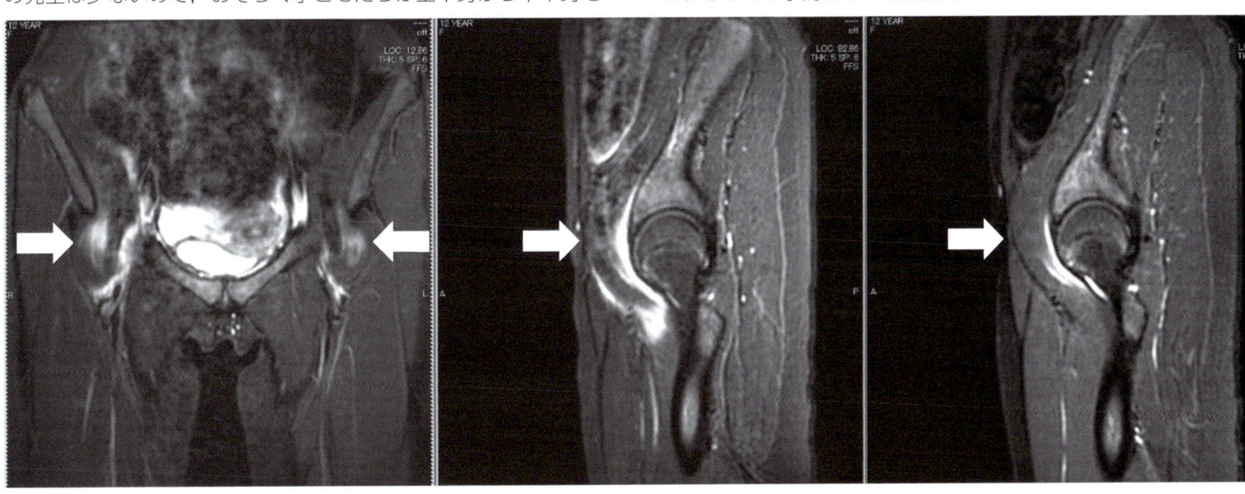

②両腸腰筋腱周囲炎

プロ野球選手。7カ月間，両鼠径部に痛みがあるまま，毎日，腹筋訓練を500～600回行っていた

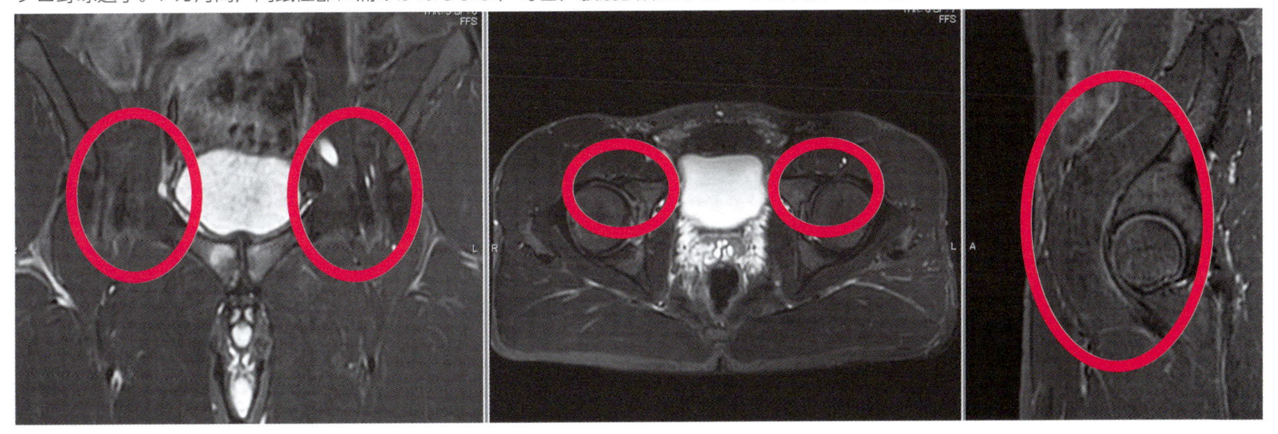

期間を比較した結果，肉離れタイプ平均6.9±5.6週，腱周囲炎タイプ平均11.8±8.6週で，腱周囲炎タイプが有意に長いという結果になりました（$p < 0.01$）。

この結果から，高輝度陰影が腱周囲に沿って淡く認められたタイプは肉離れではなく腱周囲炎と考えるほうが妥当であると考えるに至り，現在では両者を腸腰筋肉離れと腸腰筋腱周囲炎に分類することが妥当と考えています。

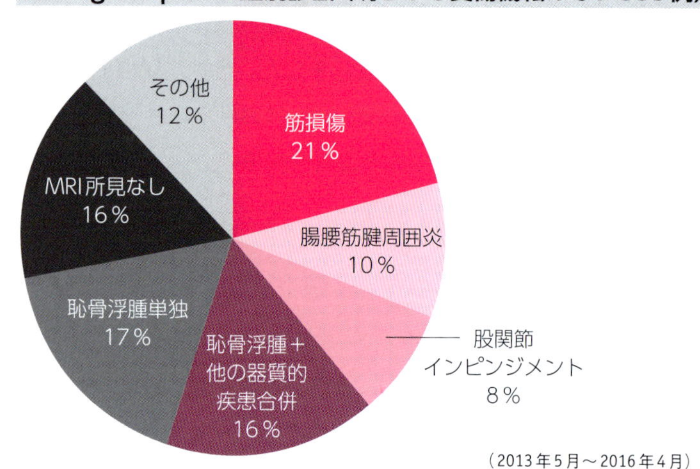

図6 groin painの鑑別診断（明らかな受傷機転のない353例）

（2013年5月〜2016年4月）

3 鑑別診断

恥骨浮腫，腸腰筋腱損傷，腸腰筋腱周囲炎を器質的疾患として分類することによって，2013年5月〜2016年4月に受診した明らかな受傷機転のないgroin pain 353例は，問診・理学所見・MRIで7つのタイプに分けられ，筋損傷21％，腸腰筋腱炎10％，FAIまたは股関節唇損傷8％（3例が股関節鏡手術施行），恥骨浮腫単独17％，恥骨浮腫＋他の器質的疾患合併16％，その他（剥離骨折，疲労骨折など）12％，MRI所見なし16％でした（**図6**）。

MRI所見なしは過去に筆者ら[2)3)4)5)]がGPSとして報告したものですが，過去に報告した割合よりも大幅に減少しました。このなかには過去に何らかの器質的疾患があったが，MRI撮影時には損傷がわからなくなっているものも含まれていると思われます（**図7**）。器質的疾患の診断率の向上とともに多くの症例で股関節周囲，骨盤の器質的疾患を見いだすことが可能になった今（**図8**），器質的疾患が認められないことを前提とした「GPS：鼠径部痛症候群」の定義を修正したいと考えています。

GPSを「何らかの理由で生じた全身的機能不全が鼠径周辺部の器質的疾患発生に関与し，運動時に鼠径周辺部にさまざまな痛みを起こす症候群」という新たな概念で定義し直すことで，機能不全から器質的疾患を含めたgroin painが生じるという考え方による診断，治療，予防は今後さらに進化していくと思われます。

保存療法の概要

詳細は，本書第3章の「骨盤帯（骨盤輪・股関節）の機能改善」を参照してください。

まず，前述したように上半身から下半身の機能不全を生じるに至った原因を突き止めて，中止すべきトレーニング方法があれば中止させます。ランニングやキックを行うために必要な関節可動域の制限や外転筋力の低下を認める場合はいったんランニングやキックなどの練習を中止して，可動域・安定性・協調性の改善，外転筋力の改善をはかります。そのうえで上半身から下半身の機能不全を改善させるために行わないほうがよい訓練，行ったほうがよい訓練をリハビリで指導します。

機能改善のポイント

①原因を突き止め，中止すべきトレーニング方法があれば中止する
②行わないほうがよい訓練，行ったほうがよい訓練をリハビリで指導する
③クロスモーションを習得させる
④生じた器質的疾患がMRIによる7つの分類のどれに当てはまるかを施術者に伝える
⑤拘縮除去には，組織間の滑走不全を徒手的にリリースする手技を用いる

図7 MRI所見が消失したGPS症例

①恥骨浮腫の消失

中年男性ランナー。1年前から鼠径部痛があり，走れなくなった。1年前から定期的に撮影していたMRIを確認すると，11カ月前に生じていた恥骨浮腫が経時的に消失していることがわかった。恥骨浮腫が経時的に消失して，抵抗時痛も消失，筋力も発揮できるが，抵抗下のSLR，抵抗下の内転動作でリバースアクションを生じ，体幹が歪んでしまう。受傷した恥骨浮腫が消失し，アウターマッスルの筋力が回復しても，インナーマッスルが効果的に働かないためにリバースアクションを生じ，ランニングに復帰できていないと思われ，リハビリを行っている

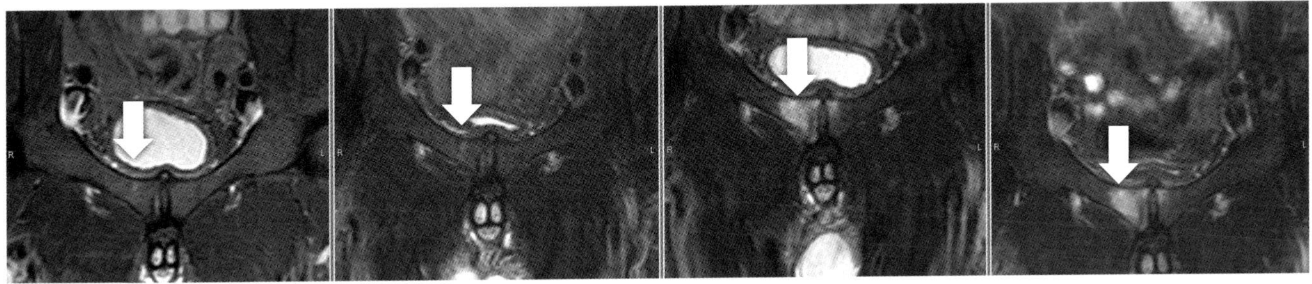

11カ月後（初診時）　10カ月後　1カ月後　初回MRI

②腸腰筋肉離れの消失

受傷後6週間でMRI所見が消失した腸腰筋肉離れ

上段：初回受診時（発症後2日）
下段：6週後，所見消失

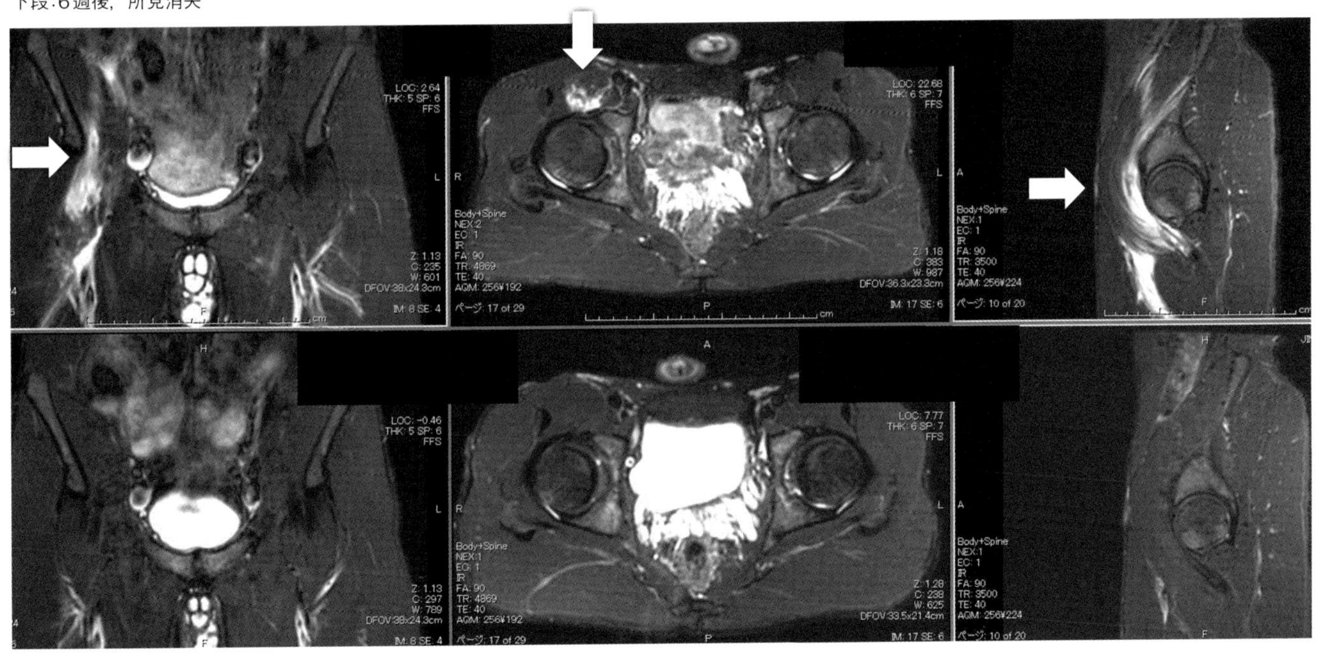

リハビリにおいては，上半身の力が骨盤を介して下肢に効果的に伝わる動作（クロスモーション）を習得させることが重要であると考えます。股関節の単独屈曲，単独内転は行わないようにし，股関節の屈曲，内転を行う場合は常にクロスモーションによって動作することを指導します。器質的疾患があってもなくても，上記の内容は変わりませんが，結果的に生じた器質的疾患が前述したMRIによる7つの分類

図8 機能不全から器質的疾患が発生したGPS症例

①右大腿骨頭骨挫傷

6カ月間復帰できなかった大学男子ラグビー選手。左肩鎖関節脱臼後に1カ月間経過後から右腰痛，右股関節痛，右大腿痛が発生した。前医で左肩鎖関節脱臼後3カ月の時点で撮影したMRIで異常を認めず診断不明で紹介された。当院でのMRI（前医でのMRIの3カ月後）で右閉鎖筋損傷と右大腿骨頭前方の骨挫傷を認めた。問診で6カ月前の左肩鎖関節脱臼後にデッドリフトを2日に1度100～140kg64回ずつ施行していたこと，当院でのMRI撮影1カ月前からチューブによる股関節外旋訓練および屈曲訓練をしていたことを確認。左肩鎖関節脱臼後に左肩をかばってデッドリフトをしたため，右広背筋から右腹直筋，右多裂筋，右内転筋などのアウターマッスルが拘縮を起こし，さらにインナーマッスルが効かない状態でチューブによる股関節外旋訓練および屈曲訓練をしたために，大腿骨頭が前方移動した状態での屈曲訓練となり，右大腿骨頭前方がインピンジメントを起こして右大腿骨頭前方の骨挫傷を受傷し，右閉鎖筋を損傷したと思われる。右広背筋以下の機能不全回復のリハビリを施行したところ，1回のリハビリで半年間続いていた自覚症状がすべて消失し，徒手抵抗の痛みもすべて消失し，ラグビーに復帰した

上段：当院受診時（発症後6カ月）右大腿骨頭骨挫傷
下段：前医のMRI（発症後3カ月）明らかな所見なし

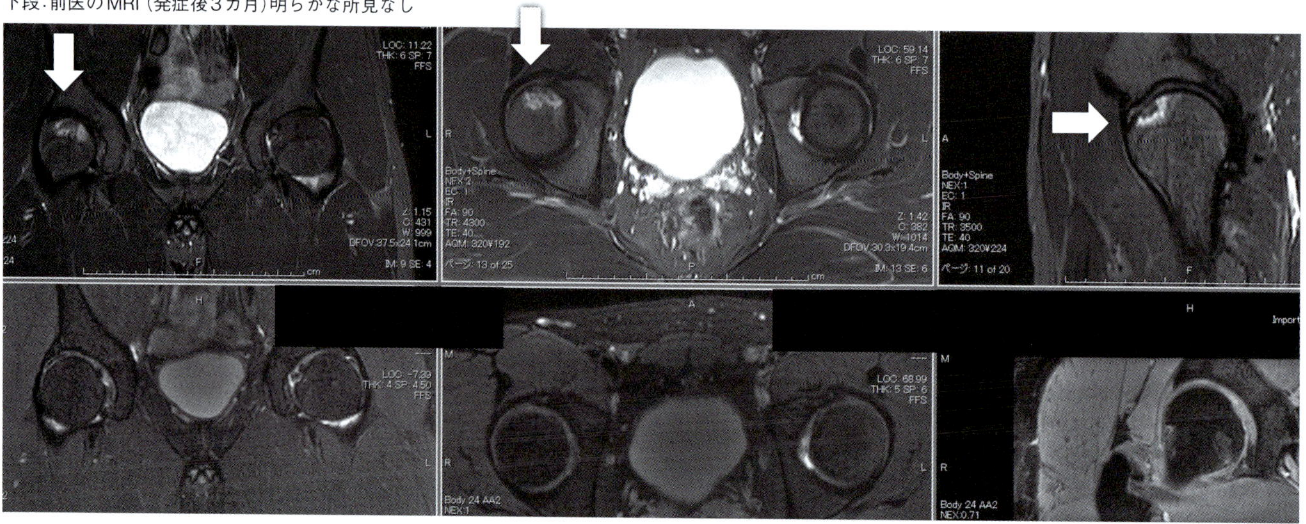

②右睾丸の後上方の痛み

高校サッカー男子。右睾丸の後上方の痛みのために2年間復帰できない。MRIで右仙腸関節面にかかる右腸骨遠位前方の疲労骨折を認める。リハビリ開始後，右仙腸関節に痛みを自覚するようになった。仙腸関節面にかかる疲労骨折は極めて難治性で，復帰が難しい障害である

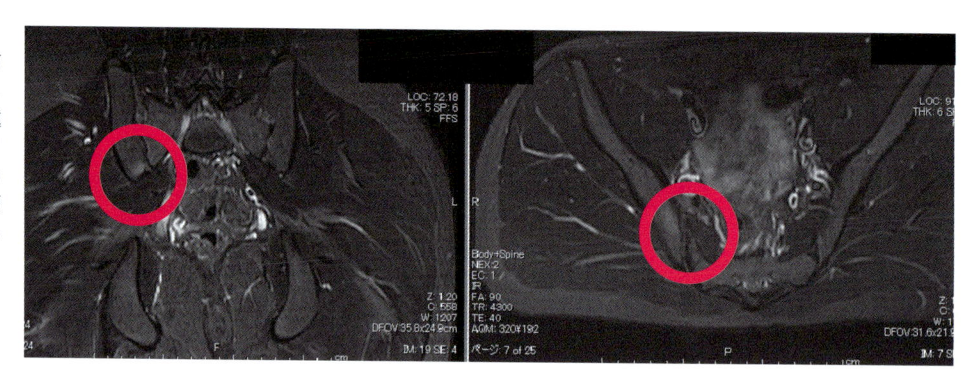

のどれに当てはまるかを施術者に伝えたほうが，施術者は病態を把握でき，リハビリを行いやすくなります。腸腰筋損傷，腸腰筋腱周囲炎例では，下肢のスイング訓練を強く行うことは復帰の最終段階まで避けたほうがよいでしょう。

拘縮除去に，蒲田[17]が提唱した組織間の滑走不全を徒手的にリリースする手技を用いると効果的です。呼吸法から指導して，胸郭が効果的に動いて，横隔膜がコアの蓋をしてコアが効果的に機能し，仙骨・腸骨が効果的に機能するようにリハビリを行います。その結果，チェックリストの自覚所見と他覚所見が消失した後，チェックリストのフロントボディーキープのチェックを行い，片手挙上，片足挙上，右手右足

図9 リハビリで改善したFAI症例

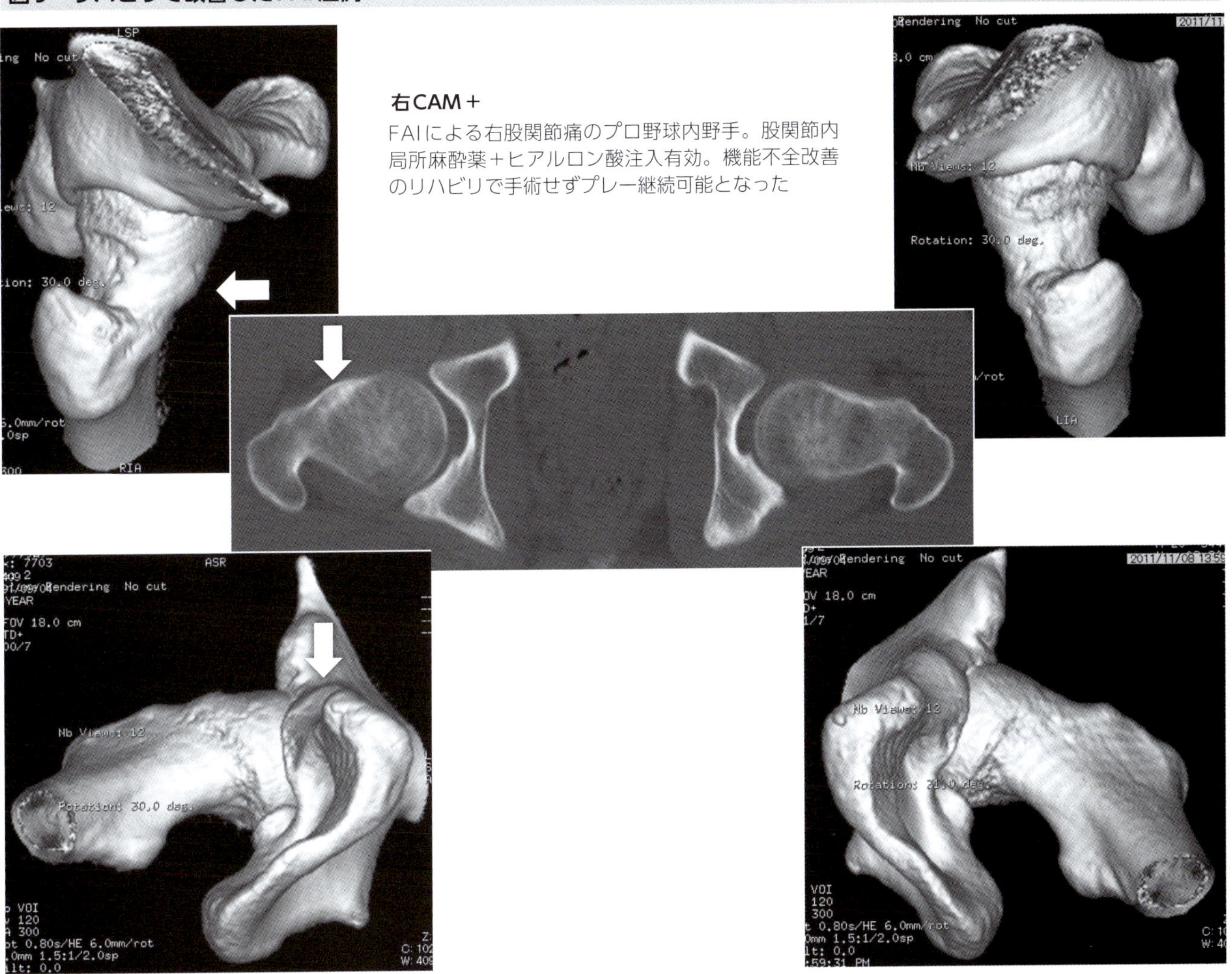

右CAM＋
FAIによる右股関節痛のプロ野球内野手。股関節内局所麻酔薬＋ヒアルロン酸注入有効。機能不全改善のリハビリで手術せずプレー継続可能となった

挙上，左手左足挙上が痛みなく可能になったことを確認してから，クロスモーションによるスイング，歩行，ジョギング，キックを開始して，段階的に復帰を目指します。

FAIまたは股関節唇損傷例でも，股関節深屈曲での違和感程度の痛みとAITの手技で通常の股関節90°では痛みがなく，90°以上深く屈曲内転してAITを行ったときのみに痛みが出る例では，リハビリで改善する例が少なくありません（**図9**）。リハビリで十分改善しない場合，鑑別診断と治療を兼ねて股関節内に局所麻酔薬とヒアルロン酸および造影剤を注入します。注入直後に注入前の理学所見がVASで30以下になり，なおかつ翌日以降にもVASで50以下の例は，数回の注入で改善することが期待できます。

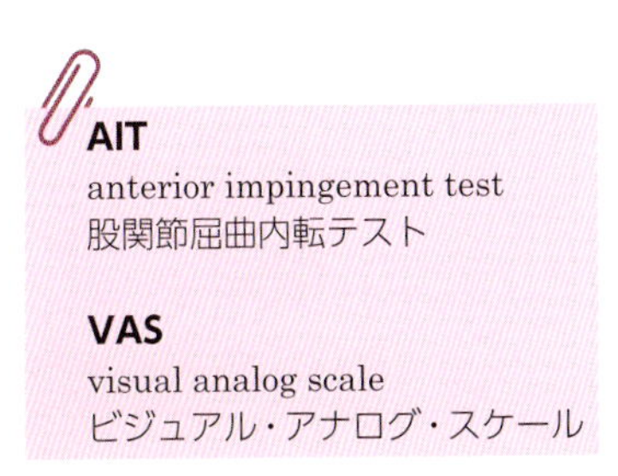

AIT
anterior impingement test
股関節屈曲内転テスト

VAS
visual analog scale
ビジュアル・アナログ・スケール

図10 「クロスモーション」による下肢の前後スイング

練習・試合前のグランド上では選手同士が互いの肩につかまって行うことができる

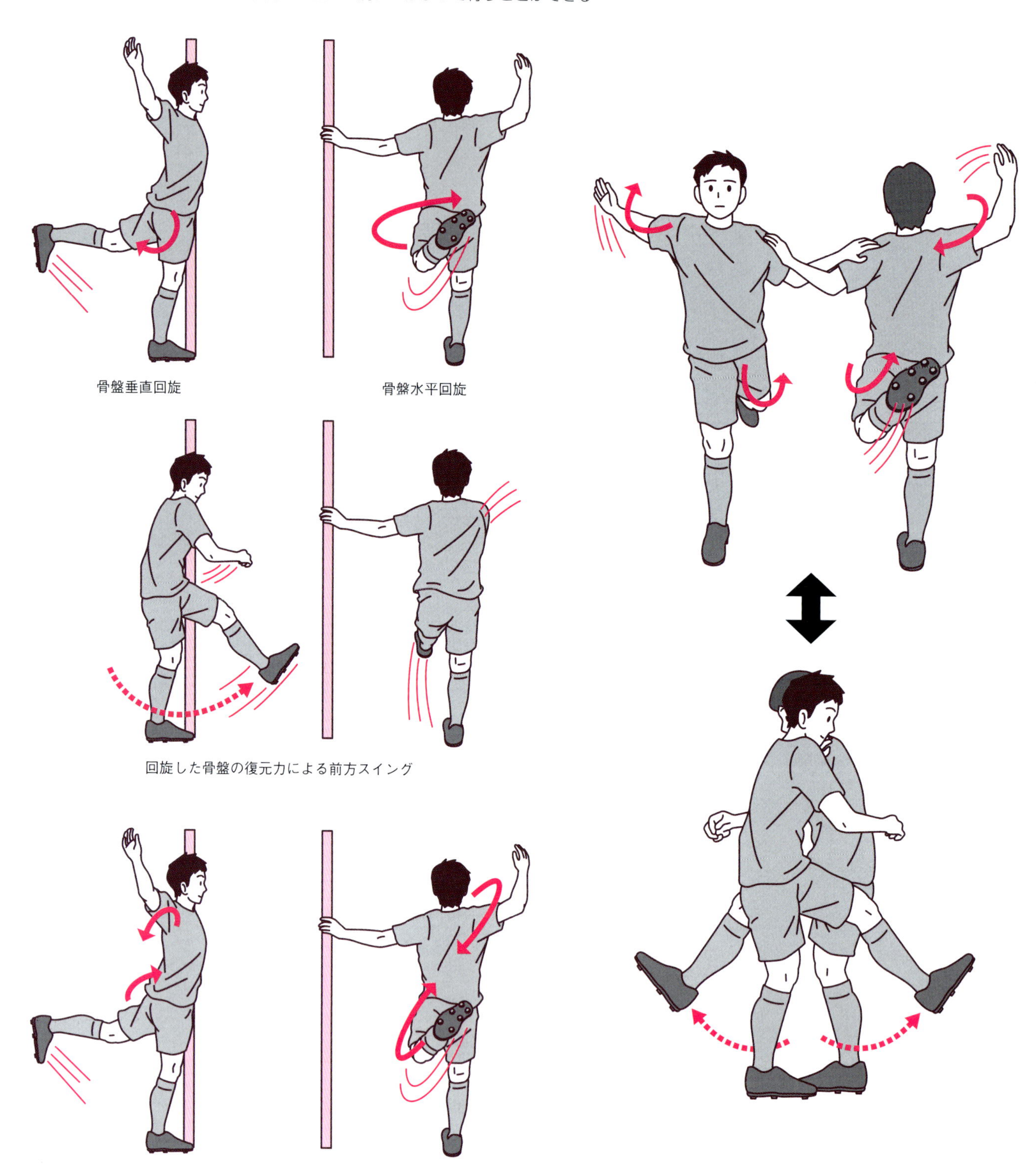

手術が必要となるときはどういうときか

2013年5月〜2016年4月に受診した明らかな受傷機転のないgroin pain 353例のなかで，股関節インピンジメント（FAIまたは股関節唇損傷）と診断したのは27例（8％）でした。そのうち3例が股関節鏡手術[18)19)20)]を受けています。股関節鏡手術は今後さらに発展するきわめて有用な手術ですが，手術適応の診断が重要です。

筆者は，理学所見とMRIから股関節インピンジメント（FAIまたは股関節唇損傷）と診断して，一定期間の保存療法で症状が改善せず，股関節内に局所麻酔薬とヒアルロン酸および造影剤を注入して，注入直後に注入前の理学所見がVASで30以下になり，なおかつ翌日以降に再び痛みがVASで100になるものを股関節鏡手術の適応があると考えています。通常，手術適応がある症例は股関節屈曲90°以上困難であり，AITで痛みが強く，テストそのものが困難です。

groin painの予防方法

平素から，体幹〜下肢の可動性・安定性・協調性を良好な状態に保つことがgroin painの予防として有用です。なんらかの外傷・障害発生時に，機能不全の誘因を早期に見出して発生を防ぎ，機能不全が発生したら早期に改善することが，予防・治療・再発予防にとって重要なことです。捻挫，打撲，肉離れなどの原因で身体バランスが崩れたままで無理にプレーを続けてはいけません。何らかの原因で股関節周囲の拘縮や筋力低下が生じたら早めに発見して修正することが大切です。

運動前の準備運動に肩甲帯と骨盤が機能して上半身〜下半身が効果的に連動する協調運動を取り入れ，股関節だけの動作を無理にしないようにします。準備運動では，片手支持の前後スイングと内外スイングを左右それぞれ10回ずつ行うことを推奨します（計40秒あれば可能）。グランド上では選手同士が互いの肩につかまって行うことができます（**図10**）。

文献

1）Mosler AB, et al: Br J Sports Med, 49(12): 810, 2015.
2）仁賀定雄，他：Monthly Book Ortho，23（5）：95-107，2010.
3）仁賀定雄，他：スポーツ選手の鼠径部痛．整形外科臨床パサージュ7，p.164-177，中山書店，2011.
4）仁賀定雄：鼠径部痛症候群. 新版スポーツ整形外科学（中嶋寛之監），p.237-243，南江堂，2011.
5）仁賀定雄：スポーツによる鼠径部痛症候群の診断・治療方針．運動器診療最新ガイドライン（中村耕三編），p.623-625，総合医学社，2012.
6）Weir A, et al: Br J Sports Med, 49(12): 768-774, 2015.
7）畑中仁堂：sportsmedicine，138：19〜25，29〜30，2012.
8）畑中仁堂：sportsmedicine，157：17〜20，29〜32，2014.
9）藤井康成：仙腸関節の不具合からくる腰痛．スポーツと腰痛 メカニズム＆マネジメント（山下敏彦編），p.89-97，金原出版，2011.
10）加藤太郎：理療，43（2）：45-51，2013.
11）Robinson P, et al: Skeletal Radiol, 33(8): 451-457, 2004.
12）Falvey ÉC, et al: Br J Sports Med, 50(7): 423-430, 2016.
13）Verral GM, et al: Br J Sports Med, 35(1): 28-33, 2001.
14）Branci S, et al: Br J Sports Med, 49(10): 681-691, 2015.
15）Exstrand J, et al: Am J Sports Med, 39(6): 1226--1232, 2011.
16）Serner A, et al: Am J Sports Med, 48(3): 1857-1864, 2015.
17）蒲田和芳：sportsmedicine，35：30-34，2001.
18）Uchida S, et al: Am J Sports Med, 44(1): 28-38, 2016.
19）内田宗志，他：日整会誌，87（9）：707-712，2013.
20）Philippon MJ, et al: Knee Surg Sports Traumatol Arthrosc, 15(8): 1041-1047, 2007.

投球障害肩への対応

菅谷 啓之

投球障害肩は，投球動作における全身のいずれかの部位の機能異常を肩甲上腕関節が代償するため，同部に過剰な負荷がかかり，投球時の肩の痛みとして発症します。とくに，肩甲骨周囲筋がその柔軟性を失うと肩甲胸郭関節が正しく機能しなくなり，肩甲上腕関節にかかる負荷は増大します。

したがって，治療は肩甲胸郭関節機能の改善に加え，腱板機能，股関節機能や前腕機能の改善などの理学療法が主眼となります[1~9]。ただし，理学療法で機能改善がみられない場合や機能改善してもその維持ができない場合には，鏡視下手術で解剖学的に破綻した部位に対して処置が必要となります[1~2) 6~9]。

患者の訴えや背景

野球肩の症状は投球時の加速期またはフォロースルーでの疼痛であり，バッティングや走塁，守備における捕球，あるいは日常生活での痛みを訴えることはほとんどありません。投球動作でも軽くなら投げられますが，全力での投球は疼痛のためできません。

通常，このような症状は外傷なく出現しますが，スライディングや帰塁時などのなんらかの外傷がある場合や，ある投球動作を契機に発症したとする1球のエピソードがある場合もあります。スライディングや帰塁時などの明らかな外傷歴のある場合と，そのようなエピソードが全くない場合では病因・病態が明らかに異なります。前者では，外傷による関節唇損傷や肩甲上腕関節の不安定症が疑われるため，病歴の聴取と画像診断が必須で，後者の場合は身体機能の低下が背景にあるので機能診断が不可欠です。

患者の訴えと診断

①明らかな外傷歴がある場合：関節唇損傷や肩甲上腕関節の不安定症が疑われるため病歴の聴取と画像診断が必須

②明らかな外傷歴がない場合：身体機能の低下が背景にあるので機能診断が不可欠

理学所見の取り方

①機能的な問題の抽出

詳細な病歴聴取（外傷歴の有無，1球のエピソードの有無，発症からの期間と症状の推移など）ののち，上半身を裸にして立位で全身を見ます。急性外傷や外傷から比較的時間の経っていない場合は，下記のうち実施可能な機能検査にとどめ画像診断に移りますが，外傷歴のない場合や外傷後より比較的時間のたっている場合は下記の機能検査を行い，機能的な問題点を把握するようにします。

- **視診**：骨盤の傾斜，肩の位置の左右差をみる。とくに健側と比べた場合の肩甲骨の位置異常を確認します（**図1**）。
- **触診**：疼痛部位を本人に示してもらい，烏口突起部，肩鎖関節，鎖骨周囲，腱板疎部，棘下筋，小円筋，小胸筋などの圧痛の有無を確認します。
- **関節可動域測定**：患者を立位としたまま，まず健側の①屈曲，②外転，③下垂位内外旋，④肩甲平面上90°外転位内外旋，⑤90°屈曲位内外旋，⑥結帯動作での椎体指間距離を測定し，次いで患側の①から⑥を測定します。この際，関節可動域の患健差，①②や④の最終域での痛みの有無，肩甲骨の動きなどを注意深く観察します。
- **下肢・体幹の可動域測定**：立位体前屈（FFD），背臥位での下肢伸展挙上角度（SLR），股関節90°屈曲位内旋角度（HIR）（**図2**），Faber（股関節屈曲外転外旋），

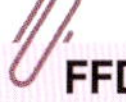

FFD
Finger Flour Distance
立位体前屈

SLR
Straight Leg Raising
下肢伸展挙上角度

HIR
Hip Internal Rotation
屈曲位内旋角度

図1　野球選手にみられた肩甲骨の位置異常

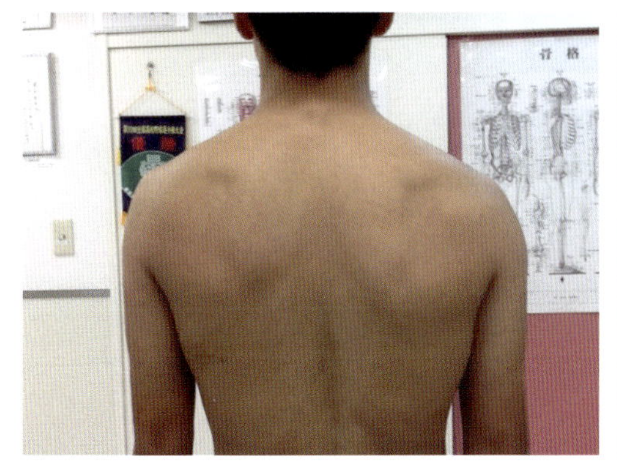

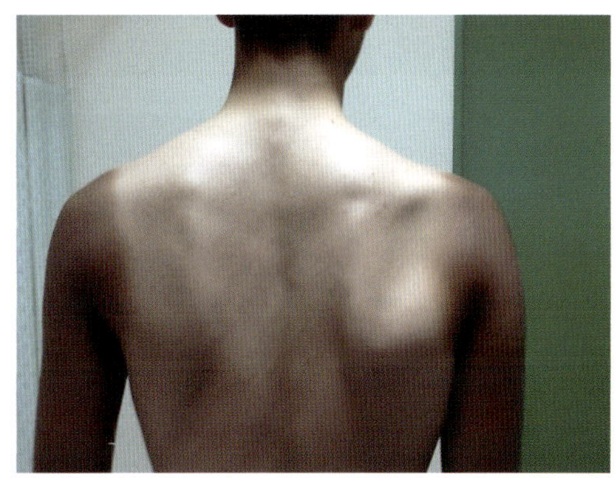

左：右の肩甲骨が下制しており右肩が下がってみえる。右：右の肩甲骨が極端に下方回旋かつ前傾しており，棘下筋の萎縮が著しい

文献7）より引用

図2　股関節の内旋可動域

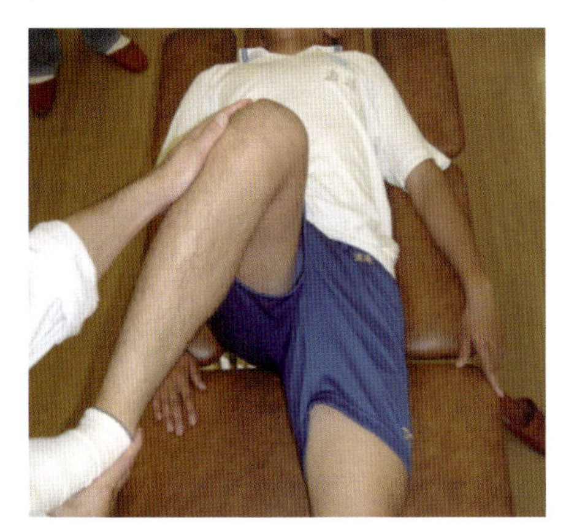

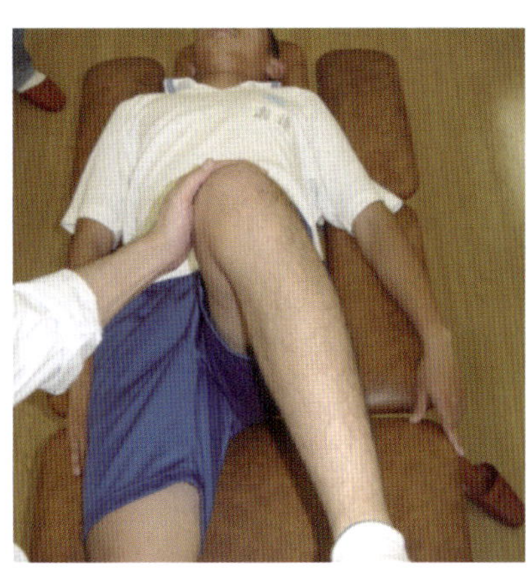

左側で90°屈曲位での股関節内旋制限を認める。実際は両側性に制限を認めることが多い

文献2）より引用

図3 股関節の屈曲内転可動域の測定

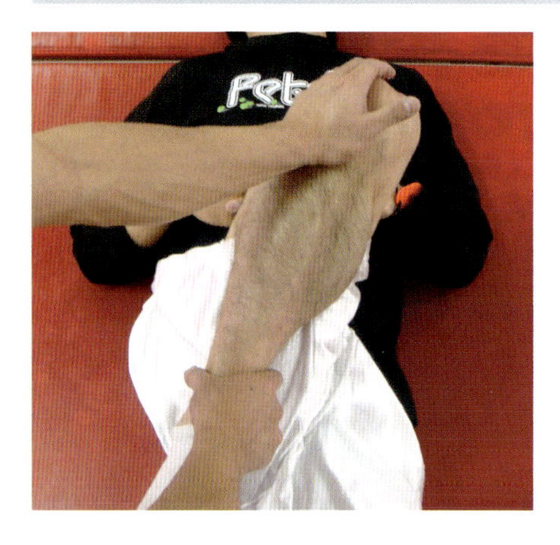

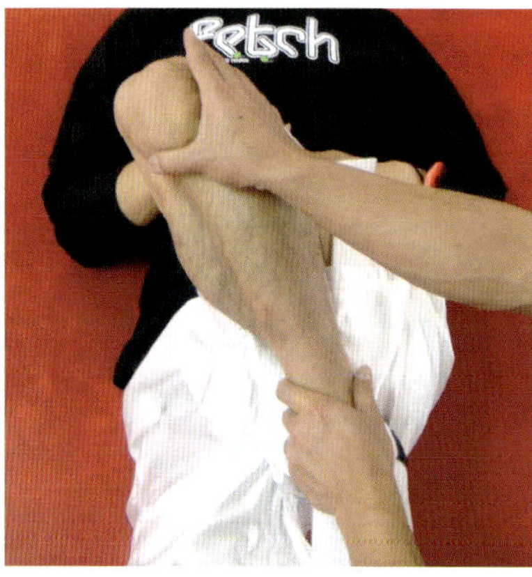

FADIRFの肢位。この肢位で股関節の詰り感や痛みが出るかを確認する

文献3）より引用

図4 CAT（上段）およびHFT（下段）

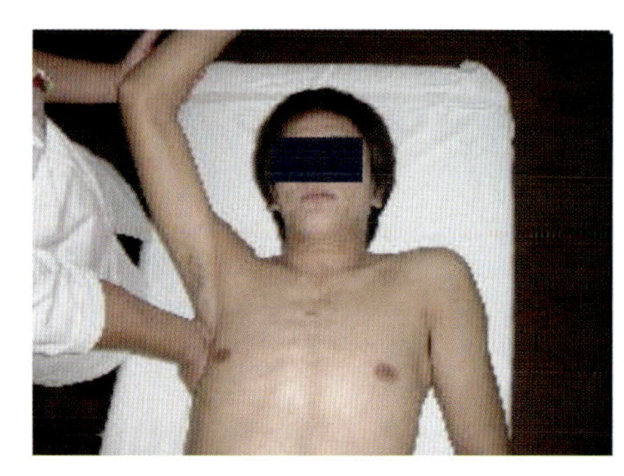

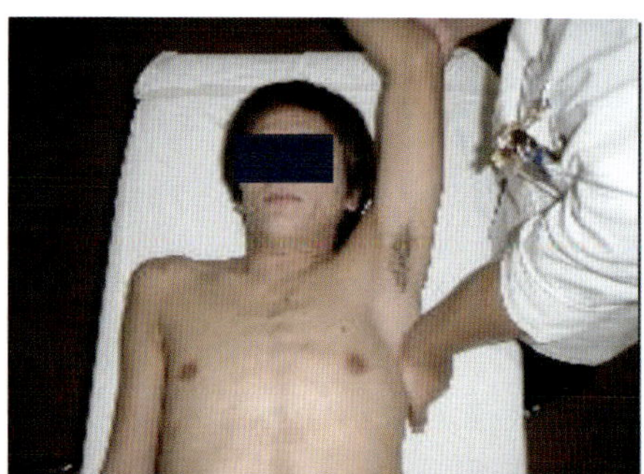

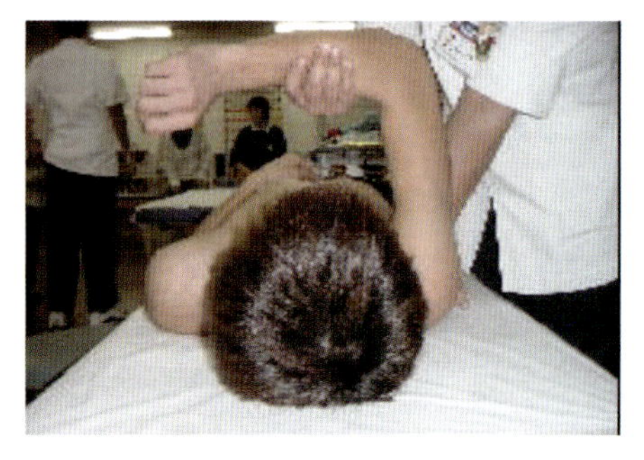

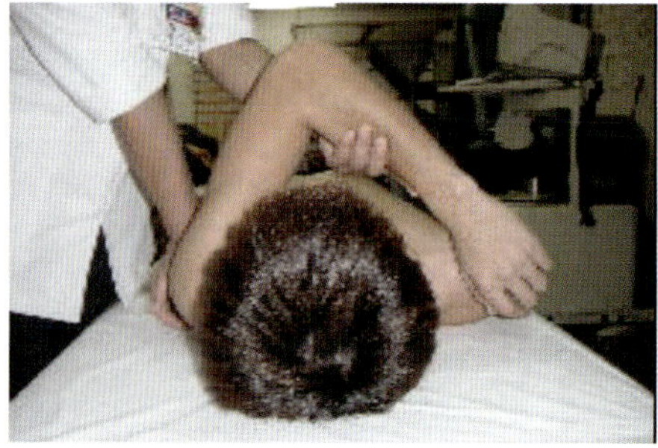

左：投球側，右：非投球側。肩甲骨を押さえながら外転（CAT）および水平内転（HFT）を行うと，有症状の投球側は非投球側に比べて明らかな可動域制限がみられ，肩甲胸郭関節の柔軟性が低下している

文献2）より引用

図5 疼痛誘発テスト

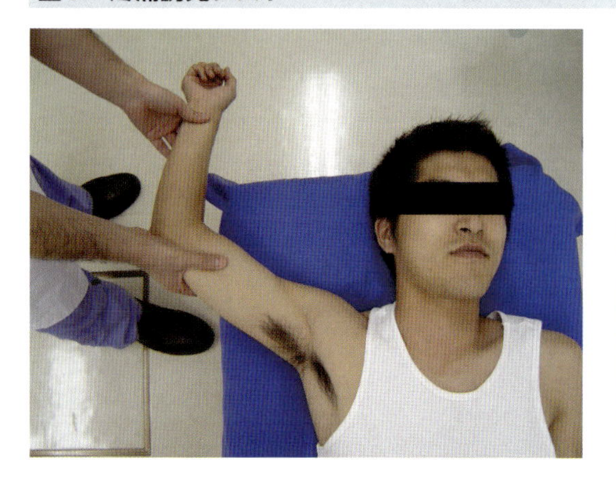

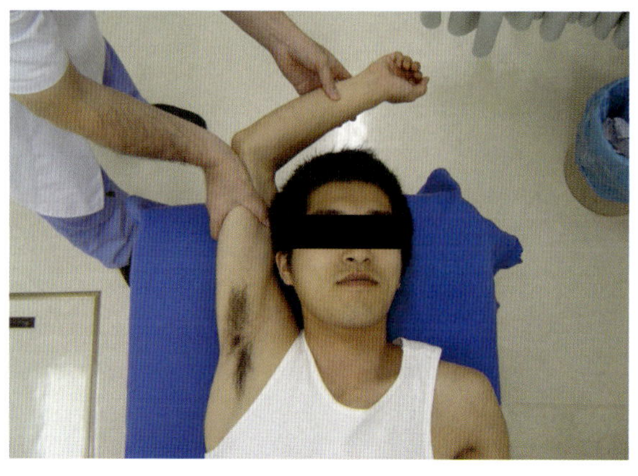

左：120度外転外旋位，右：180度屈曲位

文献1）より転載

FADIRF（股関節屈曲内転内旋）（**図3**）。

- **肩甲胸郭関節機能の測定**：CAT，HFT（**図4**）。
- **疼痛誘発テスト**：選手を背臥位とし，患側肩を外転外旋位や最大屈曲位として疼痛の有無や"つまり感"の有無をみる。同時に肩関節外転位で上肢を保持して関節窩に軸圧を加え，クリックや引っ掛かりの有無をみます（**図5**）。

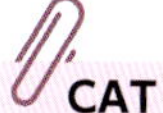

CAT
Combined Abduction Test

HFT
Horizontal Flexion Test

以上の所見から，柔軟性を中心とした機能的な問題を抽出します。病院を訪れるほとんどの選手は何らかの機能的な問題を抱えており，ポイントは肩甲帯機能不全の有無で，肩甲骨可動制限に加えて腱板機能障害（腱板筋出力の低下）を伴っているケースが多くみられます。これらのきっかけとして下肢の問題や前腕や手など末梢の問題，あるいは腰痛などの体幹の問題などがかかわっていることも多く，肩肘の局所から離れた部位のチェックも重要となりますが，これらは理学療法士と協力して行います[2～5]。

下肢や他部位の機能障害の有無にかかわらず，肩甲胸郭関節機能障害の異常が認められ（CAT・HFT陽性）かつ疼痛誘発テストが陽性の場合には，肩甲上腕関節局所の解剖学的異常の有無を見極める必要があります。求心性の乱れている上腕骨頭を徒手的に元に戻すか，脊髄反射を利用して肩甲帯周囲の亢進した筋緊張を一時的に緩めて，CAT・HFTの陰性化（あるいは陽性度の軽減）をはかったうえで，疼痛誘発テストをもう一度行います[2)3)6)7)]。

Point
関節窩への上腕骨頭の求心性がとれていない状態で，疼痛誘発テストや関節唇関係の徒手テストを行っても，多くは解剖学的異常がなくても陽性になるので注意を要する。解剖学的破綻の有無の徒手テストは必ず，一時的にせよ求心性を回復させてから行う

関節窩への上腕骨の求心性を戻してから上記疼痛誘発テストを行うと，ほとんどの症例で陰性化もしくは疼痛の軽減がみられます。それでも疼痛が不変であったり，クリック音や引っ掛かりが残存する症例に対しては画像検査（MRA）を行います。

②再診時の理学所見

1カ月程度の理学療法の後，上記の機能異常が軽減してきている症例に対しては，再診時に上記所見とあわせて以下の徒手筋力測定を行います。

- **肩甲骨固定筋・腱板筋力測定**：立位での肩甲平面上肩関節外転45°筋力（Thumb Down/Thumb up），この筋力が弱い場合は肩甲骨を用手的に固定して再評価。肩甲下筋筋力テスト（Bear Hug Test, Belly Press Test）（**図6**）。
- **ゼロポジションでの外旋筋力測定（図7）**[10]。

肩甲帯周囲の柔軟性が獲得され，上記の筋力テストで肩甲骨固定筋力，腱板筋力（下垂位，45°外転位，ゼロポジション）の正常化が確認できたら，完全復帰できる状態と判断できます。

画像検査

①単純X線写真

初診時には両側の内旋位正面，外旋位正面，バンザイ正面像を撮影します。Bennett病変などの形態的異常の有無を確認した後，バンザイ正面像では上腕骨のスリッピングの度合い，肩甲骨の上方回旋，肋骨挙上や鎖骨回旋の左右差をみます

図6　肩甲平面上の外転運動に対する抵抗運動

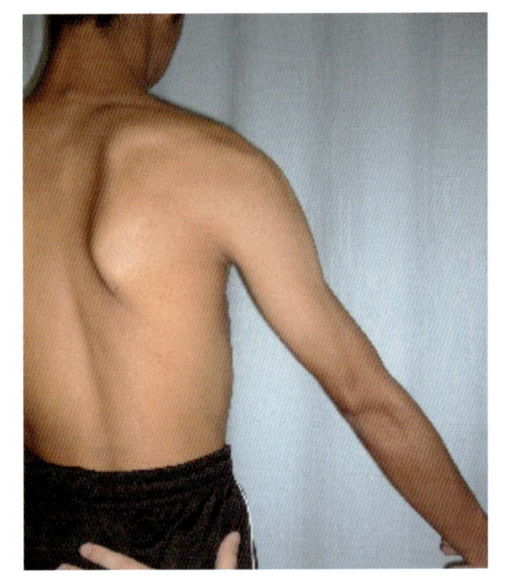

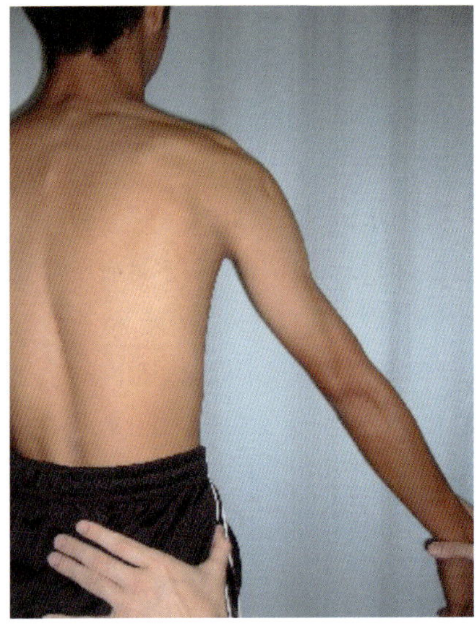

full can位(母指が上)とempty can位(母指が下)の両方で行う。左:脱力とともに肩甲骨の翼状化がみられる。右:筋力も肩甲骨の固定性も良好

文献3)より引用

図7　ゼロポジションにおける外旋筋力の評価

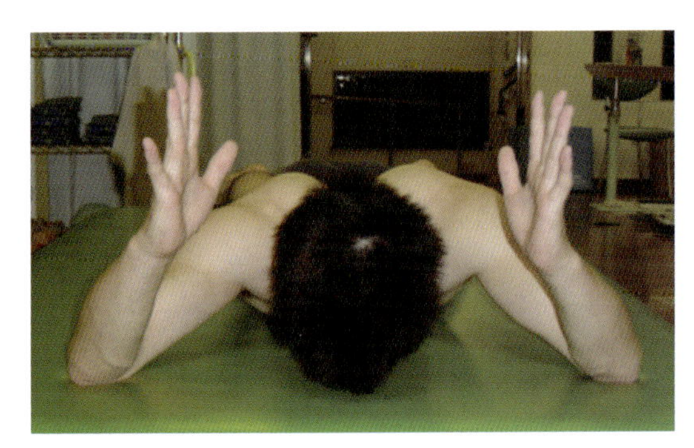

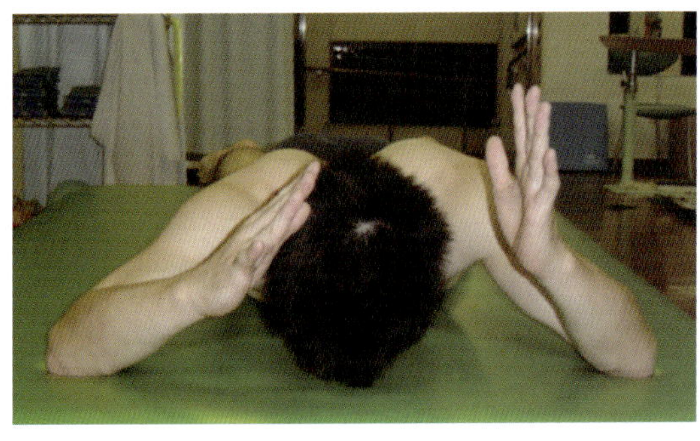

上段:正常，下段:患側(右)における外旋筋力低下が著明

文献3)より引用

図8　単純X線バンザイ正面像

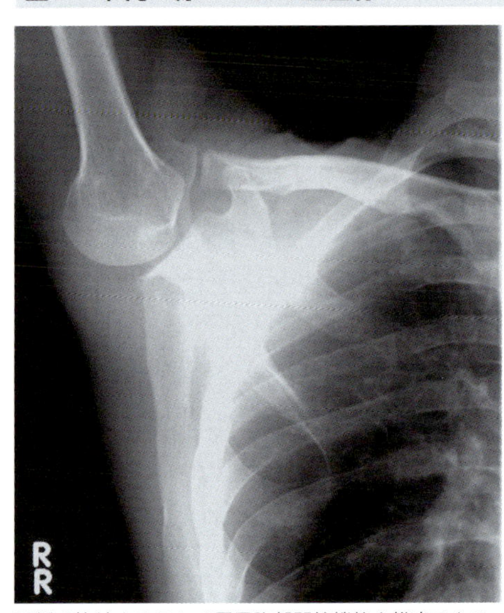

両側を比較することで肩甲胸郭関節機能を推察できる

文献3)より引用

(**図8**)。投球側では通常，肩甲骨の上方回旋が大きく肋骨挙上が非投球側に比べて悪くなります。また，関節弛緩性の強い症例では非投球側のほうがむしろスリッピングの度合いが大きくなります。これらの所見は，肩甲骨の位置異常，胸郭の柔軟性低下，肩甲骨周囲筋の筋緊張亢進を示しています。

②MRA(MR関節造影)

ABER位のMRAは関節唇損傷の有無，インターナルインピンジメントの有無，腱

図9　ABER（外転外旋）位のMR-Arthrography

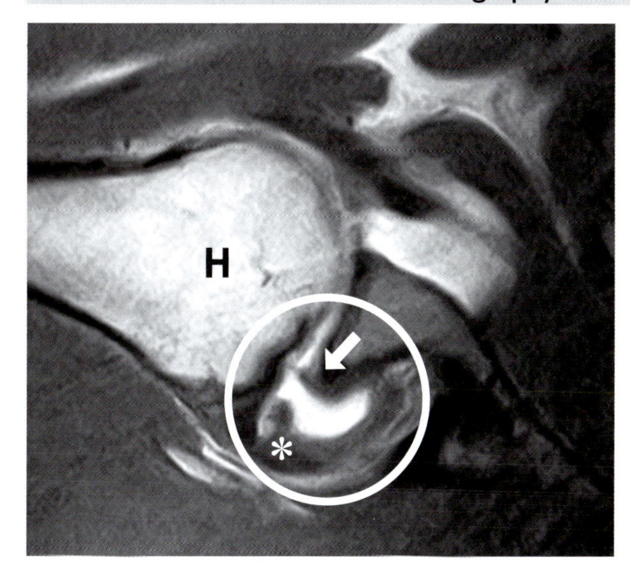

H：上腕骨頭。○印は関節窩後上方部と腱板関節面を示す。○印内で後上方関節唇の剥離（→）と腱板関節面断裂（＊）が確認できる

文献1）より転載

板関節面断裂の有無と程度が正確に判断できます。理学所見で上腕骨頭の求心性を戻しても疼痛誘発テストが陽性な場合や，クリックや詰り感がみられる場合はMRAを行います。ABER位を下垂位冠状断や水平断とあわせて診断することで関節唇損傷の部位とひろがりを正確に診断できます（**図9**）。外傷歴があり，関節唇損傷や不安定症が疑われる場合は，可及的早期にMRAと3DCTを行います[11)12)]。

③3DCT

外傷歴の明らかなケースで不安定症が疑われる場合は第一選択の検査になりますが，通常の投球傷害肩では行う必要はありません。

治療

肩甲胸郭関節を中心とした機能障害を修正するのが主眼となるため，理学療法士とトレーナーに治療の主役をバトンタッチします[5)]。

①理学療法

理学療法士は医師からの診断や情報をもとに理学療法士なりに機能診断を行い，機能的な問題点を抽出します。局所の解剖学的異常の有無にかかわらず，肩甲胸郭関節機能をはじめとした機能障害の修正を行います。他部位の問題や機能不全が肩甲胸郭関節機能に影響を与えている場合もあり，対応法は症例により異なりますが，早ければ1カ月程度で，遅くても3カ月で機能修正を完了させるようにします。

②運動療法・トレーニング

機能改善のために指示された自宅での運動療法は不可欠で，また改善された機能の維持のためのトレーニングも不可欠です。

手術の選択肢

解剖学的異常が画像検査で認められても，必ずしも手術が必要とは限らないのが投球障害肩の特徴で，まず機能修正を優先します。ただし，外傷歴のある症例，たとえば帰塁やスライディングなどで投球側の脱臼や亜脱臼をきたし，不安定症のために投球が満足にできない場合で，画像検査でも解剖学的な構造破綻が明らかであれば即座に手術を勧めます[11)12)]。

①適応とタイミング

解剖学的破綻が明らかにあり，理学療法にて機能修正がはかれても，症状がとれない場合，もしくは修正された機能の維持ができない場合のみが手術適応となります。これはリハビリ期間には関係しません。「3カ月リハビリをやったが症状がとれないので手術を行った」などとよく耳にしますが，3カ月リハビリをやって機能改善が得られたか否かが重要です。理学療法の内容自体に問題があれば，3カ月や6カ月リハビリを続けても機能改善が得られるはずはないからです。

Point

プロ野球選手などのハイレベルのアスリートになればなるほど，腱板関節面断裂に対する修復術の術後の完全復帰率は低くなるため，近年footprintの外方化などの工夫がなされている。しかし，復帰に難渋するため，手術適応は，深くて広い腱板関節面断裂があって腱板，とくに棘下筋機能不全を伴うもののうち，理学療法にて肩甲胸郭関節機能向上をはかっても腱板機能が上がらないものに限るべきである

②手術方法

関節唇損傷に対しては，インターナルインピンジメントを避けるため後方から後上方部はデブリードマンにて腱板関節面と関節窩後上方部のクリアランスを確保します。関節唇損傷が前方部にまで広がっている場合のみ，前上方部をスーチャーアンカーにて固定してMGHLの安定化を図ります（**図10**）。

図10　SLAP損傷とインターナルインピンジメント

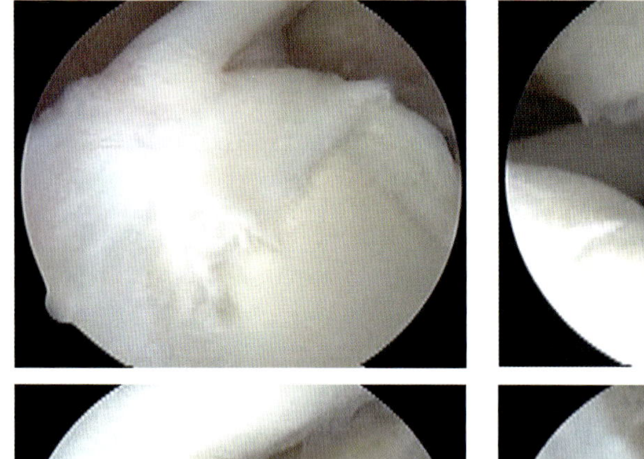

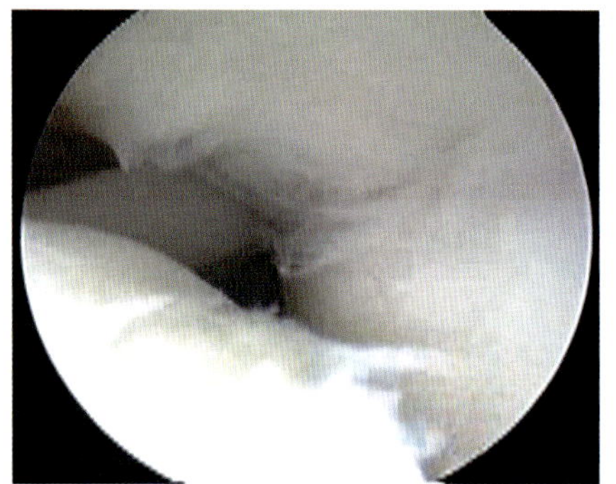

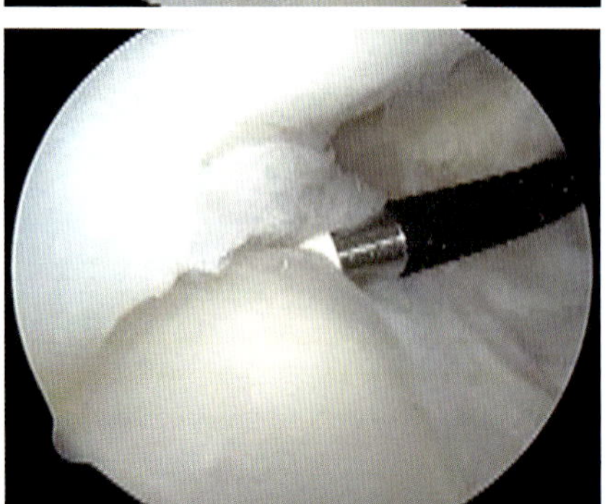

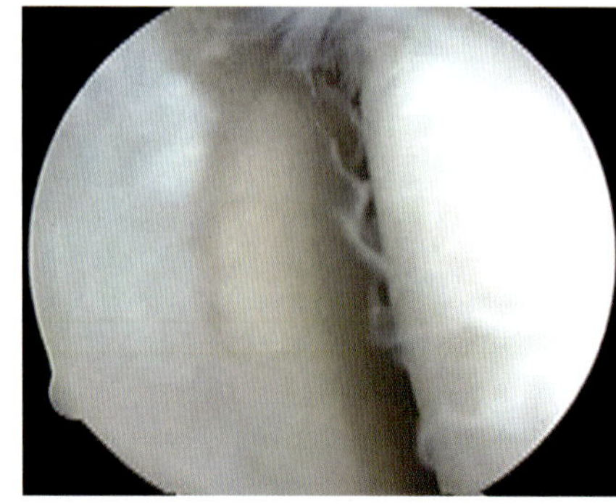

24歳の社会人野球投手。左上：広範なSLAP損傷がみられる。右上：患肢を外転外旋すると上腕骨頭と後方関節唇の間に剥離した後上方関節唇が挟まる。左下：関節唇のfree endを切除し，前上方部を鉗子で持ち上げるとMGHLが緊張するのがわかる。この位置で前上方関節唇をスーチャーアンカーにて固定する。右下：手術終了後に患肢を外転外旋位とすると，上腕骨頭と後上方関節窩の間のクリアランスが良好になっている

図11　深い腱板関節面断裂

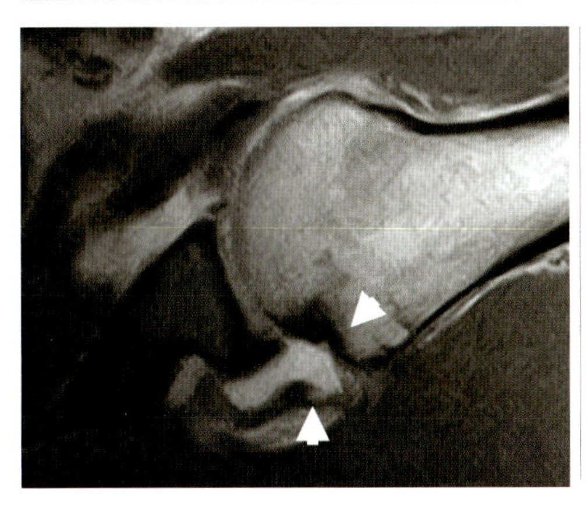

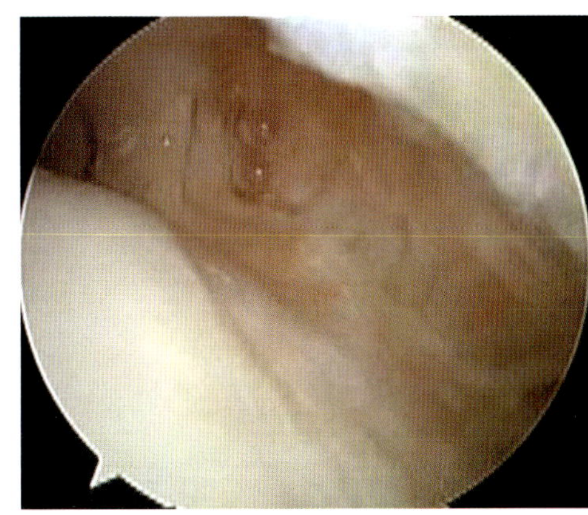

28歳のプロ野球選手。左：MRA，矢印が腱板断裂部，右：関節鏡所見（右肩後方鏡視）

文献1）より転載

図12　野球選手の腱板関節面断裂の進展様式

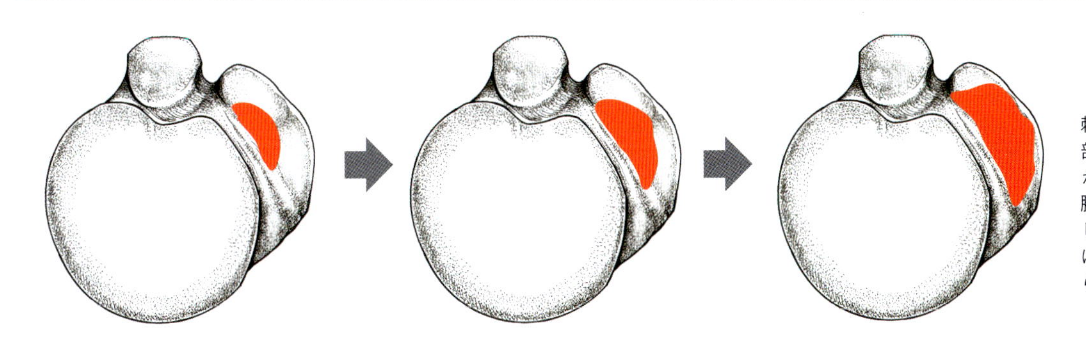

棘上筋と棘下筋の付着部の関節面寄りの部分から始まり，棘上筋内腱の大結節付着部を残して，後方および外側に拡大していくと考えられる

文献6）より引用

腱板関節面断裂に関しては，極小のスーチャーアンカーを用いフット・プリント（footprint）の外方化をはかります（**図11，12**）。

予防法

地道なコンディショニングにより，良好な肩甲胸郭関節機能の維持，股関節機能の維持，前腕機能，体幹・下肢機能の維持につとめることに尽きます。

病態や原因，不具合のメカニズム

投球動作では，コッキング期から加速期への切り返しに相当するポイントで肩甲上腕関節は最大外旋位となりますが，このときに肩甲上腕関節だけでなく，胸郭のしなり，肩甲骨の上方回旋と後傾も最大となる必要があります。肩甲胸郭関節に機能障害があると，胸郭および肩甲骨の動きが少なくなるため，そのぶん肩甲上腕関節は過剰な外旋を強いられるだけでなく，投球時の上腕骨の回旋平面（throwing plane）と肘関節の屈伸平面（elbow plane）のズレが生じます（double plane）（**図13**）[13]。

図13　Throwing Plane Concept

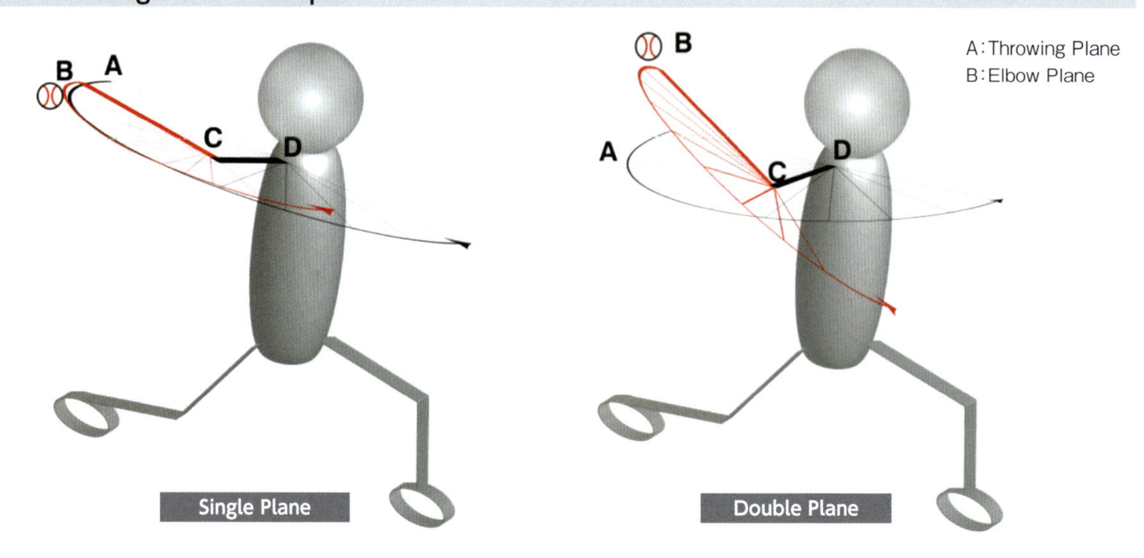

左：上腕の軌道であるthrowing planeと肘の屈伸平面であるelbow planeが一致しているsingle planeの投球フォーム。右：elbow planeがthrowing planeからはずれたdouble planeの投球フォーム。Double planeでは加速期に肩甲上腕関節の内旋を過剰に使ってelbow planeをthrowing planeに合わせていく動きが必要となるため，肩や肘に負担がかかる

文献13）より転載

具体的には，投球時の肘の軌道が，選手の意識よりもやや外側や下方にズレるようになります（いわゆる肘下がり）。そうなると，加速期以降で肘関節の伸展と体幹の回旋だけでは目標方向にボールを放ることができなくなり，腕を横に振ることで（いわゆる横振り），ボールを目標方向に放ろうとする本来必要のない修正動作が入ります。これにより，肩甲上腕関節は過剰な内旋運動を強いられ，加速期における肘関節では外反ストレスが増大し，肩関節ではインターナルインピンジメントが強く起こりやすくなるばかりか，減速期における棘下筋の遠心性筋収縮が強制されるため，後上方関節唇損傷や棘下筋腱の関節面断裂が起こりやすくなります[8)9)]。

投球障害の保存療法が難しいとされている理由は，この機能障害の評価と効果的な治療を適切に行うためには，豊富な経験と技術が必要とされるからです。

未解決の問題

投球障害肩の治療法に関しては，個々の症例の治療経験に基づいて知識と治療法を体系化していくしかないことから，文献でも治療法に関するエビデンスがきわめて乏しい現状にあります。したがって，個々の症例に対する治療経験を地道に報告しエビデンスを積み上げていく一方，とくに理学療法の分野でエビデンスを積極的に出していく努力が必要です。また，野球選手の機能診断や機能障害に対する治療のレベルは，日本は欧米と比べても決して低くはなく，むしろリードする立場にあります。そのためにはこの分野におけるさらなる情報発信が必要です。

今後の課題

①個々の症例に対する治療経験を地道に報告し，理学療法の分野でエビデンスを積み上げていくこと
②わが国の野球選手の機能診断や機能障害に対する治療レベルの高さを自負し情報を発信すること

文献

1）菅谷啓之：臨床スポーツ医学，24（6）：643-652，2007.
2）菅谷啓之：Monthly Book Medical Rehabilitation，110：53-59，2009.
3）菅谷啓之，他：整形災害外科，53：1575-1582，2010.
4）菅谷啓之：関節外科，29（4月増刊号）：148-158，2010.
5）菅谷啓之，他：臨床スポーツ医学，28（臨時増刊号）：21-27，2011.
6）菅谷啓之：整スポ会誌，33：246-252，2013.
7）菅谷啓之：日医雑誌，143：289-292，2014.
8）菅谷啓之：臨床スポーツ医学，32（臨時増刊号）：114-119，2015.
9）高橋憲正，他：臨床スポーツ医学，32（臨時増刊号）：129-138，2015.
10）山口光國，他：肩関節，28（3）：611-614，2004.
11）高橋憲正，他：MB Orthop，27（5月増刊）：1-6，2014.
12）渡海守人，他：臨床スポーツ医学，32（臨時増刊号）：201-206，2015.
13）瀬戸口芳正，他：臨床スポーツ医学，27（12）：1359-1368，2010.

中高齢者の肩痛への対応

皆川 洋至

中高齢者に生じた肩痛を一般に「五十肩」と呼びます。さまざまな疾患を含むにもかかわらず，ひとまとめに病名として使われてきた歴史があります。ほとんどの肩関節疾患がX線写真では診断できないこと，「湿布・痛み止め」程度の治療しかできなかったことが背景にあります。運動器エコーが広く普及した現在では，①瞬時に正確な診断を下し，病態に合わせた治療ができること，②「五十肩」は必ずしも“放置しても治らない”こと，③患者の痛みの重症度は，現在ばかりでなく，過去や将来予測される痛みの積分値で評価すべきであることが，専門家の共通認識として広がり始めています。

本稿では，超音波診断・超音波ガイド下注射を中心に，中高年者の肩痛に対する対応の実際について解説します。

肩および肩周囲の痛みの診断

①診療のファーストステップ――“肩”ってどこ？

“肩”を意味する場所は，肩甲上部から上腕近位まで人によって認識が異なります。したがって，肩痛を訴える患者の診療は，患者が示す“肩”の位置を正確に把握することから始まります。

多くの医師が理解する肩痛の場所は〈肩関節〉である

↓

しかし，患者が自覚する肩痛の場所は〈腕（上腕近位）〉である場合が少なくない

多くの医師が理解する肩こりの場所は〈頸〉である

↓

しかし，患者が自覚する肩こりの場所は〈肩〉である場合が少なくない

②問診のポイント――頸 or 肩？

肩関節や上腕近位を痛がる場合は肩関節疾患由来であることが多く，『肩こり』の場所が痛い場合は頸椎疾患由来の場合が多いです（**図1**）。病態が異なれば治療方針

図1　頸由来の痛みと肩由来の痛みの場所

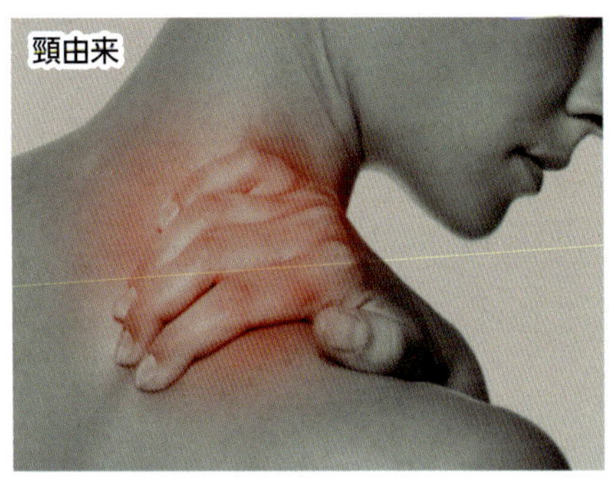

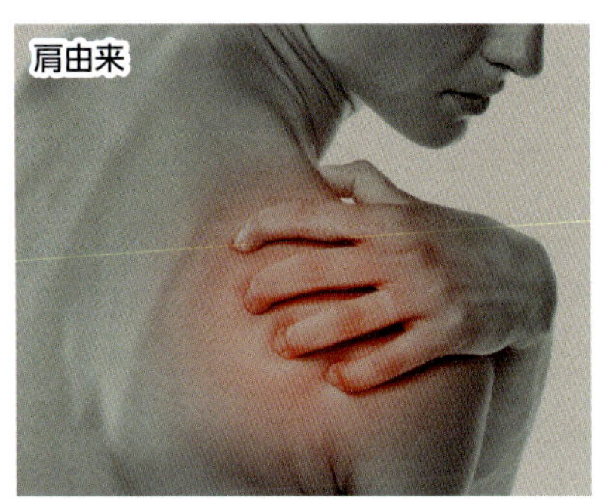

頸椎疾患由来の肩痛では，頸部から肩甲上部・肩甲背部を痛がる場合が多く，肩関節疾患由来の肩痛では上腕近位を痛がる場合が多い

図2　spurling test

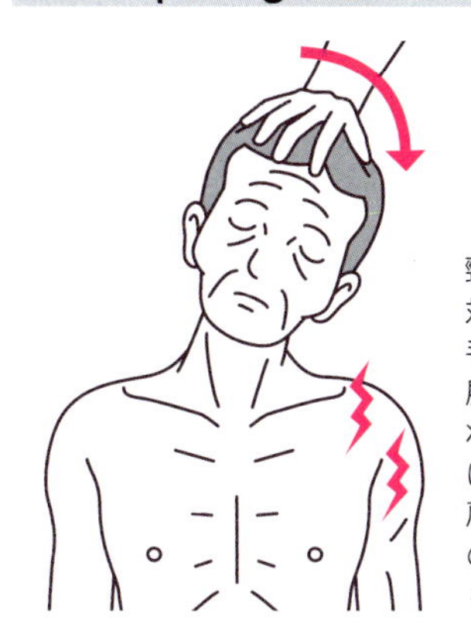

頸部神経根症に対する疼痛誘発手技。頸椎を伸展・側屈させた状態で長軸方向に圧迫を加え，肩甲部や上肢への放散痛の有無を評価する

図3　painful arc signとimpingement sign

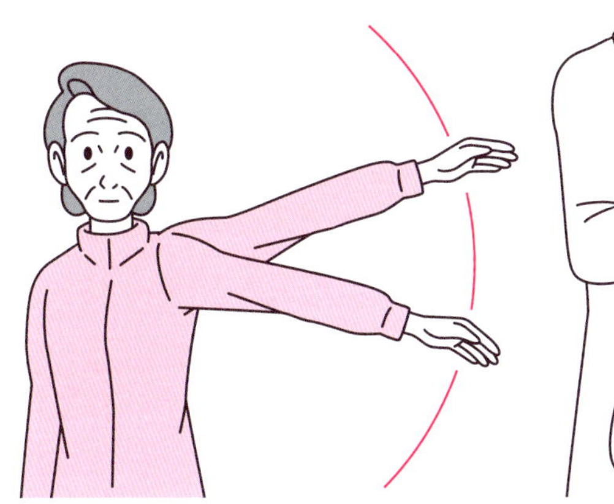

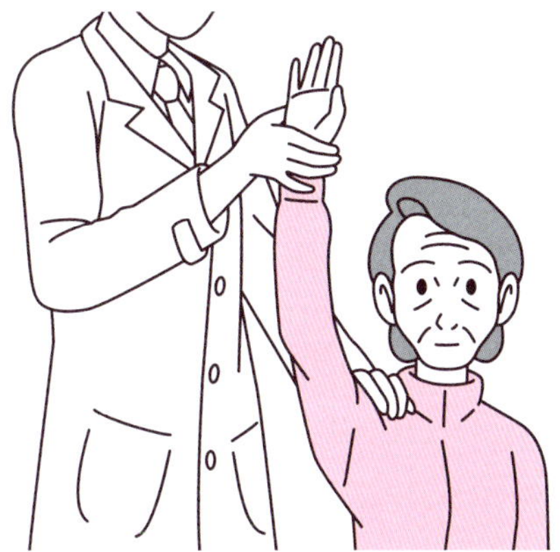

肩関節疾患に対する疼痛誘発手技。自動挙上60°から120°付近で疼痛が生じる場合painful arc sign陽性，他動挙上で疼痛が生じる場合impingement sign陽性と判断する。どちらも肩峰下滑液包由来の痛みで陽性となりやすいが疾患特異度は低い。肩峰下滑液包内へ局所麻酔薬を注入するブロック・テストをとくにimpingement testと呼び，impingement signが消失すれば陽性と判断する

が変わるため，病態診断の第一歩は症状が頸由来か肩由来かを区別することから始まります。

- 肩甲上部を痛がる場合は頸由来，上腕近位を痛がる場合は肩由来の痛みであることが多い
- 肩関節疾患の多くは，上腕近位を“掌で擦るように”漠然と痛がる
- 上腕二頭筋長頭腱や肩鎖関節由来の痛みでは，その場所を“指さして痛がる”場合が多い
- 指先への放散痛やしびれを訴える場合は頸由来を考える
- 頸部神経根症の約半数は背部痛を伴う

③診察のポイント――頸 or 肩？

頸由来か肩由来か，病態が異なれば臨床所見も異なります。症状を再現する疼痛誘発テストが病態把握に役立ちます。

- 頸を動かして頸肩部痛や上肢に放散する痛みやしびれが誘発されれば頸由来を考える（**図2**）
- 肩を動かして肩部痛や上腕部痛が誘発されれば肩由来を考える（**図3**）

- 肩を上げる（上肢を挙上する）と痛みが軽減する場合は，C6神経根症を疑う（**図4**）[1]

④画像選択のポイント

中高齢者に生じた肩痛のほとんどがX線診断できないため，超音波検査が画像診断の第一選択になります。肩峰下滑液包炎，腱板断裂，石灰性腱炎，凍結肩，変形性関節症などほとんどすべての肩関節疾患を瞬時に診断できます[2]。放射線被曝や医療費の無駄づかいを避けるため，診断的価値を期待しない「まずレントゲン」は避けるべきです。X線検査は，骨折や脱臼などアライメント評価が必要な場合に役立ちますが，診断だけならば「まずエコー」のほうが感度は高いです。頸椎疾患に関しても，単純X線・CT・MRIは，疼痛やしびれが保存治療に抵抗する場合に限り行うことが望ましいでしょう。検査結果が手術や超音波ガイド下注射といった治療に直結せず，「湿布・痛み止め」程度の治療しかできないようであれば，画像検査は医療費の無駄遣いになるからです。

図4　shoulder abduction relief sign

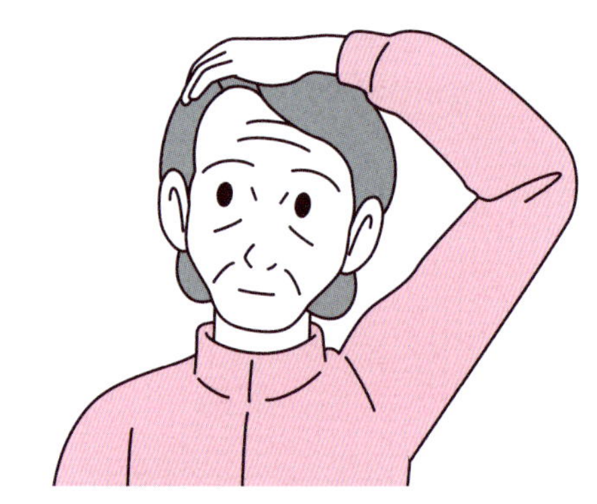

上肢を挙上すると肩甲部や上肢の痛みやしびれが軽減する場合に陽性と判断する。頸部神経根症，とくにC6神経根症に特徴的とされる

肩および肩周囲の痛みに対する治療

『五十肩』を診断名として使った時代は，「湿布・痛み止め」が通用した時代でもありました。いかに痛みが強くても，手術対象でなければ「湿布・痛み止め」と物理療法でお茶を濁すしかなかった時代です。しかし，多くの肩関節疾患を瞬時に診断できるようになった現在では，無駄な診療時間と医療費を費やさず，臨床所見と超音波画像所見から瞬時に痛みを取り去ることができるようになってきました。

1 臨床症状から推定される主病変

運動器疾患の病名は，腱板断裂や石灰性腱炎など主病変がそのまま診断名として使われている場合が多いです。言い換えれば，臨床所見なしに画像所見だけで診断できてしまう場合が少なくありません。

①強い安静時痛があり全く肩を動かせない

- 肩石灰性腱炎が最も多い
- 圧痛部に一致した高エコー領域（石灰）の存在，腱板の肥厚（正常約5mm），周囲血流の増加（通常血流は認めない）が特徴的画像所見である。音響陰影が診断に役立つ
- 関節腔内の低エコー領域は，偽痛風や感染による関節炎発作に伴う水腫を第一に考える。肉眼で混濁した関節液は，透明な関節液と区別困難な低エコー像を示す場合が多い
- 肩峰下滑液包内と関節内に充満したやや高エコー領域を認めた場合は，特発性肩関節血症を考える。抗凝固剤内服中で，広範囲腱板断裂を伴う場合が多い

②強い安静時痛があるが肩は普通に動く

- 肩以外に原因があると考える
- 頸部神経根症が最も多い
- 仰臥位で症状が悪化する（頸伸展位）
- 頸部神経根症の原因は，変形性脊椎症が最も多く，椎間板ヘルニアがこれに続く（MRIが診断に役立つ）
- ほとんどがC6・C7神経根症である（C6＜C7）

③強い安静時痛があり頸が痛くて動かせない

- 頸椎偽痛風（crowned dens syndrome）を考える（CTが診断に役立つ）
- 高齢女性に多く，基本的に肩痛を伴わない

④肩痛で夜眠ることができない

- 肩関節疾患に多く，患側下で寝た場合に生じやすい
- 肩関節疾患の大半は瞬時に超音波診断できる[2)]
- 日中の安静時痛が強くなく，夜間痛が著しい場合は凍結肩を考える
- 頸部神経根症では，立位・座位より仰臥位で症状が悪化しやすい

⑤肩は痛くないが腕が上がらない

- 明らかな外傷歴がない場合は，頸由来の神経麻痺を考える（MRIが診断に役立つ）
- 頸椎症性筋萎縮症（Keegan型）が多い
- 頸由来の場合，肩外転筋力と同時に肘屈曲筋力も低下する
- 陳旧性の腱板断裂を合併することが少なくない
- しかし，腱板断裂だけで肘屈曲筋力は低下しない
- 上腕二頭筋長頭腱断裂では，徒手筋力テストで検出できるほど肘屈曲筋力は低下しない（最大筋力の約7％）

2 頸肩部痛に対する保存治療

以前は手術対象となる疾患が重症と理解されてきました。しかし，保存治療レベルが上がってきた現在，疾患の重症度は医師の視点による治療の難易度ではなく，患者が抱く苦痛の程度，言い換えれば現在・過去・未来における痛みの積分値で評価すべきと考えます。以下，重症度が高いにもかかわらず，放置されがちだった中高年の肩痛に対する保存治療について解説します。

①凍結肩（frozen shoulder）

中高年の肩に痛みと関節可動域制限を引き起こし，たとえ数カ月から数年に渡って日常生活へ影響を及ぼしても，自然軽快していくものを凍結肩と呼びます。疼痛が主体で徐々に可動域制限が進行する疼痛性痙縮期（freezing phase），可動域制限が著しく進行した拘縮期（frozen phase），症状が徐々に軽快していく回復期（thawing phase）の3つに病期が分かれます。

- 厳密には，全自然経過をみなければ確定診断できない
- 主病態は腱板疎部の炎症を起点に発生する関節包の肥厚短縮である

- 経過良好な疾患で，発症から最長約2年で自然治癒する[3)4)]
- したがって投薬，理学療法，物理療法といった消極的な保存治療が漫然と行われてきた
- しかし，3～11年の自然経過を観察した報告では，半数以上に疼痛や可動域制限が残存していることが明らかにされた[5)]
- しかも拘縮期では，著しい動作時痛と夜間痛が長期間持続し，日常生活に大きな支障をきたす場合が少なくない
- 患者の重症度を痛みの積分値でとらえれば，最も重症度が高い肩関節疾患に属する
- 症状が強ければ外来授動術（サイレント・マニピュレーション）による積極的な保存治療が推奨される[6)]

②腱板断裂（rotator cuff tear）

中高年の肩に痛みと関節可動域制限を引き起こす代表疾患です。断裂した腱板は自然治癒せず，加齢とともに断裂サイズが拡大する進行性の“疾患”と解釈されています。教科書的には保存治療が第一選択とされているにもかかわらず，大断裂にまで進行すると修復が困難となり，手術成績が悪くなることから，早期手術を推奨する意見が多いです。

- 腱板断裂の発生頻度は20代から40代は0％，50代10.7％，60代15.2％，70代26.5％，80代36.6％と加齢とともに増加する[7)]
- 腱板断裂で肩痛を有する人の頻度は20代14.3％，30代22.2％，40代は12％，50代21.4％，60代17.7％，70代20.6％，80代20.4％と加齢とともに増加しない[7)]
- 腱板断裂が認められても50％以上は無症候であり，腱板断裂の存在そのものが疼痛とは直結しない
- すなわち，腱板断裂は中高年に多く発生し，加齢とともに断裂サイズが拡大する“所見”である
- 肩峰の形態，烏口肩峰靱帯の固さ，腱断端の形状，肩周囲筋の機能などさまざまな要因が総合され症状発現につながると解釈されている。しかし，不明点も多い
- 外来受診した腱板全層断裂105例107肩を1年以上追跡調査した結果，71％が保存治療成績良好例であった（手術率2.8％，follow up rate 98.1％）[8)]
- 積極的保存治療を行う学問的背景に乏しく，注射，投薬，理学療法に抵抗するものは手術対象となる

③石灰性腱炎（calcified tendinitis）

変性腱板に沈着した石灰（ハイドロキシアパタイト）が肩痛や関節可動域制限を引き起こします。石灰は大結節直上（棘上筋腱と棘下筋腱の移行部）や小結節直上（肩甲下筋腱の頭側付着部）に生じやすく，大胸筋付着部に生じることもあります。40代の女性に生じやすいとされ，約2割が両側に発生します[9)]。石灰沈着を認める約半数が症候性ですが，残り半数は無症候性です。しばしば同一日に複数の吸収期症例を経験します（発症には気圧が関与？）。

- 形成期の石灰が肩峰下インピンジメントを引き起こす場合がある
- 形成期の石灰は固く，パンピングしても吸引できないことが多い。肩峰下滑液包への注射が有効である
- 吸収期の石灰が著しい痛みと可動域制限を引き起こす
- 著しい疼痛は腱板内圧の上昇で生じるため，肩峰下滑液包への注射が著効しない
- 吸収期の石灰は超音波ガイド下パンピングによる石灰除去が著効する
- 再発は稀であるが，しばしば二次性拘縮をきたす

④頸部神経根症（cervical radiculopathy）

頸肩部から上肢の痛みやしびれを引き起こす疾患で，しばしば肩関節疾患と間違われることがあります。有病率が0.85/1,000人と比較的高く，臨床上遭遇する機会は少なくありません。C6神経根症では，母指，C7神経根症では中指，C8神経根症では小指に痛みやしびれが放散する場合が多くみられます。

- 臨床所見やMRIで疑われる神経根へのブロック注射が著効する
- 以前はブロック注射をX線透視下に行ったが，超音波ガイド下に行えば外来でも簡単にできる
- 通常，局所麻酔剤（1％ mepivacaine）約2mLを横突起から出る神経根周囲に注入するが，生理食塩水だけでも瞬時に除痛効果が得られる

3 超音波ガイド下治療の実際

①超音波ガイド下注射

従来の注射は，標的，刺入した針，注入薬液を見ない“盲目的”注射でした。視診・触診で注射針の刺入部位を決め，針先を進める感覚や組織に当たる感触で深達度，注射器内筒を押す抵抗感で薬液の注入状態を推測します。したがって，手技に上手・下手が生じます。一方，エコーガイド下注射は標的がどんなに小さくても，どんなに深くても，視認できれば誰でも正確・確実に行うことができます。

- 術者が無理のない姿勢で注射できる医師，患者，装置のポジショニングが重要
- 針の刺入方向とモニターへの目線を一致させる（in line）
- out of lineでは正確な針刺入に熟練を要する
- 針刺入にはプローブ面と平行に針を刺入する平行法，垂直に針を刺入する交差法がある（**図5**）

②超音波ガイド下選択的頸部神経根ブロック

凍結肩に対する外来授動術，頸部神経根症に対する神経ブロック治療，骨折・脱臼に対する徒手整復や手術の麻酔，さらに術後疼痛管理に威力を発揮する。整形外科医として身につけておくべき手技の1つです。

a. ポジショニング

術者が無理のない姿勢で正確に注射できるポジショニングが重要です（in line）。

- 患者は，外来診察室のベッド上にやや上向きの半側臥位
- 装置は，術者が無理のない姿勢でモニターを見られる位置

図5 肩への超音波ガイド下注射

①肩峰下滑液包内注射(平行法):左肩外上方走査

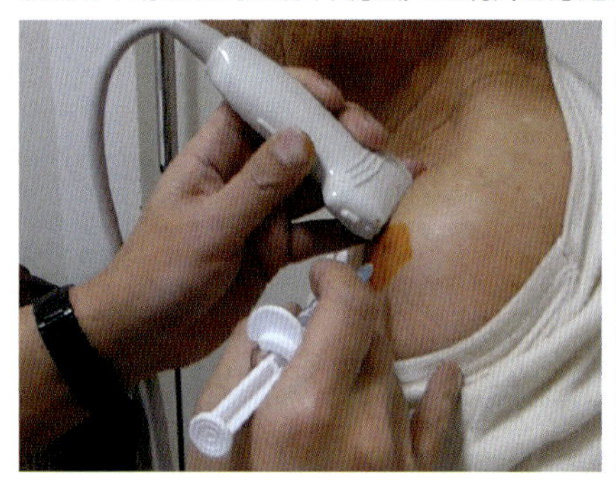

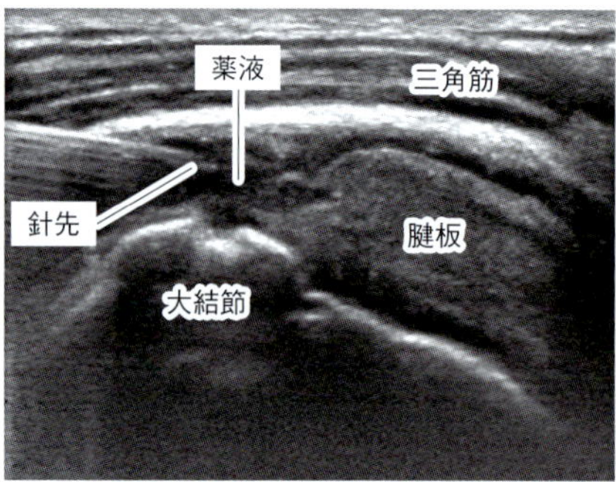

②肩関節腔内注射(交差法):右肩後方走査

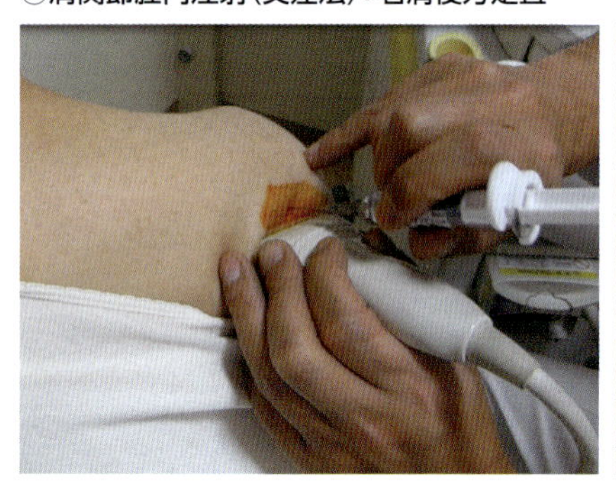

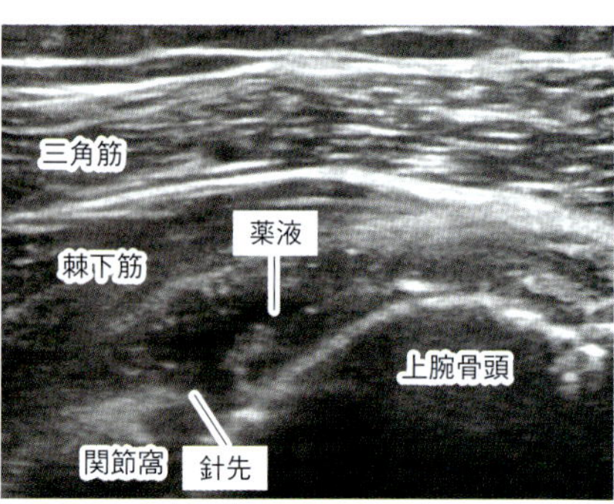

肩峰下滑液包内へは肩外側から平行法,関節腔内へは肩後方から交差法で針を刺入する

図6 頸椎横突起の形状

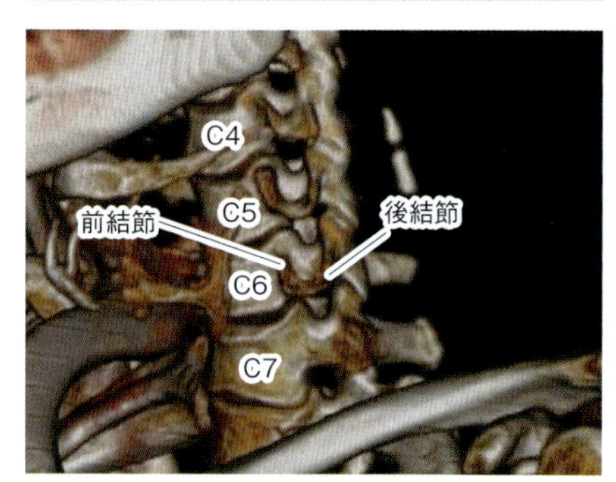

C4からC6の頸椎横突起には前結節と後結節があるが,C7横突起には前結節がない。C4からC6と下方へ行くに従い前後結節の間(結節間溝)が広くなる

- 医師は,患者の背後に座位

b. 神経根の同定

頸椎横突起が神経根同定のランドマークになります(**図6**)。C4結節間溝からはC4神経根,C5結節間溝からはC5神経根,C6結節間溝からはC6神経根,C7結節間溝からはC7神経根が出ます。結節間溝から出た神経根は,前斜角筋と中斜角筋の間を走行し末梢へ向かいます。解剖学的特徴を理解すれば,容易に神経根を同定できます(**図7**)。

c. 針の刺入

右手で注射するため,プローブ操作は左手で行います。神経根が鮮明に描出されるようプローブ位置を調整します。プローブを頭尾方向へ平行移動しながら,針刺入経路に浅頸動脈,頸横動脈がないことを確認します。針刺入部をイソジン消毒した後,平行法で針を刺入します(**図8**)。画像を見ながら,直接神経根に刺さないよう,針先を神経周膜のギリギリに誘導していきます。注射には23G短針を接続した局所麻酔剤1% mepivacaine 20mL入りのシリンジを使用します。

d. 薬液の注入

針先が神経根周囲に到達したら,注入抵抗がないことを確認しながら少しだけ薬液を注入します。注入抵抗がある場合は,神経損傷を起こす可能性があるため無理に内筒を押さないようにしましょう。薬液の広がりを見ながら,神経根が薬

図7　C5，C6，C7神経根の超音波画像

①C5横突起とC5神経根

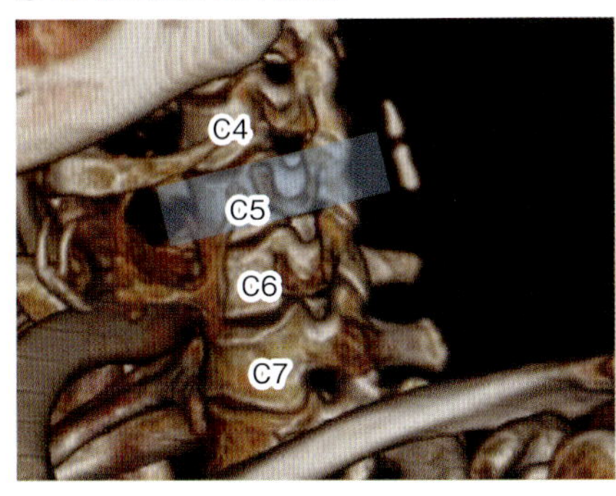

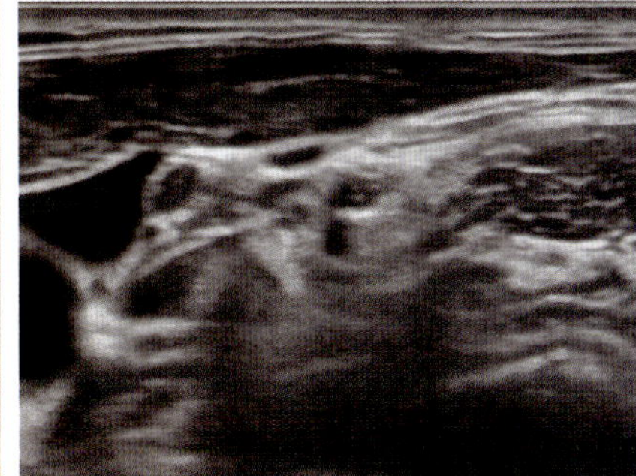

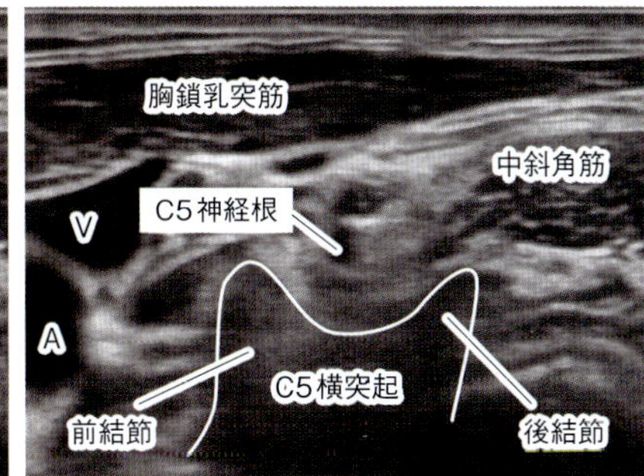

②C6横突起とC6神経根

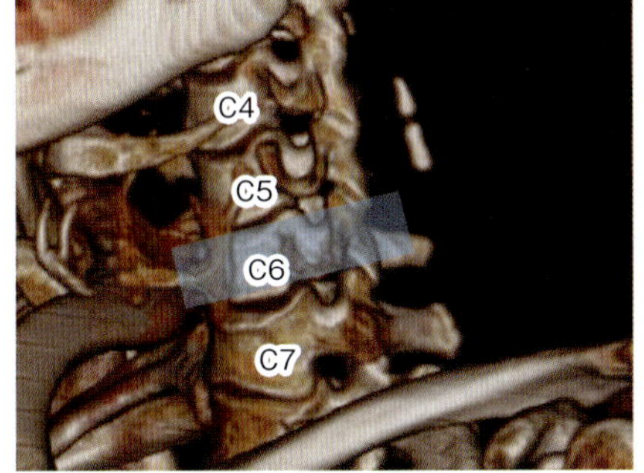

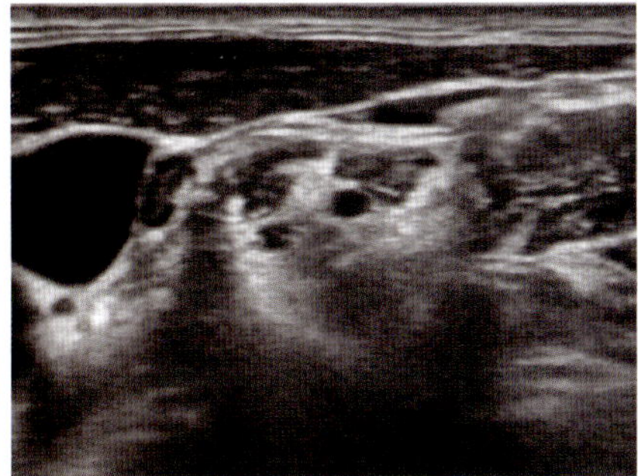

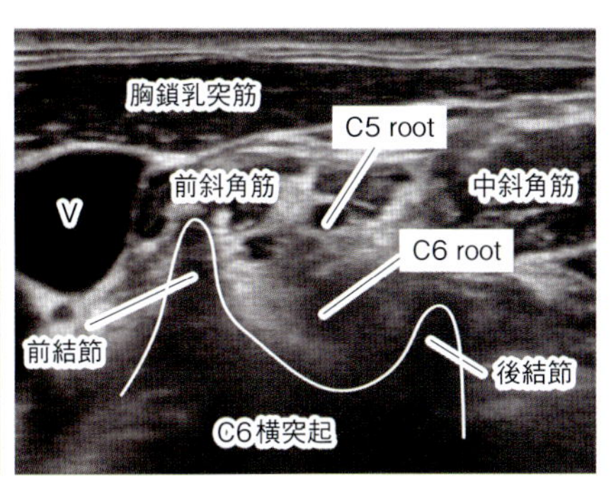

③C7横突起とC7神経根

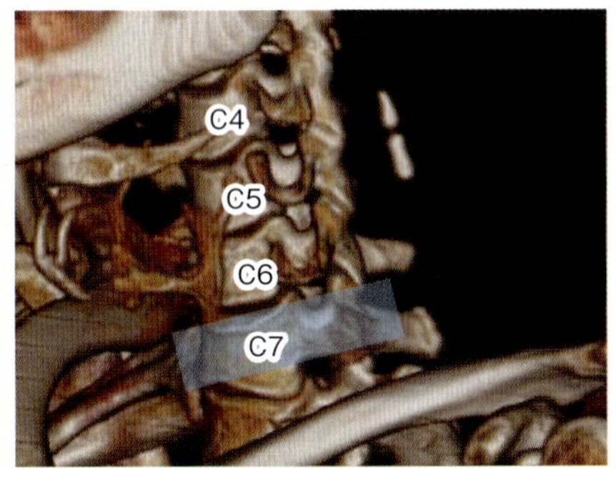

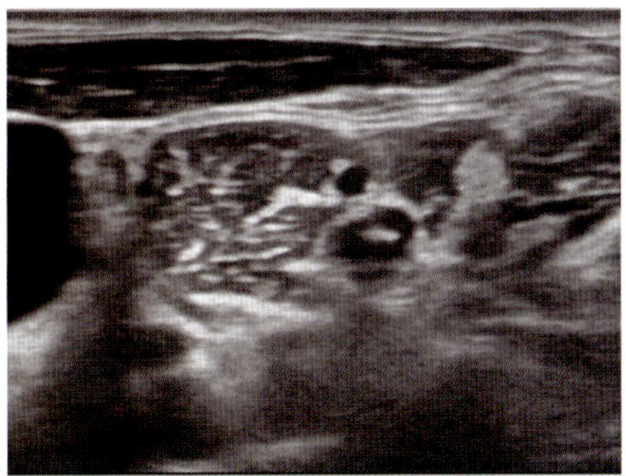

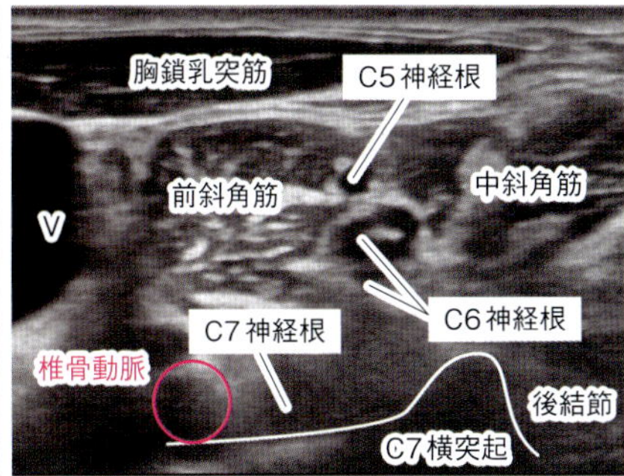

頸椎横突起の前・後結節と結節間溝はカニ爪様の線状高エコー像，神経根は円形低エコー像を示す。C5神経根に比べ，C6神経根は太く，C6神経根は，結節間溝を出た後すぐ2つに分岐する。C7神経根のすぐ横では，円形低エコー像を示す椎骨動脈が拍動している

図8　針の刺入

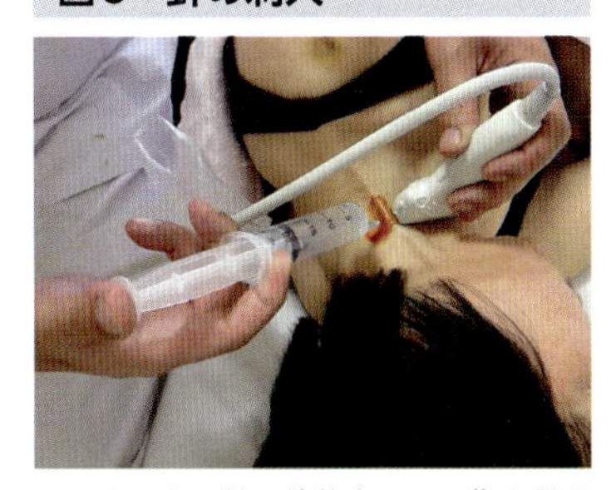

モニター上，針は線状高エコー像を示すが針全体を描出しているとは限らない。画面で見えている以上に針先が深く入っていることがあるので，ときどきシリンジを小刻みに動かしながら，画面で針先の位置を確認することが大切である

液に包み込まれるドーナツ・サインが見られるまで，針先を移動し注入を繰り返します（**図9**）。通常，針刺入から薬液注入まで3分もかかりません。肥満患者では，通常に比べ神経根が見にくく，手技に時間がかかり，麻酔の効きが悪いことがあります。

e. 麻酔直後の安静

針を抜いたときに出血が目立つ場合は，5分ほど針刺入部を圧迫しましょう。麻酔が十分効くまで，外来診察室の隣部屋で15分ほど安静にしてもらいます。C5，C6ブロックの場合，横隔神経麻痺は必発です。仰臥位では腹部臓器が胸郭方向へ

図9　ドーナツ・サイン

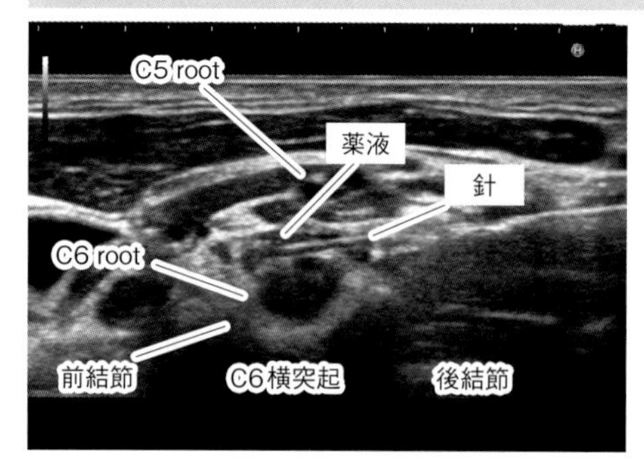

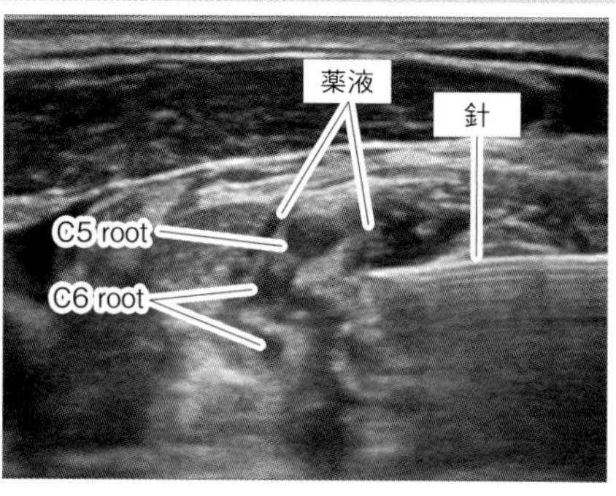

神経根周囲を薬液が包み込んだ状態をドーナツ・サインと呼ぶ。辺縁に薬液を広げれば，注入量は選択的神経根ブロック(左)の場合が約2mL，腕神経叢ブロック(右)の場合は痩せた人が10mL，太った人が15mL前後で済む

移動するため，呼吸苦が生じないよう安静肢位は座位とします。麻酔が効いている時間は通常3～4時間です。

③サイレント・マニピュレーション(徒手授動術)

意識下であることに配慮して関節包の断裂音を極力小さくするよう工夫した徒手授動術です。他動可動域制限が生じる凍結肩，骨折後拘縮，術後拘縮などが対象になります。高齢者，骨粗鬆症，CRPSの合併例は基本的に対象から除外しません。また，事前に抗凝固剤の内服を止める必要はありません。凍結肩に対しては，術後1週で術前疼痛を約6割，術後1カ月で約7割取り去ることができます。漫然と行われてきた従来の保存治療や入院手術に比べれば，除痛効果だけでなく，医療費削減効果もきわめて大きいといえます[10][11]。

a. 術前確認と準備

自家用車を運転してきた場合には，術後麻酔が醒めるまで安静にするか，後日運転せず再来してもらうようにしてもらいます。超音波ガイド下にC5，C6ブロック後(1% mepivacaine 約15mL)，麻酔が十分効くまで別室で15分ほど安静にしてもらいましょう。授動術後に使用する1%メピバカイン10mL＋トリアムシノロン40mg(22Gカテラン針)を準備しておきます。

b. 手技の実際

1枚の紙を強い力で引っ張ると大きな音を立てて破れますが，少し紙に切れ目を入れると簡単に引き裂くことができます。これがサイレント・マニピュレーションの基本原理です。最初に肩甲骨面上90°外転位とし，ゆっくり外旋を強制し，ゆっくり最大挙上位までもっていきます。除痛効果が少ない場合は，この時点で手技を中断し薬液を追加します。しかし，少しの痛みならば，そのまま手技を続行しましょう。最大挙上位までもっていった後，外旋位を保持したままゆっくり内転，続いて水平内転，90°屈曲位で最大内旋，最後に最大内旋から伸展を加えます(**図10**)。授動術後，交差法で関節腔内へ準備した薬液を約10mL注入します。痩せた女性は比較的簡単にマニピュレーションできる場合が多いのに対し，筋肉質の男性では関節包が硬く手技に時間を要することがあります。痩せた高齢者では，骨粗鬆症に伴う骨折の可能性が高いと考え，より慎重に手技を行う必要があります。

図10　サイレント・マニピュレーション

①外転・外旋（下方関節包の切離）

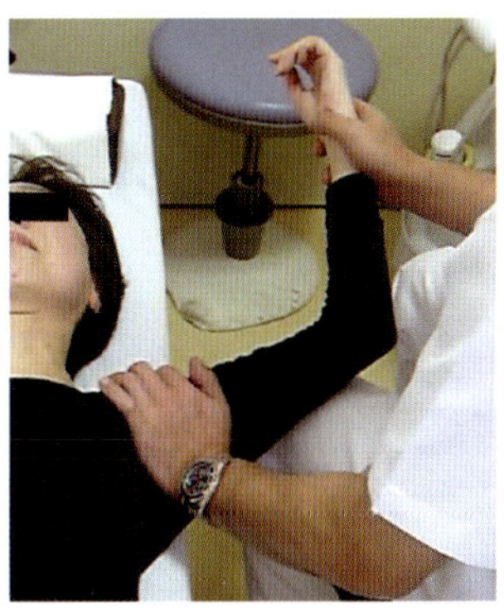

②最大挙上（前下方関節包の切離）

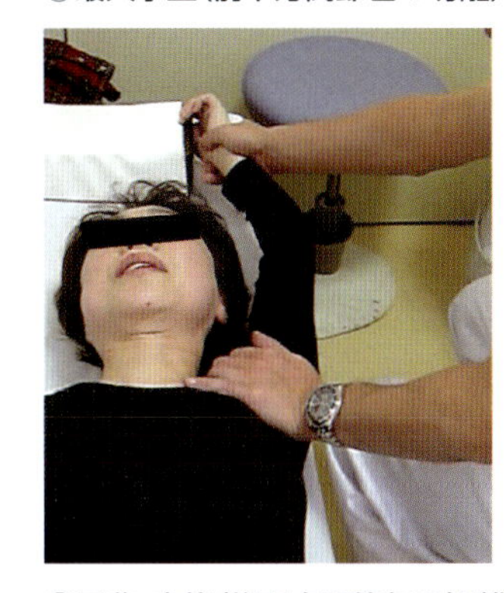

③外旋・内転（前方関節包の切離）

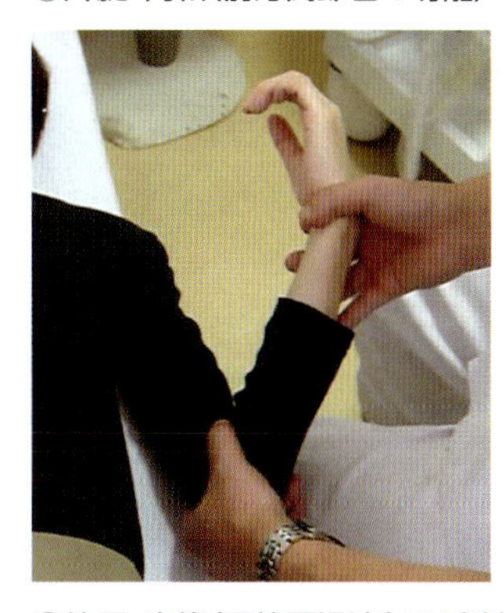

④水平内転（後方関節包の切離）

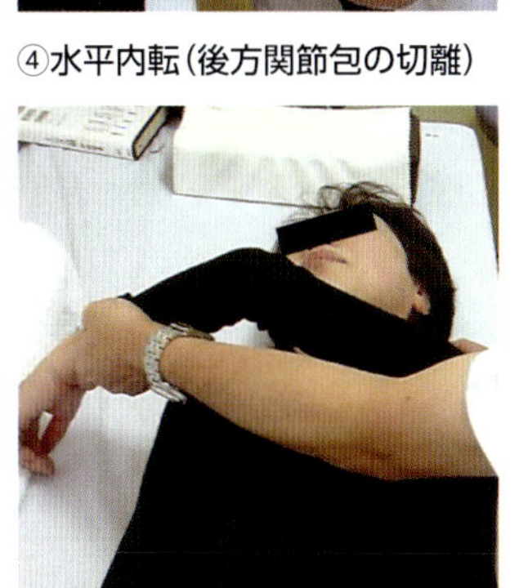

⑤屈曲・内旋（後下方関節包の切離）

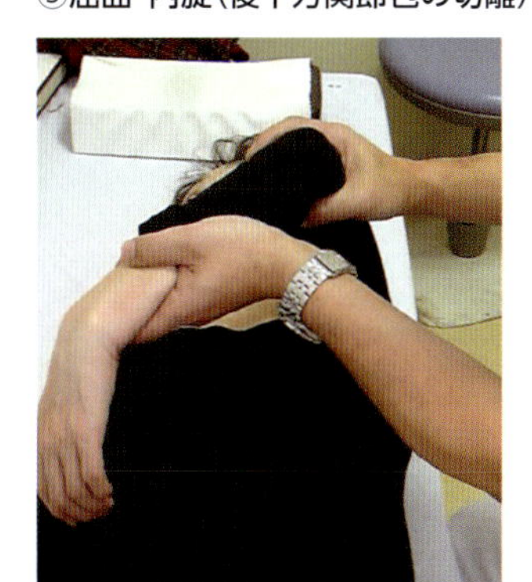

⑥伸展・内旋（肩峰下滑液包の破断）

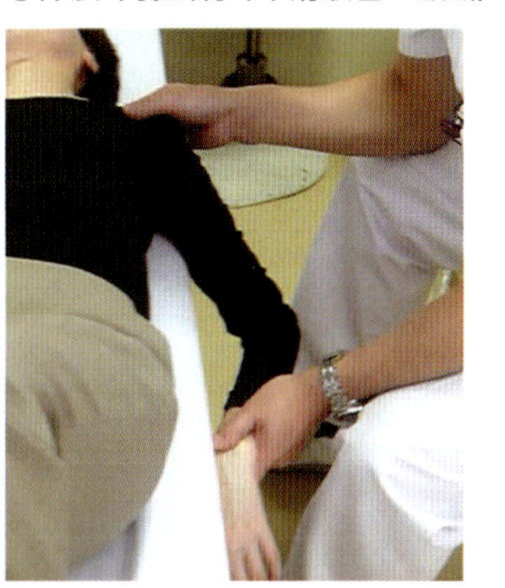

c. 術後合併症とリハビリ

2010年5月に開始し，2016年9月まで1,700を超える外来授動術を行ってきました。一過性C5神経麻痺を1例経験した以外，腱板断裂や骨折などの重篤な合併症は経験していません。可動域の改善は，術後3週以降で横ばいになる傾向があるため，術翌日から積極的な理学療法を開始します。

④パンピング

以前はX線透視室で行われましたが，透視画像で正確に針を石灰へ刺入するのは必ずしも容易ではありません（手技に時間がかかり，被曝量も多い）。一方，超音波画像で描出した石灰に針を刺入するのは容易です。吸収期の石灰であれば，平行法で針を刺入し生食を注入すると，沈着した石灰が逆流してきます。内筒を押したり離したりして（パンピング），可能なかぎり石灰を除去しましょう。パンピング操作をしているとき，画像上石灰沈着部が鯉の口のようにパクパク動いていると，シリンジ内へ石灰が逆流している状態を観察できる場合が多くみられます（**図11**）。

図11　鯉の口サイン（carp mouth sign）

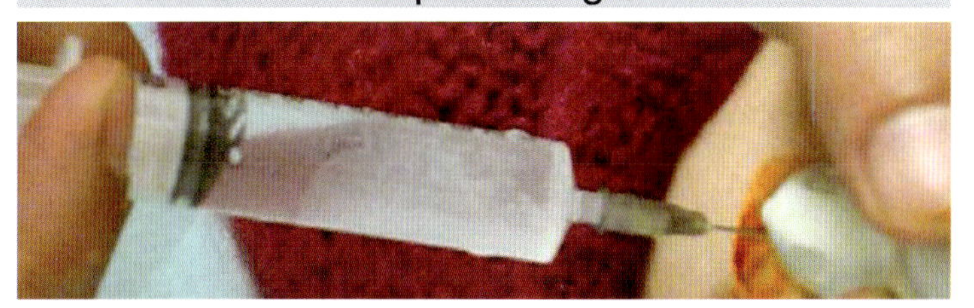

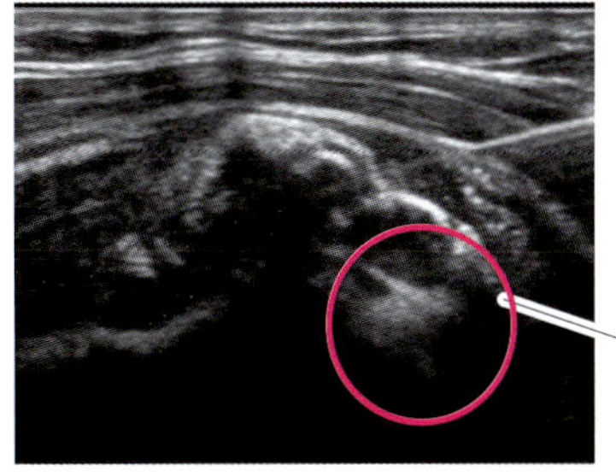

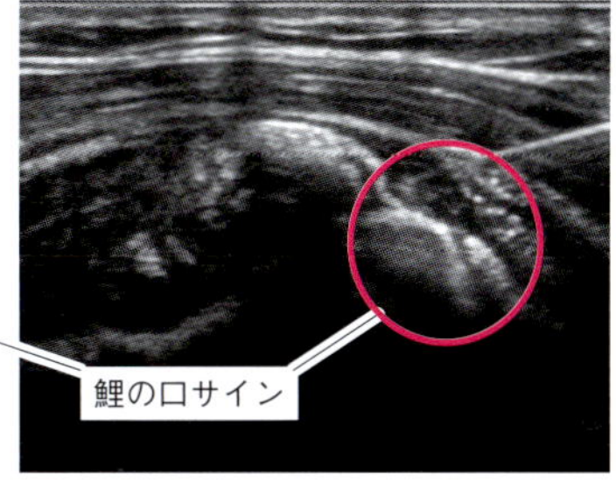

石灰を上手に吸引するコツは，内筒を押しながら針先を移動し，鯉の口サインが見られる位置でパンピングすることである

五十肩は治療してこそ臨床的価値が生じる

X線診断に大きく依存した"レントゲン時代"には,「五十肩は放置しても治る」のが常識であり,患者はただひたすら医者の言葉を信じて我慢するしかありませんでした。一方,現在の"エコー時代"では,プローブを当てるだけで瞬時に"診断"し,即病態に応じて"治療"につなげられるようになりました。もはや「五十肩」は,臨床現場で安易に使うべき診断名ではなく,診断名として使うこと自体が患者に不利益を与える可能性があります。痛みに苦しむ患者に対し,"診断"だけでは意味がなく,有効な"治療"につなげてはじめて臨床的価値が生まれます。

文献

1) Fast A, et al: Arch Phys Med Rehabil, 70: 402-403, 1989.
2) 皆川洋至：運動器画像診断マスターガイド．整形外科臨床パサージュ3（吉川秀樹編），p.126-142，中山書店，2010.
3) Codman EA: The shoulder. Rupture of the supraspinatus tendon and other lesions in or about the subacromial bursa. p.216-224, T Todd Company, 1934.
4) Grey RG: J Bone J Surg Am, 60: 564, 1978.
5) Shaffer B, et al: J Bone Joint Surg Am, 74: 738-746, 1992.
6) Itoi E, Minagawa H: Shoulder Stiffness: Current concepts and concerns. p.205-215, Springer, 2015.
7) Minagawa H, et al: J Orthop, 10: 8-12, 2013.
8) 皆川洋至，他：リウマチ科，25：494-500，2001.
9) Uthoff HK, Sarkar K: Rotator Cuff Disorders. p.210, Williams and Wilkins, 1996.
10) 皆川洋至：MB Orthopaedics，25：93-98，2012.
11) 皆川洋至：MB Medical Rehabilitation，157：85-90，2013.

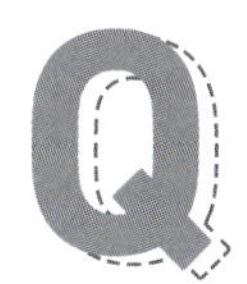

「有痛性筋拘縮」「有痛性筋硬結」とは？

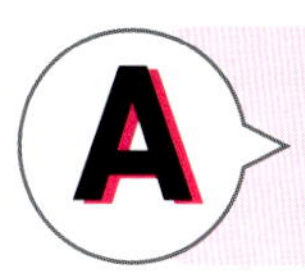

グローイン・ペインの１つですが，発生機序や病態についてはまだ不明です

柏口 新二

一般の人が経験したことのある筋肉の痛みは，肩こりや筋トレ後の遅発性筋肉痛が多いと思います。PCやタブレット端末が広く普及した今日では，ほとんどの成人が肩こりを経験しているのではないでしょうか。僧帽筋を押すと気持ちいいという程度の軽い例から，首が回らず，背中が重く息にかかるようなひどい例まで段階はさまざまです。特徴は筋肉が硬くなり柔軟性が低下し，筋肉の深い部分に鈍痛があります。生活習慣に関係し，慢性化することが多いようです。一方，筋トレ後の筋肉痛は一過性で原因もはっきりしています。どちらかというと痛みは筋肉浅層のシャープな痛みで，通常は数日で消失します。

こういった肩こりや筋トレ後の筋肉痛に症状は似ていますが，痛みの種類や程度が異なる筋肉痛があります。一般の方にもみられますが，サッカーなどの走ることの多いアスリートやボディビルダー，ウエイトリフターなどの高重量を扱うアスリートに多くみられます。股関節や鼠径部周辺に痛みがでるグローイン・ペイン（groin pain）の1つです。グローイン・ペイン・シンドロームの病態や対応は本書のなかでも詳しく解説しています（p.134「股関節周囲・骨盤の痛みとその対応」参照）。

腸腰筋，大腿筋膜張筋，股関節回旋筋群（梨状筋，上・下双子筋，閉鎖筋）小・中・大殿筋が硬くなります。硬結は筋の一部もしくは全体に生じ，強い圧痛と運動時痛があります。すべての筋が同時に硬くなるわけではなく，1個もしくは2，3個に起こることが多いようです。痛みが強いときは安静臥床でも軽減せず，夜間に痛みで目が覚めることもあります。股関節の可動域としては伸展，内旋が著しく制限されます。MRIで輝度変化がみられることもありますが，通常はMRIでもエコー検査でも明らかな異常所見はみられません。

こういった選手に共通する背景として，オーバーユース（overuse）による過労があります。また，若い選手よりベテラン選手に多い傾向があり，加齢変化や退行変性が関与しているのかしれません。過労は単に休めばとれるというものではなく，社会心理的要因を考慮したアプローチが必要です。程度の軽いうちはストレッチで寛解しますが，症状が強くなるとストレッチでも緩まなくなります。ときに関節唇障害と間違われて手術を受けた症例もあります。施術による筋や筋膜の“ほぐし”，鍼治療，エコー下でのfasciaリリース（p.38「fasciaの構造と痛みについて」参照）が効果的で，ときに劇的に改善します。しかし，スポーツへの取り組み方やライフスタイルなどの背景が変わらない場合は確実に再発し，難治性となり，ときに引退に追い込まれます。発生機序や病態についてはまだ不明で，筆者はこの状態を「有痛性筋拘縮」や「有痛性筋硬結」と呼んでいます。

肘のスポーツ外傷・障害への対応①
肘離断性骨軟骨炎の実態と対応

松浦 哲也

肘離断性骨軟骨炎は成長期のスポーツ障害を代表する疾患の1つです。競技種目では野球や体操に多く，とくにわが国では国民的スポーツである野球でよくみられます。ここでは本障害の実態について徳島県の少年野球検診の結果を中心に解説するとともに，無刀流の治療の概要について述べます。

肘離断性骨軟骨炎の実態

肘離断性骨軟骨炎の初期では症状が乏しく，また進行しても症状が軽度でプレー可能な例が多いのが特徴です。したがって自覚症状や診察所見から障害を見つけ出すことは難しく，発生頻度を明らかにできませんでした。しかしながら近年，運動器の診療に導入されている超音波検査を用いれば，比較的容易に本障害の有無を検出できるようになりました。

最近では小学生野球選手，中学・高校生野球選手を対象とした調査結果が，それぞれ徳島県，京都府から報告されています。徳島県での10～12歳の小学生選手1040名を対象とした筆者らの報告では2.1％[1)]，京都府での12～18歳の中学・高校生選手2433名を対象としたKida（木田）らの報告では3.4％[2)]に肘離断性骨軟骨炎が認められました（**表1**）。

単純に比較すると障害発生のピークは中学・高校生にあるように思われますが，実際には障害発生のピークは小学生期にあります。肘離断性骨軟骨炎は初期・進行期・終末期の3期に分けられますが，徳島県と京都府で発見された症例の病期を

表1 ▶ 肘離断性骨軟骨炎の頻度

	松浦論文（OJSM, 2014）	木田論文（AJSM, 2014）
年齢	10～12歳	12～18歳
対象者数	1040名	2433名
頻度	2.1％	3.4％

表2 ▶ 肘離断性骨軟骨炎の病期

	松浦論文（OJSM, 2014）	木田論文（AJSM, 2014）
年齢	10～12歳	12～18歳
初期	90.9％	14.7％
進行期	9.1％	38.2％
終末期	0％	13.2％
遺残期	0％	13.2％
術後期	0％	23.5％

比較すると，徳島県における小学生では初期が90.9％にのぼり，進行期が9.1％で終末期はみられませんでした[1)]。一方，京都府における中学・高校生では初期は14.7％に過ぎず，進行期が38.2％と最も多く，終末期が13.2％で，障害が遺残しているのが13.2％，すでに手術を受けているのが23.5％でした（**表2**）[2)]。

以上の結果から，本障害の発生のピークは小学生期にあるといえます。中学・高校生で頻度が高いのは，小学校で野球をしていても中学・高校では継続しない選手がいること，中学・高校生で野球を開始する選手は少ないことから競技人口そのものが中学・高校では減少することが要因と考えられます。

Point
肘離断性骨軟骨炎発症の病期のピークは小学生期の初期にあり，中学では進行期と終末期が多く，高校生では終末期になっている

肘離断性骨軟骨炎に関連する因子

小学生を対象とした筆者らの報告では，障害と年齢，ポジションとの間に関連はなかったと報告しています[1)]。中学・高校生を対象とした木田らの報告では，障害と野球の開始年齢，経験年数，肘関節痛との間に関連はあるが，ポジションとは関連がないと報告しています[2)]。ポジションについては障害との関連がなさそうですが，いずれの報告も横断研究であり縦断研究が必要でした。

そこで徳島県の小学生選手を対象に，障害発生の危険因子について前向きに検討しました。肘離断性骨軟骨炎を認めなかった6～11歳の小学生野球選手1275名を対象に，1年後に超音波検査を行いました。33名に超音波検査で障害が疑われ，全例にX線検査を行ったところ23名に障害が確認され，1年間の障害発生頻度は1.8％でした。さらに障害発生と年齢，ポジション，野球開始年齢，経験年数，週間練習時間と肘関節痛の既往との関連について多変量解析を行いました。その結果，10～11歳のみが有意に障害発生と関連しており，他のポジション，野球開始年齢，経験年数，週間練習時間と肘関節痛の既往とは有意な関連がみられませんでした。

以上の結果と木田らの報告をあわせて考えると，年齢は障害発生や病期と関連しており，経験年数や肘関節痛は病期進行と関連していることが推測されます（**表3**）。野球開始年齢については木田らの報告でも障害群と非障害群でわずかな違いしかなく，さらなる検討が必要であることが述べられています。またポジションについては，いずれのデータでも有意差を示す結果がなく，障害との関連は考えにくいといえます。

表3 ▶ 関連因子の検討

	松浦データ	木田論文（AJSM, 2014）
年齢	発生に関連あり	病期に関連あり
野球開始年齢	関連なし	関連あり
経験年数	関連なし	関連あり
ポジション	関連なし	関連なし
肘関節痛	関連なし	関連あり

表4 ▶ 肘離断性骨軟骨炎発生と肘関節痛発症の危険因子の比較

	OCD	肘関節痛（OJSM, 2013）
年齢	11～12歳	12歳
ポジション	関連なし	投手，捕手
週間練習時間	関連なし	関連なし
年間試合数	—	100試合以上

さらに，小学生選手を対象とした「肘関節痛発症の危険因子に関する検討」と比較してみると，肘離断性骨軟骨炎の特徴がわかります。肘関節痛の既往がない小学生野球選手449名を前向きに1年間追跡し，年齢，ポジション，週間練習日数が肘関節痛の発症に関与しているか調査したところ，年齢の12歳，ポジションの投手・捕手が疼痛発症の危険因子でした[3]。年齢に関しては肘関節痛発症と肘離断性骨軟骨炎発生の危険因子は同様ですが，ポジションに関しては疼痛発症危険因子の投手・捕手は離断性骨軟骨炎発生の危険因子ではありません（**表4**）。投手・捕手は投球機会の多いポジションであり，疼痛発症には投球過多が関与していますが，離断性骨軟骨炎の発生には投球過多は関与していないことが示唆されました。肘離断性骨軟骨炎では，選手個々の持つ内的な要因の関与が考慮されますが，今後さらなる検討が必要です。

肘離断性骨軟骨炎への対応

病期に応じて障害への対応は異なってきます。基本的には初期と進行期には保存療法，終末期には手術が適応されます。

1 無症候性の障害にどう対応するか

初期と進行期に対しては保存療法が適応されますが，ここで問題となるのは無症候性の障害に対してどう対応するかということです。保存療法は投球中止を主体とするので，症状がない選手に対して心情的には勧めにくい治療法といえます。とくに最近では超音波検査による検診で無症候性の障害が多く発見されるようになり，対応に苦慮するケースが多くなりました。

徳島県でも，検診で発見される障害の90％近くは小頭周囲に自覚症状や他覚症状のない，いわゆる無症候性の障害です。こうした症例に対して投球中止を主体とした保存療法を勧めますが，応じてくれないこともあり，活動性の違いによる障害の予後を調査してみました。無症候性症例33名のうち投球中止に応じてくれた（中止群）のが48.5％，ポジションや投球側を変更した（変更群）のが36.4％，投球を継続した（継続群）のが15.1％でした。2年後のX線における修復状況をみてみると，完全修復，不完全修復，非修復に分かれました。活動性と修復状況の関係をみてみると，中止群では完全修復93.7％，不完全修復6.3％で非修復はありませんでした。変更群では完全修復が41.7％にとどまり，不完全修復が25％で非修復が33.3％にみられました。さらに継続群では完全修復が20％にしかみられず，不完全修復はなく，非修復が実に80％に上っていました（**表5**）。さらに治らなかった症例の87.5％に疼痛やひっかかり感といった症状がみられ（**表6**），そのうちの71.4％に手術を要していました。

以上の結果をふまえると，無症候性の症例に対しても投球中止を主体とした保存療法を勧めるべきといえます。

Point
無症候性の症例に対しても，投球中止を主体とした保存療法を勧めるべきである

表5 ▶ 無症候性障害の活動別修復状況（2年経過例）

	完全修復	不完全修復	非修復
中止群(n＝16)	93.7%（n＝15）	6.3%（n＝1）	0%（n＝0）
変更群(n＝12)	41.7%（n＝5）	25%（n＝3）	33.3%（n＝4）
継続群(n＝5)	20%（n＝1）	0%（n＝0）	80%（n＝4）

表6 ▶ 修復経過と臨床症状（2年経過例）

	完全修復(n＝21)	不完全修復(n＝4)	非修復(n＝8)
症状あり	0%（n＝0）	0%（n＝0）	87.5%（n＝7）
症状なし	100%（n＝21）	100%（n＝4）	12.5%（n＝1）

図1 肘離断性骨軟骨炎に対する保存療法

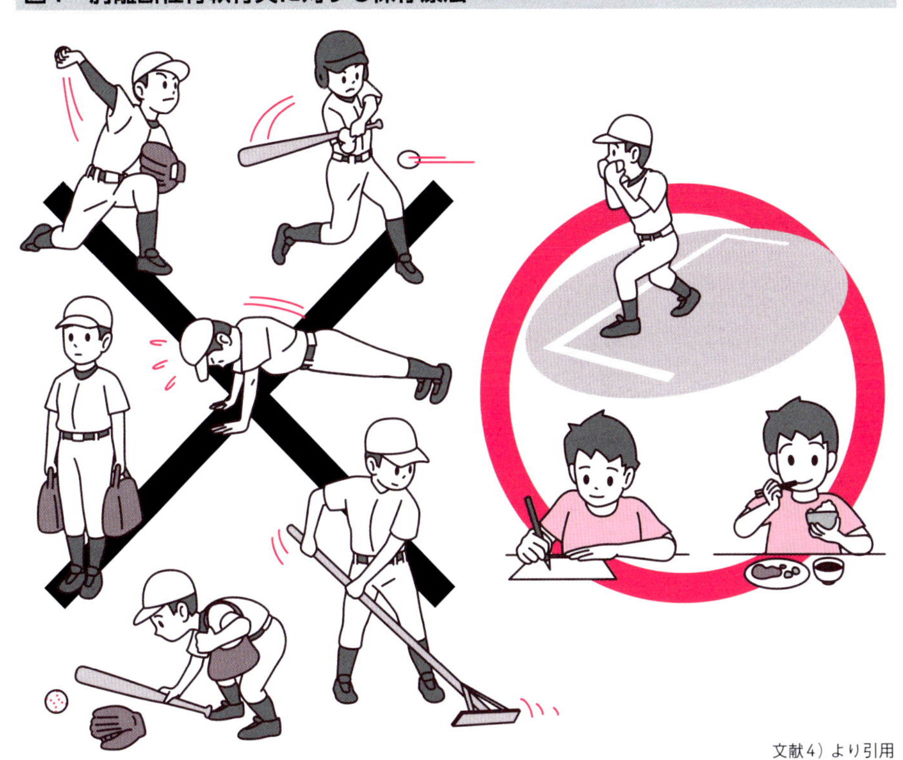

文献4）より引用

2 初期や進行期の症例への対応

次に，外来で発見される初期や進行期の症例に対しての対応について述べます。

外来で発見される場合も小頭周辺の症状に乏しく，「リトルリーグ肘」と呼ばれる内側上顆障害の肘痛や可動域制限に伴って偶然発見される例が大半です。こうした症例では症状があるので無症候例に比べると治療に応じてくれやすいのですが，内側部の痛みがなくなる1～2カ月後以降の対応が難しくなります。保存療法は投球以外にも打撃，腕立て伏せや重量物保持も中止し（**図1**），完全修復がみられるまで継続するので平均1年以上を要します[4)]。したがって，選手，保護者や指導者には精神的ストレスの大きい治療法です。

治療側としては1～2カ月に1回程度は病院受診してもらい，画像検査で修復状況を確認することが重要です。その際に必要な知識が，病巣修復過程の典型的なパターンです。病巣の修復過程では透亮像のなかに島状の骨陰影が出現し，その骨陰影が徐々にボリュームを増しながら，まず外側の母床と癒合し，そして修復が外側から内側に向けて進んでいきます。また，この修復過程は小頭や外側上顆骨端核の成長

病巣修復過程の典型的なパターン

①透亮像のなかに島状の骨陰影が出現

②骨陰影が徐々にボリュームを増しながら外側の母床と癒合

③修復が外側から内側に向けて進む

④修復過程は小頭や外側上顆骨端核の成長とともに進む

図2　肘離断性骨軟骨炎の典型的修復経過

初診時

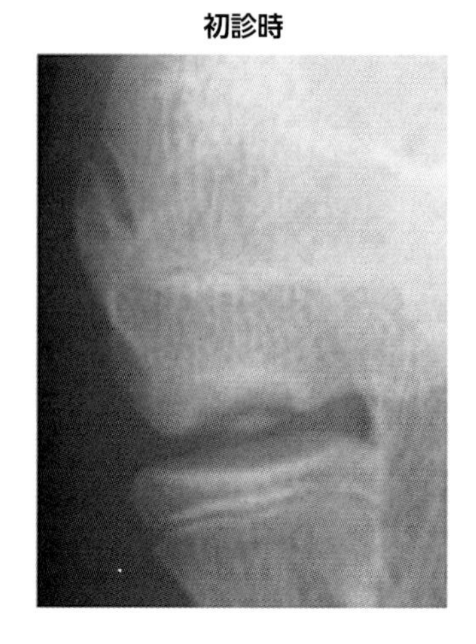

4カ月後

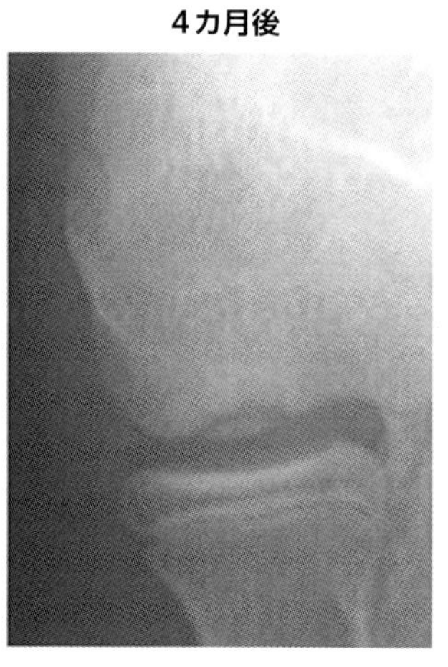

7カ月後

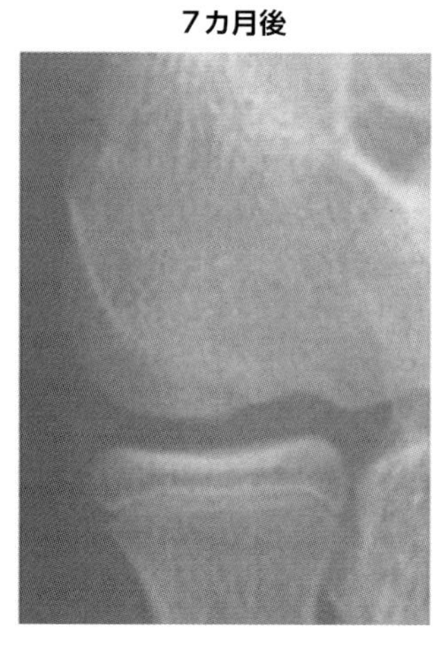

12カ月後

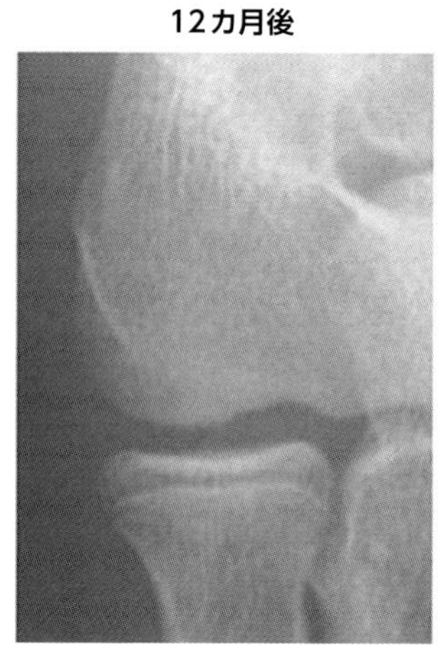

文献4）より改変

とともに進むことが特徴です（**図2**）[4]。こうした典型的なパターンを知っていれば，個々の症例で今後どのように経過するのかが予想でき説明することができます。

①修復状況の観察

修復状況の観察には一般的にX線が用いられますが，最終確認にはCTが勧められます。CTで骨梁構造が確認できるまでプレー復帰は控えるべきで，とくに骨端線閉鎖前の症例には必須といえます。

具体例を提示します。9歳の少年で，無症状でしたが野球検診の超音波検査で離断性骨軟骨炎が疑われ，X線でも障害が確認されました（**図3-①②**）。

投球中止を主体とした保存療法で3カ月後にはかなり修復し，5カ月後のCTで病巣は修復したと判断し復帰を許可しました（**図3-③**）。復帰に際しては1/2塁間で50％程度の強度で20球から開始して，徐々に距離，強度と投球数を増していき，約2カ月後に完全復帰を許可しました。その後も定期的に外来受診してもらったところ，復帰許可後6カ月のX線で同じ部位に障害が疑われ，翌月には明らかな障害像が確認できました（**図3-④**）。この時点でのCT像と病巣修復したと判断した時点でのCT像を比較すると，やはり当初から存在していた病巣部に骨吸収が生じたことがわかります。そして病巣修復したと判断した時点でのCT像を改めて見直すと，修復している部分はシャーベット状で軽石の断面のような骨梁構造はなく強度的には不十分であったことが考えられます（**図3-⑤**）。

この症例は最終的には完全修復しましたが（**図3-⑥**），病巣部の修復判定にはCTによる骨梁構造の確認が必要で，とくに骨端核が幼若な骨端線閉鎖前ではより慎重になることが求められます。

②完全修復しない場合

保存療法では完全修復を目指しますが，完全修復しない場合もあります。離断性骨軟骨炎は持続的な外力を除去すれば，通常は修復します。外力を除去しても一方的に病巣破壊が進む例はきわめてまれです。手術の選択においては，修復が停止し

図3　無症候性の肘離断性骨軟骨炎症例（9歳，内野手）

①超音波で発見

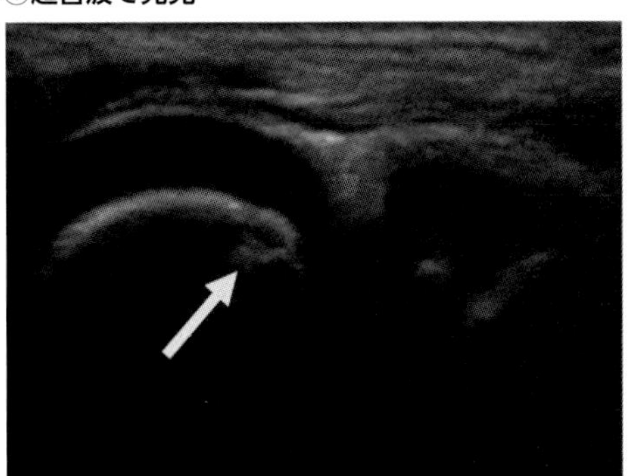

②X線で確認

45°屈曲位正面　30°外旋斜位

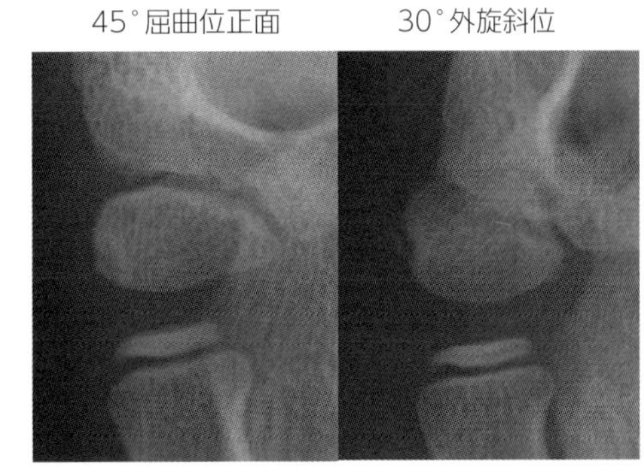

③CTにおける経過

初診時　5カ月後

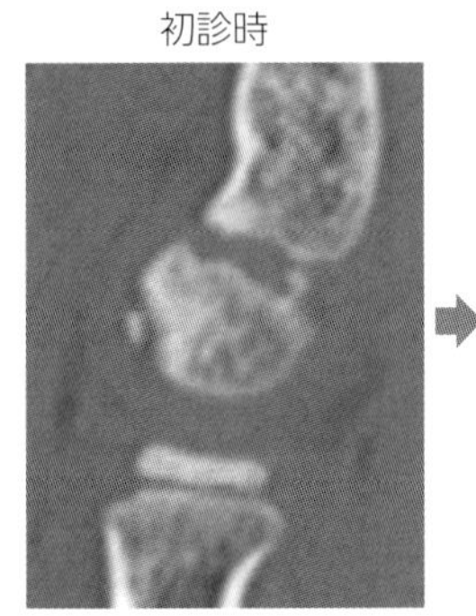

④復帰後のX線経過

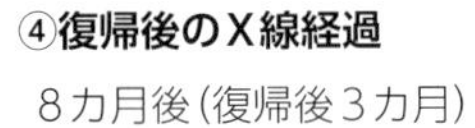

8カ月後（復帰後3カ月）　11カ月後（復帰後6カ月）　12カ月後（復帰後7カ月）

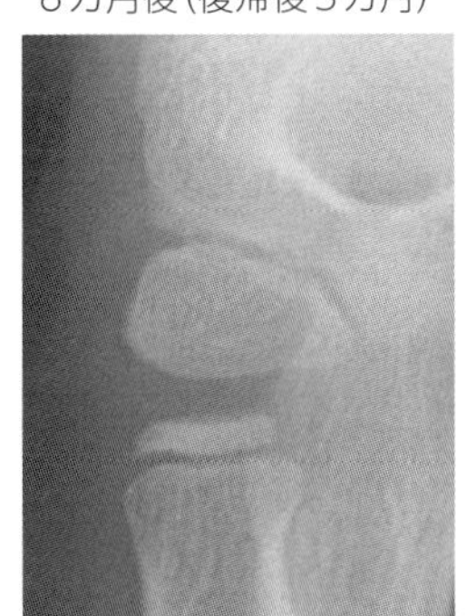

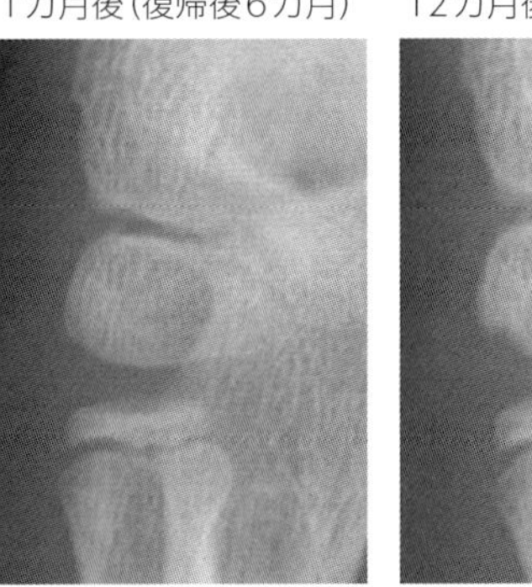

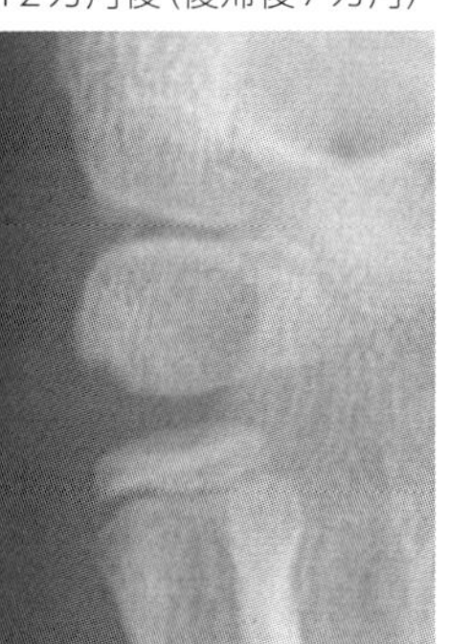

⑤復帰前後のCT経過

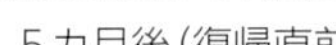

5カ月後（復帰直前）　13カ月後（復帰後8カ月）

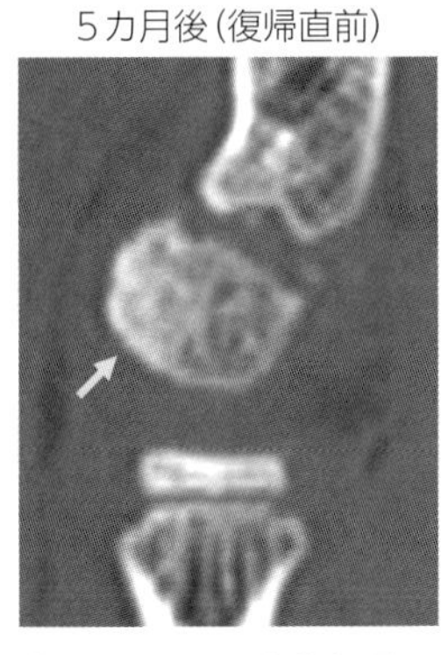

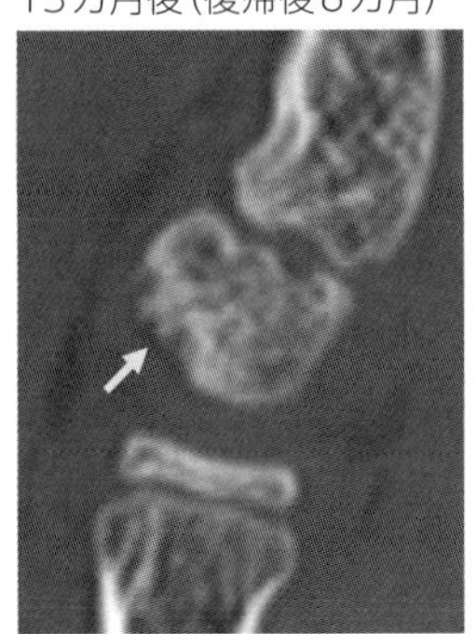

⑥CTにおける修復経過

13カ月後　17カ月後　21カ月後　25カ月後　28カ月後

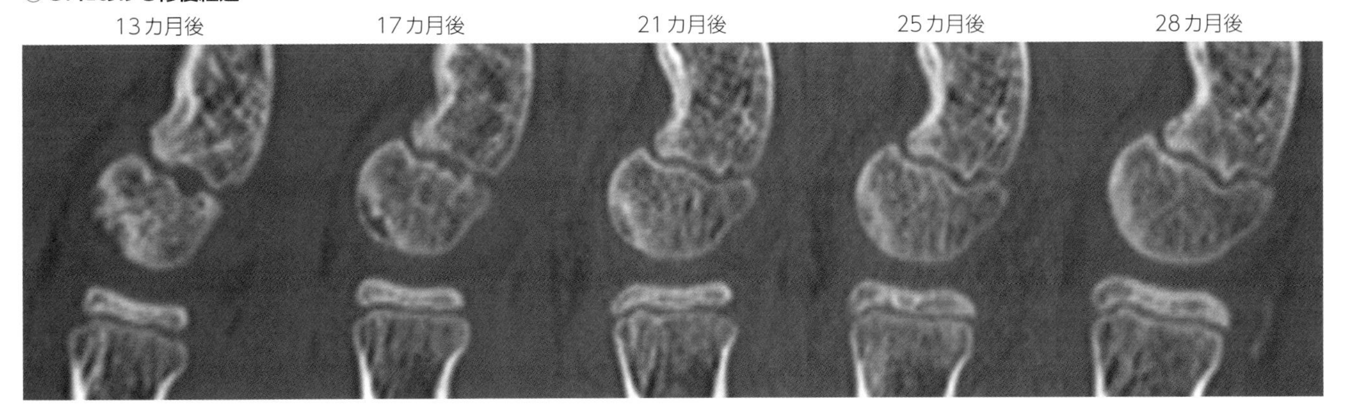

図4　修復しなかったが病巣部の著明な縮小が得られた症例

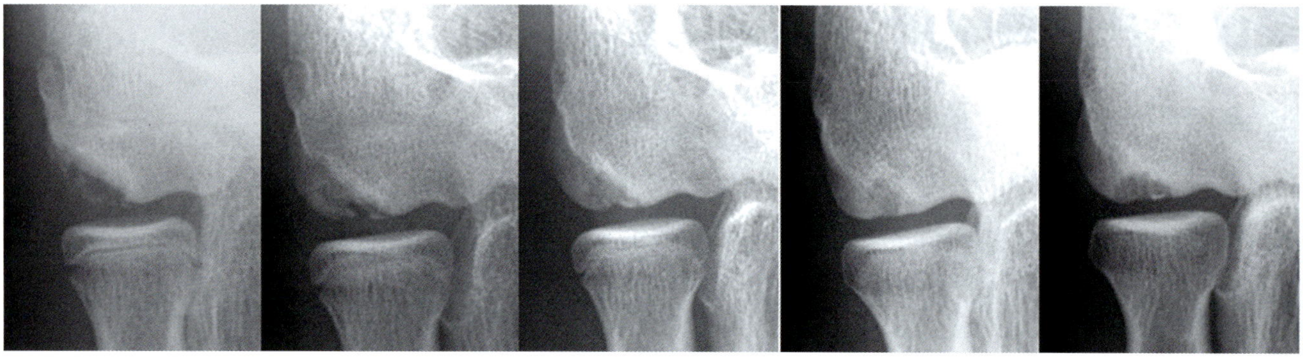

初診時　6カ月後　9カ月後　12カ月後(復帰)　復帰後8カ月

た時点を見極めることが重要となります。明確な指標はありませんが，修復停止と判断する所見としては骨端線の閉鎖，母床部の硬化像と修復が3カ月以上停止していることなどがあげられます。こうした所見がそろい，疼痛やひっかかり感といった症状があれば手術に移行すべきです。一方，症状がない場合にはいきなり手術をせずに，いったんスポーツ復帰を許可してもよいと思います。

具体例を示します。12歳の投手で，野球検診で離断性骨軟骨炎が発見されました。初診時のX線では小頭の腕橈関節面外側約1/2を占める広範な病巣が確認できました。保存療法を開始し，6カ月後には病巣外側部はかなり修復していますが，内側部の修復はみられません。また外側上顆の骨端線はまだ開存しています。9カ月後には外側の修復がさらに進み内側にも修復がみられるようになっています。また，この時点で外側上顆の骨端線は閉鎖しました。12カ月後には9カ月後に比べわずかに修復が進んでいますが病巣範囲の縮小はみられず，疼痛等の症状がなかったので野球への復帰を許可しました。復帰後8カ月で疼痛を生じ病巣内に遊離体が確認できました（**図4**）。

最終的には手術を要したのですが，一時的にプレー復帰しており選手や保護者も納得して手術に臨んでくれました。さらに病巣部は初診時に比べて大幅に縮小しており，手術（郭清術）も低侵襲で野球への再復帰も短期間で果たすことができたので，選手側，治療側ともに満足度の高い治療経過となりました。

> **Point**
> 保存療法（持続的な外力の除去）でもまれに病巣破壊が進むことがある。その場合，手術の選択においては，修復が停止した時点を見極めることが重要である。症状がない場合にはいきなり手術をせず，いったんスポーツ復帰を許可する

③手術の適応

保存療法で病巣部が修復しない，あるいは初診時すでに終末期の症例で，症状を有する場合には手術の適応となります。とくにロッキングあるいはキャッチング様の症状を有する場合はよい適応です。絶対的な手術適応は，こうした症状を有する症例のみといっても過言ではありません。

> **Point**
> 絶対的な手術適応は，ロッキングあるいはキャッチング様の症状を有する症例のみである

ロッキングやキャッチング様の症状は遊離体によって生じる症状で，腕橈関節後方，肘頭窩や前肘窩によくみられます。また腕尺関節内にみられる場合もあり，この部の遊離体はCTでしか検出できません（**図5**）。手術適応のある選手には術前に

図5　CTで診断できた腕尺関節内遊離体

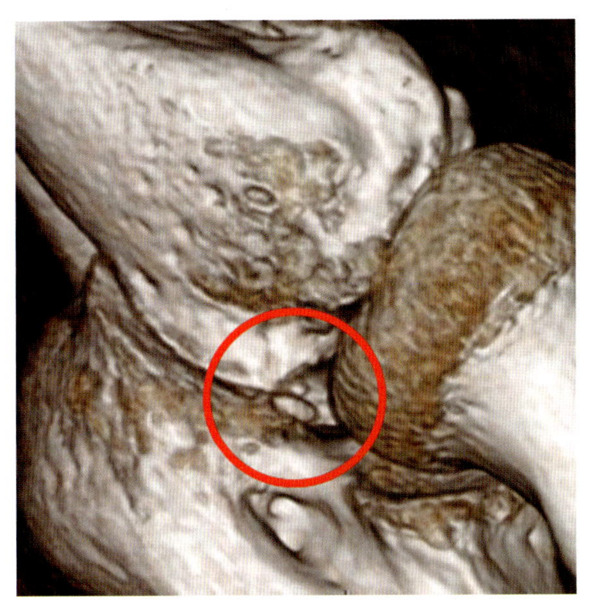

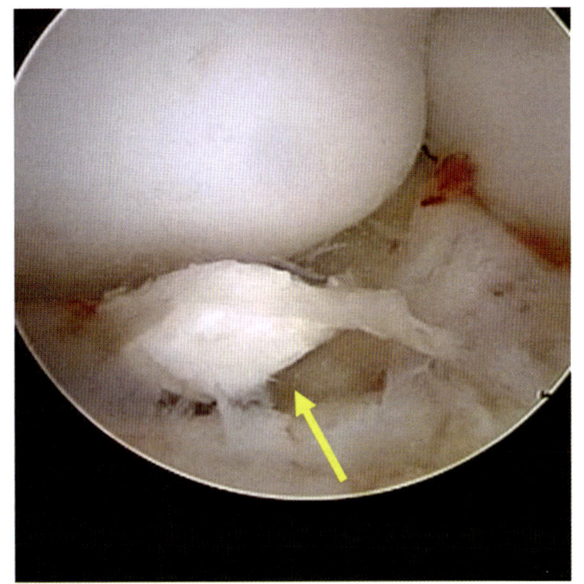

必ずCTを撮るべきです。症状の中にはスポーツ後の鈍痛もありますが，これは滑膜炎や軟骨変性を伴った関節症性変化によるものです。手術により取りきることは期待できません。比較的長期にわたって形成された関節症性変化に起因する症状なので除去するのが難しいのです。

こうした症状に対応し，さらには関節症性変化の改善，あるいは増悪の予防を目的として，各種移植術が行われるようになりました。移植術の理論的背景には，①それまで主に行われていた郭清術では成績が悪い，②広範な骨軟骨欠損部を健常な骨軟骨で覆うことでよい成績を期待できる，という2つの理由があげられています。後者に関しては理にかなっていますが，前者については再考の余地があるように思います。

郭清術は，関節鏡視下に遊離体を取り残すことなく，母床の壊死組織を十分に郭清して，さらに復帰までに十分な期間を確保すれば決して成績の劣る治療法ではありません。問題は術後の対応にあります。低侵襲で行ったからという理由で，1カ月程度で完全復帰させるのは危険です。単純な遊離体摘出だけならまだしも，病巣部に操作を加えた場合には2～3カ月は復帰を控えるべきです。移植術を行った場合には最低3カ月くらいは局所安静をとらせますが，郭清術でも十分な安静期間をとれば，ほぼ同じような手術成績が得られます。なかには郭清した陥凹部が盛り上がり，元のような丸みをもつ関節面を再形成することもあります。さらに，一線の野球選手を引退すれば郭清術のみでも日常生活に困ることはほとんどありません。これは肘関節が荷重関節でないからだと思われます。したがって，選手がいつまで第一線で活躍しようとしているのかといったことも十分考慮したうえで，慎重に手術法を選択すべきです。さらに広範な病巣で関節症変化を有する場合には移植術を行っても満足な結果が得られないことも多く，移植術にも限界はあります。

おわりに

肘離断性骨軟骨炎が発生するのは10代前半で，障害の発生そのものを制御することはできないので，発生した障害をできるだけ早期に発見することが治療成功の鍵になります。早期発見には超音波検査を利用した検診が最も有効で，発見された症例には無症候性であっても投球中止を中心とした保存療法を勧めるべきです。そして仮に病巣部の完全修復が得られなかったとしても，できるだけ病巣部の縮小をはかって低侵襲な鏡視下郭清手術を行うことが治療の極意です。

そのためには指導者をはじめとする野球関係者，保護者，そして医療関係者が離断性骨軟骨炎の病態や特性をもっと深く理解することが必要です。

文献

1）Matsuura T, et al: Orthop J Sports Med, 2(8), 2014.
2）Kida Y, et al: Am J Sports Med, 42(8): 1963-1971, 2014.
3）Matsuura T, et al: Orthop J Sports Med, 1(5), 2013.
4）松浦哲也：よくわかる野球肘 離断性骨軟骨炎（岩瀬毅信，他編）．p.145-155，全日本病院出版会，2013.

アスリートの肘関節脱臼の治療は無刀流ではなくメスを選択する？

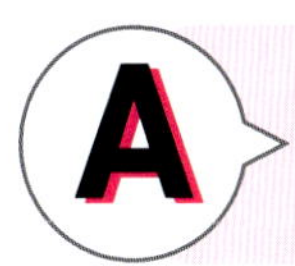

上肢を使用する場合は，受傷早期に一次的に解剖学的修復を行うことがベストです

宮武 和馬　柏口 新二

一般の方の骨折などを伴わない肘関節脱臼の治療は，第一選択が無刀流の保存療法であることに異論はありません。しかし，スポーツマンの肘関節脱臼の治療については，手術なのか保存なのか，議論の分かれるところです。

1987年にJosefssonらが，肘の脱臼に対して手術と保存療法で結果が変わらないと報告してから[1]，肘の脱臼はすべて保存療法で対応できるというのが通説になりました。手術症例の固定期間が25±7日と比較的長期で，しかも術後に関節拘縮が残ることが多かったからです。術後の機能評価も日常生活動作のみであったことも影響しています。また，このころとは手術器具や方法が大きく異なっています。当時はアンカーはまだ存在しておらず，そんな状況での手術成績の評価でした。

一方，1998年にMelhoffらは，保存療法でも30°以上の屈曲拘縮を15％に認め，疼痛の残存を45％に認めたと報告しています[2]。また，2007年にはIn-HoJeonらが手術療法の成績が良好であることを報告し，この時期から手術療法を勧める報告も散見されるようになりました[3]。

筆者らは2011年1月から2014年12月までに肘関節脱臼にて来院し，上肢に負担が加わるスポーツを行っている9症例に対して手術を行いました。平均年齢20.3歳（17～35歳）で，全例受傷から2週間以内の手術で，術前のMRIで内側側副靱帯（MCL）に断裂を確認できたものが7例，腫脹だけのものが2例でした。外側側副靱帯（LCL）に関しては断裂3例，腫脹6例でした。しかし，いずれの症例もMRIの所見から想像できないほど，麻酔下では内外側ともに不安定性を認め，全例が全層断裂で，両側の靱帯修復手術を行いました。靱帯は軽度退縮をしていたものの，すべて再縫着，断端縫合可能でした。

術中にこの退縮や断端を見たあとでは，保存療法で自然に靱帯が修復されるとはとても思えません。シーネで固定するだけで，スポーツに耐えられる肘に回復したならば，それは偶然の結果であり，常に獲得できるとは思えません。偶然に頼らず，直接に断端部をみて線維を修復することがより確実と考えます。術後2週間はシーネで安静にし，その後徐々に関節の自己他動訓練を始めます。3カ月でスポーツ活動を段階的に再開し，術後4～5カ月で完全復帰を目指します。術後6カ月の時点での肘関節可動域は伸展平均－3.7°，屈曲平均136.4°と良好でした。全例で日常生活動作，スポーツ活動ともに問題はありません。受傷後2週間を過ぎると退縮した靱帯は瘢痕化し，引き寄せて縫着ができなくなります。一次縫合のチャンスを逃し，痛みや不安定感が残った場合は，長掌筋腱などを用いた靱帯再建術になります。しかし，侵襲も大きく復帰期間も長く，しかも不確実な結果になります。患者にとっても医療従事者にとっても，大きな負担になります。

これらのことからも，上肢を使用するアスリートの肘関節脱臼に対して，愁訴を残さないためには，保存療法でごまかさず，受傷早期に一次的に解剖学的修復を行うことがベストであると思います。

文献

1）Josefsson PO, et al: Clin Orthop Relat Res, 214: 165-169, 1987.
2）Mehlhoff TL, et al: J Bone Joint Surg Am, 70(2): 244-249, 1988.
3）Ivan Micic, et al: Int Orthop, 33(4): 1141-1147, 2009.

肘のスポーツ外傷・障害への対応②
投球による内側側副靱帯損傷の実態と病態

宮武 和馬　柏口 新二

日本でも海外でも，野球選手に対してトミー・ジョン手術（Tommy John）を行ったというニュースを頻繁に見たり聞いたりします。Tommy John手術とは，1976年にロサンゼルス・ドジャースのピッチャーであるTommy Johnに対して，フランク・ジョーブ（Jobe FW）が初めて行った肘内側側副靱帯（UCL）の再建手術です[1]。多くの選手が安心して手術を受けるようになったということは，それだけUCL再建術の成績がよいからです[2]。

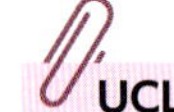

UCL
ulnar collateral ligament
肘内側側副靱帯

成績がよくなったことは望ましいことですが，手術件数の増加に伴って適応年齢も若年化しつつあります。中学生や高校生に再建手術が本当に必要なのでしょうか。また，成人選手に対しても，ここまで多くの手術が本当に必要なのでしょうか。メジャーリーグの報告によると，手術成績は良好とはいえない結果も出ています[3]。

すべての手術が必要ないとはいえませんが，少なくとも手術をしなくても現場に復帰できた症例があったのではないでしょうか。筆者らが手術した症例のなかでも，いま振り返ると「あのときの手術は必要なかったのではないか」と再考することもあります。UCL損傷の治療は一度メスを置いて考え直すときがきているのではないでしょうか。肘内側部痛の実態，UCLの解剖，損傷の病理，診断そして治療について解説します。

投球による肘内側部痛の実際：UCL損傷の責任病巣とは

多くの野球選手が肘の内側に痛みを抱えて来院します。投動作の加速期に肘の内側には大きな外反力が加わり，内側上顆の骨端線閉鎖後であればUCLが損傷しやすいといわれています[4]。野球選手の選手生命にかかわる問題の1つとして，このUCL損傷があります。UCL損傷が生じる部位は近位側が多いとされていますが[5]，実際に外来診察をしていると遠位部での疼痛を訴えることも少なくありません。

肘内側部の圧痛部位を近位・実質・遠位と触り分けて調査すると，14～15歳を境に逆転し，遠位部での圧痛が多くなっていました（**図1**）[6]。骨端線閉鎖前は内側上顆下端の骨端が障害されるため，近位側に圧痛が多いのですが，骨端線が閉じるとともにUCLの遠位部の圧痛が多くなる傾向がありました。UCL損傷は単にUCL

図1　年齢別UCL関連圧痛部位

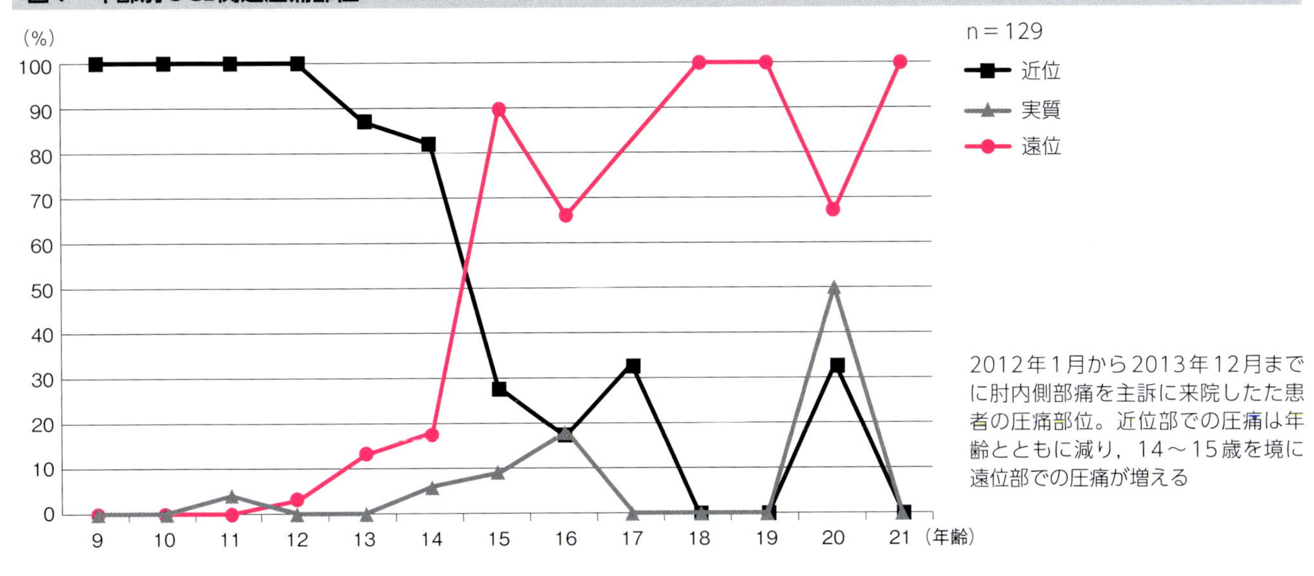

2012年1月から2013年12月までに肘内側部痛を主訴に来院したた患者の圧痛部位。近位部での圧痛は年齢とともに減り，14～15歳を境に遠位部での圧痛が増える

損傷と診断するだけでなく，どの部位が傷害されているかを明らかにすることが重要で，それによって治療法も変わります。責任病巣が遠位なのか，近位なのか，実質なのか，どこが損傷されているのかを見極める必要があります。そのため解剖を詳細に理解することが重要となります。また，理学所見，単純X線，CT，MRI，超音波検査を駆使して，多面的・総合的な診断を行う必要があります。

肘内側側副靱帯損傷診断のポイント

①どの部位が傷害されているかを明らかにする
②責任病巣（遠位，近位，実質），損傷部位を見極める
③理学所見，単純X線，CT，MRI，超音波検査によって，多面的・総合的に診断する

肘内側部の安定機構：解剖・病理の視点から

①静的安定機構としてのUCL：解剖と病理

投球における外反力に対する静的安定機構の中心はUCLで，前斜走線維（AOL），後斜走線維（POL），横線維（transverse）の3つから構成されています。解剖の本をみるとそれぞれが明確に区別されて描かれていますが，実際はAOLとPOLは連続していて明確に区別できません。ここではAOLとPOLをあわせてUCLとして話を進めます。

次にUCLをミクロでみると，また違った視点でみることができます。UCLは近位と遠位で線維の骨への付着様式が異なり，近位側は内側上顆に対して垂直に線維が入り込むのに対して，遠位側は斜めに張り付くように付着します（**図2**）[7]。この付着形態により力学的強度も異なり，内側上顆の骨化完了後であれば，上腕骨側のほうが尺骨側より単位面積あたりの力学的強度が強くなっています。14～15歳の内側上顆の骨化完了後から遠位部の圧痛が増えるのも，この靱帯付着部の構造や強度の違いによると思われます。

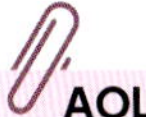

AOL
anterior oblique ligament
前斜走線維

POL
posterior oblique ligament
後斜走線維

また，関節付近の靱帯・筋腱付着部には必ず裏打ちする滑膜が存在しています。

図2　UCLの骨への付着形態

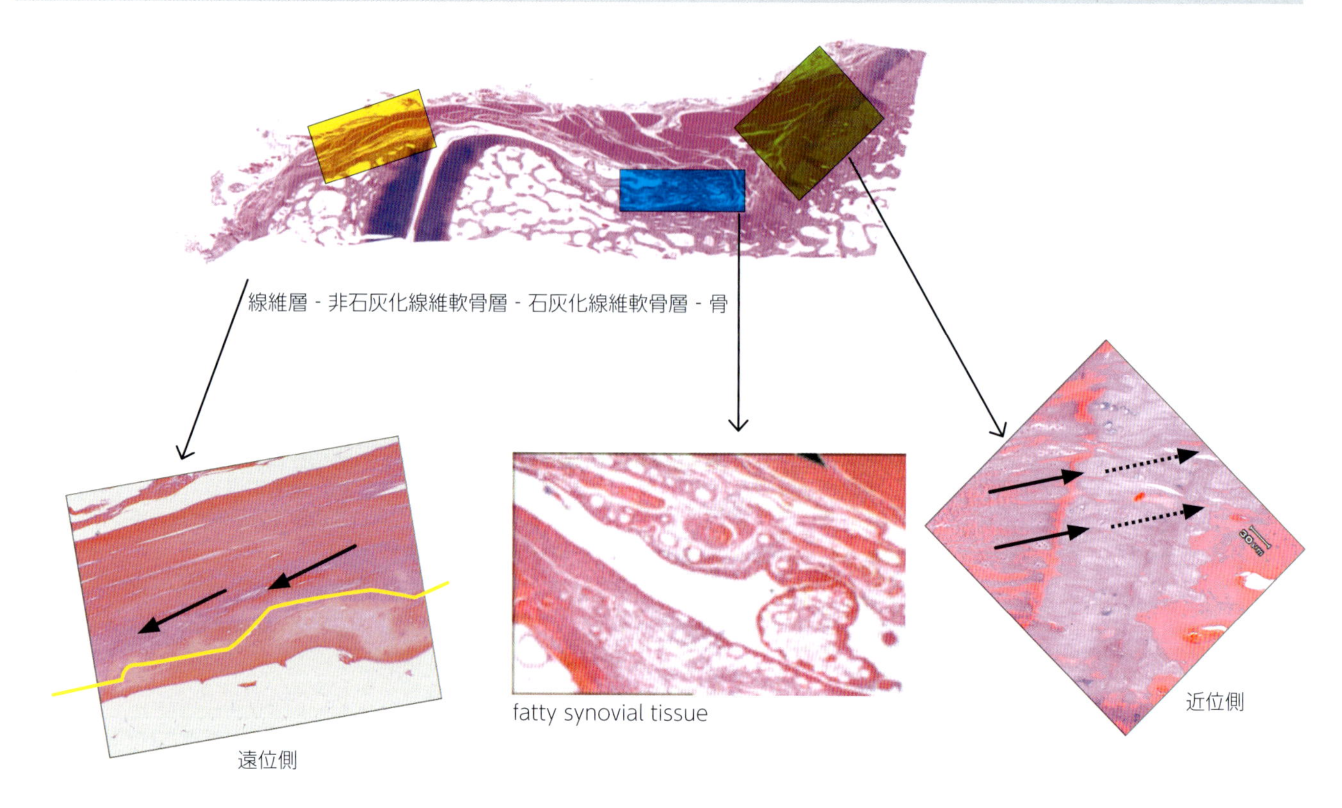

近位は内側上顆に対して垂直に線維が入り込むのに対して，遠位は斜めに張り付くように付着している。UCLを裏打ちするようにFatty Synovial Tissueが存在している

資料提供：熊井司（早稲田大学スポーツ科学学術院 教授）

UCLの関節面側にも同様に滑膜（Fatty Synovial Tissue）が存在しています（**図2**）。この滑膜の炎症も疼痛の原因になっていると考えています。

②動的安定機構としての回内屈筋群

回内屈筋群は，尺側手根屈筋（FCU），浅指屈筋（FDS），橈側手根屈筋（FCR），回内筋（PT），長掌筋（PL）の5つから構成されています。これらはすべて内側上顆から起始しており，共同腱となっています。そして，このうちPT，FCR，FCU，FDSはUCLの動的安定機構として働いています[8)9)10)]。どこまで安定化の機能があるかは不明ですが，外反制御を担っているのは間違いありません。

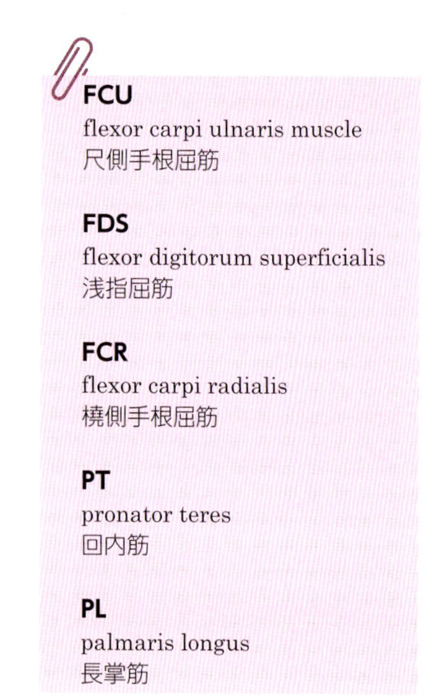

FCU
flexor carpi ulnaris muscle
尺側手根屈筋

FDS
flexor digitorum superficialis
浅指屈筋

FCR
flexor carpi radialis
橈側手根屈筋

PT
pronator teres
回内筋

PL
palmaris longus
長掌筋

UCL損傷の診断：既存概念にとらわれない科学的手法

正確に診断するためには，理学所見，単純レントゲン，CT，MRI，超音波検査を用い，多面的な診断を行う必要があります。それぞれの検査法の概略を述べるとともに，画像所見をどのように読むかを解説します。

理学所見

最も重要な所見の1つは圧痛です。昨今，患部をみたり，触ったりしないで画像検査所見だけで診断する整形外科医が増えてきましたが，いつの時代でも視診と触診は欠かせません。

UCLは内側上顆下端，実質部，鉤状突起結節と圧痛部位を分けて触ります。指腹で圧痛をとると触り分けることができないため，指尖で触る必要があります。遠位付着部である鉤状突起結節を触る場合は，尺側手根屈筋（FCU），浅指屈筋（FDS），尺骨神経の圧痛と区別しなければなりません。回内位で筋群の緊張を緩め，筋肉を分けるように圧痛点を探ります。また，尺骨神経と鉤状突起結節は非常に近い位置にあるので判別には注意を要します。とくに尺骨神経の脱臼や亜脱臼がある場合は，肘関節屈曲に伴い鉤状突起結節に神経が乗り上げるため，圧痛をとる際にはさらに注意が必要となります（**図3**）。

疼痛誘発テストとして外反ストレステスト（Moving Valgus extension stress test/Milking maneuver test）など数多くの手技が報告されています。Milking Maneuver testはUCL単独のテストといわれており，有用な検査です[11)]。どの手技で所見をとっても構いませんが，肘関節の屈曲角度が120°，90°，60°，30°で外反ストレスを加える検査をする必要があります。なぜならAOLは30～60°で緊張し，POLは90～120°で緊張するため，複数の肘の屈曲位で検査する必要があるからです。これによって線維のどの部位が損傷されているか推測できます。

画像検査

1 単純X線およびCT

単純X線は45°屈曲位で撮影を行い，内側上顆や鉤状結節の形状をみます。鉤状結節はUCLの牽引ストレスと圧迫ストレスを受けて骨膨隆をきたし，ドーム状，テー

図3　尺骨神経脱臼における鉤状結節と尺骨神経の関係（超音波検査，短軸像）

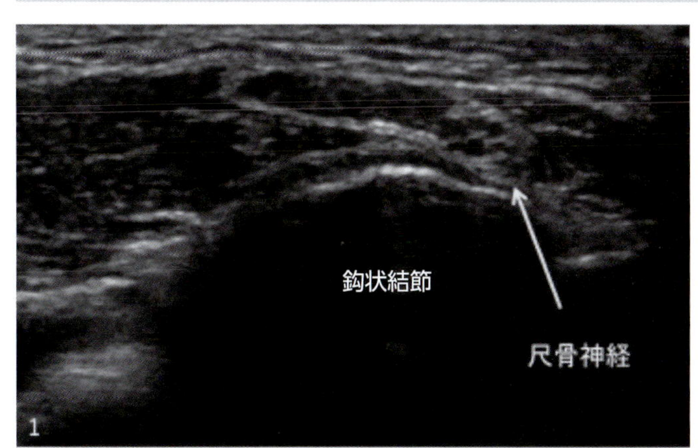

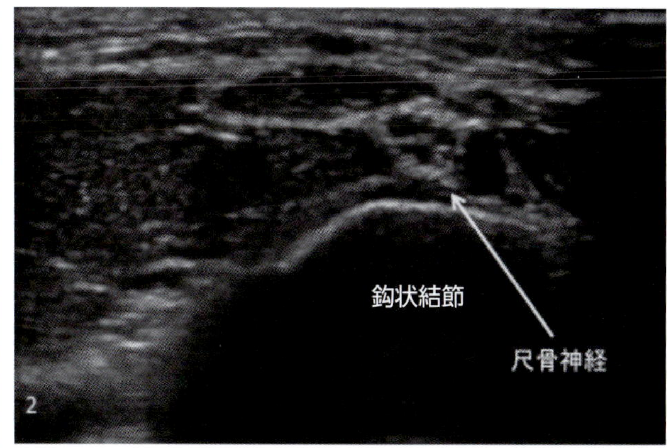

1：伸展位，2：90°屈曲位　90°屈曲位になると鉤状結節に尺骨神経が乗り上げてくる。圧痛をとるときは注意が必要

図4　単純X線・CT

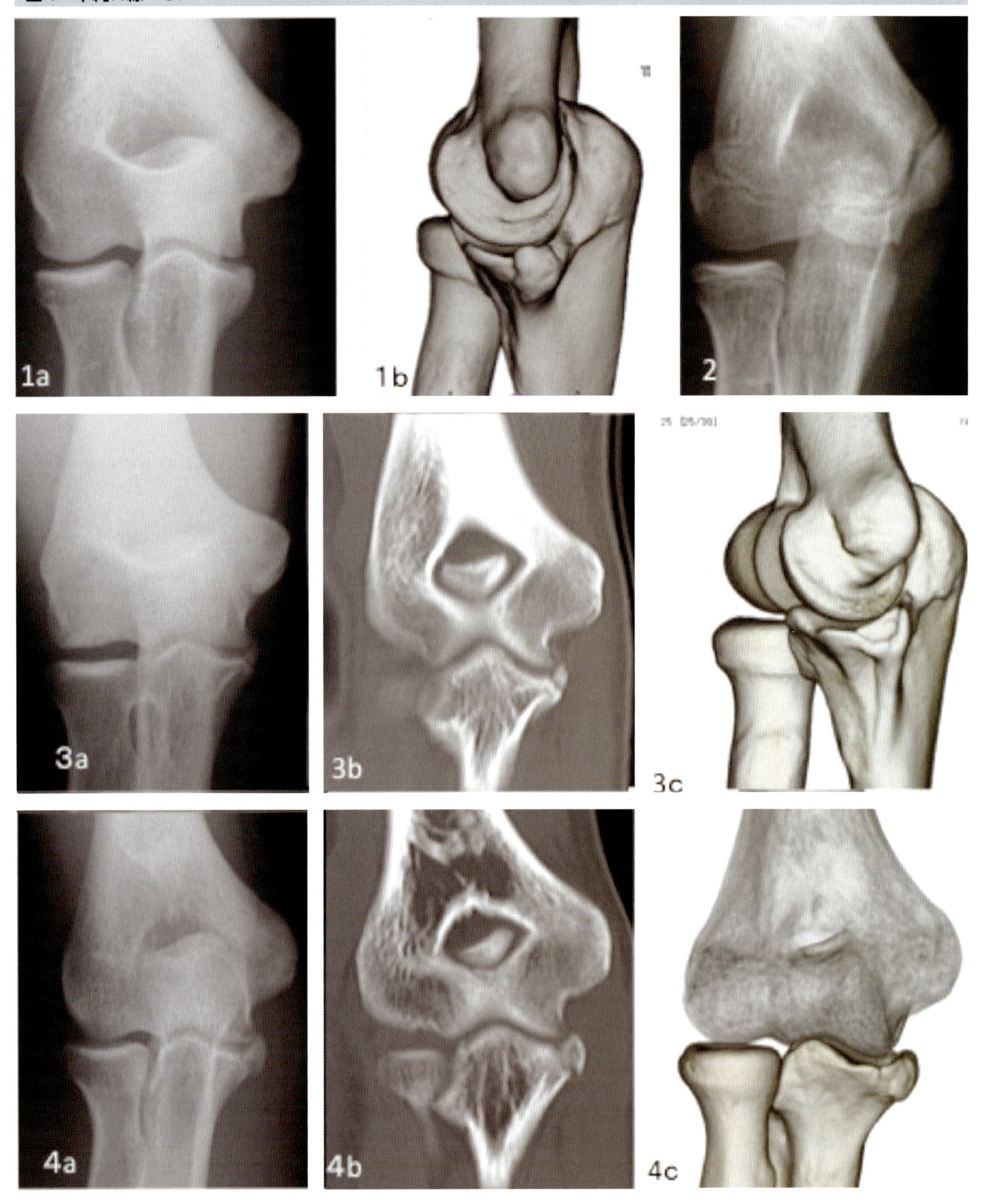

1：ドーム状の骨膨隆，2：骨棚様の骨膨隆，3：離断骨片を伴う骨棘と骨棚様の骨膨隆，4：剥離骨折

ブル状や骨棚様などさまざまです（**図4**）。左右のX線を比較することで容易に診断できますが，正確な立体的形状を知るには3D-CTやMPRCT（任意面でのCT像）が不可欠です。また骨棘の離断や剥離骨折を伴うこともあり，とくに剥離骨折は偽関節になることが多いので注意が必要です[12]。

2 関節造影MRIの意義

①造影の有無による像の変化

現在のところ，UCL損傷の画像検査のゴールドスタンダードはMRIでとされています。しかし，施設によってMRIの撮影方法や解像度が異なり，診断の精度も異なります。また，撮影方法や読影によっては切れてないものを断裂と見誤るなど過剰評価の危険性もあります。現時点で病態を最も詳細に観察できる方法は，液体を関節内に注入してマイクロ・コイルを使用した高分解能MRIによる造影検査です。

以下に生理食塩水を関節内に注入し，マイクロ・コイルを用いた造影高分解能MRIの画像について解説します。造影の最大の特徴はUCLの輪郭が詳細に描出できること，損傷がある場合に関節外へ漏出した液体がみえることです。野球歴のない男性（29歳）の同じ日に撮影した高分解能MRI画像でその違いをみます。**図5**の左上が関節内に液体を入れていないMRI画像（A），右上が関節内に生理食塩水8mLを注入したMRI画像（B）です。

生理食塩水で関節包が膨らみ，滑車から靱帯が離れて靱帯の輪郭をより明瞭にみることができます。さらに，この関節内生理食塩水注射によって，UCL損傷部位から漏出する液体の有無や，付着部の損傷，とくに“Tサイン（T sign）”もとらえやすくなります[14) 15)]。

②見落としのない画像所見の読影

読影はLETSで行います。LETSとは，読影する項目の頭文字を並べた造語です。すなわち，Ligament（靱帯）とLeak（漏出），Epicondyle（内側上顆），Tubercle of Coronoid Process（鉤状突起結節）とT sign（Tサイン），Synovia（滑膜）を順に読影することで，診断に必要な所見を漏れなく読みとることができます。

●靱帯の評価（L）

まず靱帯の変化をみます。靱帯の変化としては断裂などの形態変化と肥厚や不均一化などの質的変化があります。断裂は，近位付着部，実質部，遠位付着部のいずれの部位でも起こります。靱帯は浅層と深層に分けることができますが，外傷による肘関節脱臼とは違い，投球による靱帯損傷では断裂が浅層にまで達することは少なく，深層部に止まっています。遠位付着部の深層部の断裂や剥離は“Tサイン”と呼ばれており，後に詳しく説明します（p.189）。

質的変化としては，肥厚と変性があります。肥厚はその名のとおり，靱帯が厚くなっている所見ですが，投球に対する適応と考えられます。たくさんバットを振っていると手の皮が厚くなるように，たくさん投げていると靱帯が厚くなるのは当然の生態反応です。症状とは直接の関係はありませんが，重要な所見の1つです。

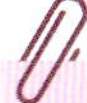

- **Ligament（靱帯）**：靱帯の状態は？　断裂はあるのか？　質的変化はあるのか？
- **Leak（漏出）**：液体の関節外への漏出はあるか？
- **Epicondyle（内側上顆）**：オッシクルはあるか？　骨の高輝度変化や変形はあるか？
- **Tubercle of Coronoid Process（鉤状突起結節）**：骨棘は？　骨膨隆は？　離断骨片は？　高輝度変化は？
- **T sign（Tサイン）**：遠位付着部の深層部の断裂や剥離（Tサイン）はあるか？
- **Synovia（滑膜）**：滑膜の増生は？

図5　造影の有無による像の変化（高分解能MRI画像）

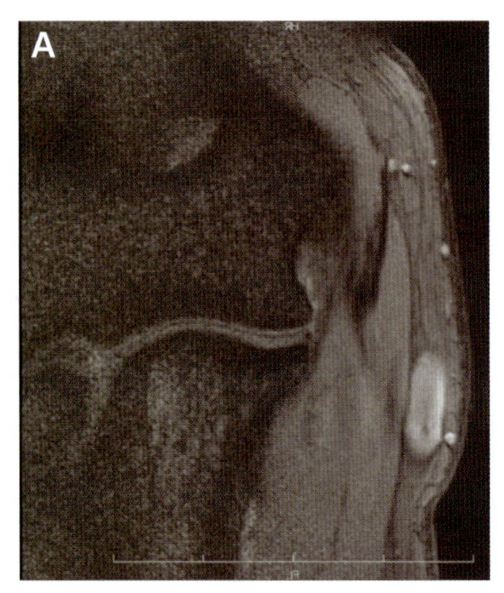

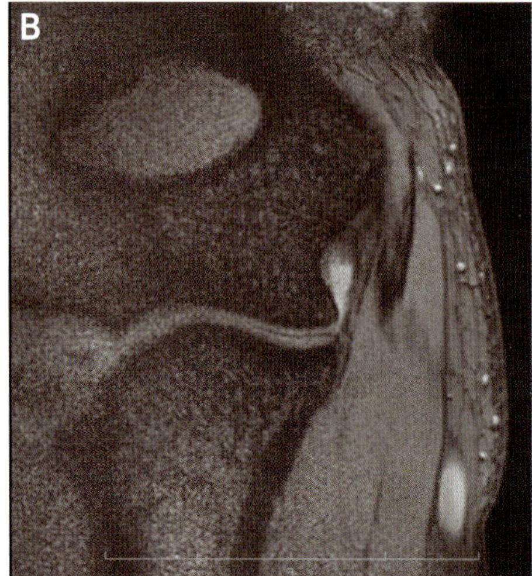

左：高分解能MRI T2強調像（生理食塩水注入前）
右：高分解能MRI T2強調像（生理食塩水注入後）
29歳，男性，野球歴なし。生理食塩水注入前はUCLと内側ガターが接触しており，滑膜は同定できない。生理食塩水を8mL注入すると，内側ガターからUCLが離れ，靱帯の輪郭が明確に描出され，内側上顆近くの関節内に滑膜がみられる

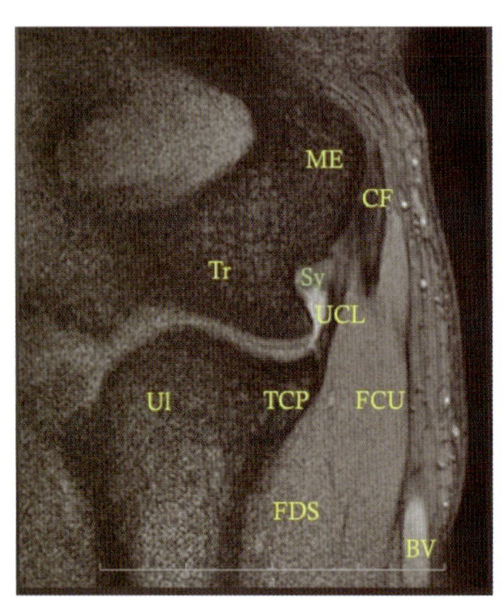

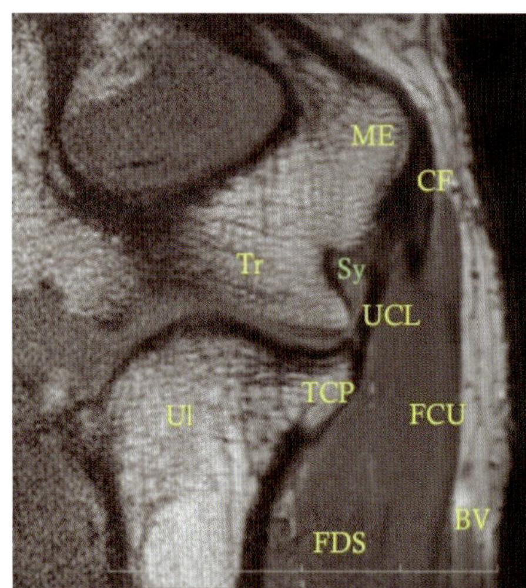

左：関節内に生理食塩水8mL注入後。5T高分解能MRI（T2強調像）
右：関節内に生理食塩水8mL注入後。5T高分解能MRI（プロトン密度強調像）

UCL：ulnar collateral ligament（内側（尺側）側副靱帯）
Tr：trochlea（上腕骨滑車）
ME：medial epichondyle（内側上顆）
Ul：ulnar（尺骨）
TCP：Tubercle of Coronoid Process（鈎状突起結節）
FCU：flexor carpi ulnaris muscle（尺側手根屈筋）
FDS：flexor digitorum superficialis muscle（浅指屈筋）
CF：common flexor tendon，総指屈筋腱
Sy：synovium，滑膜
BV：basilic vein，尺側皮静脈

図6　靱帯の変性（プロトン密度強調像）

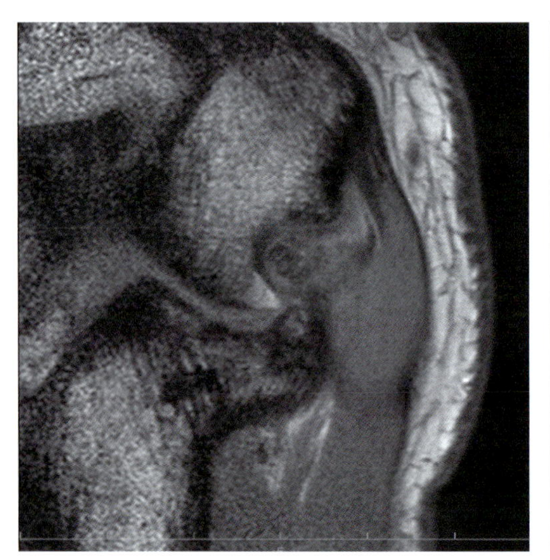

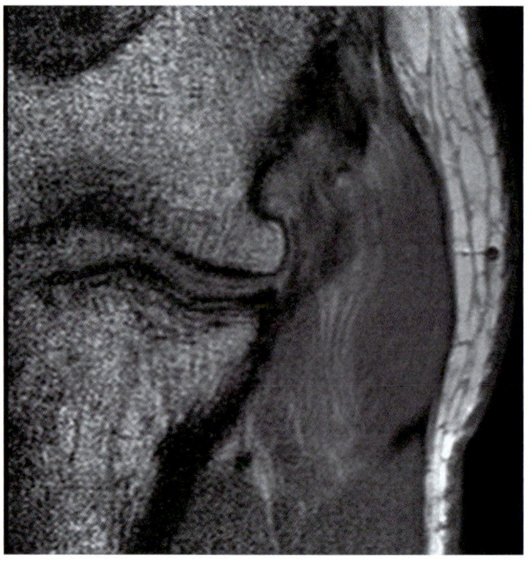

左：20歳の投手。線維束配列はみられず，靱帯構造は認められない
右：23歳の投手。靱帯の線維束配列が乱れてはいるが，靱帯は残存している。肥厚と変性が組み合わさった状態であり，靱帯の輝度変化もみられる

図7　注入した液体の漏出（回内屈筋群の高信号）

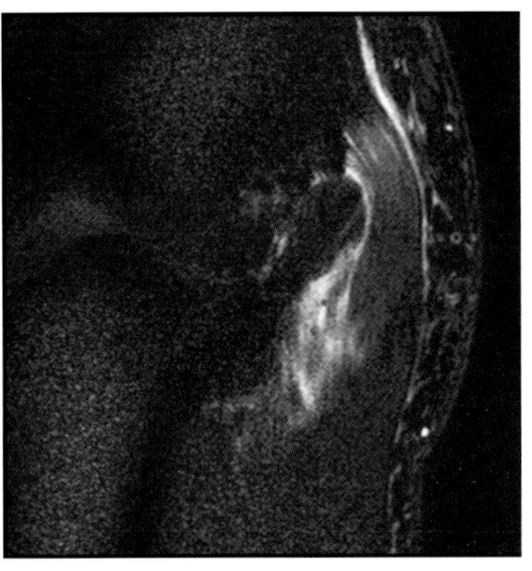

高分解能MRI T2脂肪抑制像（生理食塩水関節内注入あり）。回内屈筋群の高信号を認める。関節内に注入した生理食塩水が回内屈筋群に漏出している。靱帯の肥厚を認め，別スライスでは実質部の穴（断裂）を認めた

図8　内側上顆のオッシクル

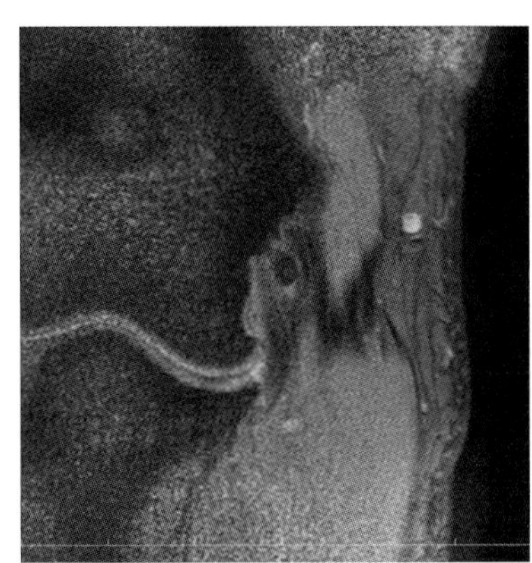

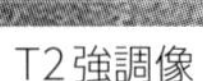

T2強調像

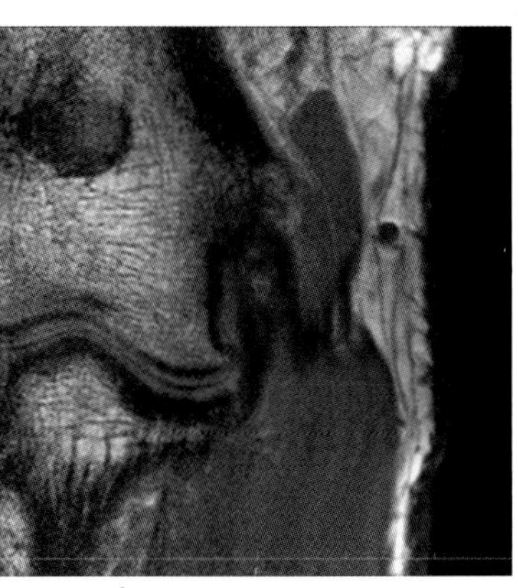

プロトン密度強調像

16歳の投手。内側上顆にオッシクルを認める。オッシクルは靱帯に包まれており，疼痛の訴えはない

次に変性ですが，靱帯の線維束がミクロレベルで壊れ，瘢痕組織で修復したものです。靱帯の走行が全くみられないものや，軽度の線維束配列の乱れを示すものなどさまざまです（**図6**）。靱帯の手術をする際に，この変性の程度は靱帯を温存して再縫着するか[6]，新たに再建するかを決める判断材料の1つとなります[16]。しかし，靱帯の走行が全くみえないほどの変性があるにもかかわらず，全く痛みなく投げているトップレベルの投手も存在します。変性と症状との関係はまだ未解決で，今後のさらなる調査が必要です。

●注入した液体の漏出（L）

もう1つのLはLeak（漏出）です。前述したとおり，靱帯に裂け目や穴があると注入した生理食塩水が関節外に漏れ，回内屈筋群の内部がT2脂肪抑制像（FS）で高信号となります（**図7**）。急性期では，生理食塩水を注入しなくても血腫や関節液で高信号になることがあります。回内屈筋群の肉離れといわれている例は，実際はこの漏出をとらえていることが多いようです。生理食塩水を関節内に注射後，高分解能MRI撮影を行うことを推奨します。

●内側上顆の評価（E）

靱帯の変化をみた後は，骨性の変化をみます。内側上顆（medial epicondyle）の下端は成長期に障害され，オッシクル（骨片）や骨棘を遺すことがあります。高分解能MRIでみてみるとオッシクルの多くは靱帯や共同腱内に包まれているので（**図8**），オッシクルがあっても必ずしも痛みが出るわけではありません。オッシクルがあるから手術とは決して考える必要はありません。

また，内側上顆の付着部近傍にT2FSで高信号を認めることもあります（**図9**）。

この所見は珍しい所見ですが，内側上顆の骨内浮腫（Bone Edema）で，靱帯の

図9　内側上顆の骨内浮腫

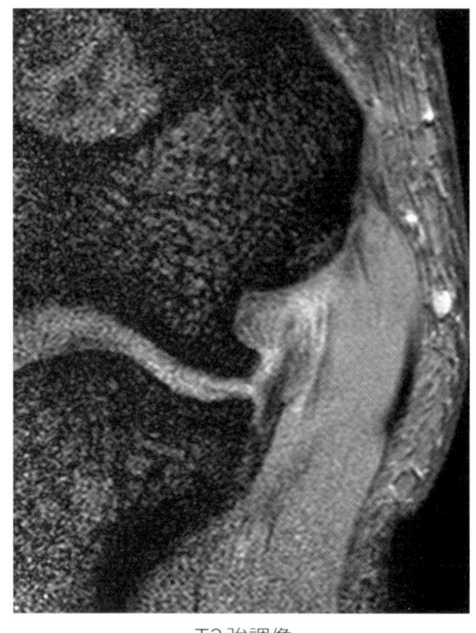

T2強調像

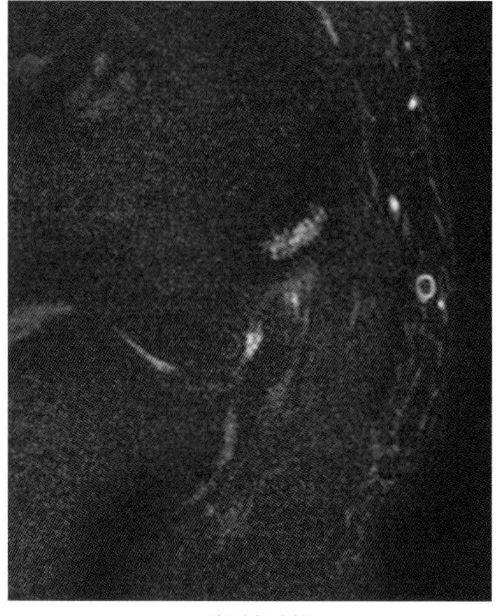

T2脂肪抑制像

20歳の投手。靭帯はT2強調像で近位付着部付近で完全断裂しているようにみえるが，実際はT2脂肪抑制像（FS）でみると連続している。内側上顆下端に高信号領域を認め，靭帯の近位部も高信号になっており，内側上顆近位部のミクロレベルの損傷である。鉤状突起結節にも一部高信号領域がみられる。他院で再建術の適応と判断されていたが，保存的な対応で復帰できた。1年後の電話調査でも問題なく投球できていた

図10　鉤状突起結節の骨膨隆とT2脂肪抑制像での高進号変化

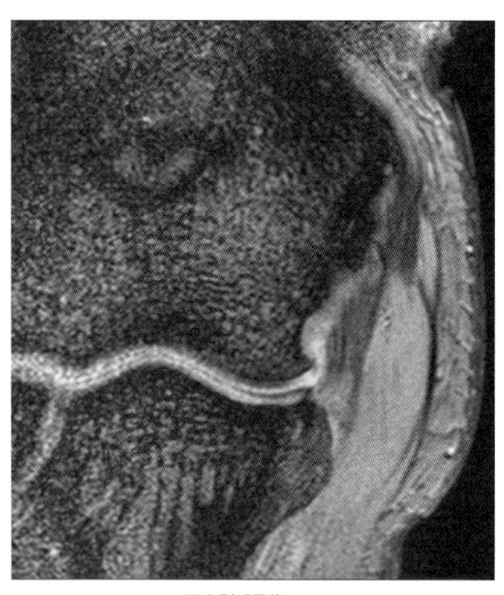

T2強調像

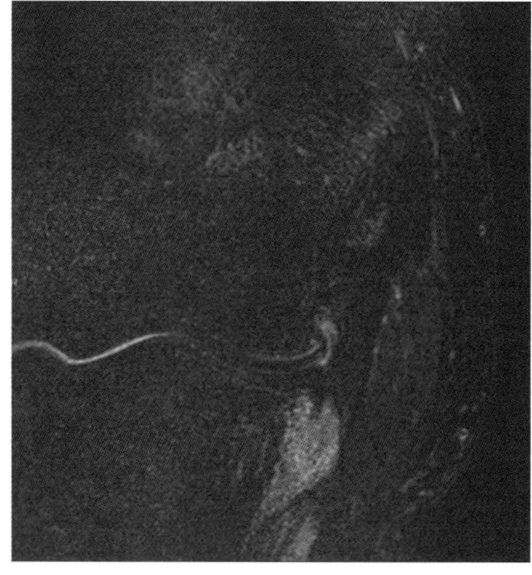

T2 FST

14歳の投手。靭帯は全体的に肥厚している。鉤状突起結節に骨膨隆がみられ，同部位にT2 FSで高信号領域を認め，膨隆部と正常な尺骨部分は境界が明瞭。この症例は保存的な対応で回復し，現場に復帰した

近位付着部でのミクロレベルの損傷です。T2強調像でみると靱帯の完全断裂のようにみえますが，T2 FSでみると靱帯近位部の一部に高輝度変化があり，実際は靱帯の部分損傷で，保存的対応で十分復帰できました。このようにT2強調像は過剰評価してしまうことがあり，T2強調像で断裂があるようにみえても実際には断裂していないことはよくあります。T2強調像は解剖学的構造を把握するためのものであり，断裂の評価をするものではないということを肝に銘じる必要があります[17]。

●鉤状突起結節の評価（T）

内側上顆の付着部をみた後は，鉤状（突起）結節の変化をみます。投球による度

図11　Tサイン（T sign）

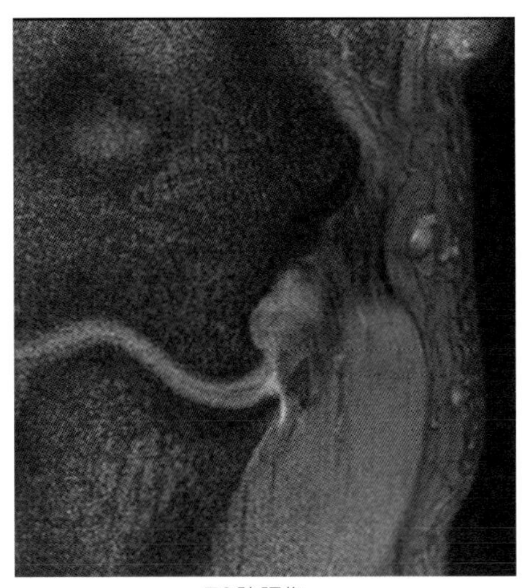
T2強調像

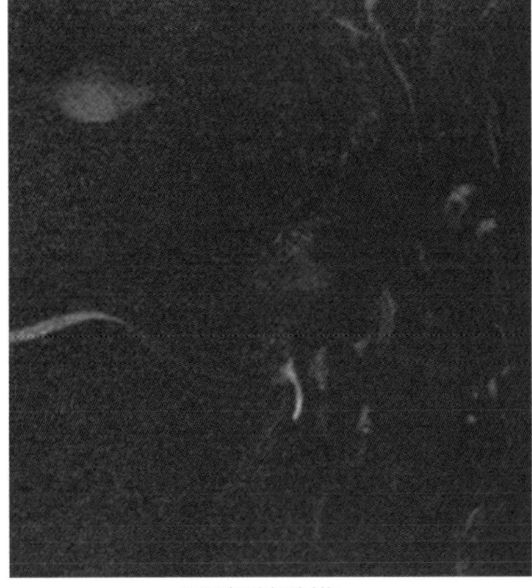
T2脂肪抑制像

16歳の投手。遠位付着部に離断骨片を認めるが，一部変性した靱帯に覆われている。T2強調像でTサイン様の高輝度ラインを認め，T2 FSにても高輝度ラインを認めることからTサインと診断した。内側側副靱帯遠位付着部での剥離損傷で，保存的対応で回復せず，遠位部での靱帯修復術を行い，現場復帰を果たした

重なる力学的ストレスによって鈎状突起結節はさまざまな形態変化がみられます。そのなかでも最も多い所見は鈎状突起結節の骨膨隆です。MRIでは，骨膨隆部分がT2 FSで高信号にみえることがあり，鈎状突起結節に圧痛がみられた際に多くみられる所見です（**図10**）。新しく骨形成が起こっている部分がとくに高信号となり，離断骨片や層状の骨剥離，骨棘形成，さらには剥離骨折などの変化がみられることもあります[12) 13)]。離断骨片などはCTも含めた形態評価が必要です。

●Tサインの有無（T）

UCLは近位と遠位で線維の骨への付着様式が異なります。この付着様式の違いにより損傷様式も変わります。1994年にTimmermanらは投球時のUCL部分損傷7例を報告していますが，そのうち遠位付着部の損傷は6例で，近位側での損傷は1例でした[15)]。その損傷部位は全例で靱帯の深層部での断裂であったと報告しています。

UCL深層部が鈎状結節から剥離するように断裂すると，鈎状結節に沿って関節液が流れ込みます。この流れ込んだ関節液がT字にみえるため，この所見は“Tサイン（T sign）”と呼ばれています（**図11**）。この“Tサイン”は断裂直後の急性期であれば血腫や関節液が多いため現れやすいですが，受傷から日数が経ち炎症が沈静化した慢性期では現れなくなります。そういった慢性例でも関節内に生理食塩水を注入し撮像することでTサインを描出できることがあります。T2強調像，プロトン密度強調像ではなく，必ず脂肪抑制像で診断することが大切です。

どうしてTサインは，T2強調像ではなく脂肪抑制像で診断する必要があるのでしょうか。T2強調像でみると，“Tサイン”のような所見が頻繁にみられます（**図12**）。この所見は付着部の非石灰化線維軟骨層の肥厚を表しており，液体の流れ込んでいる所見ではありません。私たちはこれを“FCライン（fibro cartilage line）”と呼んでおり，“Tサイン”とは区別しています。これも過剰評価あるいは誤診しやすい所見です。

図12　FCライン（fibro cartilage line）

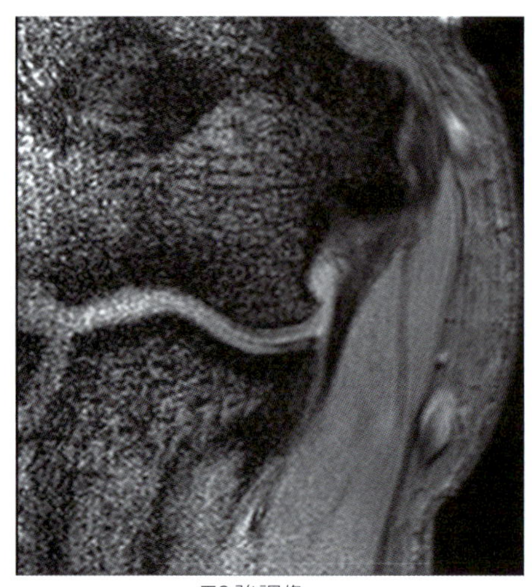
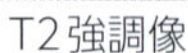

T2強調像

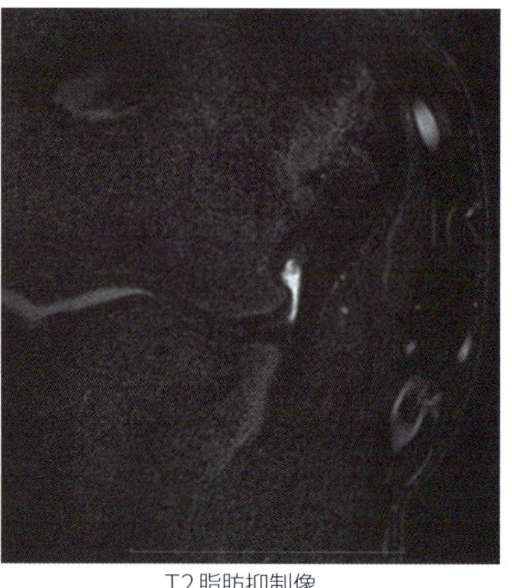

T2脂肪抑制像

16歳の野手。変性のない靱帯だが，遠位にT2強調像でTサイン様の高信号のラインを認める。T2 FSではラインを認めず，Tサインではない。非石灰化線維軟骨層の肥厚を表した"FCライン"と診断し，保存的な対応で現場復帰した

図13　内側ガターの滑膜増生

14歳の投手。内側ガターに絨毛状の滑膜増生を認める。超音波検査でも同部位に滑膜増生を認め，power dopplerにて血流シグナルを確認した。関節内にステロイドを1回注射し，症状は劇的に改善した

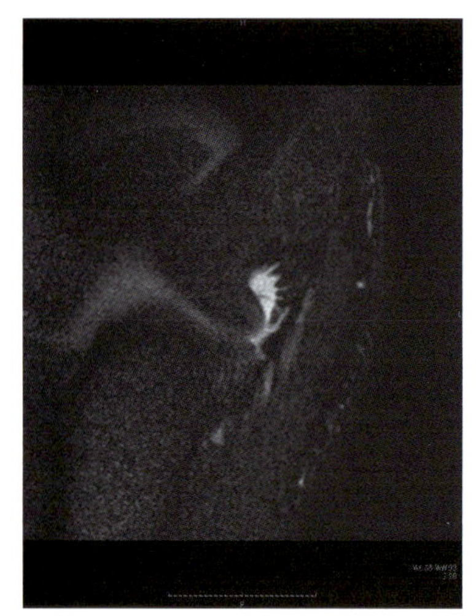

絨毛状滑膜（T2 FS）

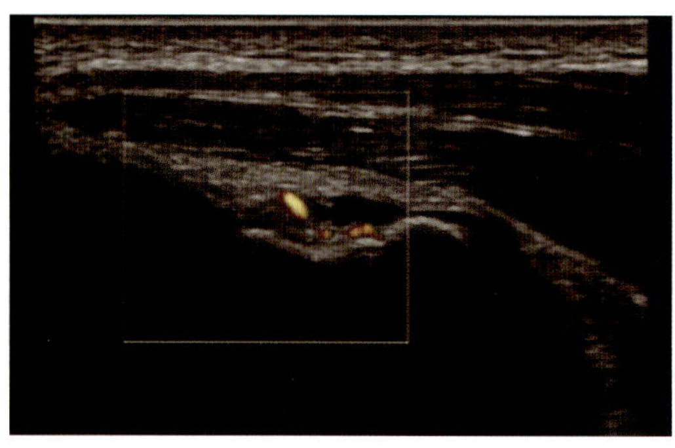

超音波検査パワー・ドップラー（Power Doppler）

●滑膜の評価（S）

関節包の内側は滑膜で裏打ちされています（**図5**）。肘関節の外側の滑膜ヒダ障害は病態としてよく知られていますが，内側の滑膜も増生し痛みを出すことがあります。炎症が強いときはリウマチのような増生を起こします。この滑膜の状態を読み取るにも，やはり関節造影が必須です。通常のMRIでは滑膜と靱帯が接しているため，両者の区別は困難です。

先にも述べましたが，この滑膜増生による信号上昇がUCLの輝度変化をもたらすこともあります[18)]。そのため滑膜増生があるときはUCL損傷の過剰評価をしてしまうことがあり，注意が必要です。滑膜増生の様式としては，絨毛状や結節状のものなどさまざまです（**図13**）。また，この滑膜増生が著しい場合は，超音波検査

図14　UCLの正常像（超音波検査）

●長軸像

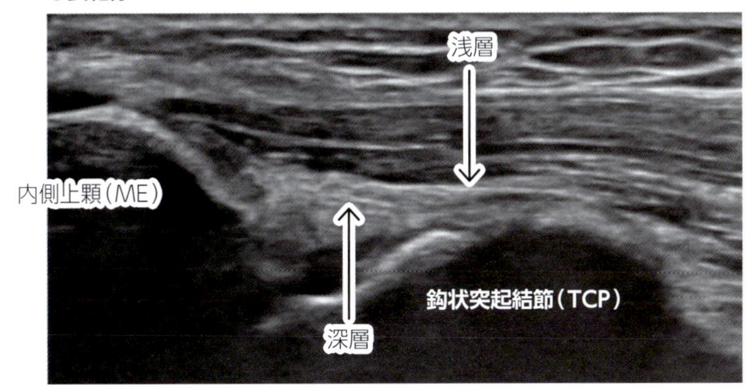

内側上顆と鈎状突起結節を結ぶようにUCLが走行し，浅層，深層との２層構造になっている

●短軸像

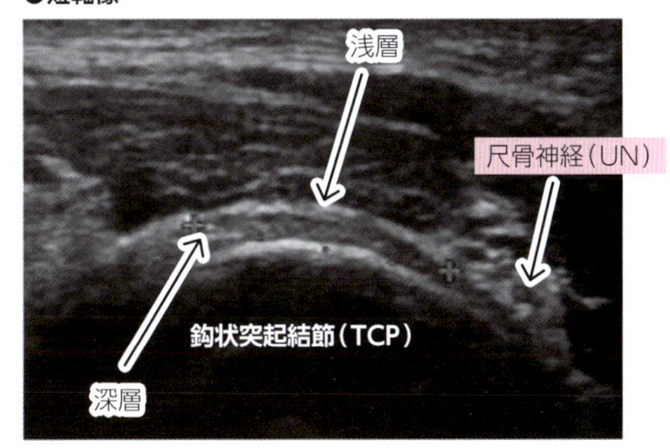

鈎状突起結節の曲面上にUCLが付着している。尺骨神経は鈎状突起結節の後ろを走行している

で血流シグナルがみられることがあります（**図13**）。この滑膜増生の病理組織学的意義はまだ不明ですが，靱帯の変性や劣化にかかわっていると思われます。肘の内側側副靱帯損傷も筋腱付着部損傷でいわれているsynovio entheseal complex（滑膜付着部構成体）の概念が当てはまります[19]。

3 新世代のゴールドスタンダード検査

これまで内側支持機構不全に対する診断方法として，MRI検査がゴールドスタンダードでした。10年程前から超音波検査の有用性も報告されてはいますが[20)～22]，不安定性の評価か断裂像の報告がほとんどでした。ここ5年くらいの間に周辺機器の進歩によって，超音波検査装置の画質は目を見張るほどよくなり，MRIよりも解像度は高く，最高の診断ツールになりました。

また，超音波検査は静的な所見のみならず，動的な観察や血流など，CT，MRIなどでは得られない情報も得ることができます。この情報量の多さは他の画像検査の追従を許しません。この超音波検査を用いずして，内側支持機構不全の病態を紐解くことはできないと考えています。

①UCLの正常像

超音波検査で，正常のUCLがどのように描出されるかを示します（**図14**）。長軸像で解剖学的構造をみると，UCLの上には浅指屈筋（FDS）があります。UCLは浅層と深層に分かれているようにみえますが，この浅層と呼ばれる組織は実際にはFDSの筋膜です。次に鈎状突起結節部で短軸像を観察します。鈎状突起結節を描出すると，後方に尺骨神経がみえます。短軸像でもUCLの浅層と深層を描出可能で，とくに遠位付着部の深層部断裂の診断には長軸像と短軸像の両方で無エコー領域がみえることが決め手となります。

これらの画像は，関節内に生理食塩水と局所麻酔剤を混ぜた液体を8mL注入した

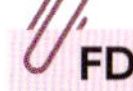

FDS
Flexor Digitorum Superficialis Muscle
浅指屈筋

後の超音波画像です。関節内に液体を注入する利点は2つあり，1つめはMRIと同様の意味があります。外側のsoft spotから液体を注入すると，内側ガターが広がり（**図15**），UCLは滑車から浮き上がり，明瞭に観察することができます。また，滑膜組織は液体の中でヒラヒラ動くようになります。液体を入れることで，このようにどちらも明確に識別できるようなります。この状態の再現のみであれば，生理食塩水の関節内注入でも構いません。局所麻酔剤を混ぜた理由は，単純にブロックテストの意味と，動的所見をみる際のブロック効果による除痛です。動的検査では，私たちは徒手最大外反ストレス下で行っています。そのため疼痛があると筋性防御が起こり，正確な診断ができなくなるからです。

②異常所見の観察

異常所見の観察の際には，まずは靱帯の断裂部を探します。断裂部は近位付着部（内側上顆側），実質部（近位，中央，遠位），遠位付着部（鉤状突起結節側）があり，先入観をもたずに注意深く観察する必要があります。また異方性（anisotrophy）にも注意が必要であり，探触子（probe）の当てる角度によってエコー輝度が変化します。靱帯に対して垂直に超音波を当てないと，異方性が出現し，あたかも断裂しているかのようにみえることがあります（**図16**）。

断裂部位をみつけたら次に断端の形状をみます（**図17**）。UCLの線維束が途切れ，断裂部が無エコーにみえます。さらに外反ストレスをかけると，断裂部がお互いに離れる方向に動くので，断端が明瞭となります。

さらに断裂の形状だけではなく，靱帯の質的な変化も観察します（**図18**）。正常な靱帯では線維束配列（Fibrillar Pattern）が鮮明にみえますが，靱帯に変性や断裂が生じると，線維束配列が乱れます。UCL内部が不均一になり，まだらな低エコー像がみられます。投球側では度重なる力学的ストレスに反応して，靱帯が肥厚しています。靱帯損傷直後に一過性に靱帯が腫脹することがありますが，これは外傷に伴う浮腫で，

図15　液体注入前後の内側側副靱帯の長軸走査

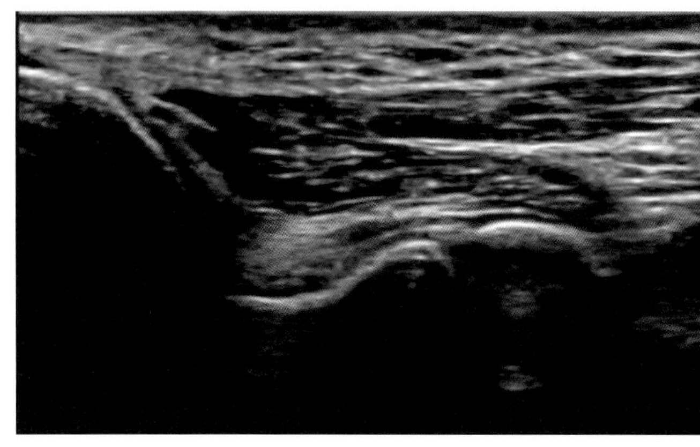

液体注入前

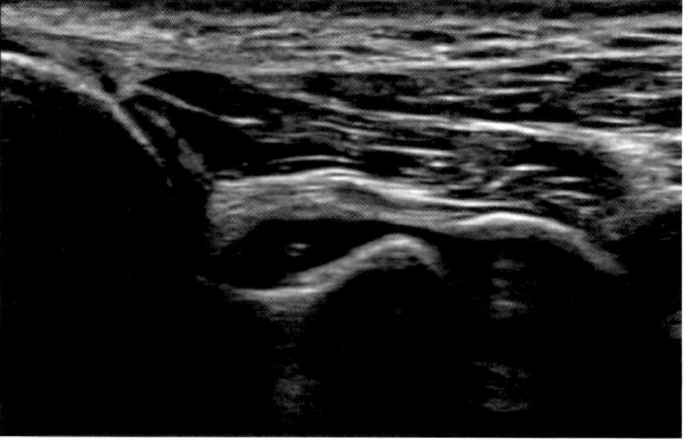

液体注入後

液体注入前（左）はUCLと滑膜の明確な区別ができないが，液体注入後（右）はUCLが滑車から浮き上がることで，明瞭にUCLを観察できる。滑膜は液体内に浮かんでいる。動画でみると滑膜が動くのがわかる

図16　異方性（anisotrophy）

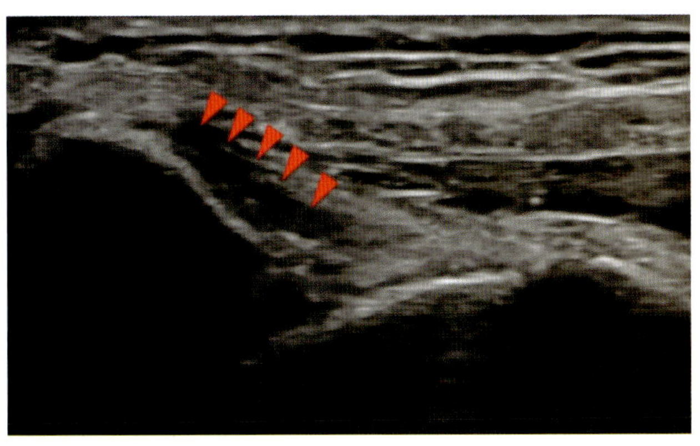

野球歴のない29歳の男性。一見すると近位付着部付近で断裂しているようにみえるが，プローブの角度によっては正常な靱帯線維をみる。超音波のビームが垂直に当たらないと異方性となり無エコーとなることがある（赤矢印）

図17　断端

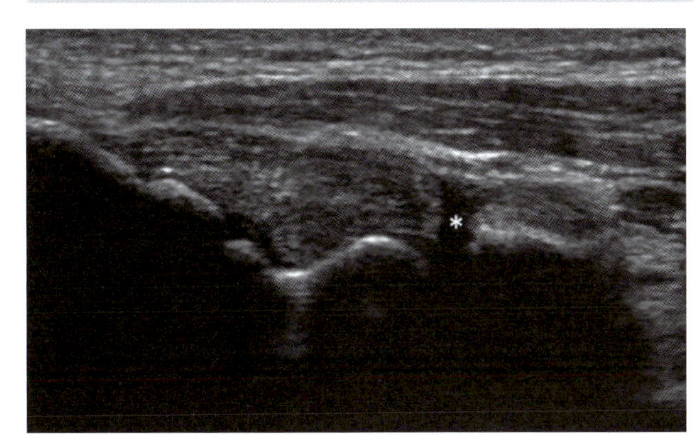

20歳の投手。靱帯は実質部から遠位にかけて肥厚がみられ，深層部全層断裂を関節裂隙直上で認める

図18　線維束配列の不整と靱帯の肥厚

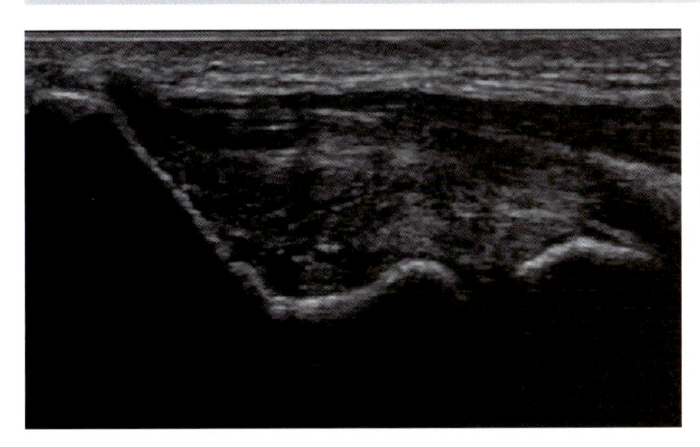

20歳の投手。靱帯は全体的に肥厚しており，内部は低エコー（hypoechoic）域がいくつかみられる。これが靱帯の線維束の微小断裂

肥厚とは区別する必要があります。急性期では区別が難しいので，保存的な経過観察で判別することができます。また，痛みのある選手の靱帯は肥厚していることが多いのですが，肥厚しているから再建術の適応というわけではないので注意が必要です。

次に骨性の変化もみます。近位側では，内側上顆障害の遺残としてのオッシクルや骨棘を観察します。遠位側では鈎状突起結節を観察しますが，骨膨隆，骨棘，離断骨片，剥離骨折などさまざまな形状変化がみられます。離断骨片や剥離骨折は鈎状結節部の皮質ラインの不整像から診断できます（**図19**）。

さらに関節の動揺性の評価を行います（**図20**）。実際の投球時に近い状態で評価するため，徒手最大外反位で開大距離を評価します。「健側との左右差が3mm以上開くと動揺性あり」と報告されていますが[23]，実際プロ野球選手では3mm以上の動揺性があっても痛みなく投げている選手は多く存在しており，動揺性の評価はあくまでも参考程度と考えてよいでしょう。

くわえて循環動態，つまり血流シグナルの増加を観察します。損傷部位や変性部

図19　鉤状突起結節部の不整像

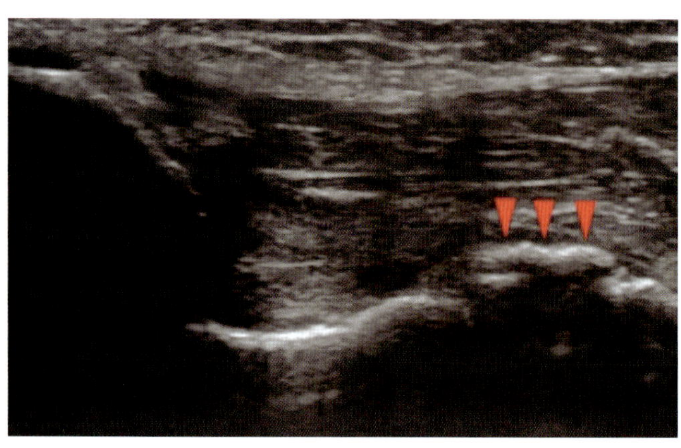

層状離断

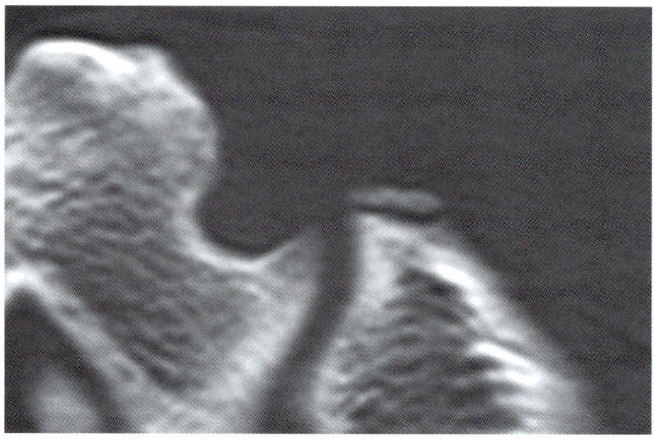

CT

16歳の投手。1球の投球で疼痛が出現した。関節面より遠位をみると，鉤状突起結節に不整像を認める（赤矢印）。問診と超音波検査から剥離骨折を疑いCTを施行した。CTでは母床部周辺は骨硬化しており，新鮮な剥離骨折ではなく，線維性軟骨が肥厚し骨化したもの，あるいは骨膜剥離後の反応性骨新生と考えられる

図20　関節の動揺性

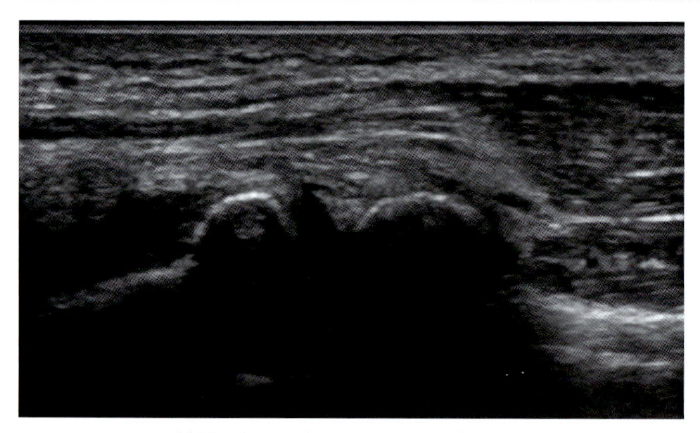

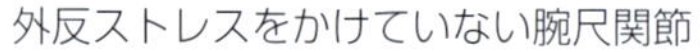

外反ストレスをかけていない腕尺関節

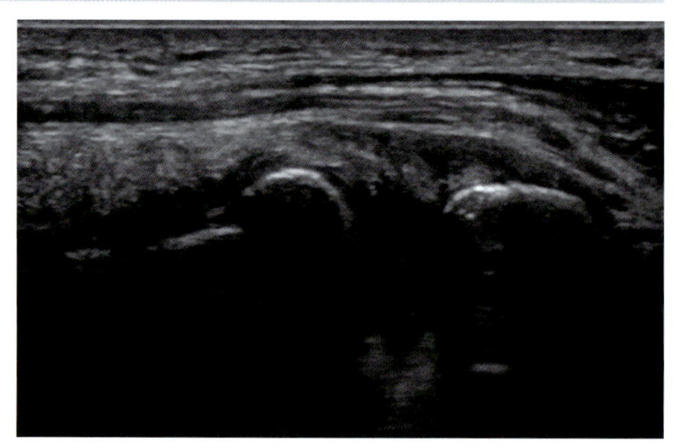

徒手最大外反ストレス下の腕尺関節

20歳の投手，靱帯断裂の症例である。徒手最大外反ストレスをかけると，腕尺関節の関節裂隙は10mmの開大を認めた

図21　靱帯内の血流シグナルの増加（power doppler）

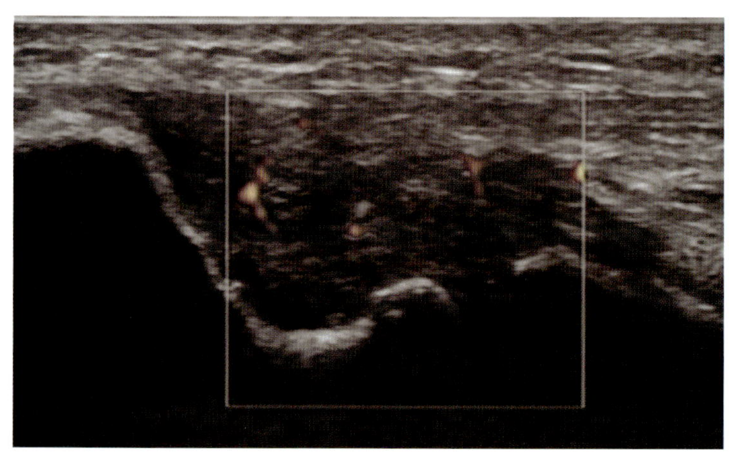

20歳の投手。靱帯は全体的に肥厚しており，靱帯内は低エコー（hypoechoic）である。パワー・ドップラーを当てると，靱帯全体に血流シグナルの増加がみられる

図22　滑膜内の血流シグナルの増加（power doppler）

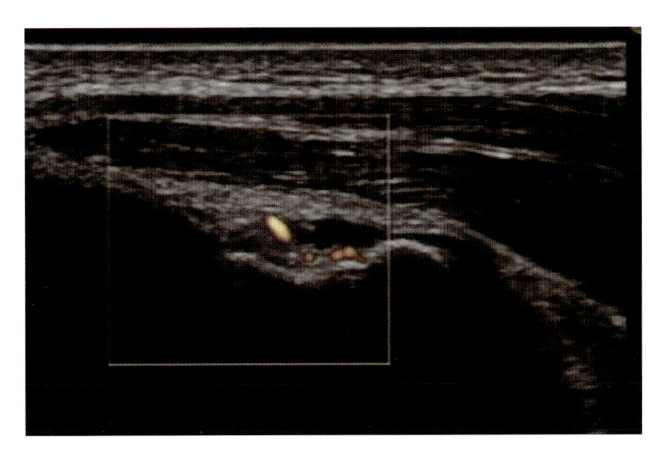

14歳の投手。内側走査で後斜走線維まで平行に移動させると，液体内を浮いてヒラヒラと動く滑膜が観察できる。パワー・ドップラーにて血流シグナルの増加がみられ滑膜炎と診断し，関節内へのステロイド注射で症状が改善した

位では修復機転が働き，血流が増加します。この新たな血流は，異常血管というより修復血管という表現が適切かと思います。この修復血管をパワー・ドップラー（power doppler）でとらえることが可能です。その際，靱帯内の修復血管を滑膜の血流シグナルと間違えることがあるため，関節内に生理食塩水を注入して靱帯と滑膜を引き離して評価する必要があります。靱帯内の血流は靱帯全体にみえたり，損傷部位だけにみえたりとさまざまです。“この1球”で傷めた外傷機転がはっきりしている例では，断裂部位に一致して修復血管が増えてくる傾向があります（**図21**）。しかし慢性例では，修復血管が増加している部分と圧痛部位とが必ずしも一致しないので注意が必要です。血流は症状軽快とともに減ってくることが多く，血流の変化は保存療法の効果判定の指標の1つになります。

また，内側上顆，滑車，UCLで囲まれた肘関節の内側ガターには，滑膜が豊富に存在します。この滑膜は靱帯と接しているため識別するには，関節内への液体を注入してスペースをつくる必要があります。そして滑膜は前斜走線維よりも後斜走線維の裏に多く存在するため内側走査を平行に後方に移動させ観察します。滑膜は絨毛状や結節状などさまざまに増生し，液体内でヒラヒラと動く様子を観察できます。滑膜増生がみられる場合は，パワー・ドップラーを当てることで滑膜内の血流をみることもできます。関節リウマチで増生した滑膜の所見と似ています（**図22**）。ただし，この関節内の血流シグナルは尺骨反回動脈後枝（Posterior Ulnar Recurrent Artery）の血流と間違えやすいので注意が必要です[24]。

尺骨神経由来の痛み：UCL損傷との鑑別

投球動作時の肘内側部痛において，UCL損傷と鑑別をしなければならないのが尺骨神経由来の痛みです。主な病態としては，胸郭出口症候群（TOS）と尺骨神経障害とがあります。どちらも肘の内側部痛を主訴とし，尺骨神経に痛みを伴います。加速期に痛みが出る例も多く，まるでUCL損傷のような訴え方をします。また，尺

骨神経障害の多くはTOSに合併する例が多いことも病態を複雑にしています。とくに，TOSは近年増えており，UCL損傷の保存療法に抵抗する症例や再発を繰り返す症例のなかには，この神経由来の痛みを合併している症例も少なくありません。

TOS
Thoracic Outlet Syndrome
胸郭出口症候群

1 投球障害としてのTOSの病態

腕神経叢と鎖骨下動脈は前斜角筋と中斜角筋で形成される斜角筋三角部を通過し，鎖骨下静脈は前斜角筋の前方を通過します。その後，両者は肋鎖間隙を通過して小胸筋下間隙を走行します（**図23**）。TOSはこの間において，腕神経叢や鎖骨下動静脈が圧迫・牽引ストレスを受けて頸部や上肢にしびれ，痛み，脱力などの症状を生じる症候群とされています。ただし，野球選手においては，ほとんどが鎖骨下神経の障害である神経性TOSです。とくにC8，Th1由来の神経の障害が多く，尺骨神経領域の症状を訴えることがほとんどです。また，肘内側の痛み単独のものも多く存在し，診断・治療を複雑にしています。

2 TOSの身体的特徴：UCL損傷との類似点

尺骨神経は内側上顆の後方から鉤状突起結節の後方を走行します。UCLの後方を走行しています。遠位部になるとUCLの後方ではありますが，尺骨神経は鉤状突起結節の上を走行しています。この解剖学的特徴から圧痛や外反ストレステストの際に，神経由来の痛みとUCL損傷を間違えてしまうことになります。

さらに，TOSとUCL損傷の合併障害が多く存在することも，診断を複雑にしています。次の項で詳しく解説しますが，UCL損傷のリスクファクターとして肩甲胸郭機能の低下があります。肩周囲筋の柔軟性や肩甲骨の固定性が落ちると，肩をう

図23　鎖骨周囲の解剖

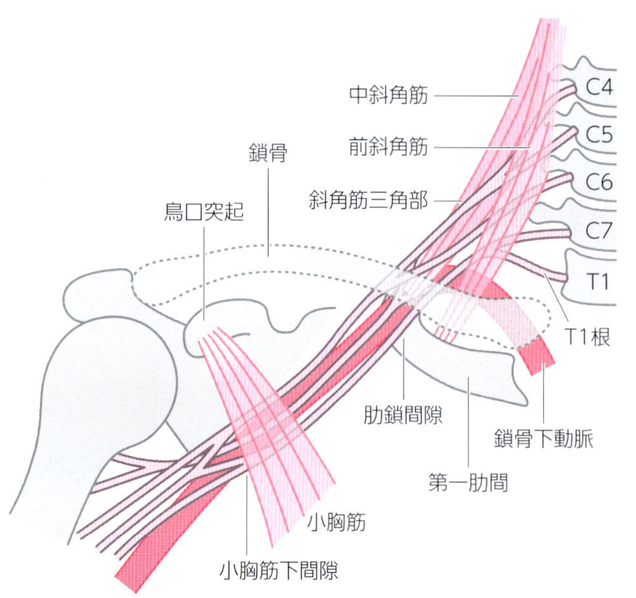

腕神経叢と鎖骨下動脈は前斜角筋と中斜角筋で形成される斜角筋三角部を通過し，鎖骨下静脈は前斜角筋の前方を通過する。その後，両者は肋鎖間隙を通過して小胸筋下間隙を走行する

まく使うことができなくなり，結果として肘に過大な負担がかかり，UCL損傷を引き起こします。

この肩甲胸郭機能を悪くする一因として，まず不良姿勢があります。近年，スマートフォンを使用する機会が増えたためか，多くの選手が胸椎後彎に伴う肩甲骨の位置異常をきたしています（**図24**）。そして，胸椎後彎の代償として頸部が前方偏位しています。頸部の前方偏位は後頸部筋群の短縮と前頸部筋群の過緊張を引き起こし，斜角筋レベルでの神経障害のリスクを上げます。また，肩甲骨の位置異常の1つには胸椎の後彎による肩甲骨の外転，前傾があります。外転，前傾位は小胸筋を短縮させ，最大外旋位での肩甲骨の内転・後傾を中心にした肩甲胸郭機能を妨げます。そして，小胸筋下間隙での腕神経叢および鎖骨下動静脈への牽引・圧迫ストレスを増大させます。

また，肩甲骨の下制と下方回旋も，肩甲骨の位置異常を来し，肩甲胸郭機能をさらに低下させます（**図24**）。この肩甲骨の下制，下方回旋がTOSの一因となることがあります。広背筋などの短縮が影響し，肩甲骨のスムーズな上方回旋方向への運動と胸郭の開大，胸椎伸展が阻害され，結果的にTOS症状をきたすこともあります。

このようにTOSは，姿勢や肩甲骨の位置異常が一因となっている例が多く，UCL損傷のリスクファクターも肩甲胸郭機能の低下であり，身体機能の特徴が類似します。そのため合併例が多く存在し，治療を難しくすることになります。

3 UCL損傷とTOSの鑑別

それでは実際，UCL損傷なのか，神経由来の痛みなのか，それとも両者の合併な

図24　不良姿勢の影響

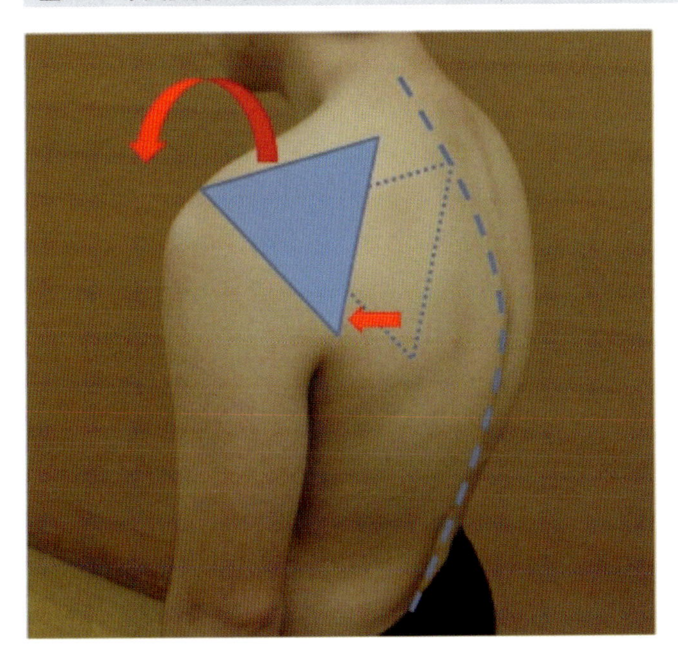

肩甲骨の位置異常。胸椎後彎に伴い，肩甲骨（青三角）が前傾，外転している

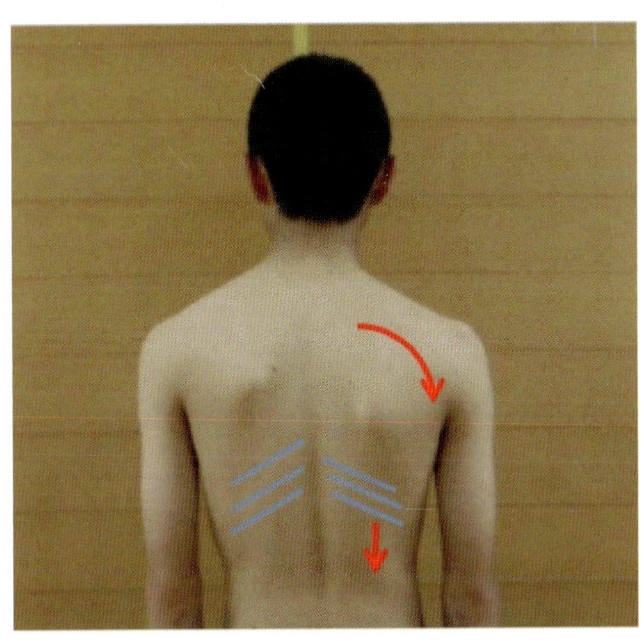

肩甲骨の下制と下方回旋。広背筋や側胸部肋間筋の短縮に伴い，肩甲骨が下制，下方回旋している

のか，どのように診断すればよいのでしょうか。画像検査でUCLの異常所見があるからといって，必ずしもUCL損傷が肘の内側の痛みの主因になっているというわけではありません。

まず大事なことは，確実にUCL損傷を除外することです。そこで重要なポイントは，ていねいな圧痛の探索，痛みの性状，関節内への麻酔剤の投与による疼痛消失時期や程度の確認です。

ていねいな圧痛の探索はいうまでもありませんが，先にも述べたように指腹で圧痛を探るのではなく，指尖で触り分けるのが大切です。

そして痛みの性状では，UCL損傷の場合は急性期の場合を除いて，投球時のみの疼痛が基本です。一発の投球でバチッとUCLが切れたような場合は，投球後も痛みが長引くこともありますが，一般的にはUCL損傷は投球時のみにしか痛みは出ません。そのため，投球後も長い間痛みが残る例や，安静時でも痛みが出てくる例では，神経障害の可能性が高くなります。バッティングでの内側部痛が出る症例や，ペンを持っているときなど日常生活でも症状が出る例もあります。また，安静にしているにもかかわらず2カ月以上にわたり圧痛が残存する例も靱帯由来の痛みでないことが多い傾向があります。これらの場合は神経障害を念頭におき，治療に当たる必要があります。

そして，最後に関節内のブロックテストです。先述したようにMRI，超音波の検査の際にリドカインを混ぜることで，疼痛の消失の有無をみます。外側から注入するため，関節内にのみ麻酔剤は広がり，UCL損傷の場合は即座に圧痛・外反ストレス痛が消失し，短時間ですがその場で投げられるようになります。しかし，神経由来の疼痛の場合は関節外の問題であるため，圧痛が消失しきらないことが多いです。ただし，陳旧性のUCL損傷の合併がある例では靱帯の穴から関節外に麻酔剤が漏れることもありますが，その場合でも神経の疼痛の消失は緩徐であり，即座に疼痛が消失することはありません。くわえて疼痛が完全に消失することは少ない印象があります。

以上のことに注意しながら診察にあたり，UCL損傷なのか神経由来の痛みなのか注意深く観察する必要があります。

そんな面倒なことをせずに，同時に靱帯を再建し，第1肋骨を切除し，尺骨神経を前方に移行してしまえばいいという意見もあります。しかし，必要以上に過剰な侵襲を加える必要はなく，しっかりと診断し必要最小限の治療にとどめることが，選手にとって最短かつ最善の治療であることはいうまでもありません。

UCL損傷を除外するポイント

①**ていねいな圧痛の探索**：指腹で圧痛を探るのではなく，指尖で触り分ける

②**痛みの性状**：投球後にも長い間痛みが残る場合や，安静時でも痛みが出る場合は，神経障害の可能性が高い

③**関節内のブロックテスト**：関節内への麻酔剤投与による疼痛消失時期や程度の確認をする。神経由来の疼痛の場合は圧痛が消失しないことが多い

無刀流×UCL損傷：切るべきか切らざるべきか

1 保存療法：理学療法の重要性

1992年にJobeは，論文にはしていませんが保存療法のプロトコールを提示しています。そのなかには，「3カ月の投球中止の後に，3カ月かけて段階的に投球復帰をしていき，75％の力で疼痛が残存する場合は手術を検討する」とされています。しかし，具体的な復帰率の記載はありません。

また，2001年にRettingらは保存療法に対する成績を報告しています[25)]。このなかでの保存療法の流れは，2〜3カ月の投球中止の後に，3カ月の投球復帰プログラムと上肢の筋力強化トレーニングを行っています。31例中13人（42％）が元のレベルまで復帰可能で，復帰までの期間は診断を受けてから平均24.5週間でした。現在もこの報告がよく引用されています。この燦々たる結果から，現在は手術療法が先行しています。

ここで注目したいのは，リハビリの内容です。確かに回内屈筋群は動的安定機構としての機能をもちます。しかし，外反ストレスに対していかに強い力で対抗するかだけでなく，いかに強い力がUCLにかからないようにするかがUCL損傷に対して重要であると考えます。この考え方に基づいての保存療法は行われていません。とくにlate cocking期（最大外旋位から加速初期）に最も大きな力が肘内側にかかります。ここでいかに肘の負担を減らすかが重要となります。投球時における肘の内側への負担は肩甲胸郭機能に依存します。つまり，保存療法の最重要ポイントは肩甲胸郭機能の改善です（第3章の「肘傷害の機能改善」p.284を参照）。肩甲胸郭機能がなぜ悪くなったのかを理解し，治療にあたる必要があります。

❷ 保存療法：注射（ヒアルロン酸，ステロイド，PRPなど）

UCL損傷の注射による治療の報告は多くありません。「UCL損傷に対してPRP療法は有効である」という報告もあり[26)]，プロ野球選手で行ったというニュースもみます。一方で，「その他の組織での検討において生理食塩水と変わらない」という報告もあり[27)]，PRP療法に関して一定の見解はまだ得られていません。in vitroでみていると，確かに組織の誘導や増殖を亢進させており，今後の研究が期待されます。

ステロイドやヒアルロン酸注射については，これまで適応はないとされてきましたが，MRIや超音波検査でみるかぎりは，滑膜炎を伴う症例にはステロイド注射は有効であると考えています。また，生理食塩水による筋膜リリースや，ブドウ糖を用いたプロロセラピーなども今後報告されてくることが考えられます。本当にその治療が有用かどうかは，さらなる調査が必要です。

UCL損傷の手術療法：無刀流でもメスを握るとき

むやみに保存療法に固執して治療期間が長引くと，選手生命が終わってしまうことがあります。半年も1年も続ければ治癒する症例も増えるかもしれませんが，学生や社会人では限られた期間のなかで選手生活を送っていることを考えれば，3カ月前後で手術を適応するかどうかの結論を出す必要があります。

保存的対応期間は3カ月，延長しても4カ月までです。局所の安静と身体機能を改善しても，なお投球時の痛みが消えない場合は修復術や再建術などの手術治療に切り替える必要があります。また，慢性例の場合でも一度は3カ月の保存的対応を行うことを原則としていますが，他院で十分な身体機能の改善を行ったにもかかわらず，1年以上にわたり症状が続いている例ではすぐに手術を適応することもあり

図25 靱帯修復術

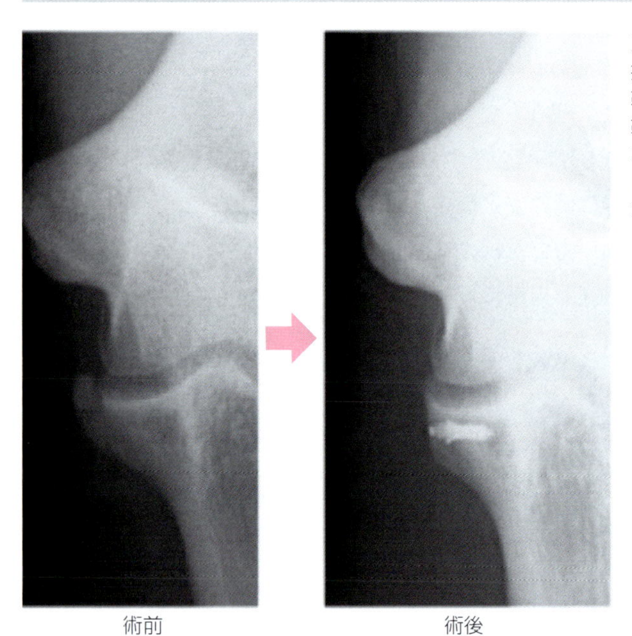

25歳の投手。AOL遠位付着部損傷の診断で手術を施行した。靱帯の変性が少なかったため，靱帯修復術の適応とし，骨棘を切除し，鈎状結節にアンカー(Mitek G2)を挿入し，AOLを再縫着した

ます。手術の適応になる病態，社会的な背景，そして治療歴を複合して手術適応は考える必要があります。

1 靱帯修復術

若年であれば，靱帯実質変性も少なく本来の靱帯を生かすことができます。筆者らは身体機能改善を中心とした保存療法に抵抗した遠位部損傷例に対して，変性の少ない靱帯の場合は靱帯修復術を行っています[6)]。

手術方法は，再建手術同様に屈筋群を線維方向に分けて（muscle splitting approach）[28)]，FCU付着部を温存します。遠位から実質部のみUCLを露呈し，浅層部分を遠位付着部から線維方向に切開して，深層の断裂部を確認し，骨棘や骨膨隆・離断骨片がある場合は切除します。鈎状結節にアンカー（suture anchor）を1～2本刺入し，退縮した断裂部を引き寄せ，浅層線維と一緒に縫着します（**図25**）。

後療法は2週間シーネ固定し，その後から肘関節ROM訓練を開始します。ここから投球復帰までの期間で肩甲胸郭機能を中心としたリハビリを行います。術後3カ月より徐々に投球を再開し，術後5カ月で完全復帰を目指します。

2 靱帯再建術

靱帯の実質部や近位での損傷，靱帯の変性が強い場合は，靱帯再建術の適応があります。再建の方法は施設によって異なりますが，病巣部への進入方法はMuscle splitting aproachです。一般的には長掌筋腱（以下PL）を用い，PLがない場合や，再再建術の場合は半腱様筋腱（ST）を用いて再建します。

移植腱の固定は，骨釘[29]，TJ screw[30]，Td screw[31]を使用する方法などさまざま存在し，どの手術も良好な成績を治めています。

後療法としては，4週間のギプス固定をし，その後から肘関節ROM訓練を開始します。ここから投球復帰までの期間で肩甲胸郭機能を中心としたリハビリを行い，術後3カ月からシャドウスローを開始し，5カ月でキャッチボール，8カ月でマウンドでの投球を行います。もともとのレベルにもよりますが，本格的な現場復帰は1年以上かかります。

おわりに

近年の学会発表や論文をみると，肘の内側支持機構不全における靱帯再建術の報告がやたらと目につきます。なぜ痛いか，なぜ投げられないかを考えるのではなく，手術の方法や成績ばかりが議論されています。スポーツドクターにとって肘の靱帯再建術ができるというのは1つのステータスですが，それは病態を読み取り，手術適応を考慮したうえでのことです。原点に立ち返り，いま行っている手術が本当に必要な手術なのか考え直す必要があるように思います。内側支持機構不全の病態は複雑であり，わかっていないこともたくさんあります。手術での解決策を考えるだけでなく，病態についてもっと調査し，保存療法の意義と価値を再評価する必要があります。メスを振るうことなく治す無刀流こそが，選手にとって最良の選択なのですから。

文献

1）Jobe FW, et al: J Bone Joint Surg Am, 68(8): 1158-1163, 1986.
2）Brandon J, et al :Am J Sports Med, 42(3) :536-543, 2014.
3）Makhni EC et al: Am J Sports Med, 42(6): 1323-1332, 2014.
4）Fleising GS, et al: Am J Sports Med, 23(2) :233-239, 1995.
5）伊藤恵康，他：整形・災害外科，46：211-217，2003.
6）宮武和馬，他：臨床スポーツ医学，32（7）：660-665，2015.
7）篠原靖司，他：ミクロの解剖．よくわかる野球肘 肘の内側部障害――病態と対応，p.18-25，全日本病院出版会，2016.
8）Otoshi K, et al: Surg Radiol Anat, 36(3): 289-294, 2014.
9）Davidson PA, et al: Am J Sports Med, 23(2): 245-250, 1995.
10）Lin F, et al: J Shoulder Elbow Surg, 16(6): 795-802, 2007.
11）古島弘三，他：肩と肘のスポーツ障害――診断と治療のテクニック．p.251-259，中外医学社，2012.
12）Salvo JP, et al: Am J Sports Med, 30(3): 426-431, 2002.
13）Akagi M, et al: Am J Sports M, 28(4): 580-582, 2000.
14）Timmerman LA, et al: Am J Sports Med, 22(1): 26-32, 1994.
15）Timmerman LA, et al: Am J Sports Med, 22(1): 33-36, 1994.
16）古島弘三，他：臨床スポーツ医学，32（7）：654-659，2015.
17）佐志隆志，他編：肩関節のMRI．第2版、p.70，メジカルビュー社，2011.
18）福田国彦，他編：関節のMRI．第2版，p.438-439，メディカル・サイエンス・インターナショナル，2013.
19）McGonagle D, et al: Arthritis Rheum, 56(8): 2482-2491, 2007.
20）Miller TT, et al: Skeletal Radiol, 33(7): 386-391, 2004.
21）Jacobson JA, et al: Radiology, 227(2): 561-566, 2003.
22）Sasaki J, et al: J Bone Joint Surg Am, 84(4): 525-531, 2002.
23）伊藤恵康，他：整形・災害外科，46：211-217，2003.
24）Yamaguchi K, et al: J Bone Joint Surg Am, 79(11): 1653-1662, 1997.
25）Rettig AC et al: Am J Sports Med, 29(1): 15-17, 2001.
26）Podesta L, et al: Am J Sports Med, 41(7): 1689-1694, 2013.
27）de Vos RJ, et al: JAMA, 303(2): 144-149, 2010.
28）Bennett JM, et al: J Hand Surg Am, 34(9): 1729-1733, 2009.
29）伊藤恵康，他：肘の靱帯損傷．スポーツ整形外科の手術．新OS NOW 21，p.74-82，メジカルビュー社，2004.
30）田中寿一，他：日肘会誌，20：570-575，2003.
31）山崎哲也：私の内側側副靱帯の再建――適応と再建法．よくわかる野球肘 肘の内側部障害――病態と対応，p.241-247，全日本病院出版会，2016.

半月板損傷への対応

木村 雅史

半月板損傷は膝の疾患，とくに外傷のなかで靱帯損傷と並んで最も頻度の高い疾患です（**図1**）[1]。また，治療法を誤ると変形性膝関節症（OA）を引き起こす危険が高いので，その治療法の選択には十分に注意を要します。

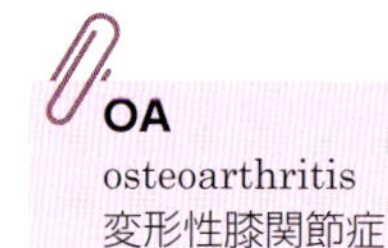

OA
osteoarthritis
変形性膝関節症

患者の訴え

患者さんの訴えは半月板損傷の発生原因，また断裂形態により異なっています。したがって，まずそれらについて説明します。

1 半月板断裂の発生原因による分類

半月板損傷は半月板の単独損傷と前十字靱帯（ACL）損傷に合併する例に大別することができます。前十字靱帯損傷の約60％には半月板損傷が合併し，急性期には内側半月板（MM）に比べて，やや外側半月板（LM）損傷が多い傾向があります。

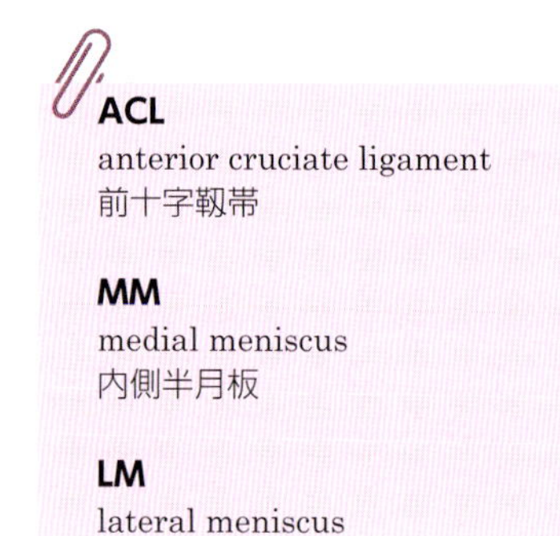

ACL
anterior cruciate ligament
前十字靱帯

MM
medial meniscus
内側半月板

LM
lateral meniscus
外側半月板

半月板単独損傷は「1回の何らかの外力による損傷」と「受傷既往のない損傷」に分かれます。1回の外力で起こる場合は，縦断裂や横断裂の断裂形態となることが多いようです。一方，受傷既往のはっきりしない例では，水平断裂や変性断裂の断裂形態をとることが多いようです。その発生頻度はおよそ1：1です。これは実際には小さい外力が加わり，それが本人には気づかないこともあると思われ，不明な点

図1　膝の疾患頻度（2013年度，n＝871）

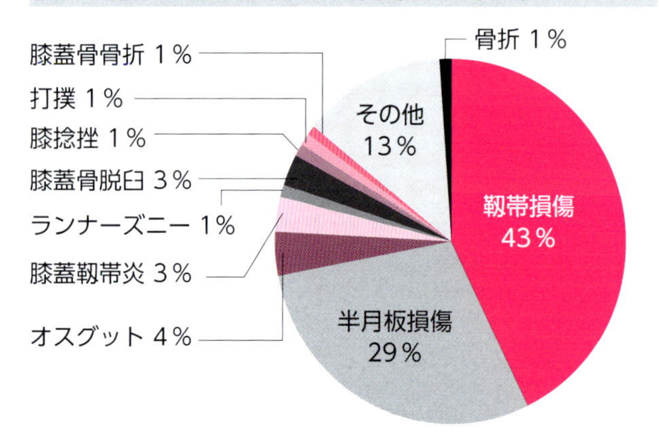

でもあります。また，内側，外側の半月板損傷の発生頻度もおよそ1：1です。

ここでは主に外傷による半月板単独損傷について詳しく解説します。

2 半月板断裂の受傷機転

半月板断裂は外側半月板の場合，膝関節が捻れて外旋外反され，外側半月板が大腿脛骨関節に挟まれ，強く圧迫力が加わって生じるとされています。内側半月板損傷のときは同様に内反力が加わって生じます。また，半月板損傷にはスクリューホウム・メカニズム（screw home movement）が関与しています。これは屈曲20°から伸展するにつれて脛骨が伸展1°につき1/2°の外旋が生じるというものです。わかりやすくいうと，膝を伸ばす際には最終20°で下腿が外側に回るというものです。大腿脛骨関節で半月板がインピンジ（impinge）されると，膝の正常なスクリューホウム・メカニズムが阻害されるので内側や外側に非生理的な回旋力が加わってしまい，その結果半月板損傷が生じるようになります。

内側半月板のルートテアー（root tear：ここでは「後角部断裂」とする）は膝を捻るなどの小さな外力をきっかけに発生することが多く，痛みの程度も強くなります[2)]。また，大腿骨内側顆の骨壊死（osteonecrosis）を伴うことも少なくありません。

一方，小児における半月板損傷は外側円板状半月（LDM）の断裂によるものが多く，外側半月に比べ内側半月の断裂は比較的少ないのが実状です。膝関節の屈伸は大腿と半月の間で，回旋は半月と脛骨の間で行われるとされ，円板状半月は厚いため回旋力のストレスが大きくなり，半月板実質部の水平断裂，または脛骨側寄りに断裂が生じることが多いとされています。また，切除を行う場合はMRIにて術前後の離断性骨軟骨炎（OCD）様変化に注意をはらう必要があります。

また，外側半月前節の断裂の発生が近年増えていますが，これはサッカーにおける繰り返すキック動作により生じるとされています。

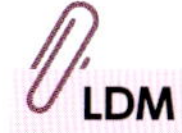

LDM
lateral discoid meniscus
外側円板状半月板

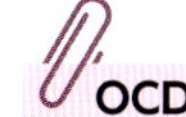

OCD
osteochondritis dissecans
離断性骨軟骨炎

3 半月板損傷へ与える下肢のアライメント

半月板損傷が外傷なく引き起こされる場合には，下肢のアライメント（軸）の影響を考慮する必要があります。端的にいえば，外側半月板断裂はX脚（外反膝），内側半月板断裂であればO脚（内反膝）です。また，足関節のアライメント異常や足関節の硬さ（可動域制限）があると半月板へ過剰な負担が加わり，断裂が生じる因子になります。

4 患者の訴え（自覚症状）

患者さんの訴えは大腿脛骨関節の隙間の運動痛，弾撥現象やクリック，ひっかかり感（キャッチング：catching）などがあります。初期の運動痛はランニングで生じることもありますが，多くは歩行時の膝屈伸時に痛みを訴えます。半月板の

半月板損傷患者の自覚症状

①大腿脛骨関節の隙間の運動痛
②弾撥現象やクリック，ひっかかり感（catching）
③歩行時の膝屈伸時の痛み
④嵌頓症状（縦断裂の場合）
⑤膝深屈曲から伸展時の引っかかり（外側半月板の関節包付着が緩い場合）
など

断裂形態が縦断裂であると内縁のフラップ（ポケットの蓋のような半月の断端）が大腿骨顆部の前方にずれて嵌頓症状（ロッキング：locking）を生じます。また，外側半月板の関節包付着が緩いとハイパーモーバイル・メニスクス（hypermobile meniscus）となり，膝深屈曲から伸展時に引っかかりやすくなります。

内側半月板のroot tearでは痛みが強く，時に夜間痛を伴うこともあります。断裂部がフラップ状となり，それが膝の生理的な運動を阻害すると歩行時などに膝崩れ（ギビングウェイ：giving way）を生じます。小児にみられる外側円板状半月の断裂では伸展制限を生じ，「膝が伸ばせない」と訴えることが多くなります。

理学所見の特徴

1 視診

大腿四頭筋の萎縮がみられます。新鮮例では萎縮のないことが多いのですが，慢性例になると大腿四頭筋，とくに内側広筋に萎縮がみられることが多くなります。また，関節に水が溜まり水腫がみられることがあります。

2 触診

①腫脹

膝関節に腫脹がみられれば，水や血液が溜まっていることが多く，膝蓋跳動にて関節内で波動がふれます。半月板が外周辺で断裂していれば時に血性となります。

②可動域

一般的には可動域制限は少ないのですが，痛みのため深屈曲ができないことがあります。小児の円板状半月損傷では膝の伸展制限をきたすことがあります。また，断裂した半月板によりロッキングをきたすと，屈曲制限はあまりみられませんが，伸展が40°以上できなくなります。

③圧痛

内側半月板では内側関節裂隙（関節の隙間）の高さで内側側副靱帯（MCL）の前後方に，とくに前縁に圧痛のあることが多く，理学所見では80～90％と高い診断率です。同様に外側半月板では外側側副靱帯（LCL）の前縁に圧痛が多くみられます。

3 半月板断裂誘発テスト

半月板断裂誘発テストにはさまざまなものがありますが，マックマーレイテスト，ジョーンズエンドフィッシャーテストは陽性率が80％以上と高く有用です[3)]。他にもいくつかの誘発テストがありますが，いずれも内外反，内外旋により半月板に圧迫を加え疼痛を誘発するもので，テストの原理に大差はありません。

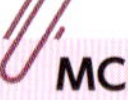

MCL
medial collateral ligament
内側側副靱帯

LCL
lateral collateral ligament
外側側副靱帯

マックマーレイテスト
McMurray test
膝股両関節を最大屈曲し，膝を伸展させながら下腿の内外旋でクリックが発現，内側半月板では下腿外旋

ジョーンズエンドフィッシャーテスト
Jones & Fischer test
膝過伸展テスト

画像検査

1 単純X線検査

半月板損傷例のX線像では当該関節裂隙の狭小化，骨棘形成など軽微の関節症性変化がみられることもありますが，新鮮例ではほとんど変化がみられません。

外側円板状半月損傷では特徴的なX線像があります。たとえば，

- 外側大腿脛骨関節裂隙の開大
- 大腿脛骨角（FTA）の増大
- 大腿骨関節面の平坦化
- 脛骨関節面のカップ状変化
- 腓骨頭の高位

などが認められます。また，

- 側方像でlateral condyle notchの消失

などの特徴がみられます[4)]。これらのうち1つでもみられれば外側円板状半月損傷を疑ってよいでしょう。

FTA
femorotibial angle
大腿脛骨角

2 MRI

Minkの分類によると，半月板実質内に点状の高信号を存在するものをGrade 1，線状のものをGrade 2，半月板実質内の高輝度の線状ラインが実質部表面をつきぬけ関節面に達するものをGrade 3としています。Grade 1，2は半月実質部のムコイド変性（時に微細血管）を，Grade 3が断裂を意味します（**図2**）[5)]。

以下に，典型的な半月板断裂のMRI所見を述べます。

①バケツ柄状断裂

断裂が縦断裂を示せばMRI（T2）の冠状断で半月像に縦の高輝度のラインが入ります。バケツ柄状になっていれば，冠状断でフラップの部分が顆間窩方へ転位し，外縁の部分が小さく，時に消失してみえます。また内側半月板の場合，矢状断で柄の部分が顆間窩に転位しdouble PCLとしてみえます（**図3**）[6)]。

Minkの分類
Grade 1：半月板内に点状の高信号がみられるもの
Grade 2：半月板内に線状の高信号がみられるもの
Grade 3：半月板内の高輝度の線状ラインが関節面に達するもの

図2 MRIによる半月板断裂の診断

Normal

Grade 1

半月板内に限局した球状の信号変化

Grade 2

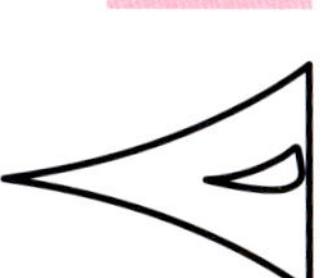

同，線状の変化。ともにムコイド変性を示す（時に微細血管）

Grade 3

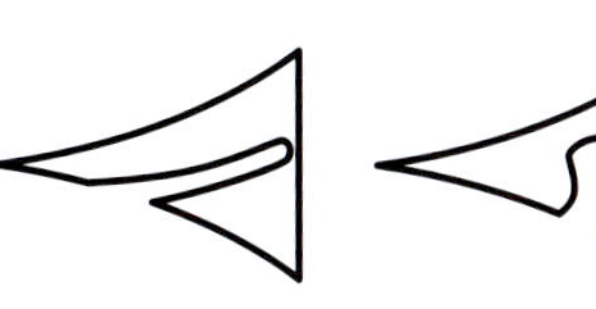

半月板の関節面に達する信号変化。半月板断裂を現す

図3　内側半月板バケツ柄状断裂（左膝）

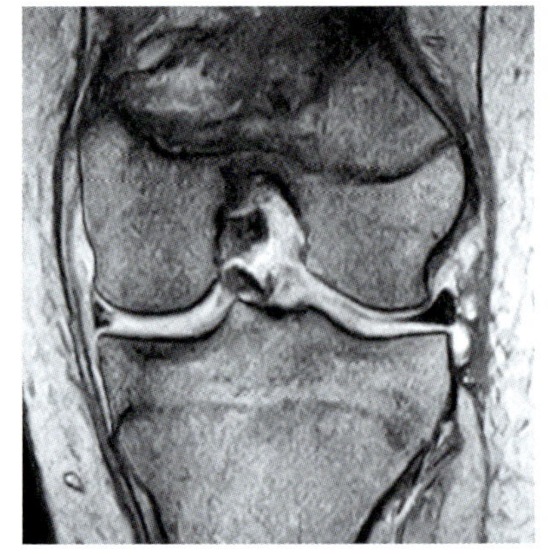

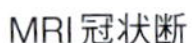

MRI冠状断

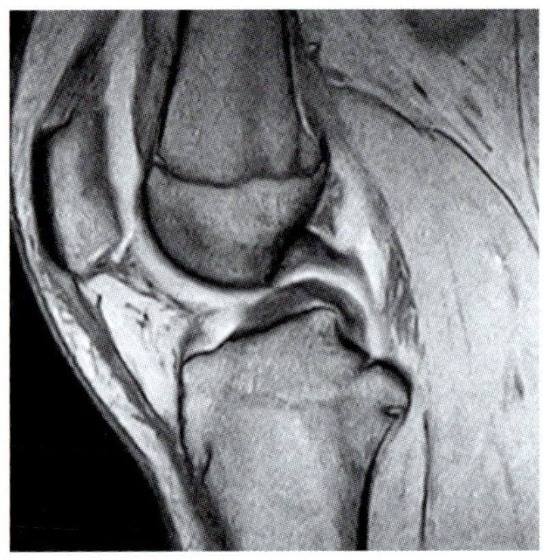

同矢状断（double PCLを呈している）

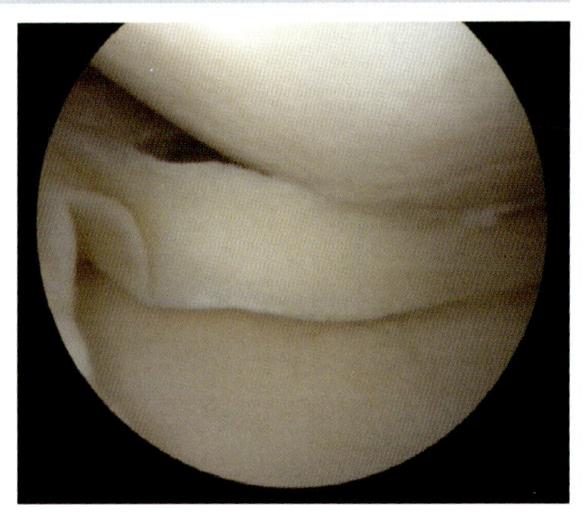

鏡視所見

②横断裂

矢状断で体部に高輝度のラインが入ってみえます。冠状断ではわかりくいことが多いのですが，水平断でよく描写されます。

③水平断裂

中・高齢者に多くみられます。断裂部は水平から脛骨側に伸びていることが多く，半月板体部に変性を伴っている例が多くみられます。

④root tear

冠状断では半月板後方のスライスで後角部が欠損してみえます。矢状断では“white meniscus sign”（ホワイト・メニスクス・サイン）といって，後角部が欠損してみえます[7]。また，“radial displacement”（レイディアル・ディスプレイスメント）といって半月板が大腿脛骨関節から逸脱するようになります。

⑤外側円板状メニスクス断裂

外側円板状半月損傷では厚く外側大腿脛骨関節に挿まれてみえ，多くは水平断裂を生じています。外縁の縦断裂は膝窩筋溝の近くにあるので見落としてはなりません。断裂が陳旧化している場合，いずれの断裂においても半月外縁から関節包付着の部分で粘液変性を生じ，時にガングリオン（meniscus cyst）を発生させていることがあるので注意が必要です。

治療の原則

Q　半月は切除それとも温存，もしくは放置？

A　まずは保存療法（放置と同等になることがある）を試みます。

手術の絶対的適応は半月板のロッキング（嵌頓）と，膝の伸展制限がみられる場合です。また，保存療法に長期間抵抗する場合も手術適応となります。手術の際は，半月板が変性して断裂が複合断裂で，従来の適応では切除術の選択であっても，関節鏡視下にできるだけ縫合し温存することを試みます。

1 保存療法

保存療法としては大腿四頭筋訓練，膝周囲筋のストレッチングが有用とされてきました。半月板損傷の運動療法は前十字靱帯損傷とほぼ同様に考えてよいでしょう。大腿四頭筋の筋力アップと同時に体幹，股，膝，足関節の強調運動，また動的アライメントの改善が必要です。これらは保存療法と同時に，半月板損傷の予防にもなります。

MRIで半月板断裂を認め，リハビリや消炎鎮痛薬投与で様子をみても，症状が改善しない例にヒアルロン酸関節内注入も効果的です。以下に，当科で行った同療法の結果を紹介します[8)]。

対象はX線上，変形性膝関節症を認めず，MRIにより半月板損傷（MinkのMRI分類がGrade 3）と診断された患者で，運動時ビジュアル・アナログ・スケール（VAS）が30mm以上の患者です。年齢は20歳から49歳，平均年齢40歳で，男性13名，女性2名の計15名です。MRIのMinkの分類では全例Grade 3でした。X線でのKellgren-Laurence分類は，Grade 0が9名，Grade 1が6名で，X線では変形性膝関節症を認めないと判断できる例としました。投与方法はアルツディスポ関節注25mg（2.5mL）を1回1シリンジ，1週間ごとに連続5回，患者の膝関節腔内に投与しました。

結果はビジュアル・アナログ・スケール，JOAスコア，IKDCスコアにて評価し，**図4**に運動時痛，安静時痛のVASを示しました。運動時痛は投与後2週間で，安静時痛は5週間で有意に改善しました。**図5**にIKDCとJOAのスコアを示しました。IKDCでは5週後より，JOAでは2週後より投与前より有意に高得点を示しました。また，投与による有害な事象はみられませんでした。

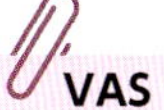

VAS
visual analog scale
ビジュアル・アナログ・スケール

以上により，半月板損傷患者に対して，ヒアルロン酸の関節内注射は有効で安全性が高いと考えられ，とくに修復が困難と予想される半月板損傷患者において，半月板切除術に踏み切る前の保存療法として有効であると考えられます。ただし半月板損傷に対するヒアルロン酸注射は保険適用になっていないので，患者さんとの意思疎通と同意が必要となります。

Point
ヒアルロン酸の関節内注射は有効で安全性が高い。とくに修復困難が予想される場合，半月板切除術に踏み切る前の保存療法として有効である

2 半月板切除術

①切除の原則

ロッキングや伸展制限を除いて，まず保存療法を試みます。2カ月から3カ月以上の保存療法をしても効果がみられない場合は，関節鏡で確認のうえで縫合術により半月板をできるだけ温存するように努めます。縫合術が適応できない場合に切除

Point
手術の際は，半月板が変性し，断裂が複合断裂で，従来の適応では切除術の選択であっても，関節鏡視下にできるだけ縫合し温存することを試みる

図4　ヒアルロン酸関節腔内投与後のVASの変化

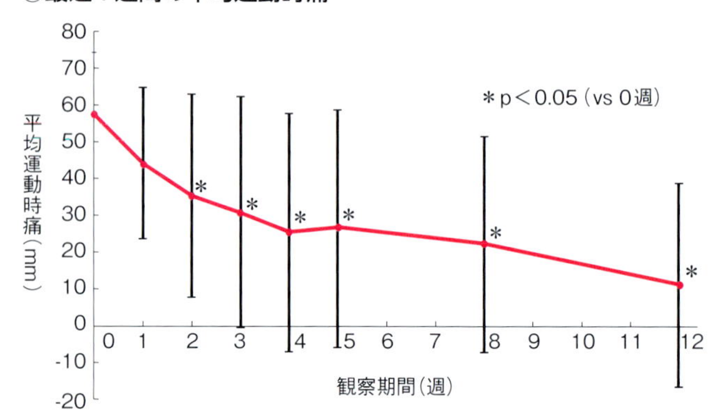

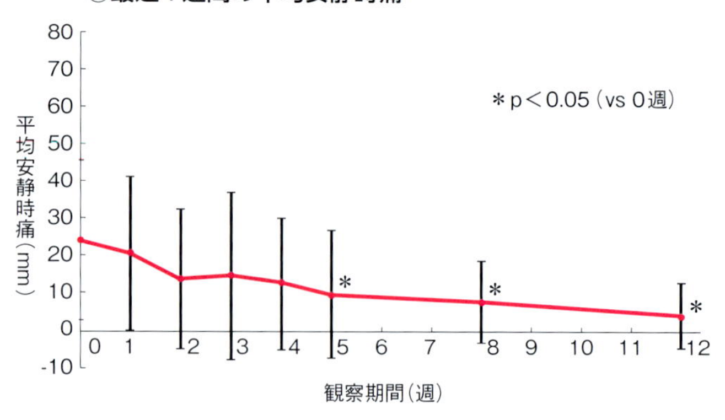

図5　ヒアルロン酸関節腔内投与後のIKDCおよびJOAスコアの変化

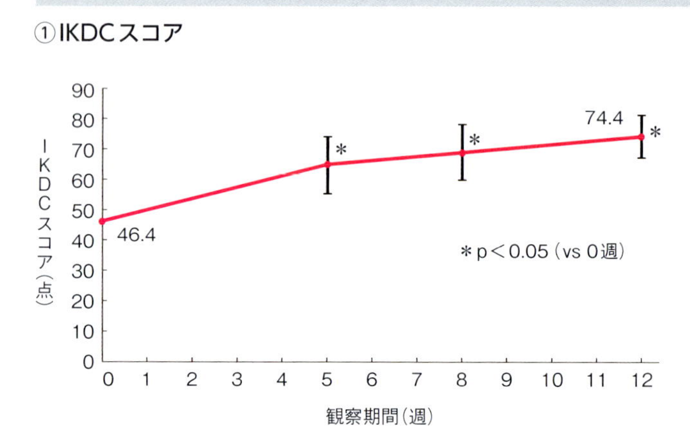

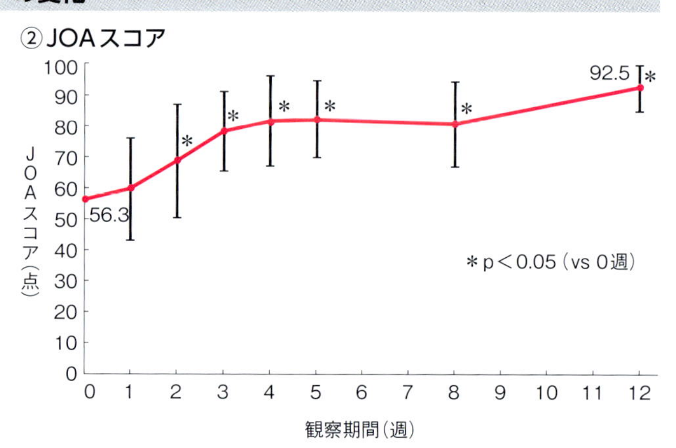

術を選択します。半月板を切除する場合は症状を引き起こしていると思われる部分の最小限の切除に止めます。

〈ポイント〉

やむをえず，切除術を施行する場合は術後，MRIでの骨髄内輝度変化に留意し[9]，骨壊死（**図6**），離断性骨軟骨炎，また外側半月板損傷ではrapid chondrolysisに十分注意をし，いたずらにスポーツ復帰を急がないようにします。

②切除後の長期予後

術後平均16年の82膝の長期成績[10]では，臨床症状を有する例は少なく，予後は比較的良好でした。しかし，X線像による変形性関節症性変化は，内側半月板で60％に，外側半月板で33％，外側円板状半月板では50％に，全体で48％に何らかの変化がみられました。ただし大多数において，その変化は軽微なものでした。諸家による報告でも，ほぼ同様の関節症変化の発現頻度です。

関節症変化に影響を及ぼす因子のなかで相関がみられたものは，①内側半月板切除，②切除量の2因子でした。したがって，内側半月板を1/2以上切除する場合に

図6　半月板切除後の骨髄内輝度変化

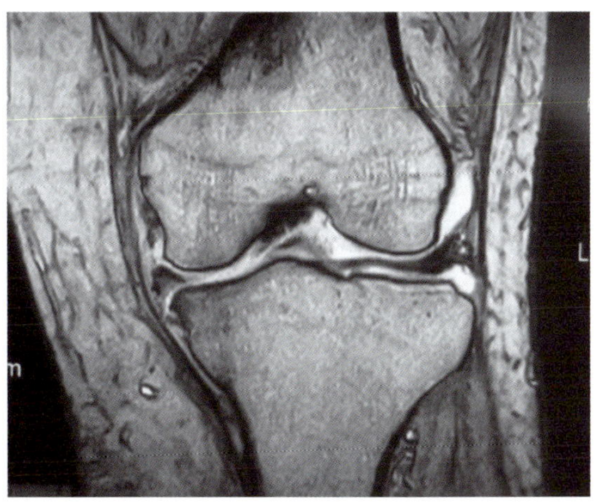
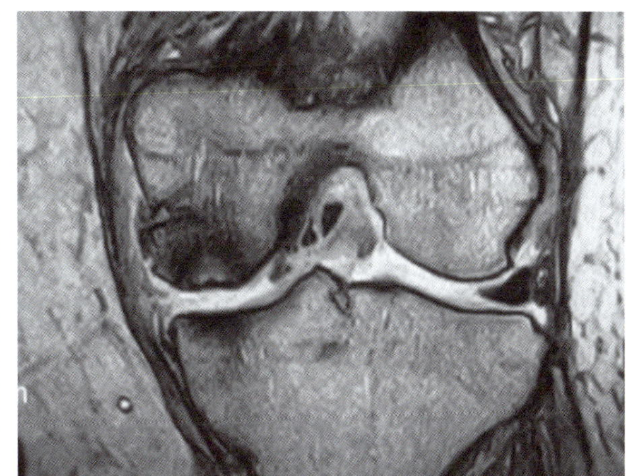

左：術前　右：半月板切除後３カ月

は十分な注意をはらわなくてはなりません。また，臨床症状と関節症変化の間に相関はみられず，関節症変化の発生する頻度を除いては，長期成績は概して満足するものでした。

一方，短期的観点からすると，半月板切除後，rapid chondrolysisを生じる例や，離断性骨軟骨炎や骨壊死を生じる例が１～２％と発生頻度が少ないものもみられました。rapid chondrolysisは外側半月板のほんのわずかな部分切除でもみられるので，術後早期のスポーツ活動には注意する必要があります。また，骨壊死や離断性骨軟骨炎も同様に術後早期から注意が必要で，痛みや水腫が続く場合は，術後１～２カ月のうちにMRIを撮り，大腿脛骨関節周囲の骨髄内輝度変化を認めたならば，スポーツ活動の禁止など適切な指導が必要です。このような例では将来的に高位脛骨骨切り術，大腿骨遠位骨切り術，または人工関節置換術の適応にならざるをえません。やはり半月板切除は部分切除といえどもできるだけ避けるべきで，もし行わざるをえない場合は慎重な後療法が必要です。

3 半月板縫合術

①縫合の原則

半月板修復術の適応は，断裂半月板の体部（実質部）に変性のないこと，また断裂が血行の存在する外縁10～25％（red zone）に交通していることです。過去には横断裂やL字状断裂は修復術の適応外とされてきましたが，断裂がred-red zone（血行存在領域）に交通していれば修復も可能です。さらに，無血行野における半月板断裂（white-white zone tear）も治癒を促進させるためフィブリン塊（fibrin clot）を断裂部に充填し，縫合を行うと修復します（**図7**）。

明らかな断裂を認めず，異常可動性がある外側半月板のhypermobile meniscus（異常可動性半月）も縫合（制動）術の適応となります。hypermobile meniscusでは，

図7　外側半月板横断裂（左膝）にfibrin clotを埋入し縫合

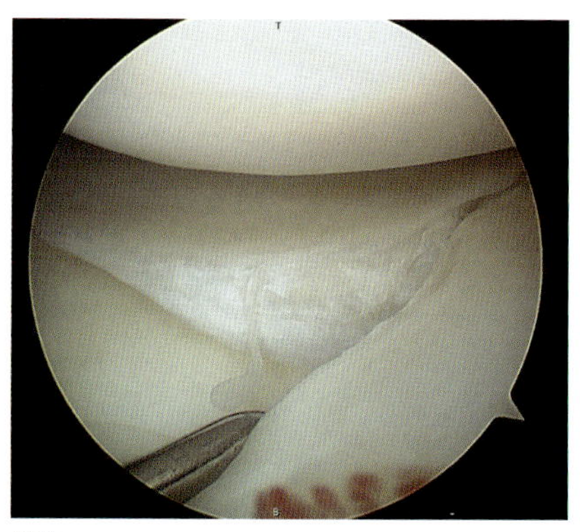

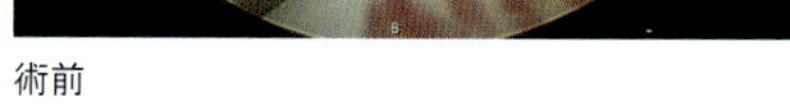

術前

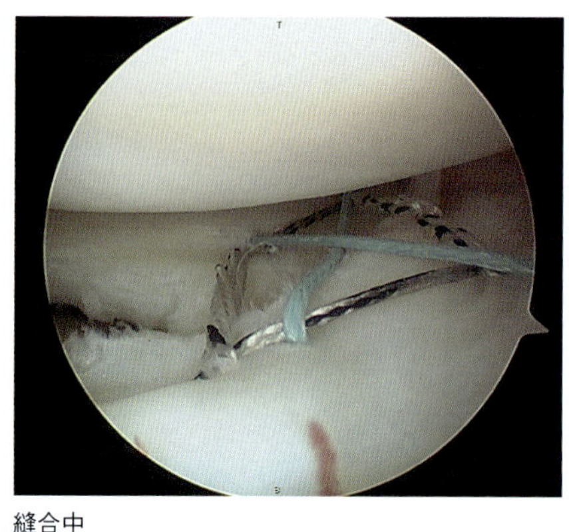

縫合中

文献11）より引用

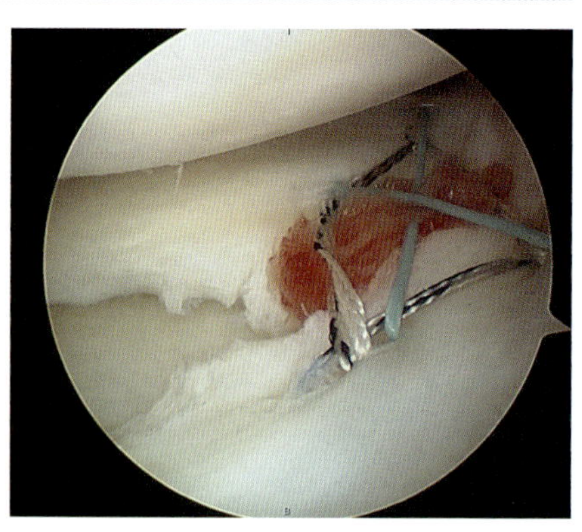

断裂部にfibrin clotを充填

鏡視下にプローベで探ると外側半月板後節を大腿骨外側顆より前方に引き出すことができます。外側円板状半月板断裂も半月板を形成して，さらに断裂部を縫合することが望ましいでしょう。

一方，前十字靱帯断裂のある不安定な膝では，異常動揺性により再断裂の頻度が高いので適応外となります。靱帯再建と同時に縫合する必要があります。

半月板縫合術の適応

①断裂半月板の体部（実質部）に変性のないこと
②断裂が血行の存在する外縁10～25％（red zone）に交通していること
③明らかな断裂を認めず，異常可動性がある外側半月板の異常可動性半月

②縫合術の予後

術後平均15年の再断裂例を除いた82膝の長期成績[11]では，半月板単独損傷例の成績は臨床的評価もMRI評価でも良好で，Survival rateは82％でした。一方，ACL再建例では臨床的には良好であるものの，MRI診断では約半数がGrade 3であり，半月板再断裂もしくは実質部のコラーゲンの解離が疑われました。この変化は膝前方動揺性と相関し，前十字靱帯再建術でいかによい安定性を得て，正常に近い膝のキネマティクス（kinematicus）を獲得するかが本術式の成功の鍵であると考えます。

4 縫合によらない半月板修復術

①半月板穿孔術（trephination）

適応は半月板の安定性のよい，大腿骨側か脛骨側のみの不完全断裂が適応となります[2)3)]。18Gの腰椎麻酔用の針を用い，断裂部の内縁寄りから外周辺滑膜までを穿孔し，滑膜から断裂部への血行の導入を期待する方法です。

②ラスピング（abrasion therapy）

半月板外周辺滑膜から体部断裂部までをラスプや鉗子で擦り，滑膜からの出血を促す方法です。半月板のラスピングは表面に傷をつくらない程度に半月板の大腿骨側，脛骨側と両面のラスピングを行います。内尾ら[12)]によれば，本法により71％に完全治癒をみたとしていますが，半月板の安定性の悪い大きい断裂や，縁（rim）から離れた無血行野に近い断裂では縫合したほうが確実です。

治療の選択について

膝の疼痛が3カ月以上続き，保存療法に抵抗する場合，関節鏡により，断裂部の大きさ，存在する部位，半月板の安定性，半月板実質部の変性の程度を評価します。その所見により，保存療法，切除，縫合またその複合した治療を選択します。断裂が小さく血行野（red-red zone）に存在し，外傷後の期間が短い急性期にあればギプスなどの外固定による保存療法でも修復します。

変形性関節症への進行

Q 変形性膝関節症になるプラスアルファの要因は何でしょうか？

A **半月板の切除量，術後の活動量，肥満，下肢のアライメントの程度が変形性関節症を引き起こす因子になります。**

内側半月板の場合，切除量が多く，下肢のアライメントがO脚の場合はとくに注意が必要です。活動度を抑え，減量に努め，骨盤帯・股関節・膝関節の周囲筋を増強させるとともに，状況で足底板（lateral wedge）を装着させます。たとえ部分切除であっても，半月板切除自体が変形性関節症を進行させる最も大きな因子となります。

放置例の予後

それでは，半月板症状が継続し，切除術の適応があると判断された場合に，患者の都合で切除術を受けず，放置しておいた膝の予後はどうでしょうか。

図8の症例は初診時年齢28歳の女性です。MRIで外側円板状半月板断裂あり，ガングリオン（meniscus cyst）を生じています。放置後8年時（36歳）のMRIではガングリオンは消失しており，X線像ではごく軽度の顆間隆起の先鋭化を認めるのみで，さらに20年後のX線像でもそれは増強していません。

症状もほとんど訴えておらず，多少の痛みが続いても放置したほうが，結果として好結果であったと考えさせる症例でした。

まとめ

半月板損傷の受傷機転，症状，治療について概説しました。半月板損傷を切除することなく治癒させることが望まれます。そのためには保存療法のさらなる検討が必要です。なお，放置例の予後については，p.245に記載しました。

図8　半月板断裂放置例の予後

患者：36歳，女性，左膝外側半月板

①MRI

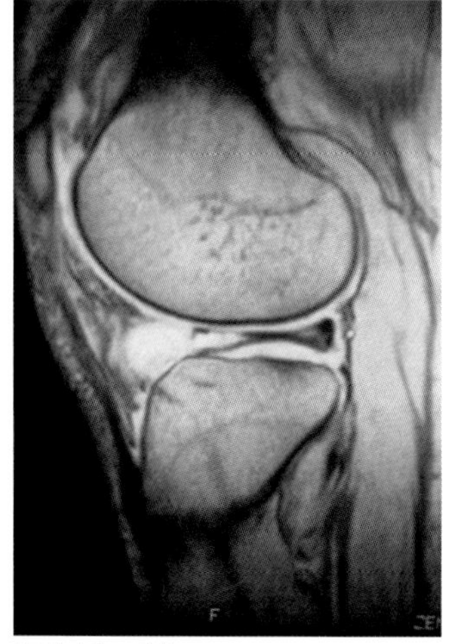

初診時（28歳）

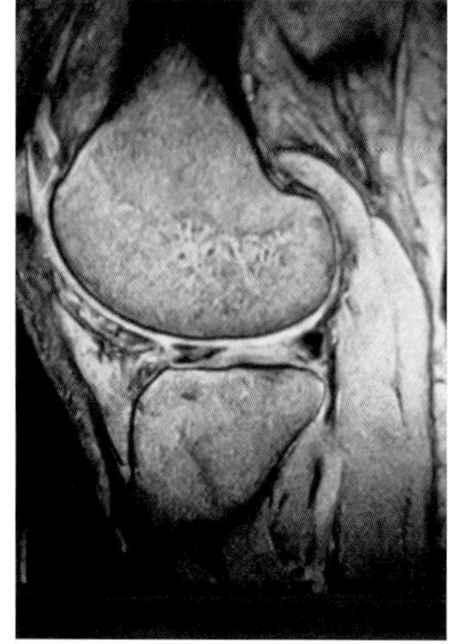

8年後（36歳）

②X線

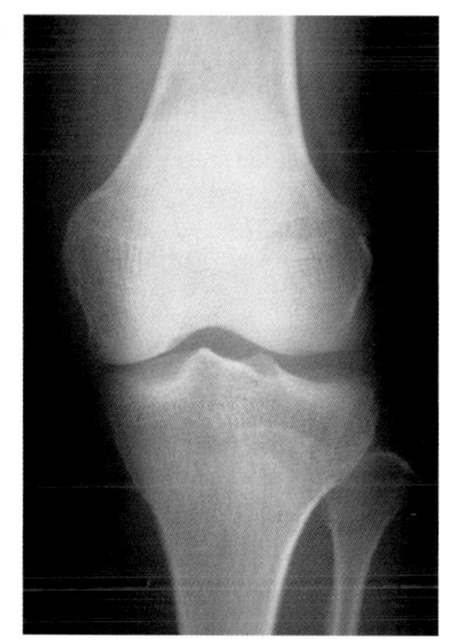

初診時（28歳）

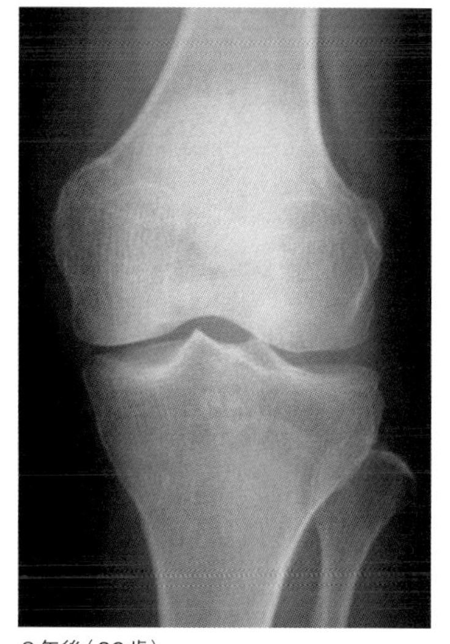

8年後（36歳）

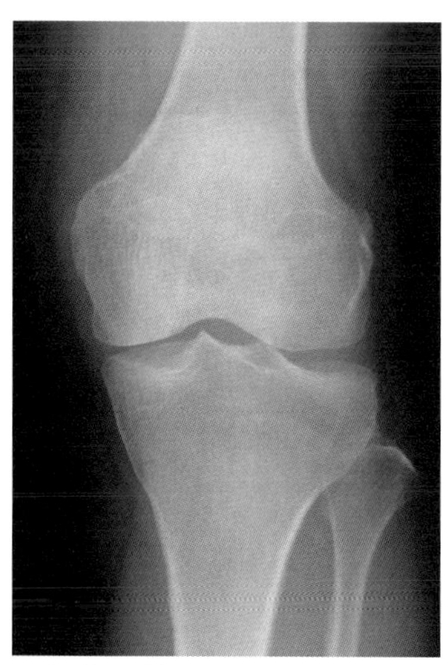

15年後（43歳）

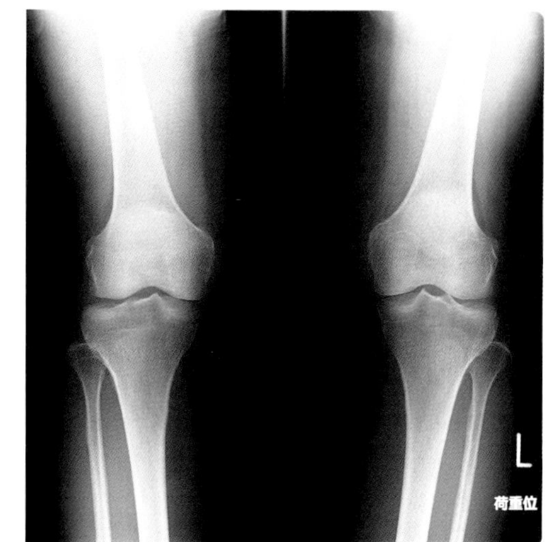

20年後（48歳）。左が健側の右膝

文献

1）木村雅史：失敗しない膝関節スポーツ外傷の手術．p.9，医学と看護社，2014.
2）木村雅史：失敗しない膝関節スポーツ外傷の手術．p.40，医学と看護社，2014.
3）木村雅史：膝を診る目．p.137-138，南江堂，2010.
4）木村雅史：膝を診る目．p.42，南江堂，2010.
5）Mink JH, et al: MRI of the Knee. 2nd ed, p.127, Raven Press, 1992.
6）木村雅史：膝を診る目．p.66，南江堂，2010.
7）井原英俊，他：整形外科，53：501-506，2002.
8）吉田勝浩，他：半月板損傷に対するヒアルロン酸ナトリウム関節内注射の有効性及び安全性の検討．第87回日本整形外科学会学術集会，2014.
9）木村雅史：膝を診る目．p.141，南江堂，2010.
10）Higuchi H, et al: Clin Orthop Relat Res, 377: 161-168, 2000.
11）中田研，前達雄：半月板修復術の適応拡大と術式の工夫，膝関節鏡下手術．p.252-263，文光堂，2010.
12）Kimura M, et al: Clin Orthop Relat Res, 421: 175-180, 2004.
13）Uchio Y, et al: Arthroscopy, 19(5): 463-469, 2003.

下腿と足部の痛みへの対応

熊井 司

ヒトはその進化の過程で，四足歩行の動物から前足を開放するため直立二足歩行へと移行しました。その過程において，地上を移動する際の「足」には不安定な上体を支えつつも，全体重を受けて運動するという大きな負担がかかるようになり，形態の特殊化を余儀なくされることとなりました。他の動物とは異なり，踵を地面につけることで足アーチが形成され，後足部の安定性と前方移動への推進力を獲得することが可能となりましたが，その反面，踵を支え，牽引するアキレス腱への負担は増大することになります。

また，多くの筋・腱は，足部の非常に限られた部位に付着しており，その力の方向は足関節果部を基点に下腿長軸方向から足部前方へと約90°転換されています。そして，ヒト最大の腱であるアキレス腱をはじめとして，強大なエネルギーを発生するいくつかの外来筋が，絶妙なバランスのもと足部に付着しており，地面を相手とする最終作用点としての「足」を操っています。

こういった特殊な形態的特徴と機能を有する「足」には，歩行，ランニング，ジャンプ，着地動作などさまざまな運動パフォーマンスにおいて，強大な力学的負荷がかかることが予想され，当然のことながら種々の外傷・障害が発生します。

本稿ではヒトにとって最も重要な，歩行という運動機能に影響を与える「踵の痛み」の病態と治療について考えてみます。

足の圧痛点から考えられる疾患

足には皮下組織が少なく，ほとんどの構造物を容易に触診することができます。つまり，皮膚上から腱，靱帯，関節，骨隆起などを直接手で触れることが可能であり，どの部位にはどういった疾患が起こりうるのかをあらかじめ熟知しておくことで，X線検査など補助診断に頼らずともほとんどの疾患の予測が可能です[1)]。また，疼痛を誘発する動作・肢位がある場合には，診察中に再現してもらうことで正確な疼痛部位を聞き出すことが可能となります。圧痛点から考えられる代表的疾患（外傷および障害）について**図１**に示します。踵と足関節外果の周囲に圧痛点が多くみられるのがよくわかると思います。

図1　圧痛部位から考えられる代表的疾患

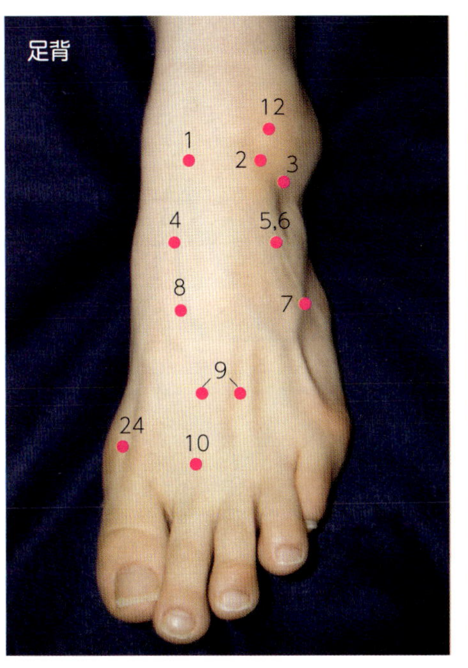

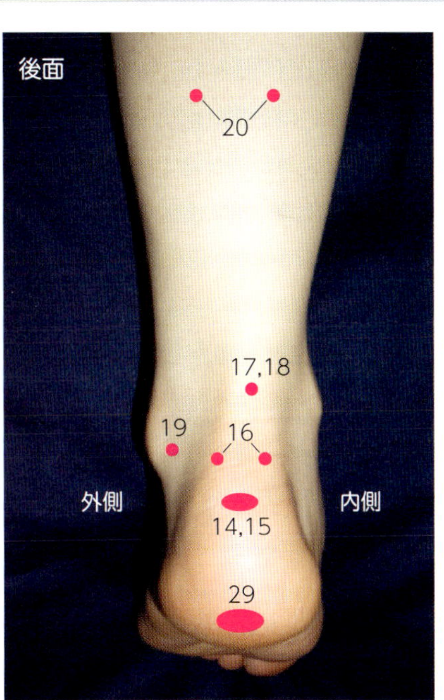

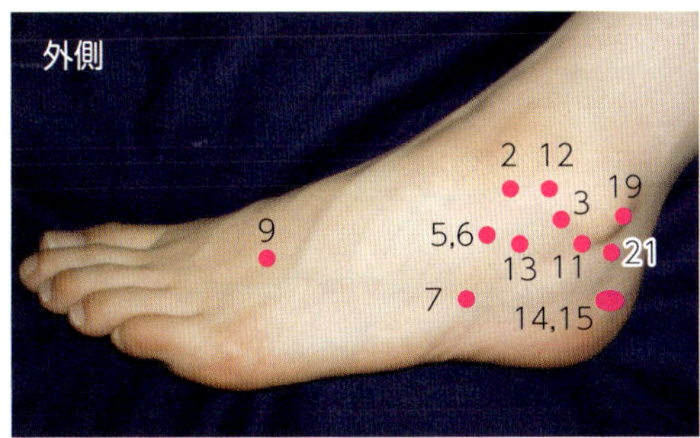

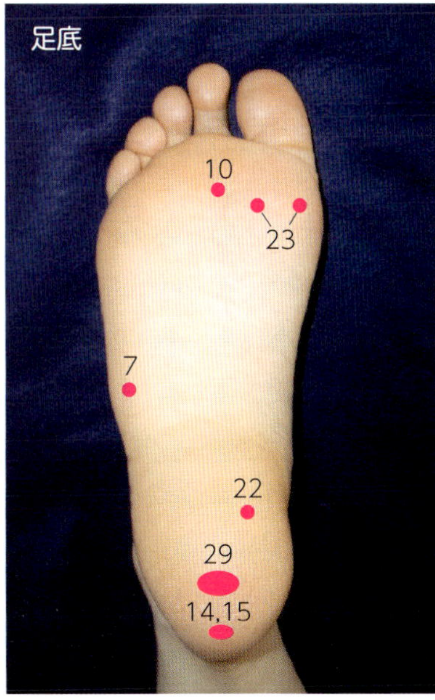

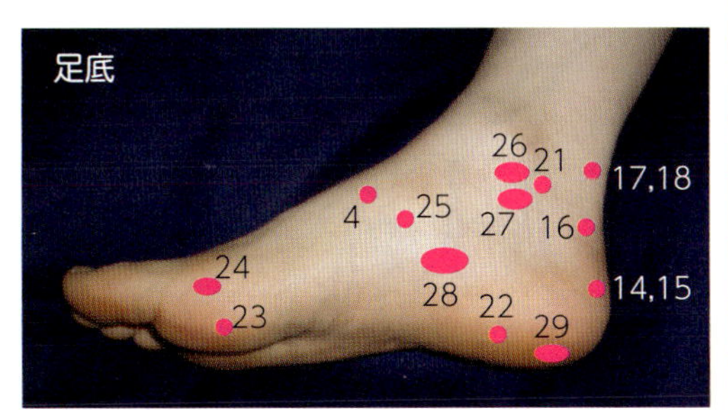

1. 変形性足関節症/距骨骨軟骨損傷(内側型)
2. 変形性足関節症/距骨骨軟骨損傷(外側型)
3. 前距腓靱帯損傷
4. 第1ケーラー病/舟状骨(疲労)骨折
5. 踵骨前方突起骨折/二分靱帯損傷
6. 踵舟状骨癒合症
7. 第5中足骨基部骨折
8. リスフラン靱帯損傷
9. 中足骨疲労骨折
10. フライバーグ病
11. 踵腓靱帯損傷/os subfibulare
12. 前下脛腓靱帯損傷
13. 足根洞症候群
14. アキレス腱付着部症
15. 踵骨骨端症
16. アキレス腱滑液包炎
17. アキレス腱断裂
18. アキレス腱炎(症)
19. 腓骨筋腱脱臼/腓骨筋腱炎
20. 腓腹筋肉離れ
21. 三角骨症候群
22. 足底腱膜炎(症)
23. 母趾種子骨障害
24. 外反母趾/強剛母趾
25. 有痛性外脛骨
26. 足根管症候群
27. 距踵骨癒合症
28. Jogger's foot
29. 踵部脂肪織炎/萎縮

踵(踵骨隆起)を取り巻くheel cordの概念

アキレス腱は踵骨隆起に停止していますが，足底腱膜も踵骨底面のみでなく後面を取り巻くようにしてわずかにアキレス腱と連続しています。そのためアキレス腱と足底腱膜に発生する障害は密接に関連していることがわかっています[2)]。これら踵部（heel）を中心とした腓腹筋・ヒラメ筋，アキレス腱，足底腱膜は，踵骨隆起を取り巻く一連のheel cordを形成し，それぞれの伸張性，柔軟性が全体の緊張度や腱（腱膜）強度に影響を与えています（**図2**）。アキレス腱障害，踵部痛，足底腱膜症，アーチ異常（扁平足）といった代表的な足部の慢性障害は，すべてこのheel cordに何らかの関連を有しているといえます。さらにheel cordがtightになることで，距腿関節や距骨下関節の動きに対しても影響を与えることになります。

Heel cord tightnessを有する選手では，距腿関節の動的アライメントに異常が生じ，前方・後方インピンジメント症候群の発生が助長されることも知られています[3]。つまり距腿関節は，本来，骨性に安定したほぞ穴構造を呈していますが，その安定性を調整している外側・内側の靱帯構造が破綻したり（靱帯損傷），運動の力源となる筋・腱の異常（筋緊張，伸張性の異常や変性）が起こることで，筋協調性が崩れ動的アライメント不良となり，ほぞ穴の中でのインピンジメントによる骨性・軟骨性の障害が誘発されることが予想されます。

下腿三頭筋を含めたアキレス腱と足底腱膜についての異常を的確に評価し，伸張性や柔軟性を調整することは，「踵の痛み」に対する保存療法を進めるうえで最も重要なポイントとなります。

図2　踵骨隆起を取り巻くheel cordの概念

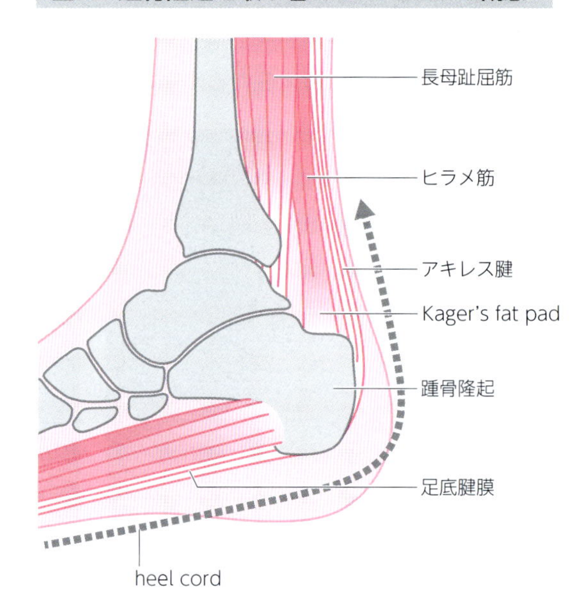

踵部（heel）を中心として腓腹筋・ヒラメ筋、アキレス腱、足底腱膜は、踵骨隆起を取り巻く一連のheel cordを形成している

アキレス腱障害

アキレス腱痛を呈する疾患については，その主病変が解剖学的にどの部位にあるのかによって，大きくアキレス腱実質にみられるもの（non-insertional Achilles tendinopathy）とアキレス腱の踵骨付着部近傍にみられるもの（insertional Achilles tendinopathy, Achilles enthesopathy）に区別して論じられるようになってきました[4]（**図3**）。いずれの病態も使い過ぎ（overuse）による腱の変性が初期病変と考えられているため，いったん発症すると難治性に移行しやすく，運動が大きく制限される重要な疾患です。近年のランニングブームにより，日常診療においてもアキレス腱痛を訴えて来る患者は増加傾向にあり，疾患に対する正しい知識と対処法について周知しておく必要があります。

1 アキレス腱症

①病態

腱実質が主病変であるアキレス腱症は，明らかな外傷歴は認めないものの，無意識下に起こっている微細損傷や小断裂によるアキレス腱実質内の変性および退行性変化（瘢痕化，変性肉芽組織）が主な病態とされています。そのため，これまで用いられていた腱炎（tendinitis）という名称よりは，病態を正確に反映しているアキ

図3　アキレス腱の障害

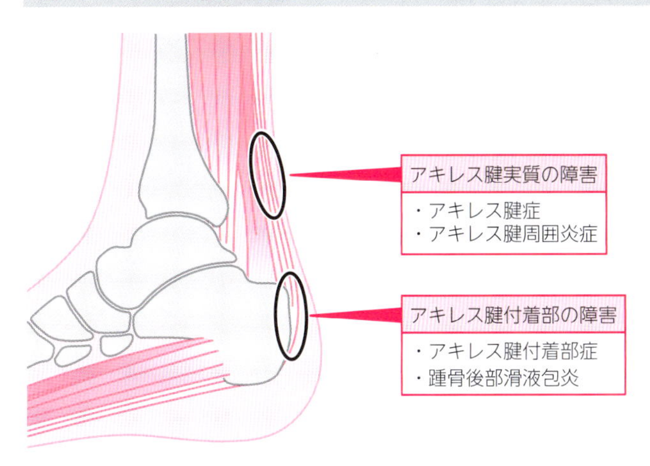

アキレス腱実質の障害とアキレス腱踵骨付着部の障害に区別される

図4　アキレス腱症のびまん性腫脹/肥厚

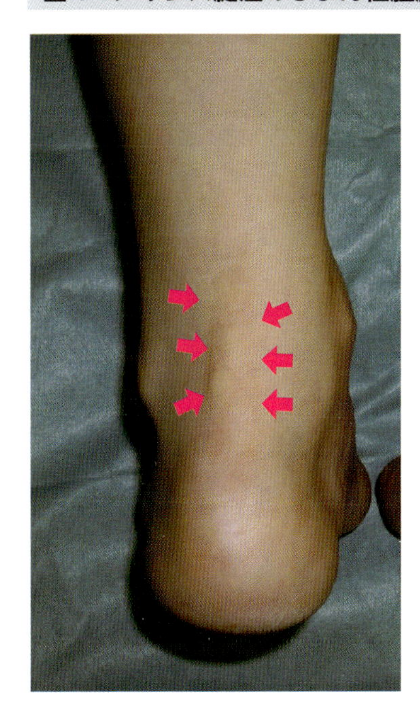

アキレス腱付着部から約2～6cmの部位に認められることが多い

レス腱症（Achilles tendinosis）と呼ばれることが多くなってきています[4]。アキレス腱の踵骨付着部から近位2～6cmの部位は解剖学的に血流が少ないため損傷後の修復能力が乏しく[5]，腱の変性とそれに伴ったパラテノンの二次的な炎症が繰り返されることでパラテノンが肥厚し，腱との間で線維性癒着を起こすようになります。アキレス腱症とアキレス腱周囲炎は合併していることも多く[6]，同じ病態として治療されることも少なくありません。

アキレス腱症は，overuseを強いられることの多いスポーツ活動で多くみられるほか，一般的に血行障害を助長する高脂血症，糖尿病，肥満やステロイドの使用歴も発症要因に関連しているとされています[4]。

②診断

アキレス腱症では運動時のアキレス腱痛，腫脹が主訴であり，周囲炎では熱感を伴うことも多くあります。アキレス腱踵骨付着部より近位2～6cmに圧痛を認めることが多く，腱のびまん性腫脹や肥厚が認められます（**図4**）。足関節背屈で疼痛が増強し，捻髪音を認めることもあります。アキレス腱症では足関節の底背屈により圧痛部位が移動しますが，アキレス腱周囲炎では同じ部位にとどまることで両者を鑑別できます。冬の寒い朝のトレーニング開始時痛も特徴的です。

画像ではMRIでの腱の紡錘状の肥厚や腱実質内または周囲の異常信号を確認します（**図5**）。単純X線で稀に腱内石灰化を認めることもあります。近年では超音波検査が診断に用いられることが多く，腱やパラテノンの肥厚像，fibrillar patternの消失，線維束間の開大や不整（**図6**），腱実質内の石灰化・骨化とともにドプラ法で腱

パラテノン
アキレス腱を被覆する薄い線維性の膜

fibrillar patternの消失
超音波画像上でみられる線維束配列の消失

図5　アキレス腱症のMRI（矢状断）

T1強調画像

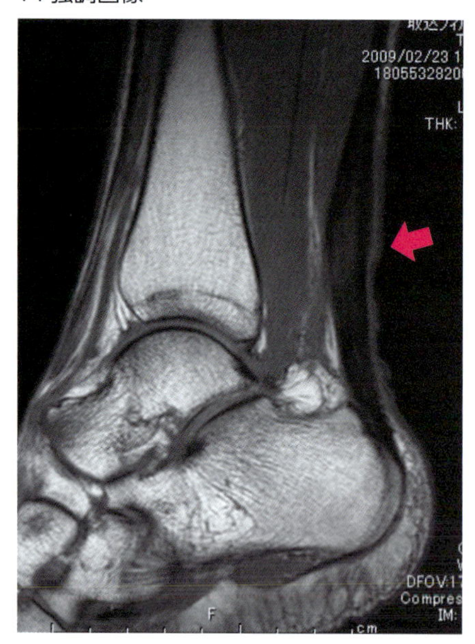

STIR画像

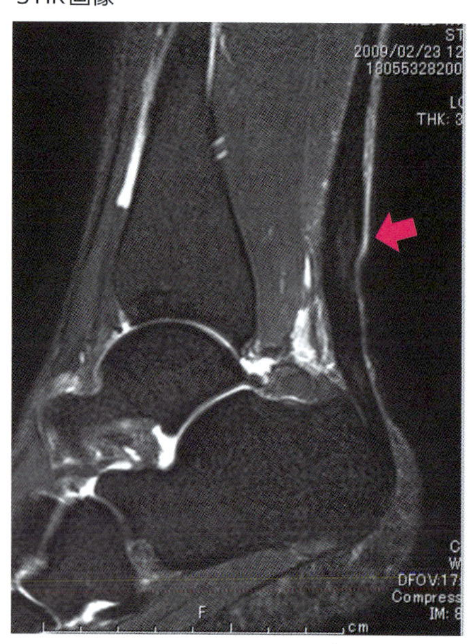

アキレス腱実質の紡錘状の肥厚と腱内の信号異常が認められる

図6　アキレス腱症の超音波画像

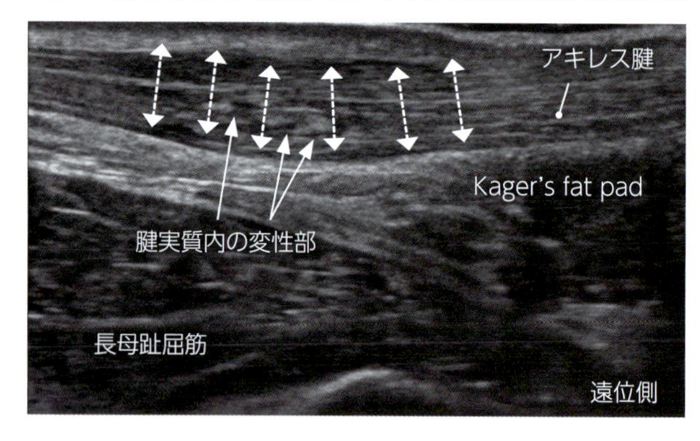

アキレス腱症では，肥厚した腱実質内にfibrillar patternの消失，線維束間の開大や不整が観察される

図7　アキレス腱症の超音波画像（ドプラ法）

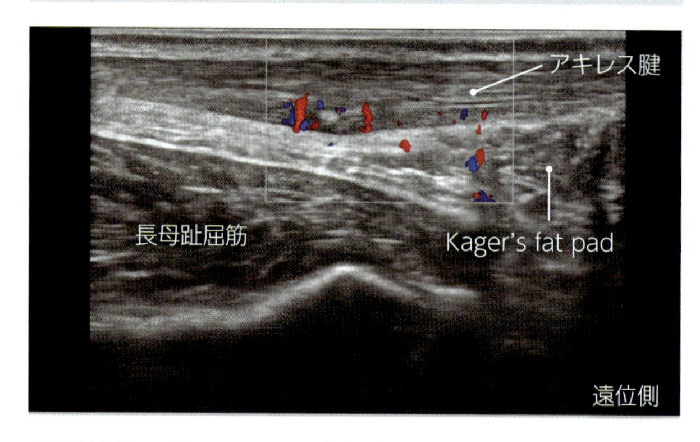

超音波画像では、アキレス腱実質の肥厚とともにKager's fat padからパラテノンを通過してアキレス腱変性部に侵入する異常血管網が認められる

周囲の異常血管網を評価することも治療を考えるうえでの重要な情報となります[7]（**図7**）。

③無刀流治療

初期治療は原則的に保存療法です[4]。少なくとも6カ月間の保存療法を集中的に行いますが，スポーツ選手の場合には競技への復帰時期を考慮して早い時期に手術療法を検討することもあります。

治療の基本はアキレス腱への下腿三頭筋収縮の繰り返しによる牽引ストレスを軽減することです。安静を守れる環境にあるのならば，まず運動量の軽減を指示しますが，下腿三頭筋収縮による運動は，ランニング，ジャンプ，サイドステップをはじめ，

表1 ▶ アキレス腱症に対する保存療法

- 安静および活動性の制限
- 消炎鎮痛剤(内服，外用)
- 低出力レーザー治療
- 運動療法(特に遠心性運動，アライメント修正，ダイレクトストレッチなど)
- 体外衝撃波治療
- ニトログリセリン・パッチ
- 局所注入療法：ステロイド，多血小板血漿(PRP)，ヒアルロン酸
- 硬化剤注入療法(prolotherapy)

図8 下腿三頭筋の伸張性運動(eccentric exercise)

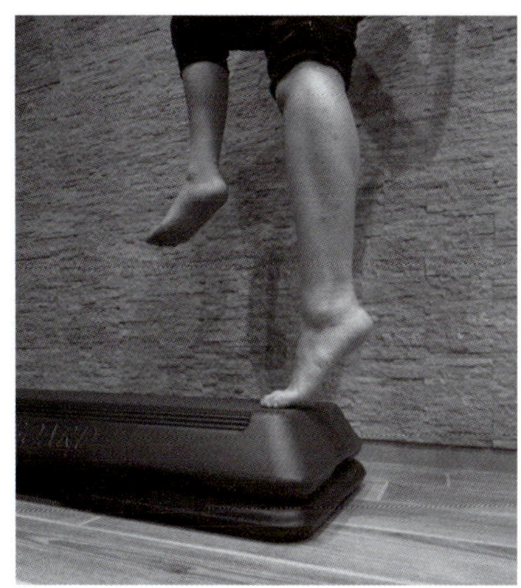
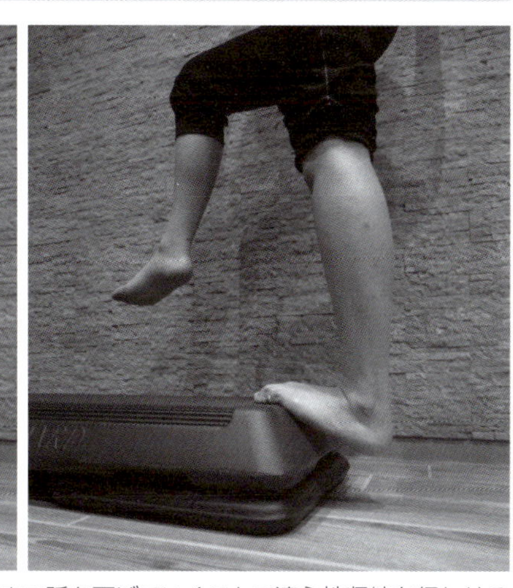

最大底屈位(爪先立ち)から徐々に最大背屈位まで踵を下げていくことで遠心性収縮を行わせる

図9 アキレス腱周囲との癒着に対するダイレクト・ストレッチ

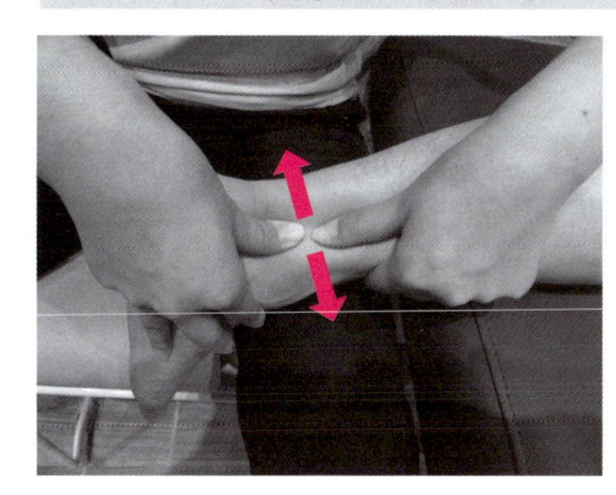

母指でアキレス腱と周囲組織との癒着を多方向へ動かし剥離をはかる

歩行，立ちしゃがみ動作，階段昇降など日常生活動作としても必要不可欠であるため，事実上の安静を保つことは非常に難しいといえます。早期の症状把握とともに的確な診断のもと，早期治療が重要となります。

保存療法としては**表1**にあるような方法を組み合わせて行うのが一般的です。アキレス腱への牽引負荷を軽減する目的として，踵部を1cmほど高くした足底挿板を着用させ，靴のアウトソールの形状にも気をつかいます。同時に回内足などのアライメント異常があれば初期のうちに補正しておきます。運動後にはアイシングを行い，下腿三頭筋やハムストリングスの遠心性ストレッチを促し，伸張性の回復と再発の予防に努めます。

近年，理学療法として下腿三頭筋の遠心性運動(eccentric exercise，**図8**)が有効であることが示唆され70～90％に効果的であると報告されています[8)]。さらに，腱の再構築を促進する効果や疼痛の原因である新生血管の数を減少させる効果があるとされています[9)]。アキレス腱実質の柔軟性を獲得し，KFP(Kager's fat pad)との癒着による伸張性低下を軽減させることが重要です(**図9**)。また，下腿筋群の柔軟性を獲得，維持することや(**図10**)，動的アライメントの評価，修復も忘れてはいけません。

スポーツ活動時には，アシストテープをうまく活用し(**図11**)，運動前のウオーミング・アップと運動後のクーリング・ダウンを欠かさないように注意します。症状に応じて経口および外用消炎剤の使用を併用します。早期からの腱内または腱周囲へのステロイド注入は腱の脆弱化，断裂を起こす可能性があるのであまり推奨さ

図10　下腿三頭筋のストレッチ

①腓腹筋内側

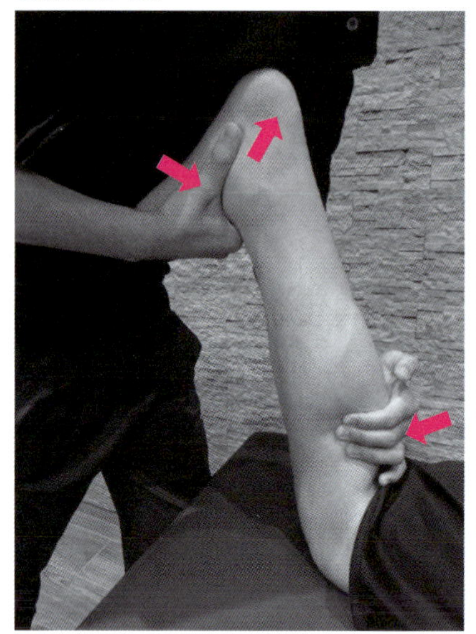

②腓腹筋外側

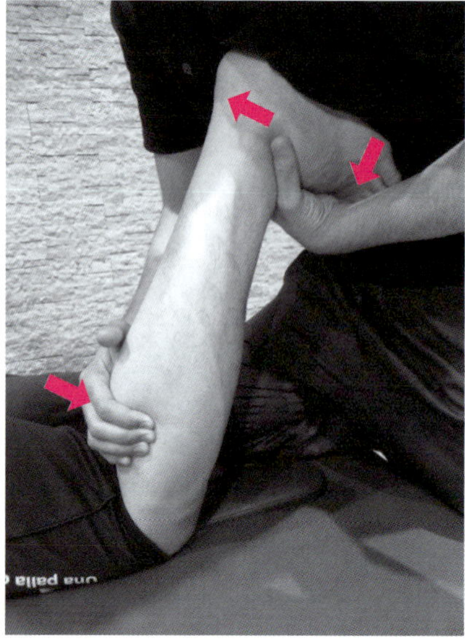

③ヒラメ筋内側

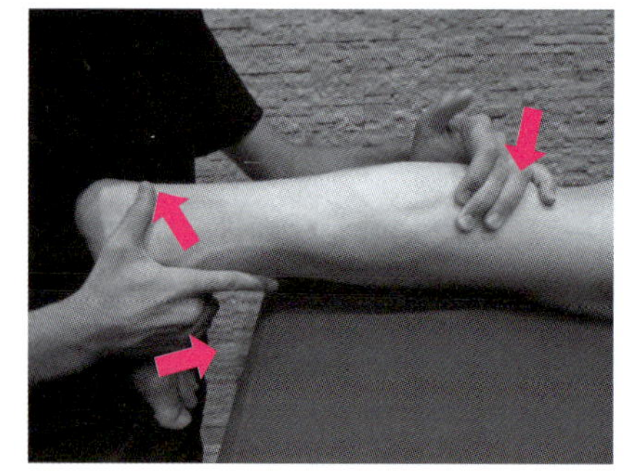

④ヒラメ筋外側

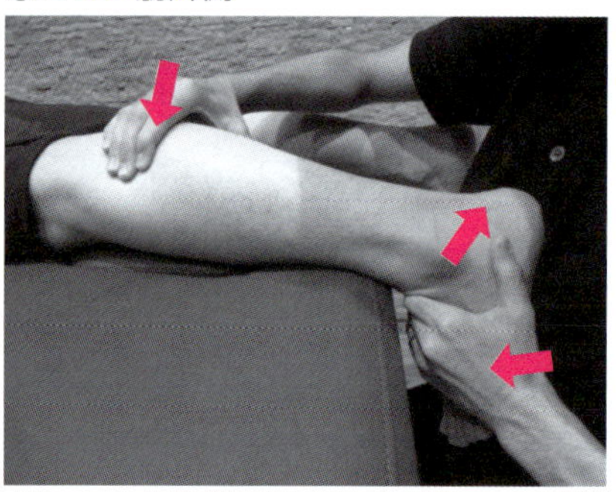

脛骨に対して距骨を後方へ滑らせながら背屈を誘導する。内外側それぞれ硬結部位にストレッチを行う

図11　下腿三頭筋のアシストテーピング

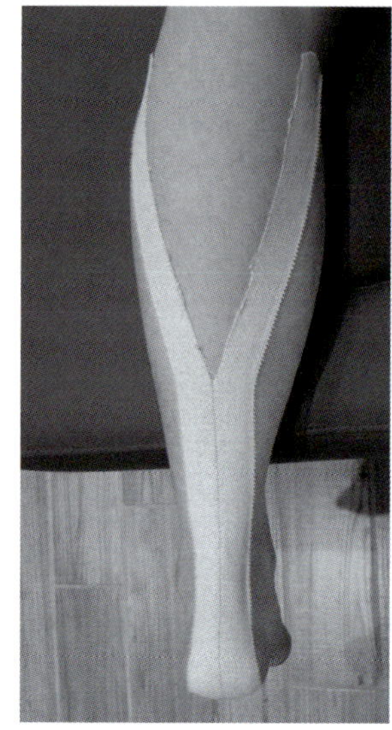

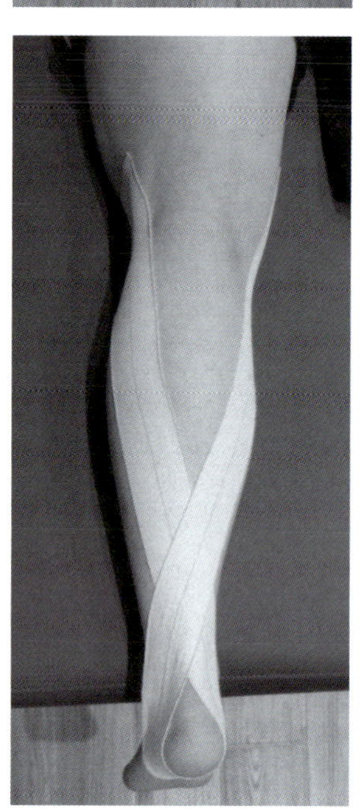

れません。

欧米ではアキレス腱炎に対するニトログリセリン・パッチが有効とする報告もありますが[10]，わが国での保険診療は認可されていません。体外衝撃波による治療や多血小板血漿の注入も試みられていますが，現時点では安定した成績とはいいがたいです。私たちはアキレス腱内および周囲組織の異常な血管増生に対し，超音波ガイド下でのヒアルロン酸局所注入療法を行っており，良好な結果を得ています[11]。超音波ドップラー検査により増生した血管網を描出しつつ，変性したアキレス腱とkager's fat pad間にヒアルロン酸と局麻剤を注入することで疼痛のコントロールを行うことが可能です（**図12，13**）。

④手術治療

保存療法が無効の場合，手術療法についても検討を行います[12]。アキレス腱周囲炎のみで腱実質に異常がない場合はパラテノンの癒着剥離術または部分切除術など

図12　アキレス腱症に対する超音波ガイド下局所注入療法

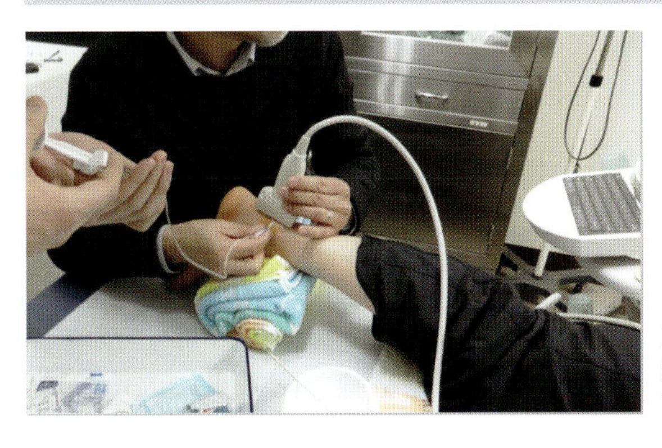

アキレス腱長軸にプローブをあて，超音波画像で針先の位置を確認しつつ局所注入を行う

図13　アキレス腱症に対する超音波ガイド下局所注入療法の超音波画像

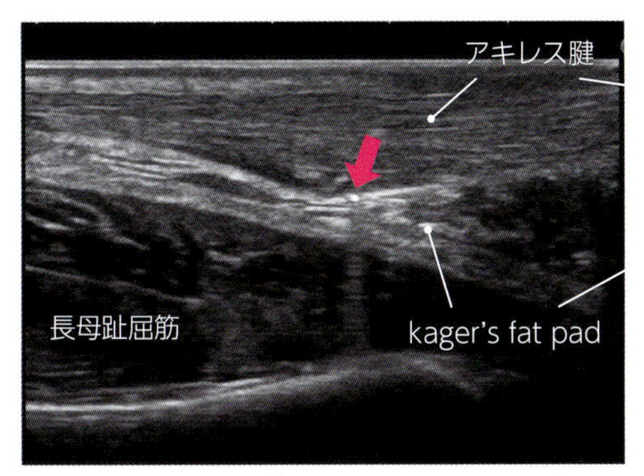

Kager's fat padとパラテノン間の針先（矢印）を確認する

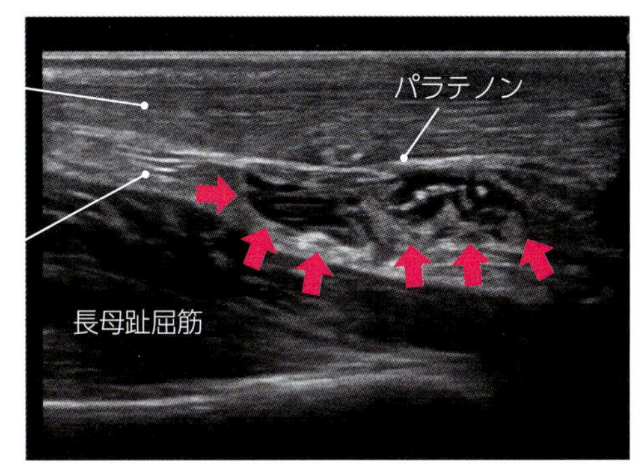

Kager's fat padとパラテノン間にヒアルロン酸と局所麻酔剤が注入されている

を行い，腱実質に異常を認める場合には腱を縦割し腱内変性部の切除を行います。腱内変性部切除範囲が50％を超える場合には自家腱（長母趾屈筋腱や短腓骨筋腱など）を用いて腱の再建および補強を追加するのが一般的です。自家腱移植術を行った場合，完全なスポーツ復帰へは約12カ月間の経過が必要とされています。いずれの方法においても，スポーツ活動の再開とともに再発の可能性が危惧されるため，術後もアキレス腱の遠心性運動により柔軟性の維持に留意すべきです。

2 アキレス腱付着部症

①病態

アキレス腱の踵骨付着部には，踵骨後部滑液包や症候性要因となる豊富な血管や神経組織を含む脂肪性結合組織など特徴的な構造がみられます。前述したように，アキレス腱は踵骨隆起後面をプーリーとして取り巻くように走行しており，足関節の背屈時には踵骨後上隆起との間に衝突が生じます[13)14)]。この部位における障害は，さらに詳細な解剖学的部位により以下のような2つの病態に分けて考えることができます（**図14**）。

図14　アキレス腱付着部の構造（enthesis organ）と異なる2つの障害

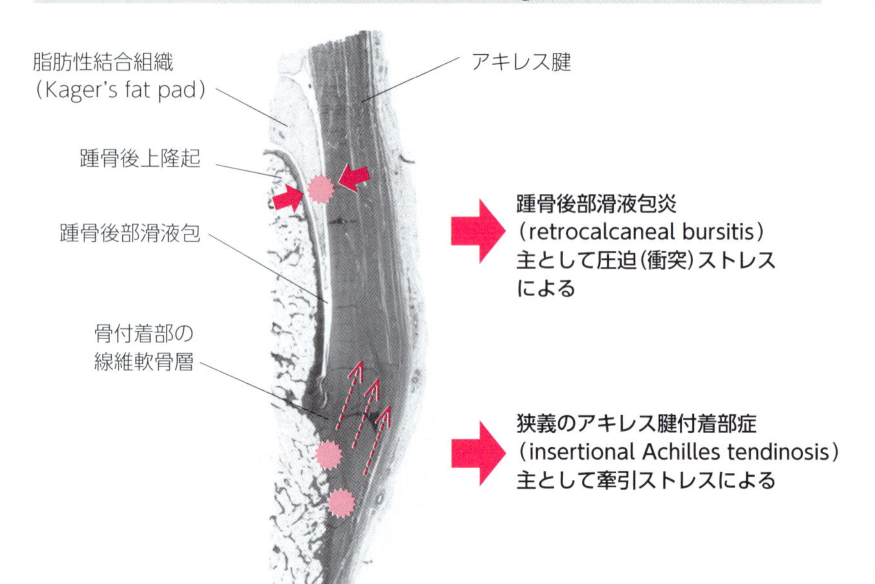

図15　アキレス腱滑液包炎にみられる局所所見

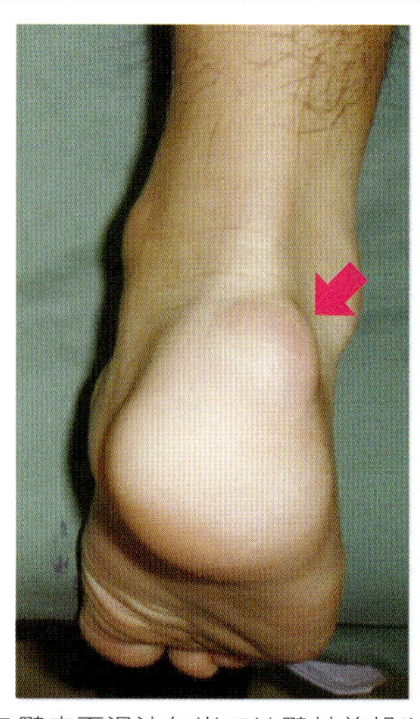

アキレス腱皮下滑液包炎では腱付着部や外側にpump bumpと呼ばれる周囲の腫脹を伴う腫瘤を認める

- **アキレス腱滑液包炎**：アキレス腱と踵骨後上部との間には踵骨後部滑液包（retrocalcaneal bursa），アキレス腱と皮膚との間には皮下滑液包（subcutaneous Achilles tendon bursa）が存在し圧迫刺激を受けやすい状態となっています。踵骨後上隆起の突出や靴の不適合が原因となり，皮膚とアキレス腱またはアキレス腱と踵骨間に圧迫が生じ，滑液包炎の状態を呈するようになります。これはhaglund deformity，retrocalcaneal bursitis，winter heelなど多岐にわたる名称で報告されています。
- **狭義のアキレス腱付着部症**：アキレス腱の踵骨付着部は線維軟骨組織を介する構造となっているため血行に乏しく，いったん微小損傷が起きるとその修復は期待されません[13) 14)]。過度の牽引ストレスによる損傷と，その修復不良が基盤となる付着部に起こる変性です。

②診断

アキレス腱皮下滑液包炎では付着部やや外側にpump bumpと呼ばれる母趾頭大の発赤した腫瘤を認めます（**図15**）。急性期には周囲の腫脹を伴い圧痛が著明ですが，慢性化すると圧痛は軽減し腫瘤は硬結となります。踵骨後部滑液包炎では，内側のやや近位に圧痛が認められることが多く，両滑液包炎の合併症例も少なくありません。靴の新調を契機に発症することもあります。アキレス腱付着部症では圧痛はやや遠位内側に認められます。後方から観察するとアキレス腱付着部全体が広くなっていることが多く，アキレス腱の拘縮による背屈制限や背屈時痛，運動後の踵部全体の疼痛を訴えることも多くあります。

圧痛点を詳細に調べることで診断は容易です。アキレス腱滑液包炎では滑液包炎の証明だけではなく，アキレス腱実質内の信号変化や肥厚像にも留意する必要があるため，MRIによる診断が必要となります。踵骨後部滑液包炎を呈する症例では，単純X線側面像にて踵骨後上隆起の突出（haglund deformity）が認められることも多いです。また，アキレス腱付着部症では，アキレス腱内の骨棘や骨化が認められることがあります（**図16**）。

③無刀流治療

初期治療は保存療法です。局所の安静，消炎鎮痛剤の投与，靴の修正などに加え，アキレス腱付着部症ではストレッチングや足底挿板によるheel-liftが有効です。しかし，遠心性運動によるストレッチング効果はアキレス腱症に比較すると劣るとされています[15]。

従来行われていたステロイドの滑液包内注入は，腱の脆弱性をきたすため現在では用いられません。私たちは超音波ガイド下に滑液包内へのヒアルロン酸注入療法を行っており，良好な成績を得ています[16]。欧米では体外衝撃波治療も試みられており，今後の成績が期待されています。

④手術治療

少なくとも6カ月以上の保存療法に抵抗する症例では手術療法も検討します。haglund deformityに起因するアキレス腱滑液包炎では，踵骨後上隆起および滑液包切除術で比較的速やかに症状の軽快が得られ，スポーツ選手に対しては侵襲の小さい内視鏡下踵骨後上隆起切除術が推奨されています[17]。アキレス腱付着部症に対しては腱内変性部の切除と腱付着部再建術が行われています。

図16　狭義のアキレス腱付着部症

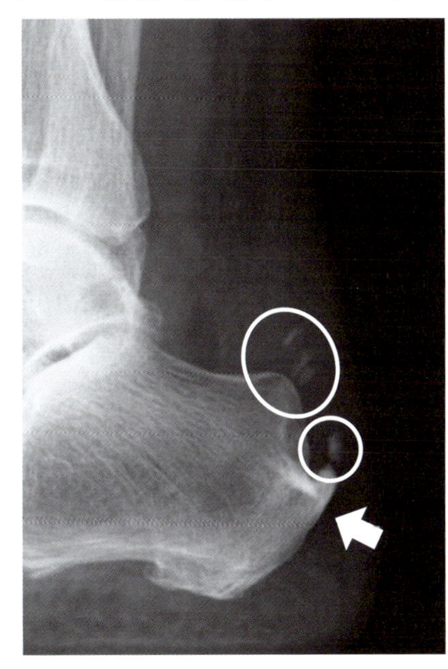

アキレス腱付着部に骨棘(⇨)と腱内骨化像(○)が認められる

3 足底腱膜症

足底腱膜症は足部に愁訴をもつ患者全体の11～15％を占めるとされ[18]，米国では毎年200万人が罹患し，その約半数が外来患者として医療機関を受診する非常に頻度の高い疾患です[19]。日常生活の欧米化とともに，わが国でも認識が高まり診療する機会は増加しています。

足底腱膜炎の主病変は腱膜の炎症ではなく，むしろその踵骨付着部に起こる変性とその修復不良像であることがわかっています[20]。そのため，踵部への力学的負荷を軽減させることが最も有効な治療法であることはいうまでもありませんが，今日の社会で歩行を制限することは実質的には不可能であり，そのため症状の軽快には長期間を要することとなり，慢性の病態を呈し難治性となることも少なくありません[21]。

①病態

足底筋膜（plantar fascia）は足底筋群を覆う筋膜で，その中央部は強靱な線維で構成されており，足底腱膜（plantar aponeurosis）と呼ばれています。踵骨隆起の内側突起から起こり，MTP関節を越えて各足趾の基節骨底面に停止しており，足アーチの保持に重要な役割を果たしています。また，MTP関節の背屈により足底筋膜の緊張が高まり，縦アーチが増加する巻き上げ機現象（windlass mechanism）がみられます（**図17**）。

図17　足の巻き上げ機現象

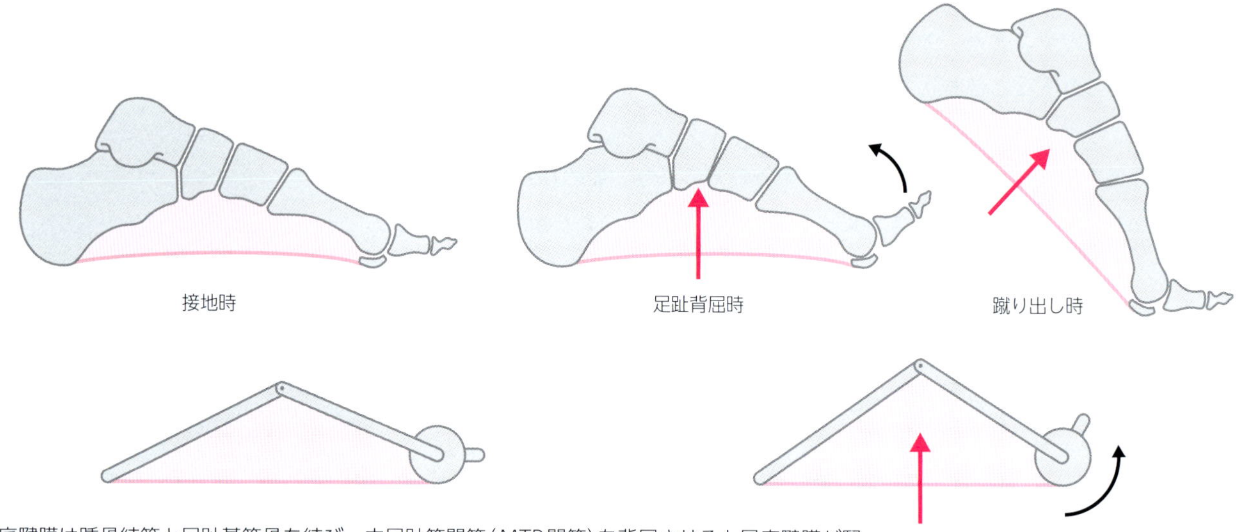

足底腱膜は踵骨結節と足趾基節骨を結び，中足趾節関節（MTP関節）を背屈させると足底腱膜が緊張することで足縦アーチは増加する（高くなる）。つまり蹴り出し時には足底腱膜が緊張し後足部は安定することになる。このことを「足の巻き上げ機現象」という

このような機能解剖上の特徴から，足底腱膜は踵部接地の際の衝撃を吸収し，立脚相における足部の安定化および推進力に大きく寄与しています。そのため，歩行，ランニング，ジャンプなどの動作により足底腱膜の踵骨付着部には牽引力とともに荷重による圧迫力が繰り返されることになります。組織学的所見からも，腱膜による牽引力と荷重による圧迫力の双方が加わっていることが推測され，荷重関節ならぬ「荷重性付着部（weightbearing enthesis）」といえるような特殊な組織像を呈していることがわかっています[20]。

踵骨棘の形成については，以前より足底腱膜付着部に発生した"traction spur"とする説が有力でしたが，私たちの組織学的検討により否定的であることが証明されました。つまり，踵骨棘は踵骨付着部深層の腱膜に接する形で形成されており，腱膜内に形成されるtraction spurというよりは，むしろ関節包や靭帯付着部辺縁に形成されるmarginal osteophyteの形態と同じであるといえます[20]（**図18**）。このことは足底腱膜付着部深層に観察された変形性関節症性の組織像から考えても納得のいくものであり，足底腱膜付着部深層には繰り返される荷重により"enthesis OA"が起こっているといっても過言ではありません（**図19**）。

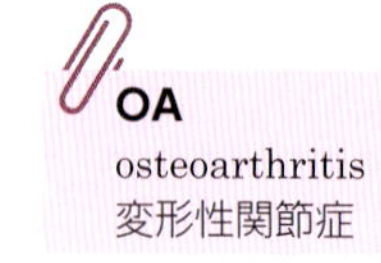

OA
osteoarthritis
変形性関節症

②診断

最も特徴的なものは朝起床時の第1歩目の強い痛み（initial step pain）です。同様の現象はしばらく椅子に座っていた後の立ち上がり動作時にも認められます。歩行とともに一時的に軽快することもありますが，歩行距離・時間の遷延とともに鈍痛や足底にかけての放散痛を訴えるようになります。安静や就寝にて軽快することが多いですが，翌朝には足底の突っ張り感とともに再び第1歩目の激痛を訴えます。

図18　踵骨棘の組織像（Masson-trichrome染色）

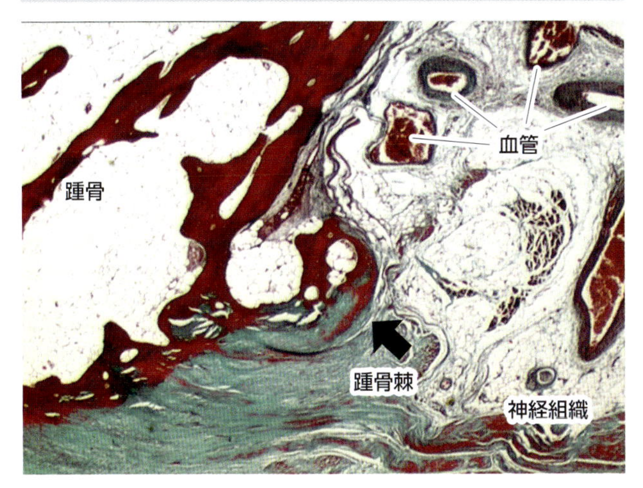

踵骨棘は踵骨付着部深層の腱膜に接する形で形成されており，腱膜内に形成されるtraction spurというよりは，むしろ腱膜付着部辺縁に形成されるmarginal osteophyteの形態を呈する

図19　足底腱膜踵骨付着部にみられるOA類似様の病理組織像（Masson-trichrome染色）

●Alcian blue+HE染色

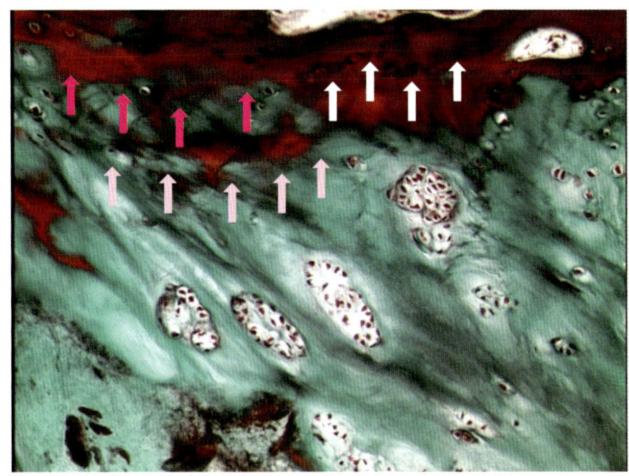

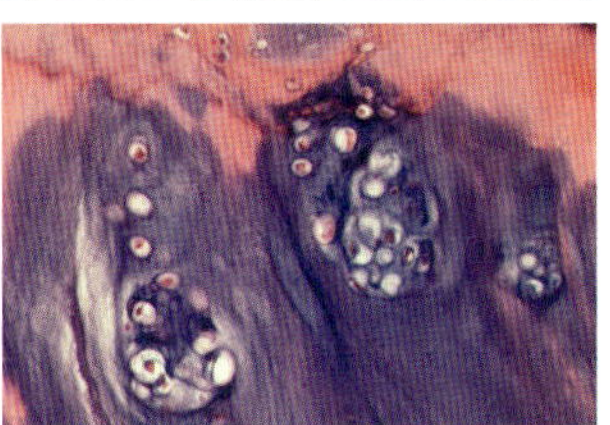

深層では軟骨細胞の集簇像や軟骨性基質の増加（拡大像）など，荷重関節軟骨にみられるOA像と類似した病理像がみられる（矢印は多重tidemark）

図20　足底腱膜症のMRI（STIR画像）

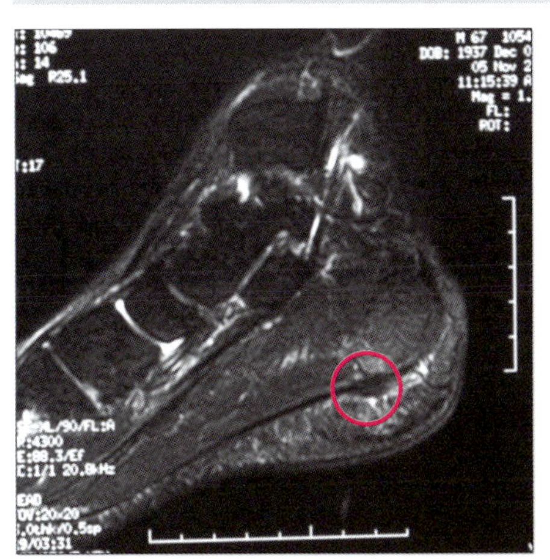

足底腱膜症では踵骨付着部に腱膜の肥厚像がみられることが多い（円内）

表2 ▶ 足底腱膜症に対する保存療法

- 安静および発症要因となる活動の制限
- 消炎鎮痛剤（内服，外用）
- 運動療法（heel cordを意識したストレッチ，アライメント修正，足趾筋力強化）
- 装具療法（インソール，night splints）
- 体外衝撃波治療
- 局所注入療法：ステロイド，多血小板血漿（PRP），ヒアルロン酸

圧痛は足底腱膜の踵骨付着部やや内側に位置し，圧痛点のわずかな違いにより他の疾患も念頭に入れる必要があります（**図1**）。外側足底神経第1枝の絞扼性神経障害[22]や踵部脂肪体の萎縮による踵部痛，踵骨疲労骨折との鑑別が重要となります。足趾の背屈強制で疼痛が誘発されることも多いです。MRIや超音波検査により，足底腱膜踵骨付着部の肥厚像が認められます（**図20**）。

③無刀流治療

初期治療は保存療法であり80～90％が軽快するとされていますが[23]，数カ月から1年以上に及ぶことも少なくありません。そのため，患者にはまずそのことを説明し，保存療法を継続してもらうための覚悟をもってもらうことが重要です。保存療法は**表2**のような方法を組み合わせて行います。

まずは踵部痛が発症するきっかけとなった要因を突き止め，それを制限することができるかどうかを確認します。運動量や立ち仕事の時間，歩行距離などが増加したことで発症したのであれば，それらを制限することができるのかどうかを検討します。他にも靴，インソールの変更によって発症することも多く，それらを修正することが可能かどうかを検討してみます。消炎鎮痛剤は発症初期には有効なこともありますが，プラセボとの無作為試験では有意な差は得られなかったという報告もあり[24]，長期投与による効果は期待できません。

図21　足底腱膜炎に対するストレッチ

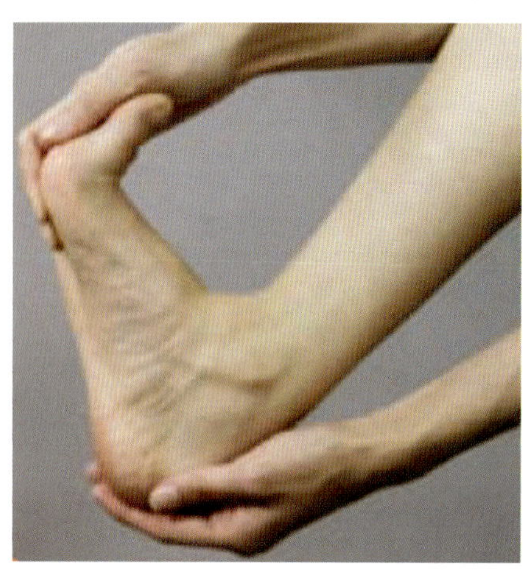

膝関節屈曲位で足関節を最大背屈させ，さらに足趾をMTP関節で最大背屈させる。Heel cord全長にわたるストレッチを心がける

ストレッチングは有効とするいくつかの報告があり推奨されます[25]。私たちも初期治療の柱として位置づけています（**図21**）。ストレッチの際には，足関節を最大背屈させheel cord全長を十分に伸張させた状態で行うことが重要です。就寝時に背屈5°でシーネ固定を行い夜間に足底腱膜の伸張をはかるnight splinsも推奨されます[26]。外出の多い人には，アーチサポートとともに疼痛部位に衝撃吸収材を用いたインソールも有効です。

体外衝撃波治療（ESWT）は，わが国でも保険適用となり徐々に実用化されつつあります（**図22**）。その有効性についてはいまだ意見が分かれていますが[27]，超音波画像にて変性部位を正確に確認し照射することで，より高い治療効果が得られます。今後，エネルギー強度や照射間隔・頻度についての最適な条件設定，他の保存療法と併用することでの有効性など，より効果の高いプロトコルの確立が期待されています。

ESWT
Extracorporeal shock wave therapy
体外衝撃波治療

私たちは足底腱膜踵骨付着部の症候性要素の存在する疎性結合組織内に，超音波ガイド下でのヒアルロン酸注入を行っています。踵部内側から刺入し（**図23**），分子量約190万のヒアルロン酸2.5mLの注入を1～2週間隔で行っています。比較的長期にわたる疼痛軽減効果が認められており[16][28]，実用的ですが現時点では保険適用外での治療となります。

図22　足底腱膜症に対する体外衝撃波治療

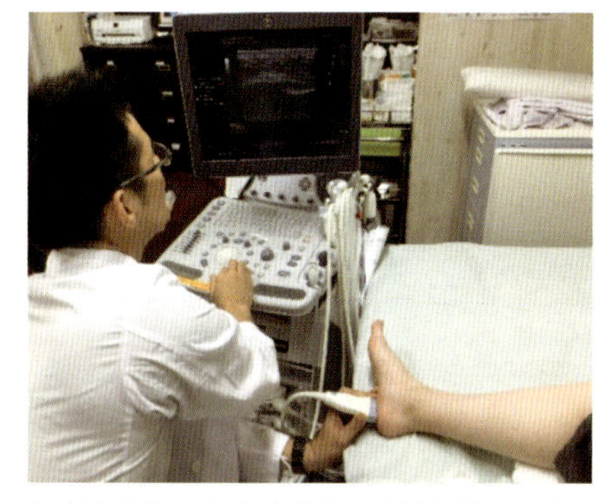

超音波画像で足底腱膜内の変性部位と深度を正確に評価しマーキングする

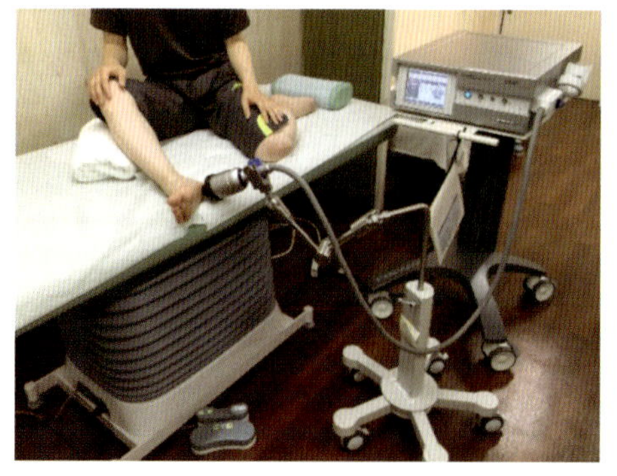

腹臥位での照射

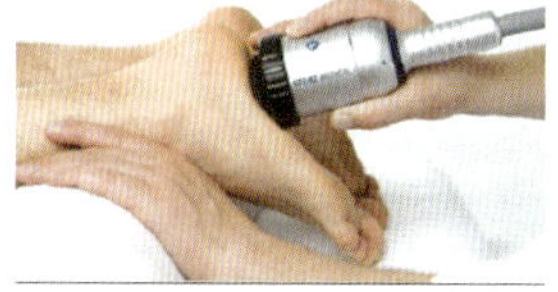

マーキングした部位に体外衝撃波を照射する。通常，仰臥位で照射時の症状の変化を聞きながら行うが，腹臥位で行うこともある

図23　足底腱膜症に対するヒアルロン酸注入療法

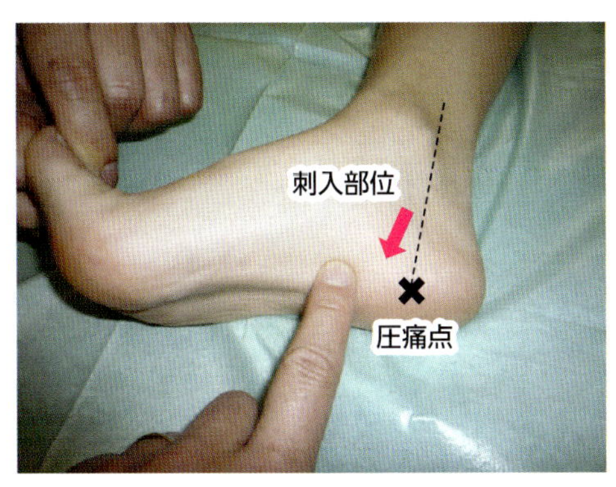

母趾を背屈させることで足底腱膜の輪郭を触知し圧痛部位に向けてトレースする。足底腱膜の内側縁やや近位で，足底腱膜と踵骨内側隆起の接点を確認する。両者の接点は，通常内果後縁から遠位に下ろした垂線上にあたる

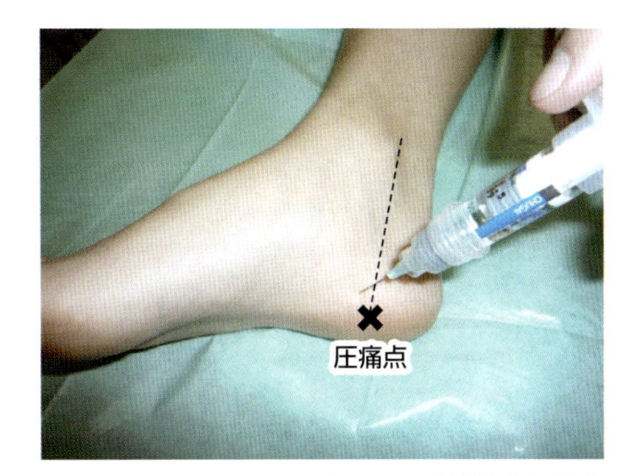

注射針を接点のやや上前方にある疎性結合組織内に，内側から約1～2cm進める。薬液を少量ずつ注入するが，針先が正確に疎性結合組織内にあれば，注入開始時の抵抗はほとんどみられない。決して腱膜実質内には注入しないように注意する

第2章　痛みへの対応　部位・症状別解説

文献

1）熊井司：Bone Joint Nerve，4：655-667，2014.
2）Bolivar YA, et al: Foot Ankle Int, 34(1): 42-48, 2013.
3）松井智裕，他：整形外科，63：354-357，2012.
4）Courville XF, et al: Foot Ankle Int, 30(11): 1132-1142, 2009.
5）Chen TM, et al: Clin Anat, 22(3): 377-385, 2009.
6）Clement DB, et al: Am J Sports Med, 12(3): 179-184, 1984.
7）Ohberg L, et al: Knee Surg Sports Traumatol Arthrosc, 9(4): 233-238, 2001.
8）Magnussen RA, et al: Clin J Sport Med, 19(1): 54-64, 2009.
9）Ohberg L, et al: Br J Sports Med, 38(1): 8-11, 2004.
10）KaneT, et al: Am J Sports Med, 36(6): 1160-1163, 2008.
11）熊井司：整形外科，66（8）：904-909，2015.
12）Maffulli N: Surgical Therapy for Tendinopathy. Orthopaedic Knowledge Update, Sports Medicine 4. Kibler, WB, American Academy of Orthopaedic Surgeons, 329-334, 2009.
13）Benjamin M, et al: Comp Biochem Physiol A Mol Integr Physiol, 133(4): 931-945, 2002.
14）熊井司，他：整形・災害外科，48：527-538，2005.
15）Fahlström M, et al: Knee Surg Sports Traumatol Arthrosc, 11(5): 327-333, 2003.
16）Kumai T, et al: J Orthop Sci, 19(4): 603-611, 2014.
17）Leitze Z, et al: J Bone Joint Surg Am, 85-A(8): 1488-1496, 2003.
18）Pfeffer G, et al: Foot Ankle Int, 20(4): 214-221, 1999.
19）Riddle DL, et al: Foot Ankle Int, 25(5): 303-310, 2004.
20）Kumai T, et al: J. Rheumatol, 29(9): 1957-1964, 2002.
21）Schepsis AA, et al: Clin Orthop Relat Res, 266: 185-196, 1991.
22）Baxter DE, et al: Clin Orthop Relat Res, 279: 229-236, 1992.
23）Davis PF, et al: Foot Ankle Int, 15(10): 531-535, 1994.
24）Donley BG, et al: Foot Ankle Int, 28(1): 20-23, 2007.
25）DiGiovanni BF, et al: J Bone Joint Surg Am, 88(8): 1775-1781, 2006.
26）Batt ME, et al: Clin J Sport Med, 6(3): 158-162, 1999.
27）Buchbinder R, et al: JAMA, 288(11): 1364-1372, 2002.
28）Kumai T, et al: Knee Surg Sports Traumatol Arthrosc, 2(doi: 10.1007/s00167-017-4467-0), 2017.

COLUMN

肉離れとは違う「筋膜内解離」という病態とは？

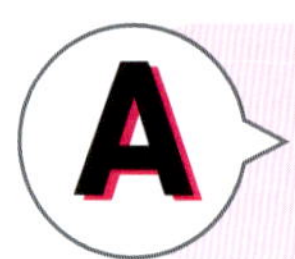

皮下の腓腹筋筋膜が2層に分離する深層のLAFSの機能不全です

皆川 洋至

中高年に生じる下腿の“肉離れ”は，ほとんどが腓腹筋内側頭の遠位端で生じます。遠位筋線維束の腱膜付着部断裂と筋線維付着部末梢の腱膜断裂を合併していることが多いです（**図1**）。若年者で稀なことから，加齢変性でこの部分の力学的強度が最も低下していることが推測できます。損傷部からの出血量が多いと，疎な結合組織でつながる腓腹筋とヒラメ筋の筋膜間に血腫が広がります（筋膜間解離）（**図2**）。この筋膜間解離は日常診療でしばしば経験します。

一方，稀に皮下の腓腹筋筋膜が2層に分離することがあります（筋膜内解離）（**図3**）。皮下組織は，表層のPAFS（protective adipofascial system）と深層のLAFS（lubricant adipofascial system）の2層からなります[1]。皮膚とつながるPAFSが外からの応力を吸収するのに対し，筋膜とつながるLAFSは組織内で生じた剪断力を吸収する作用があります（組織間をずれやすくします）。筋線維で生じた力は直接筋膜に伝わりますが，LAFSの働きで皮膚まで伝わることはほとんどありません。筋膜内解離は，LAFSの機能不全，すなわち筋膜と皮下組織間のずれが生じにくくなって発生するものと考えられます。皮膚の可動性を低下させるストッキングやテーピング，手術や外傷による皮下の瘢痕などの関与を考えますが，現時点では推測の域を出ません。

図1　肉離れのMRI画像（下腿矢状断）

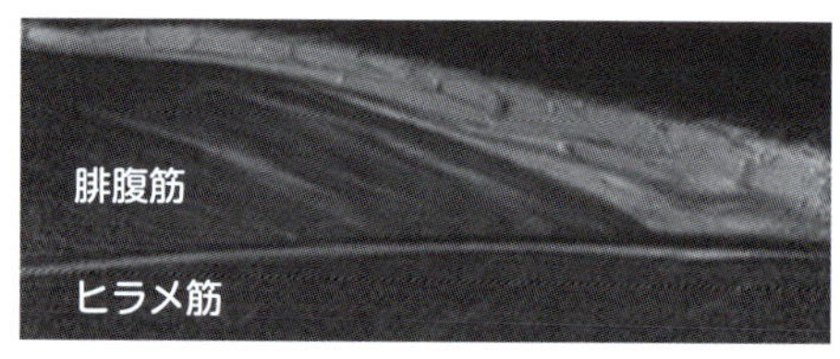

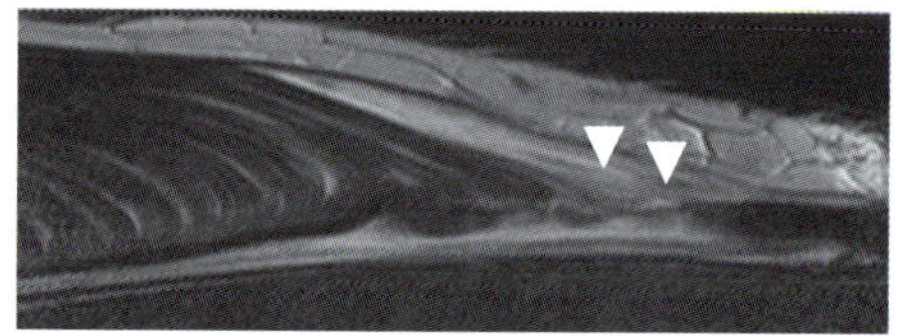

図2　肉離れに伴う筋膜間解離の超音波画像（下腿後方走査長軸像）

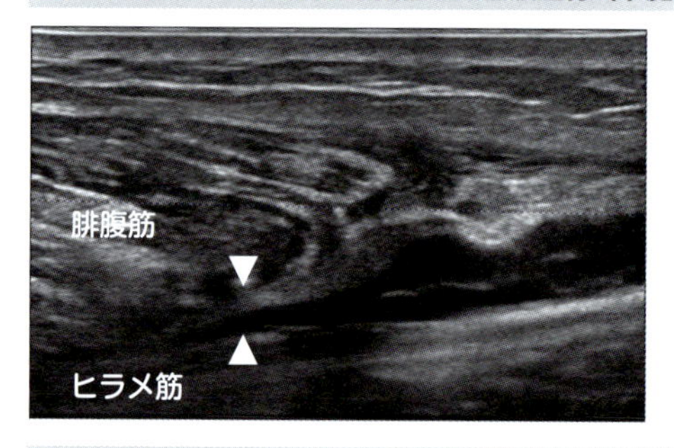

図3　筋膜内解離の超音波画像（下腿後方走査長軸像）

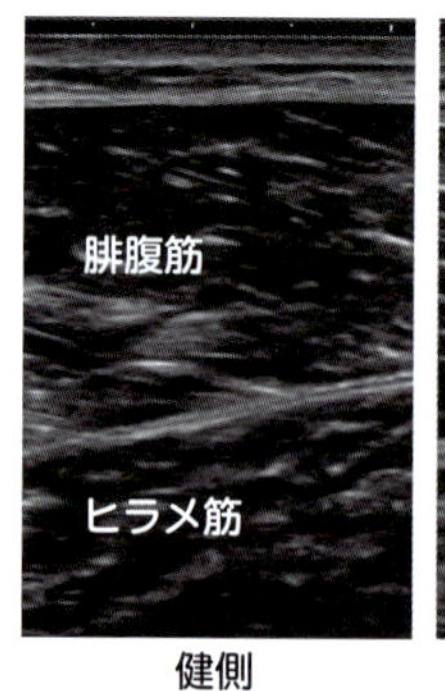

健側

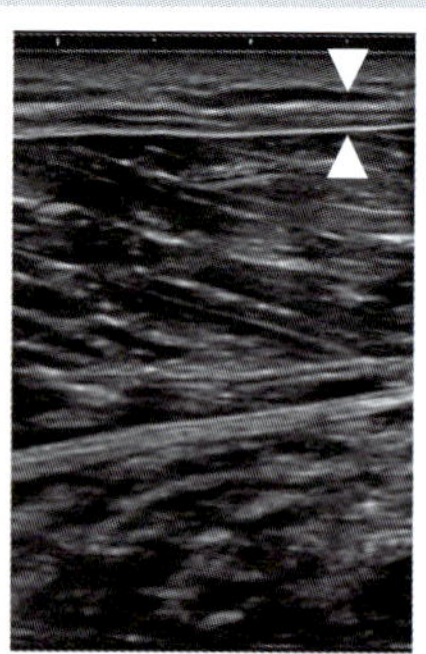

患側

文献

1）Nakajima H, et al: Scand J Plast Reconstr Surg Hand surg, 38(5): 261-266, 2004.

第3章

身体機能への対応

スポーツ現場の声

スポーツ現場が医療関係者に求めるもの

能勢 康史

「医は仁術」という理念がありますが，これはスポーツ現場の求める医療人のあり方を示す言葉であるといえます。本稿ではスポーツ現場の求める運動器治療について，選手に対する姿勢や信頼される医療人のあり方，現場に受け入れられるために何が必要か，を野球を中心に述べます。

選手に本気で向き合う

勝負の世界で勝敗を分けるものは，指導者が選手に対して「本気で向き合っているかどうか」に尽きます。本気で向き合うというのは，勝負の結果（とくに負けたとき）に対して指導者が自分に矢を向け反省をしているかどうかということです。つまり，本気に勝とうと思えば選手と向き合うことが不可欠で，自ずと選手の将来を考え，その選手に合った指導法を選ぶことになります。

医療の世界も勝負と同じで，本気で選手に向き合う人が信頼を得られます。もちろん，治療技術は必要ですが，技術は手段であり目的ではありません。目標は選手が満足できるプレーをすることにあり，目的は傷害を通じて人として成長することにあります。「絶対に治すんだ」という前向きな姿勢を選手にもってもらうために，言葉に魂を込めて，どのような声をかけるべきなのか。本気で向き合っていれば選手が明るくなる言葉が自然と出てくるはずです。昨今の医療界では自分を守るため（裁判で負けないため）にリスクを先に述べることが多く，治療に対する前向きな姿勢を選手から奪ってしまっているのではないかと思えてなりません。リスクは当然ありますが，選手は一般の患者とは異なるので，「どう傷害と向き合い前向きになってもらえるか」を第一に考えるべきです。

医療人は選手に向き合うと同時に，選手を教育する役割も担います。治すのは選手自身なので，選手が自分の身体をマネジメントできなければ競技復帰も再発防止も難しくなります。医療人は診察室で選手と接するだけなので，理解力の劣る選手に対して否定的になり突き放してしまうこともあります。しかし，「傷害を通じて人として成長してもらいたい」というマインドがあれば，理解力の劣る選手でも根気強く接することができるはずです。スポーツ現場は教育の場でもあります。指導者と選手は毎日接するのでお互い逃げることができないため，理解の劣る選手に対

スポーツ現場における医療の目標と目的

- **目標**：選手が満足できるプレーをすること
- **目的**：傷害を通じて人として成長すること

選手に信頼してもらうための心構え

①「どう傷害と向き合い前向きになってもらえるか」を第一に考える
②「傷害を通じて人として成長してもらいたい」というマインドをもつ

しても粘り強く接することになります。それはスポーツを通じて社会で活躍できる人になってもらいたいという親心や情熱ゆえにできることです。

野球現場が医療現場に求めること

「休めというだけなら自分でも言える」という言葉は指導者から多く聞きますし，選手からは「病名だけ言われました」「画像の異常はないと言われました」ということも聞きますが，これは診断や説明に納得していないために出る言葉であると思います。野球人が医療人に求めることは，競技復帰までの期間と復帰に向けた具体的な道筋を示してもらうことです。この要求に対して医療人は，まずは「選手生命に影響を及ぼすかどうか」ということと，「無理をしてプレーを継続することで悪化し手術に至るリスクがあるかどうか」の2点を明確にしたうえで選手に接するべきです。

投球肩肘障害で選手生命に影響を及ぼすリスクのある病態とは，手術を行っても満足した投球ができないというもので，筆者は投球側の肩関節脱臼と腱板関節面断裂しかないと考えています。離断性骨軟骨炎（p.170「肘離断性骨軟骨炎の実態と対応」参照）や肘内側側副靱帯損傷（p.180「投球による内側側副靱帯損傷の実態と病態」参照）は手術が必要となることもありますが，レベル低下のリスクはあるものの競技復帰の可能性は十分にあります。プレーを継続することで悪化する病態ではプレーを休ませ，痛みがあっても重症化のリスクのない病態ではプレーを継続させるなど，病態に応じた判断を野球人は求めています。

判断をするうえで病態とともに大切になるのが選手の背景で，骨年齢，将来性（野球をどこまで続けるか），チームでの立場（試合出場の有無），さらに公式試合の日程などを考慮したうえで，痛みと付き合いながらプレーさせるべきか，休ませるべきか治療戦略を示せるかどうかが，野球人の信頼を得られる否かの分かれ道になります。

筆者は，「高校生以上であれば，試合日程を優先させて，痛みがあっても試合に出場できるようにベストを尽くすのが基本」と考えています。しかし，なかには選手生命に影響を及ぼす病態と遭遇することもあります。現在プロ野球で活躍する投手で高校時代に坐骨結節の骨端線障害を患った選手に関わったことがありますが，このときは甲子園出場の懸かった試合でも投手としての試合出場にストップをかけました。医師の診断と予後予測，選手の将来を考えての判断ですが，仮に骨端線の障害部が離開し殿部痛が残っていたら日本を代表する投手の姿がなかったかと思うと，背筋が寒くなります。

反面，このようなスーパー投手が不在ならば，チームの戦力は大幅にダウンするため，監督としては試合に出したい気持ちは強いと思います。しかし，このときに

選手に対して明確にすべきこと

①選手生命に影響を及ぼすかどうか
②無理をしてプレーを継続することで悪化し手術に至るリスクがあるかどうか

治療戦略の判断に重要な野球選手の背景

①骨年齢
②将来性（野球をどこまで続けるか）
③チームでの立場（試合出場の有無）
④公式試合の日程

はチームの監督も選手の将来を考えて，試合への出場を見送りました。選手の将来もチームの勝利もどちらも重要で，試合出場の可否を決める際の医療人の適切な診断と予後予測は指導者の試合出場の可否を決める判断の大きな手助けとなります。

野球選手の診療の基本姿勢

医師の役割は診断と治療ですが，実際の治療となると投薬（注射）か手術になり，運動療法や動作介入は理学療法士やトレーナーが担うことになります。言葉では「手術を行わずに競技復帰を目指そう」と言いますが，診察ではなぜか手術の話をする医師が多いのは不思議です。「手術で治すのが医師の役割」と考えている人が多いのではないかと思ってしまいます。医療現場では手術は当たり前に行われているため，医療人は手術への抵抗感は少ないかもしれませんが，一般の方と同じようにスポーツ現場でも手術は特別なことで，本当に手術が必要なのかと疑問をもつ選手や指導者は少なくありません。

手術技術が向上し，手術によって救われる選手も増え，本当に必要な手術があることもわかります。治療戦略の全体像のなかで手術の可能性を話すことはあると思いますが，実際に手術に至る投球肩肘障害は少ないのが現状です。現場は投球肩肘障害の全体像を理解して真の手術適応は何かについて説明してくれる医療人を求めています。

Point
野球選手や指導者は，投球肩肘障害の全体像を理解して「真の手術適応は何か」について説明してくれる医療人を求めている

そして，医師により手術適応が異なることも現場を混乱させる要因になっています。実際に医師から「手術が必要」と言われた場合は，医師を信頼していないわけではありませんが，複数の医療機関を受診させる指導者は多いです。病態や真の手術適応について，医療界でもっと真剣に議論を尽くしていただきたいと思います。

投球肩肘障害では，「画像異常や身体機能異常があってもプレー可能な選手はいる」という事実をわかったうえでの対応が必要になります。画像異常について，異常であることを選手に伝えるのは医療人として当然のことではありますが，画像異常が痛みの原因なのか，それとももともとあった画像異常なのかをしっかり判断する必要があります。できれば痛みがないときの画像所見と比較していただきたいと思います。

「投球肩肘障害」診察のポイント

①画像異常や身体機能異常があってもプレー可能な選手はいることを理解したうえで対応する
②痛みがないときの画像所見と比較し，画像異常が痛みの原因なのか，もともとあった画像異常なのかを判断する

また，画像異常が認められても痛みなくプレーできているプロ・社会人野球の選手が多くいるのも事実です。菅谷は，無症状のプロ野球選手のメディカルチェックを行い，肘内側側副靱帯にMRIで異常と判断できる輝度変化がある選手が29名中18名（62％）おり，このうち有症状者は4名だったことを報告しています[1)]。米国にも同様の報告があります[2)]。山崎も，プロ野球選手50名に超音波検査を行い，肘の外反動揺性を調査しました[3)]。18％に左右差2mm以上の関節動揺性を認め，投手に至っては26名中18名（31％）に無症候性の関節動揺性を認めたと報告しています。動揺性はそれだけでは異常ではなく，投球動作に対するある種の適応と考えられます。

医療機関では点でしか選手を診ることができないため，発症時点での状態しかわかりません。もし発症する前に画像検査や身体機能評価をしていれば，発症後と同じ状態であったかもしれません。違うのは痛みの有無だけで身体機能はさほど変わらないことは，スポーツ現場で選手を診ているとよく経験します。これは，痛みを発症していない選手を継続的に線で診ているからわかることで，スポーツ選手に関わる医療人はスポーツ現場で選手を線で診る経験を一度はすべきであると思います。

満足できるプレーのためのアプローチ

投球肩肘障害からの競技復帰過程のなかで，「80％の力まではプレーできるが，それ以上ができない」という選手に多く出会います。このような選手への対応ができるかどうかが，スポーツ選手を真剣に診ているか否かの分かれ道といえるでしょう。

投球障害からの競技復帰では，「身体機能」「身体の使い方」「投球のつくり方（プロセス）」の3つのアプローチが必要になりますが，80％まではプレーできその先が止まってしまう選手には，とくに「投球のつくり方」が重要になります。以下，80％までは投げられるが，それ以上進めない選手（骨端線閉鎖後で軟部組織由来の痛みの場合）の対応について述べます。

最終段階で何を判断基準にして投球負荷を上げるかが満足する投球のためのポイントになりますが，その日は痛くはないが次の日は痛いということもあるため，同じ投球強度で痛みなく投げることを数日は継続してみるのがよいでしょう。この意義は適正負荷レベルで投げることにより身体機能が向上し，全力投球に耐えられる関節機能を獲得できることにあります。痛みが出る投球負荷では身体機能が向上しないため，焦ることなく投げられる負荷（強度と距離）で球数を多く（100球目安）投げることが大切です。

投げ始めは痛むが，暖まると痛みがなくなるという場合は負荷を上げずに球数を増やしたほうがよく，投球数が増えると痛みが出る場合には関節が投球に耐えるだけの機能を獲得できていないと考えられるため，強度を下げて球数を増やしたほうがよいでしょう。このように痛みが出るパターンは選手により多様なため，情報を把握し分析したうえで投球負荷（強度，球数，頻度など）を選択する必要があります。投球負荷の選択は身体機能と投球の状態の関係をみて決定するのが基本で，適正負荷での投球では身体機能は保たれているが，投球後に身体機能低下がみられる場合は負荷が高すぎると考えてよいでしょう。

また，痛みが100％治まるまで待っていては時間がかかり過ぎて，レギュラー争いから脱落してしまうので，痛みとの付き合い方へのアドバイスも必要になります。投手であれば，痛みがあるなかでピッチングを継続する場合は，回復期間の設定がポイントになります。ピッチング後や次の日に痛みが出るため，次のピッチングまでに数日間の回復期間を設定しますが，この期間は選手により異なるので，その選手にとって指標となる身体機能評価を決めて身体との対話をしながら決めていくの

投球のつくり方（プロセス）

①同じ投球強度で痛みなく投げることを数日継続してみる
②投げられる負荷（強度と距離）で球数を多く（100球目安）投げる
③情報を把握し分析したうえで投球負荷（強度，球数，頻度など）を選択する

痛みとの付き合い方へのアドバイス

①ピッチング後や次の日に痛みが出るため，次のピッチングまでに数日間の回復期間を設定する
②回復期間は，その選手にとって指標となる身体機能評価を決めて身体との対話をしながら設定する
③選手の感覚を頼りに，投球強度，距離，球数を相談して決定する
④痛みと付き合いながらプレーを継続している選手が多くいることを選手に理解してもらう

がよいでしょう。

選手自身にも身体との対話力を学習してもらう必要があり，画一的なプログラムではなく選手の感覚を頼りに投球強度・距離・球数を相談して決めていきます。強度・球数を上げた場合は回復時間を多くとるなどがポイントになります。アバウトではありますが，腕を上げたとき（テイクバック），しなったとき（MER）の動きで投げられるかどうかを感じながら投球負荷を決めるのがよいでしょう。回復期間をとりながらのピッチングでは指導者の理解が必要になるため，病院での診療の枠を越え日頃からスポーツ現場との連携が不可欠です。

投手に比べ野手の場合は80％でもプレーは可能です。がむしゃらに腕を振って投げるのではなく，体勢が崩れたときにはワンバウンドのスローイングなど力を抜いて投げる工夫も必要になります。また，痛みと付き合いながらプレーを継続している選手が実は多くいることを選手に理解させることも必要です。プロ野球選手のなかには，「25歳以降は現役引退まで痛み止めを飲まずにピッチングをしたことはない」という投手もいます。これは痛みとの付き合い方の参考になる事例といえるでしょう。

サポートネットワークづくり

筆者の役割は，野球と医療の現場をつなぐことで両者の間の溝を埋め，選手の活動環境の向上に努めることにあります。このミッション達成に必要なことがネットワークづくりであるため，ここでは野球と医療の両現場の連携をつくるために必要なことを述べます。

野球と医療の現場の連携をつくるために必要なこと

①野球人と医療人の両者が集う場
②サポートスタッフの育成
③専門家による討論の場

はじめに，野球人と医療人の両者が集う場が必要です。両者の関係が良好とはいえない場合，その原因は両者が交流する場が不足していることにあることが多いです。両者が集まり，意見交換をする場があれば，お互いの考えを知ることで尊重し合えるようになり，良好な関係を築くことが可能になると思います。筆者は各地で野球人と医療人が集う場をつくり，野球選手の活動環境向上につながるための活動をサポートしていますが，両者が一堂に会して話をすることで打開策が見えてきた事例を多く知っています。

医療の必要性を理解している指導者は増えています。活動のなかで信頼を得るには結果を出すことです。結果とは，競技復帰が傷害初発時の予測どおりに進むことと，大会中にどうしても選手をプレーさせたいときに必要な処置をしてくれることです。医療関係者から野球関係者に働きかける際には，その地域のキーマンと接点をもつと活動が行いやすくなります。まずは指導者と知り合い，地道に活動をして，その後キーマンになる野球関係者と会うという流れがよいでしょう。活動を通じて地域に認知されるようになればよい方向に向かうので，希望をもってコツコツと地道に活動することが大切です。

次にサポートスタッフの育成ですが，ネットワークづくりのためには人材育成が不可欠で，まずは野球にかかわるサポートスタッフが集まりグループで活動していく環境づくりから始めるとよいでしょう。筆者のかかわる医療機関では，野球班をつくり定期的に指導者との情報交換のための勉強会を開催し，チームにかかわりながら野球選手のサポートにあたっています。個人で活動するには限界があるので，このような場で共通認識をもちながら進めるのが理想だと思います。チームにかかわるからには外傷・障害への対応だけではなく，チーム運営，野球技術・戦術，トレーニングなど野球に関するすべての分野について学び，指導者にアドバイスできるレベルまで力を高められれば，さらに信頼を得ることができると思います。

最後に，投球障害の対応や予防の課題を克服するためにも指導者，医師，理学療法士，トレーナーなど関係する分野の専門家が集い，討論する場が必要です。講習会ではなくひとつの問題に議論を尽くし，結論を醸成する円卓会議が必要であると考えます。

筆者らはNPO法人野球共育塾主催で，経験豊富な専門家が集い討論をする会を開催しています。ここでは野球人と医療人が意見交換をし，野球選手の育成という視点から投球障害の対応や予防のコンセンサスづくりをし，野球現場に広げるための活動をしています。野球界の未来を真剣に考えている人たちが集う会が日本の各地で開催され，それが野球選手の活動環境の向上につながることを願ってやみません。

文献

1）菅谷啓之：プロ野球選手のメディカルチェック．神楽坂スポーツ医学セミナーテキスト，2015.
2）Kooima CL, et al: Am J Sports Med, 32(7): 1602-1606, 2004.
3）山崎哲也：トップレベル投手のUCL損傷．神楽坂スポーツ医学セミナーテキスト，2015.

体幹・骨盤帯の機能改善
評価とアプローチ

春山 若葉　濱中 康治

体幹は「身体の幹」という字のごとく，身体の中心にあります。そして，すべての運動の基盤となる部位です。体幹はしなやかに動いたり（能動性），手足が力を発揮する際の土台になったり（固定性）します。運動には主働筋と呼ばれる動作の主役となる筋肉だけでなく，拮抗筋などの脇を固める多くの筋肉が関与します。そしてそれらの筋の働くタイミングがズレたり，過剰に動く部位があったり，運動の頻度や時間，強度が組織の耐性を超えたときに障害が起きます[1]。

脊椎のなかで最も負担が加わり，屈伸などの可動範囲が大きい腰椎は，障害の起きやすい部位です。疫学調査によると，日本国民の10～20％程度は何らかの慢性疼痛を有しており，そのなかでも腰痛は最も頻度が高いものです[2]。おおむね腰痛患者は体幹のアライメントが崩れ，また動作を制御する能力が低下しています[3]。障害を予防したり改善したりするにはよい姿勢やアライメントが重要であり，固定性と能動性がともに必要となります。

本稿では，とくに効率的なよい姿勢とアライメントに焦点を当て，体幹・骨盤帯の機能改善のために必要な評価方法とアプローチ方法を紹介します。

良い姿勢とは

姿勢（posture）は，「身体の構え」あるいは「身体全体の形」を表す言葉として使われます。背臥位や立位といった身体の基本面と重力方向の関係である体位（position）と屈曲位，伸展位などの身体各部分の相対的な位置関係である構え（attitude）で表します。

姿勢とともによく用いられるアライメント（alignment）とは，重心線と関連する身体部位の配列をさします。静止時の静的アライメントと運動中の動的アライメントがあり[4]，そしてこのアライメントが不良な状態をマルアライメントと呼びます。

ヒトの脊柱は側面でみると，自然な彎曲をもっています。頸椎と腰椎は前彎，胸椎と仙尾椎は後彎となっています。この脊椎カーブが維持されているとき，最も効率よく直立位を維持でき，脊椎に加わる力に耐えることができます[5]（**図1**）。

立位の理想的アライメントでは，重心線は側面像で外耳道（耳の穴），肩関節，股関節軸の少し後方，膝関節軸の少し前方，外果（外くるぶし）の少し前方を通り[6]，

図1　矢状面での脊柱の正常彎曲

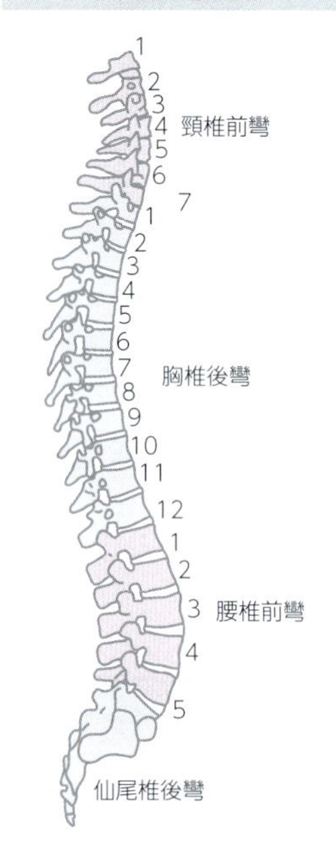

頸椎・腰椎は前彎，胸椎・仙尾椎は後彎であるのが理想的である

図2　cross syndrome

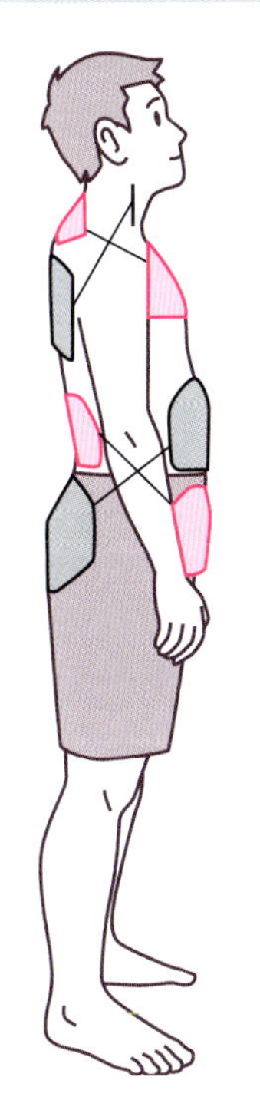

硬くなりやすい筋肉を赤，筋力低下を起こしやすい筋肉をグレーで示している

文献7）より引用

図3　立位の理想的アライメントと代表的な不良姿勢

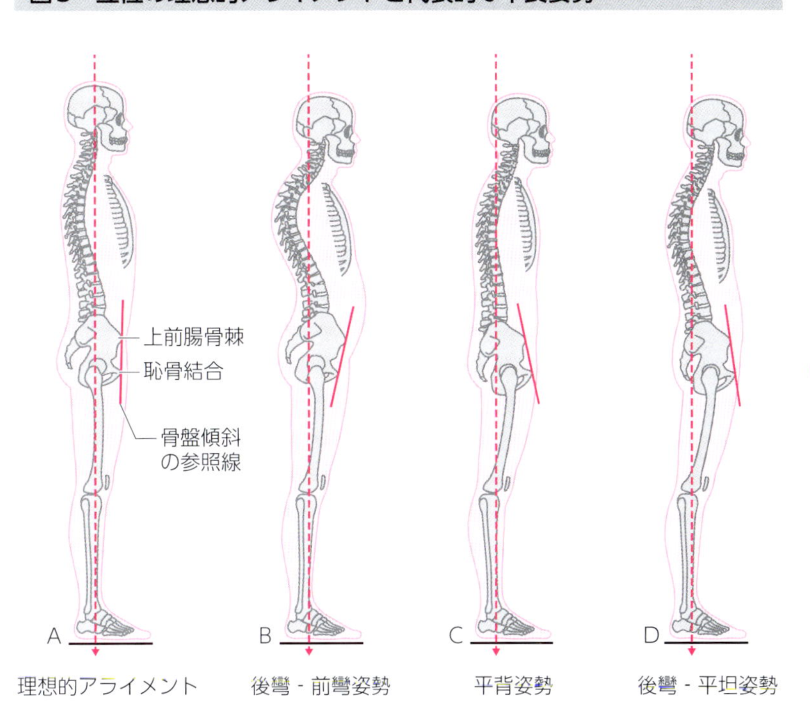

正面像では左右の中心を通ります。

姿勢を評価することで，どの筋肉が硬直してしなやかさを失っているか，筋力が低下しているかがわかります。体の前後にはそれぞれ硬くなりやすい筋肉，筋力低下を起こしやすい筋肉があり，同じ機能不全を起こす筋肉同士を線で結ぶと互いにクロスする関係があるためクロス・シンドローム（cross syndrome）と呼ばれています[7]（**図2**）。これは後彎 - 前彎姿勢と呼ばれる姿勢と類似しており，その他の代表的な不良立位姿勢としては平背姿勢，後彎 - 平坦姿勢があげられます[6]（**図3**）。これら3つには頭部前方位と胸椎後彎が共通しています。

理想的な座位アライメントは，足部で床を支持し股関節が90°屈曲位，脊柱が直立位で，肩が股関節の上に位置しています[8]。座位では脊柱が直立位に近くなり，立位姿勢と比べて骨盤が後傾します。結果として腰椎は前彎が減少し，平坦になります。最近ではコンピューターやスマートフォンを長時間使用する人が多く，頭部を突き出した姿勢になっています。頭部は著しく前方に位置し，後頭下筋群の過剰な緊張をきたします[5]（**図4**）。不良姿勢が続くと軟部組織に変化が起こり，アライメントを変えてしまいます。そのためふだんの姿勢から改善していく必要があります。

図4　不良な座位とよい座位のアライメント

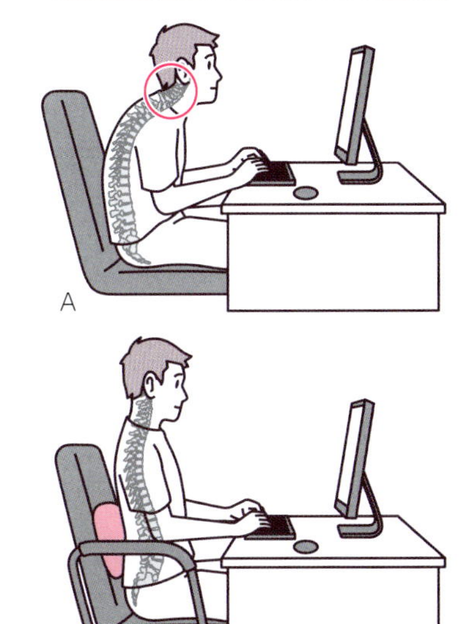

Aの不良な座位姿勢では頭が前方位となり，腰椎は屈曲し前彎がなくなっている。後頭下筋は過剰に緊張している

正常な体幹機能とは

脊柱を支える体幹の筋には浅層筋（グローバル筋）と深層筋（ローカル筋）があり

ます。ローカル筋は腰椎に付着する深部の筋からなります。グローバル筋は椎骨に直接付着せず多分節を横断する表在に位置する大きな体幹筋です[9]。

腹筋群の最も深部にある腹横筋は胸腰筋膜を介して腰椎に付着し，ローカル筋に含まれます。腹横筋が両側同時に収縮すると腹囲が減少し，下腹壁が平坦化することによって腹圧が上昇し，胸腰筋膜と前方の筋膜が緊張します。この腹圧の上昇，筋膜の緊張などが体幹の安定性に関与しています。関節により近いローカル筋が動作に先立って活動しstabilizerとして姿勢の支持に働き，次いでグローバル筋，手足の筋が順にmobilizerとして働くことで，脊柱の安定した動きが可能となることから，ローカル筋がうまく働かない場合，再教育が必要となります（p.241「ドローイン」参照）。

脊柱を支える体幹の筋

①**浅層筋（グローバル筋）**：椎骨に直接付着せず多分節を横断する表在に位置する大きな体幹筋

②**深層筋（ローカル筋）**：腰椎に付着する深部の筋からなる（腹横筋も含まれる）

可動域

胸椎では各椎間可動域は比較的小さいのですが，全体での動きは大きくなります[5]。胸椎は支持性に優れていますが，習慣的な不良姿勢で硬くなることが多い部位です。腰椎は肋骨で守られている胸椎と比べて屈伸の可動域が大きく，安定性の問題が起こります。少年期にみられる腰椎分離症は伸展・回旋で椎間関節にストレスがかかることが主因です。脊柱は最も柔軟な分節が他の分節より早く動きます。動きの少ない分節があると，それを補うために特定の分節が過剰に動き，過大な負担が加わります。さらに隣接関節の柔軟性も重要になります。胸椎や股関節の柔軟性が低下していますと，腰椎はより伸展・回旋の可動域を求められることになります。

評価

❶自動運動

体幹を屈曲（前屈）・伸展（後屈）・側屈・回旋させて，可動域，動き始める順番，動き過ぎている部位や動かない部位，疼痛の有無をチェックします。柔軟性が必要な関節が動かなくなると，安定性が求められる関節が代償的に動くことで安定性が低下し，その結果として痛みが生じます。そのため，問題のある部位の上下にある関節を調べる必要があります。腰痛患者では胸椎と股関節の柔軟性低下が問題となります。隣接関節の柔軟性評価は大変重要です（股関節の評価はp.246「胸郭-骨盤帯（骨盤輪・股関節）の機能改善」参照）。

❷アライメント

立位や座位での全身の静的アライメントと，腕立て伏せ，ヒップリフト，スクワットでの動的アライメントを評価します。

静的アライメントの評価では，理想的なアライメントからの逸脱を，言葉による指示や他動的に修正できるかどうかで柔軟性の問題か筋力や使い方の問題かを判断します。指示で修正できる場合は使い方に問題があり，支えや補助が必要な場合は筋力，他動でも修正できない場合は柔軟性の問題が大きいといえます。また，立位では床に接している足部から重力の反力を受けるため，足部の状態が全身に影響します。そのため，足部の評価とそれを覆う靴の履き方・選び方も重要となります（足部と靴に関してはp.294「下肢機能の改善」の項を参照）。

動的アライメントでは，手足の運動中に体幹が固定され，まっすぐに保てるかを評価します。

①腕立て伏せ

腹臥位で肩の真下に手がくるようにします。体幹を床から持ち上げ，肩からつま先までをまっすぐに保持し，体幹を下ろしていきます（**図5**）。腰椎が伸展して反っていたり，殿部が肩とつま先のラインより上がってしまう場合，腹部の筋力が弱く，体幹の固定性は弱いといえます。

②ヒップリフト

背臥位で両膝をたて，殿部を持ち上げます（**図6**）。両手は胸の前でクロスさせます。肩から膝までをまっすぐに保持した後，力を急に抜かずにゆっくりと下ろします。殿部が肩と膝のラインまで上がらない場合は，殿部の筋力が低下していたり，大腿後面の筋力が殿部の筋力より優位に働いていたりします。腰椎伸展で腰が反ってし

図5　腕立て伏せ

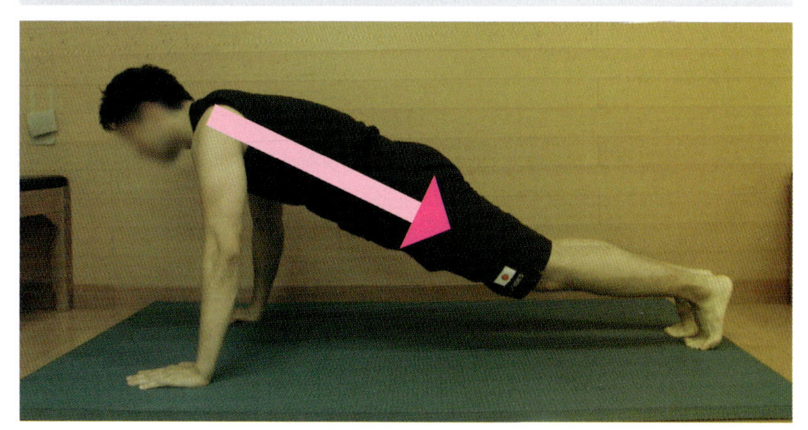

図6　ヒップリフト

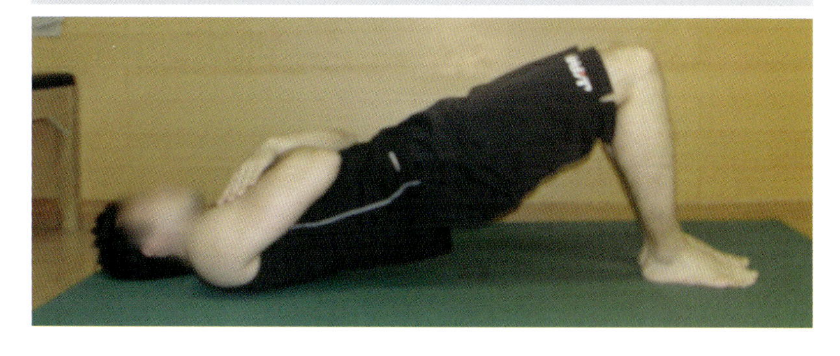

まう場合は，ローカル筋ではなく，表層のグローバル筋が強く働きすぎている可能性が高いです。

③スクワット

足は肩幅程度に開き，手は胸の前でクロスさせます。膝が90°屈曲するところまで腰を落とします（**図7**）。体幹が固定され，膝関節は股関節と同時もしくは遅れて動くのが望ましいです。腰椎が伸展して腰が反っていたり，顎が上がっている場合，腹部の筋力が弱く，背部の筋肉が強く働きすぎています。つま先が浮いてしまう場合は，足関節の可動域に問題があったり，下腿三頭筋の柔軟性に問題があったり，股関節屈曲位で保持するための殿部の筋力や柔軟性低下などがあり，重心が後方にきています。

図7　スクワット

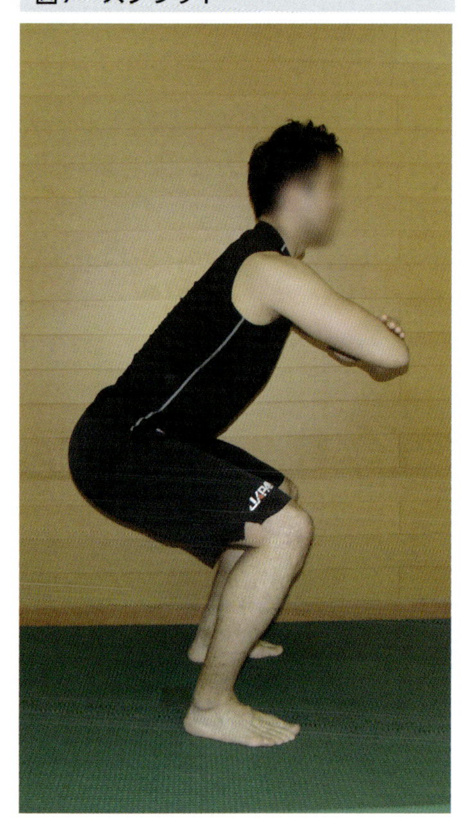

アプローチ

腰痛の予防や改善には，脊柱の自然な彎曲，隣接関節である胸椎と股関節の柔軟性，体幹の固定性と能動性が重要になります。

図3に示した不良姿勢では胸椎後彎が共通しており，胸椎の伸展制限が問題となります。それに対しては①胸椎伸展ストレッチングを行います（**図8**）。後彎・前彎姿勢や後彎・平坦姿勢では，腹筋群の筋力が低下していることが多く，腹筋による体幹の固定性が不十分であるため，②ドローインや③腕立て伏せを行います。また**図2**の不良姿勢では骨盤が重心線より前方に位置しており，大殿筋に力が入りにくい状態であることも共通しており，④ヒップリフトや⑤スクワットを行います。これらのアプローチを行い，さらに⑥姿勢指導を行うことで，理想的な姿勢がとれるようにします。

腰痛予防・改善のポイント

①脊柱の自然な彎曲
②隣接関節である胸椎と股関節の柔軟性
③体幹の固定性と能動性

①胸椎伸展ストレッチング

胸椎後彎の強い部位の下に枕やタオルを丸めたものを入れ，両膝をたてた背臥位となります。両肩関節を屈曲し胸椎は伸展させていきますが，腰椎は伸展させないよ

図8　アプローチフローチャート

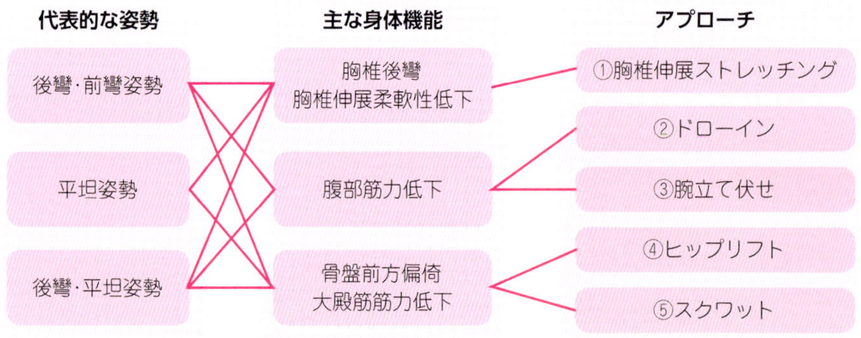

代表的な姿勢	主な身体機能	アプローチ
後彎・前彎姿勢	胸椎後彎 胸椎伸展柔軟性低下	①胸椎伸展ストレッチング
平坦姿勢	腹部筋力低下	②ドローイン ③腕立て伏せ
後彎・平坦姿勢	骨盤前方偏倚 大殿筋筋力低下	④ヒップリフト ⑤スクワット

うに意識します（**図9**）。枕やタオルは苦しくない程度の高さに調整をしてください。

②ドローイン

手足の運動時に先行して腹横筋が活動せず体幹が固定できない場合に行います。呼吸を止めずに下腹部を引き込むようにします（**図10**）。従重力の背臥位，重力の影響を受けにくい座位・立位，抗重力の四つ這い位など，各体位で行えるようにします。

③腕立て伏せ

肩からつま先までをまっすぐに保持し，体幹を下ろしていきます（**図5**）。つま先で難しい場合は膝をついて行ったり，台に手をついて行います（**図11-上**）。負荷を上げる場合は足を台に載せて行います（**図11-下**）。

図9　胸椎伸展ストレッチング

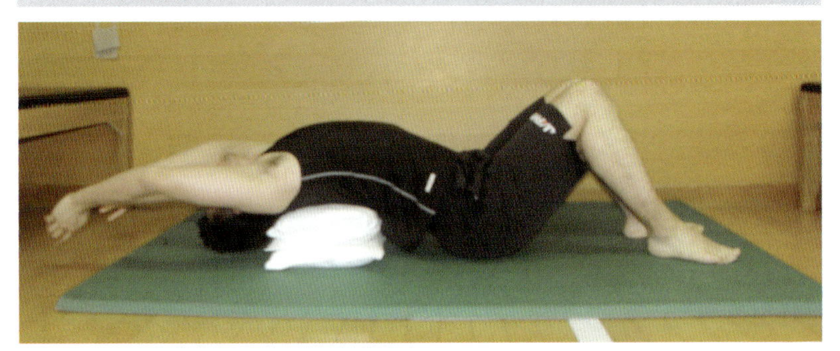

図10　ドローイン

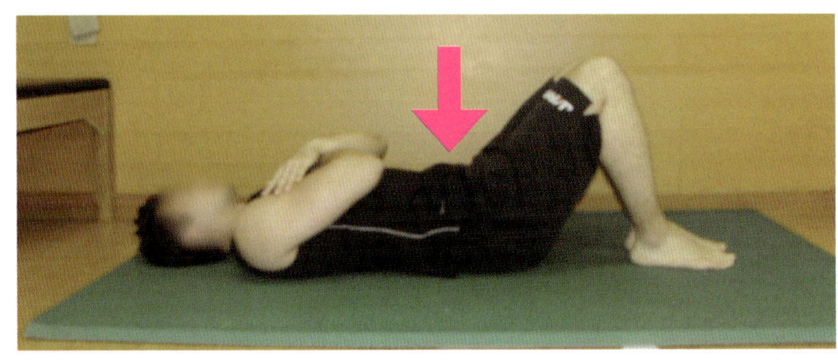

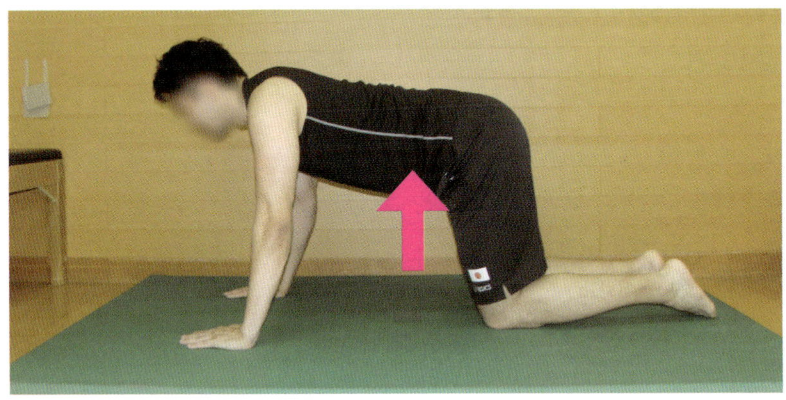

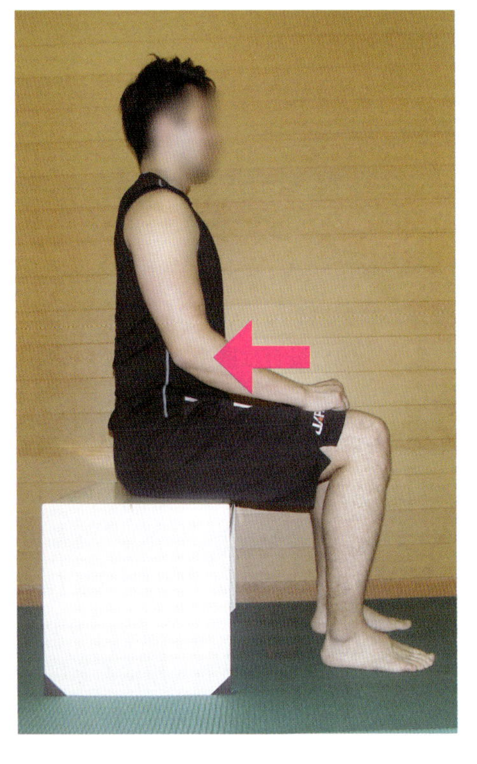

図11　腕立て伏せ別法

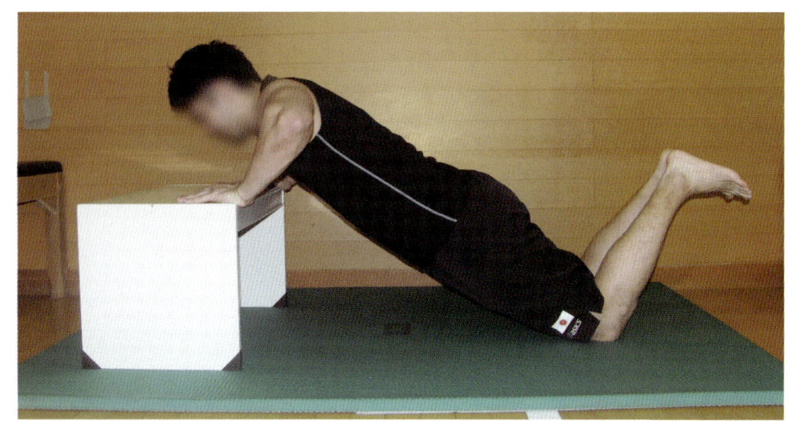

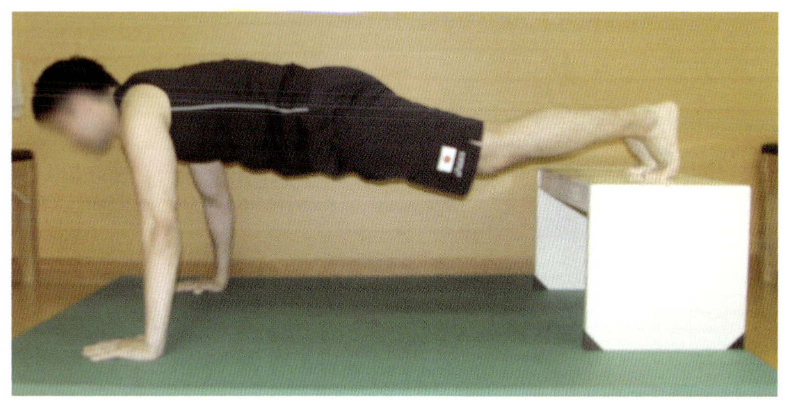

④ヒップリフト

背臥位で膝を立て，殿部を挙上します（**図6**）。腕を組んで行うと動揺が強い場合は手を体側に置いて行います（**図12-上**）。負荷を上げる場合は片脚を浮かして殿部を挙上し，体幹を保持します（**図12-下**）。

⑤スクワット

足は肩幅程度に開き，手は胸の前でクロスさせます。膝が90°屈曲するところまで腰を落とします（**図7**）。ドローインした状態で股関節を動かすことを意識して行います。動揺が強い場合は壁や手すりにつかまって行います（**図13-左**）。負荷を上げる場合は重りを担いだり提げたりして行います（**図13-右**）。

⑥姿勢指導

身体機能の範囲で重心線を支持基底面の中心に近づけます。理想的な座位は脊柱が直立位で，肩が股関節の上に位置し，足部が床を支持し，股関節が90°屈曲位の状態であり（**図14**），理想的な立位は外耳道（耳の穴），肩関節，股関節軸の少し後方，膝関節軸の少し前方，外果（外くるぶし）の少し前方を重心線が通ります（**図15**）。

まずは背中を壁につけて立位・座位をとり，まっすぐのラインから各部位がどの程度離れているか確認します。頭部前方位で頭部が壁につきにくい場合，無理に頭

図12　ヒップリフト別法

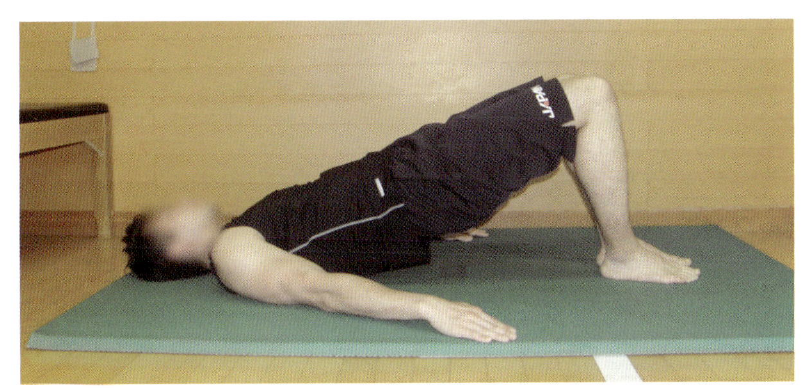

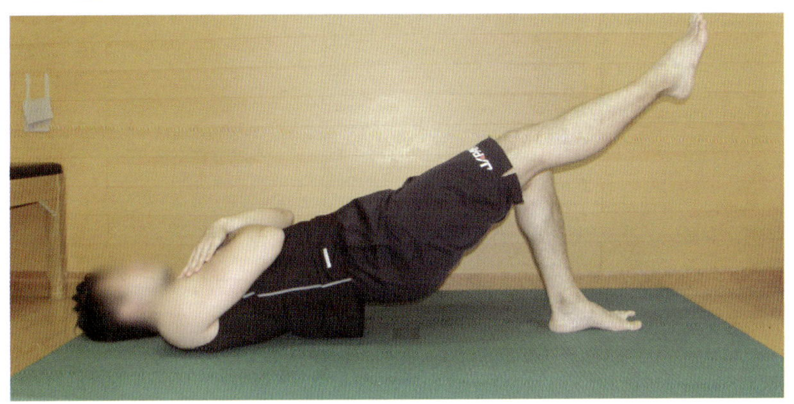

図13　スクワット別法

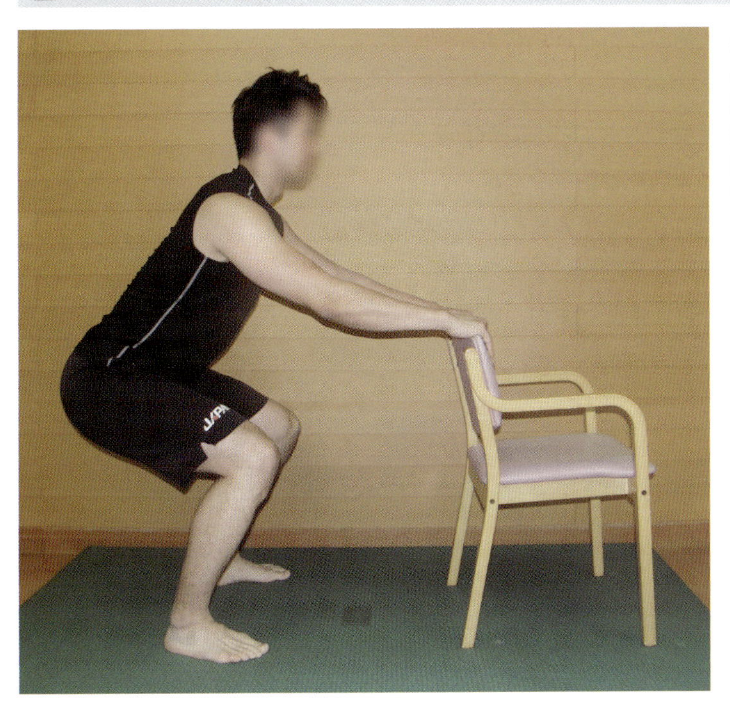

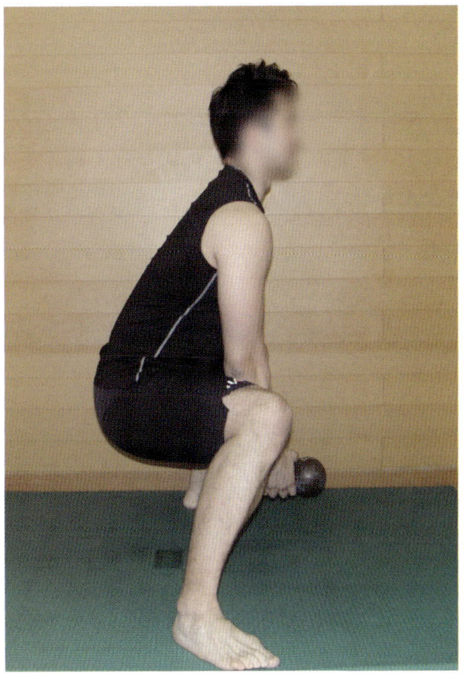

図14　座位アライメント

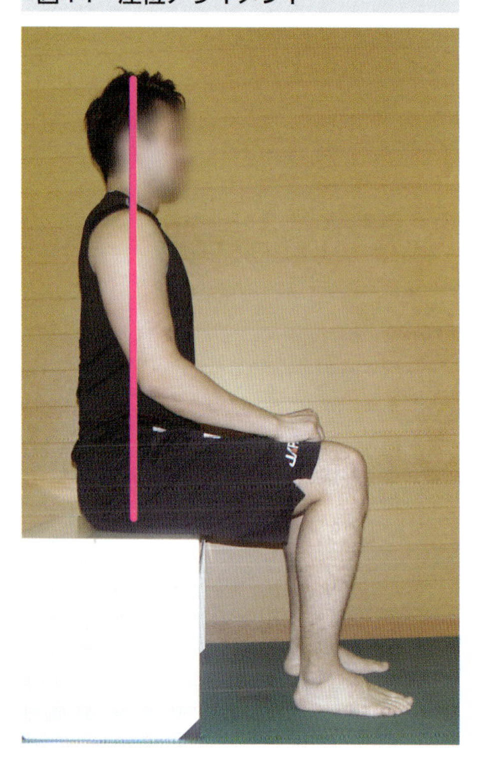

図15　立位アライメント

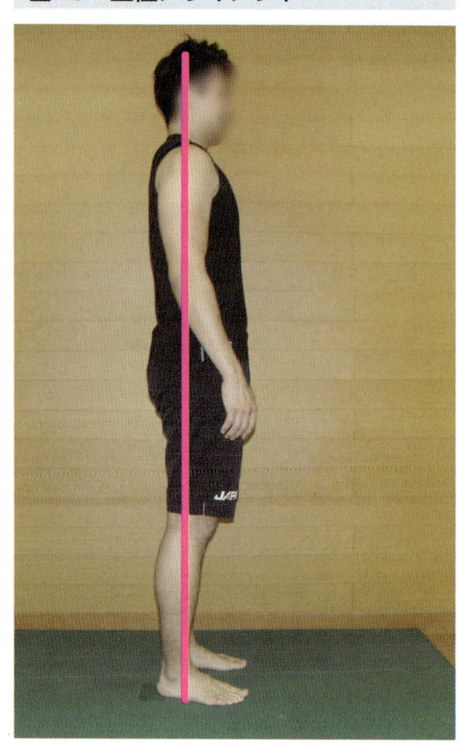

部を後ろにひいて顎が上がらないように注意します。腰椎が伸展して腰の隙間が大きい場合は，お尻にえくぼができるように力を入れ，さらに②ドローインを行います。

常に理想的な姿勢をとることは困難ですが，まずは意識すればとれるようにし，無意識でもとれることを目指します。

おわりに

腰痛を予防・改善するにはよい姿勢・アライメントが重要であることを説明しました。障害が起こった原因はそれぞれ異なり，痛みを生じる動作は職業やスポーツ種目によりさまざまです。記載の評価に加えて個々の症例に合わせ痛みを生じる動作をみて，過剰に動いている部位，制限を生じている部位を評価し修正していく必要があります。よい姿勢・よいアライメントにおいて，体幹は重要ですが，隣接関節の影響を強く受けるので，他の部位の評価もあわせてご覧ください。

文献

1）Sahmann SA（竹井仁，鈴木勝監訳）：続 運動機能障害症候群のマネジメント――頸椎・胸椎・肘・手・膝・足．医歯薬出版，2013.
2）二階堂琢也，他：MB Orthop，28（1）：69-76，2015.
3）Descarreaux M, et al: Eur Spine J, 14(2): 185-191, 2005.
4）齋藤宏，他：臨床運動学．第3版，p.403-471，医歯薬出版，2003.
5）Neumann DA（嶋田智明，有馬慶美監訳）：カラー版 筋骨格系のキネシオロジー．原著第2版，医歯薬出版，2012.
6）ケンダル，他（栢森良二監訳）：筋 機能とテスト――姿勢と痛み．p.70-118，西村書店，2006,
7）佐藤友紀：パリス・アプローチ 腰，骨盤編――評価と適応．p.108-159，文光堂，2009.
8）Sahmann SA（竹井仁，鈴木勝監訳）：運動機能障害症候群のマネジメント――理学療法評価・MSIアプローチ・ADL指導．医歯薬出版，2005.
9）Bergmark A: Acta Orthop Scand, 230: 1-54, 1989.

半月板損傷を放置した場合，どのような経過をたどるのでしょうか？

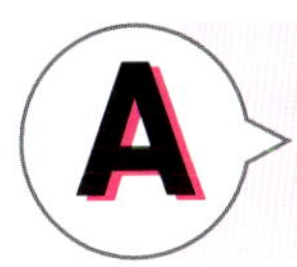

自然経過を調査したデータがないため科学的根拠はありませんが，4つのカテゴリーに分けて推論できます

木村雅史

症状のある半月板損傷を放置しておいた場合，長期的にみてどのような経過をたどるかは難しい問題です。

現在はMRIの普及により，半月板損傷の診断がかなり正確にできるようになりました。MRI普及以前は関節造影である程度の診断は可能でしたが，かなりの限界がありました。したがって，「半月板損傷の疑い」という臨床診断にならざるをえず，保存的に，ある意味では放置した症例がどのような経過をたどっているかを経年的に調査することはほとんど不可能でした。自然経過を記載するデータがないため科学的な結果を示すことができないので，筆者の推論を述べます。

半月板損傷を放置した場合を考えてみると，「半月板損傷への対応」（p.202）の項で記した症例のように，MRIで確定診断を得て放置した一症例では関節症変化は健側と比較し有意な差はみられませんでした。このような症例や，逆に関節症変化が強く生じたような症例が数多く集積されれば，一般的な自然経過を示すことができます。また，短期的ですが，横断裂で手術ができなかった症例の1年経過後のMRIでradial displacement（放射状の半月板転位，脱輪）が進行した例があります。このような例では，長期的に関節症変化が進行することが心配されます。

いずれにしても長期的な経過観察が必要ですが，それができない現在は以下の4つのカテゴリーに分けて推論します。

①関節症（OA：osteoarthritis）変化が進行せず，健側と同様な変化に止まる

②関節症が健側に比しわずかに進行する

③関節症が重度に進行するが症状を伴わない

④関節症変化が重度に進行し，疼痛を伴い人工膝関節置換術の適応になる

①〜③の場合は症状を伴わないので，医療機関を受診することはほとんどありません。④の場合でも人工膝関節置換術を行う患者の多くは両側膝のことが多く，半月板損傷により引き起こされたと判断するには無理があります。膝痛で来院した患者の膝に変形性関節症がみられて，過去の半月板損傷を疑っても，受傷のエピソードがないことも少なからずあります。

以上のようなことより，半月板損傷の自然経過を追うことはいままで不可能でした。しかし，MRIが普及して20年以上経過して，ようやく放置した膝を継時的に調査し，その症例を集積し評価することができるようになりました。近い将来，詳細な自然経過の実態が報告されることでしょう。

したがって，現在わかっていることをまとめると以下のようになります。

①半月板切除は部分切除といえども，明らかに関節症変化を助長する因子となる

②放置例では関節症変化が進行する例もあるが，損傷自体が関節症進行に関与しているかは定かではない。変性断裂は関節症の範疇の一症状である

③MRIでradial displacementを示す例では，関節症変化を助長するかもしれない

④バケツ柄状断裂で嵌頓症状を繰り返している例では対応する関節軟骨に軟骨損傷をみることが多く，関節症進行に関与しているので放置すべきでない

胸郭-骨盤帯(骨盤輪・股関節)の機能改善
評価とアプローチ

畑中 仁堂

スポーツ選手では，股関節の痛みは腰，膝，肩などに比べると少ないといわれています。しかし，患者の訴えを聞いていると，鼠径周辺部の痛み（グローイン・ペイン：groin pain）として訴えるケースは以外と多いと感じます。特にサッカーなどの走ることが多い競技，重量挙げやボディビルなどの股関節に過大な負荷が加わる競技においては多くみられます。筆者の日常診療においても，2015年度の外来総数のなかでgroin painで受診した症例は10％でした。

筆者らの施設（＝じんどう整骨院アスリート，およびJIN整形外科スポーツクリニック）では股関節周辺に器質的疾患を認めず，上半身～下半身の機能不全によって痛みを生じていると判断したgroin painを鼠径部痛症候群（GPS）と名づけています。そして，機能不全および機能不全に至った原因を評価して回復させる，積極的なアスレティック・リハビリテーションによる保存療法を行っています[1)～4)]。

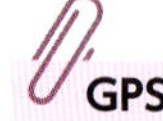

GPS
groin pain syndrome
鼠径部痛症候群

筆者らの施設では，「局所に器質的疾患があったとしても，全身の機能不全の結果が局所の障害として疾患の発生に関与していることが多い」と考えています。器質的疾患があってもなくても，全身の機能不全を評価して修正するアスレティック・リハビリテーションを行うことが，治療にも予防にも重要であると考えています。

また，以前まで器質的疾患がみつからずGPSとして扱っていた中で，MRIを撮影することによって，いままでわからなかった腸腰筋損傷，骨盤疲労骨折，恥骨浮腫などの局所の異常の存在が判明するようになりました。こういった疾患の存在を認識して，なおかつその疾患を生み出す原因となった機能不全の改善を意識したレベルの高いリハビリに取り組むことができるようになりました。また最近では，村上らの報告[5)]にあるように，仙腸関節関連痛，神経関連痛などもあると考えています。

当院では明らかな受傷機転がないgroin pain患者の疾患を以下の4グループに分けて，診断とリハビリを行っています。

①**GPS**：器質的疾患が認められない機能不全による痛み
②**骨損傷**：剥離骨折，疲労骨折，恥骨浮腫，骨挫傷など
③**筋損傷・腱炎など**：腸腰筋，腹直筋，閉鎖筋，内転筋損傷および腸腰筋腱炎など
④**関節損傷**：関節唇損傷，軟骨損傷，靱帯損傷など，関節由来の痛み

鑑別診断

鑑別診断には問診，触診，画像検査などが必要です。特に腸腰筋損傷，疲労骨折，恥骨浮腫などはMRIでなければ確定診断できないものです。筆者が連携するスポーツクリニックでは原則としてgroin pain全例にMRI検査を施行しています。それによって多くの症例で診断が確定し，どのような機能不全がその疾患をもたらしたかを考察でき，リハビリや予防がさらに効率よくできるようになりました。いまではgroin painを扱う上でMRIは必要不可欠な検査となっています。

当院では，内田が報告[6]しているFAI，または関節唇損傷の患者も多くみられ，徒手検査でAIT陽性，Faberテスト陽性（患側との差が1/3以上）の場合，FAIまたは股関節唇損傷を疑って精査しています（**図1**）。橋本の報告[7]にもあるように，特にAIT陽性の場合は股関節唇損傷の割合は95％ときわめて高い確率です（2000～2003年の股関節鏡を行って関節唇損傷があった66患者［Burnett RS, et al: J Bone Joint Surg Am, 88(7): 1448-1457, 2006. ］）。

当院ではMRI等の精査においてFAIまたは股関節唇損傷の診断がなされ，医師の診察所見でAITが陽性であっても，できるかぎり保存療法を行うようにしています。後述するAIT改善アプローチでその場でAITが陰性化し，さらに約1カ月のリハビリ後の診察でもAITが陰性になるようなケースでは，手術に至る割合は2割以下です。このように保存療法で治すことが可能な例は少なくありません。

疾患別および疼痛発生部位別のリハビリは，蒲田[8]が提唱するgroin triangleの内側部，上方，内部に分けてのリハビリを参考にするとよいでしょう。それぞれの疾患別および疼痛発生部位別の保存療法をすべて述べることは紙面上困難なので，

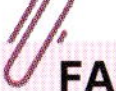

FAI
femoroacetabular impingement
股関節インピンジメント/
大腿骨寛骨臼インピンジメント
原因はまだよくわかってないが，インピンジメントが繰り返されて関節唇損傷が起こり，さらに関節唇に繋がっている軟骨も損傷し，変性を生じてしまう病態
①pincerタイプ：骨臼蓋の骨棘や形態異常による出っ張りが関節唇に当たり損傷する
②camタイプ：大腿骨の骨頭から頚部にかけての出っ張りが関節唇に当たり損傷する
③pincerとcamの混合タイプ
がある

AIT
Anterior Impingement Test
股関節を屈曲，内転，内旋して股関節に痛みが出るかをみるテスト

Faber（Patrick）テスト
股関節を屈曲，外転，外旋して痛みおよび可動域制限を見るテスト（**図11**参照）

図1　当院におけるAITとFaberテスト検査

AIT

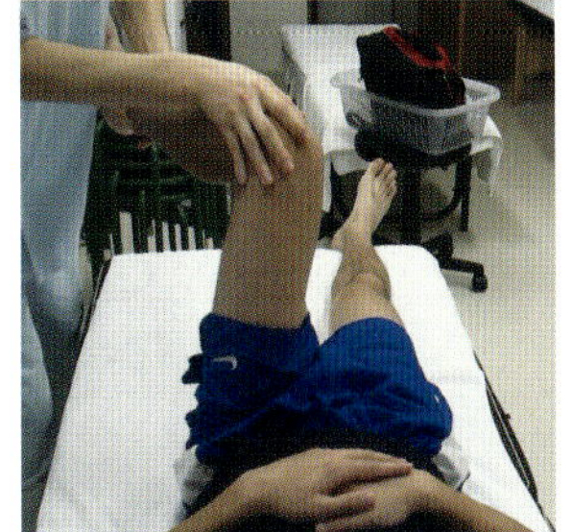

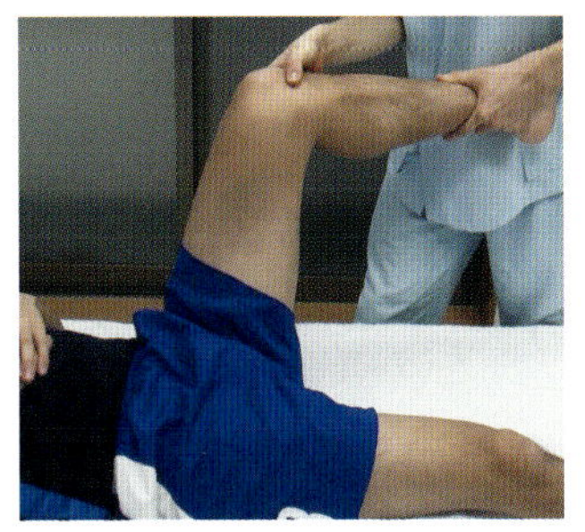

左患側：股関節90°以下屈曲，内旋・内転で痛み

患側と健側が明らかに差があり，患側は90°内旋・内転で痛みが出るときは関節唇損傷を疑う。解剖学位置と骨形態の異常を把握して行うX線での確認必要

Faberテスト

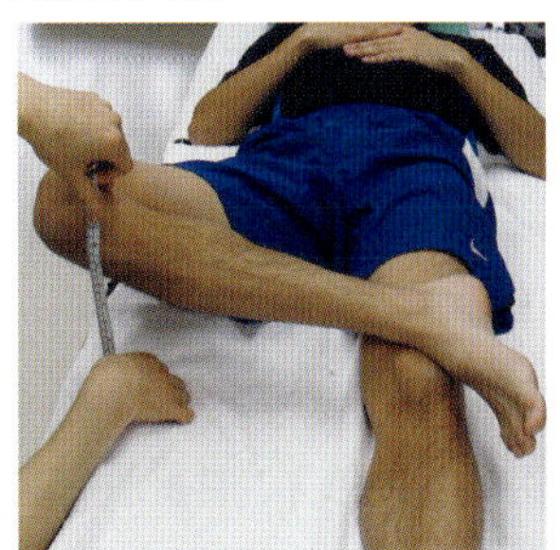

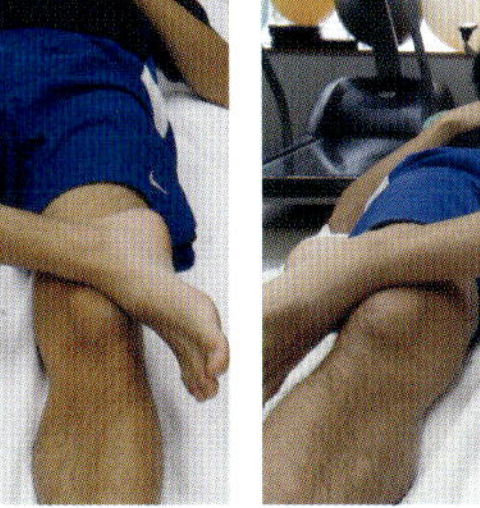

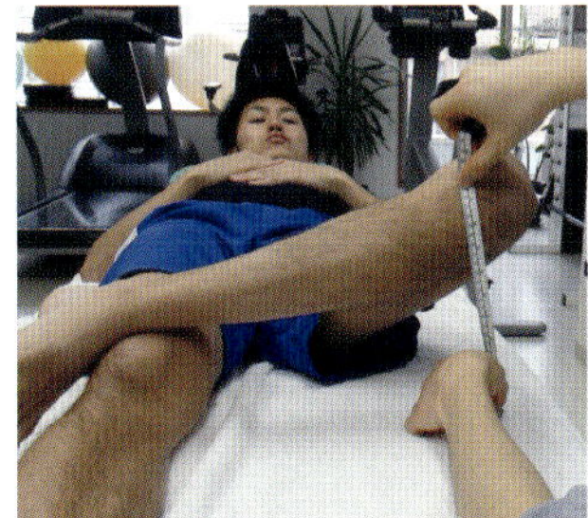

右：健側18cm　　左：患側24cm

健側と1/3以上（この場合6cm以上）の差があり痛みを伴う場合はFABERテスト陽性となり，AITも陽性なら関節唇損傷を疑う

第3章　身体機能への対応

それぞれの疾患において共通して行っている機能不全障害の評価方法とリハビリ方法を紹介します。

1 機能不全評価方法

groin painのリハビリを行ううえで重要となるのは全身的な機能不全の評価です。ここでいう機能不全の評価は，Gray Cookら[9]によって提唱された，「カラダは，関節の可動性（mobility：モビリティ）と安定性（stability：スタビリティ）という交互パターンで動いている。この交互パターンが機能しない場合，機能不全と代償作用が起きる」という考えに基づいています。

この可動性と安定性の交互パターンをみると，障害がどのようにして発生するかを理解することができます。腰部を例にとって説明します。もし股関節と胸椎の可動性が制限されている場合，腰椎は安定性を犠牲にして可動性を優先させます。腰椎での異常な可動性により椎間板や椎間関節の障害が発生するようになります。つまり，腰痛の根本原因は股関節と胸椎の可動性低下だということになります。

さらに，安定性と可動性の問題は身体機能としては明確には分けられませんが，どちらをアプローチするかは，近年，Gray Cookら[9]が考案したSFMA（Slective Functional Movement Assessment）のフロチャートを参考にすると，機能不全がある部位が絞られ機能改善訓練も効率化します。

可動性の問題と安定性の問題
◎可動性の問題は特徴的な2つのカテゴリーに分類できる
①TED（Tissue Extensibility Dysfunction）：組織伸張性機能不全
②JMD（Joint Mobillty Dysfunction）：関節可動性機能不全
◎安定性の問題
SMCD（Stability & Motor Control Dysfunction）：安定性・運動制御機能不全

SFMAは可動性の問題を組織伸張性（TED）と関節可動性（JMD）に分けてとらえ，安定性の問題を安定性・運動制御機能不全（SMCD）という概念でとらえています。安定性には全体的な筋力より固有感覚とタイミングが重要だと考えています。つまり，「動作においては瞬間的なモーターコントロール機能が必要であり，そのモーターコントロール機能は中枢神経系，末梢神経系，運動プログラム，動作の構築，タイミング，協調性，固有感覚，関節と姿勢のアライメント，構造上の不安定性，筋の抑制ならびにスタビライザーの絶対的な強さを総合的に考慮する必要がある」と述べています。

図2ではSFMAの腰椎ロック回旋/伸展を他動と自動で行い，胸郭の機能をFN・FP・DP・DNの4つに分けて評価し（**表1**），可動性と安定性の問題（TED，JMD，SMCD）を判断しています（ただし，多くの股関節に痛みを抱えている患者は正座ができないため，変法として四つ這い姿勢でのelbow-kneeで行っています）。

胸郭回旋の悪い例で説明すると，aの自動運動（active treatment）での可動性よりもbの他動運動（passive treatment）での可動性が大きい場合で，痛みがなかった場合はa=DN，すなわち自動運動では問題があるが，他動運動では問題がないということになり，胸郭回旋の可動性が悪いのは安定性に問題があるためと判断し，SMCDの改善アプローチを行うという流れになります。特にgroin painの場合は「DN」と「SMCD」を見つけることができるかが重要となります。またSFMAの基本マニュアルでは，「2つ以上問題が見つかった場合は，多くの症例実績から胸郭の改善を先に行うことが機能改善に有効である」と述べられています。

図2　胸郭のDNがSMCD，JMD，TEDなのかを判断する

a

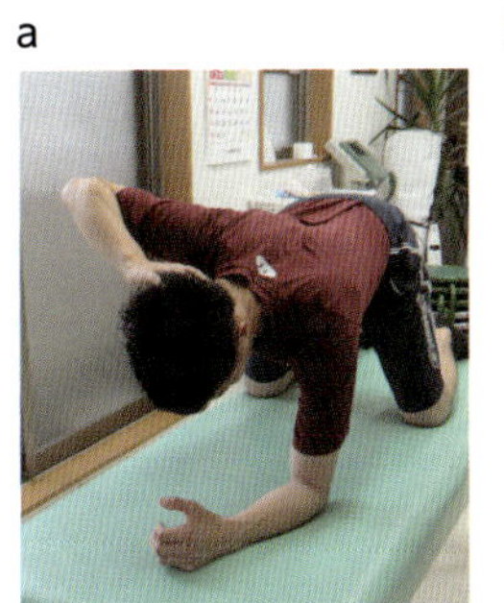

b

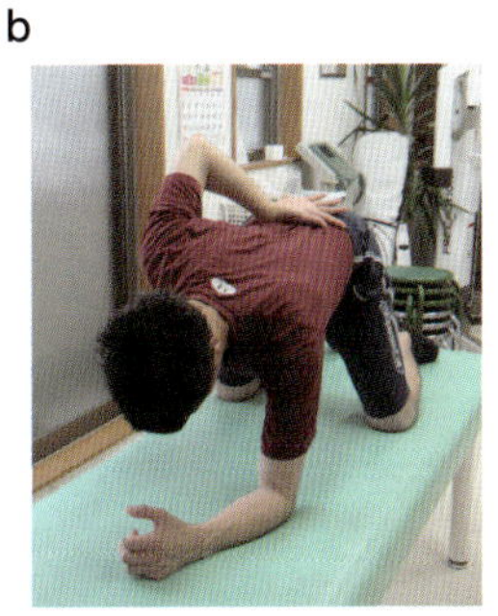

c

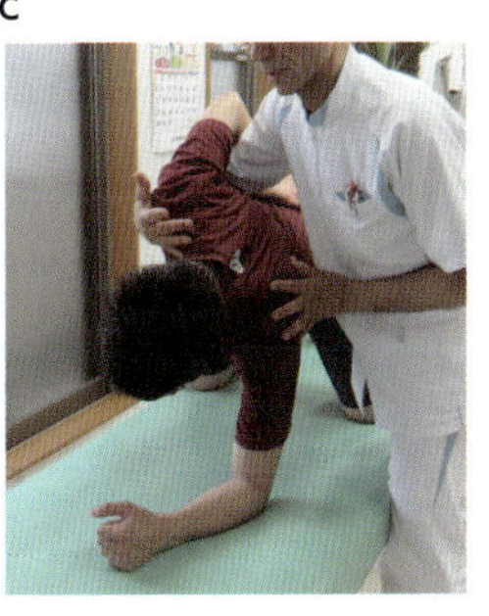

d

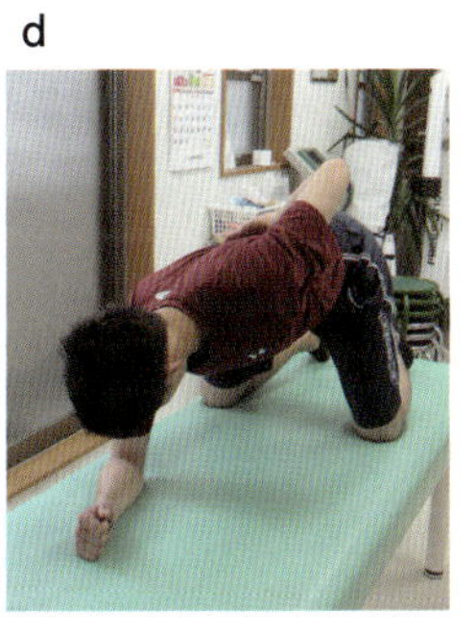

e

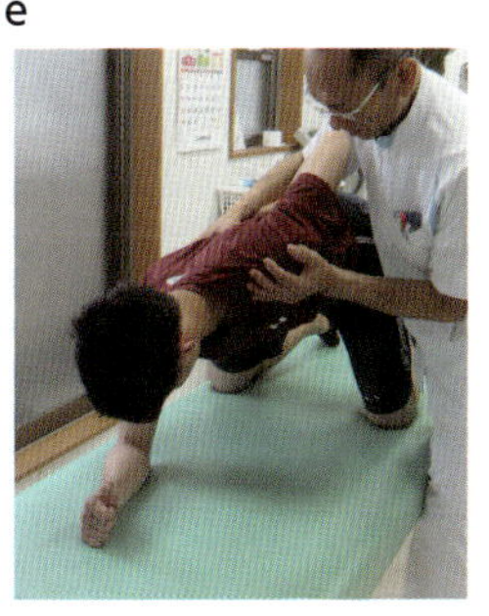

- **a**の右肩外転外旋（ER），**b**の右肩内転内旋（IR）で右回旋では自動では回旋不足があるが痛みがないのでDN。groin pain患者の場合は正座ができないことがあるのでelbow-kneeで行う
- **c**の他動では十分な回旋がでているので（痛みがないのでFN），この場合の胸郭回旋不足はSMCDということになり，ローリングパターンから股関節などのフローチャートに進むが，股関節疾患患者の場合，股関節のフローチャートはすでに行っているので，この場合は第一アプローチとして体幹・骨盤などのactive treatmentを先に行う
- **d**と**e**は左肩外転外旋，左回旋の自動でも他動でも左回旋制限があるので，この場合の胸郭はTEDかJMDということになり，第一アプローチとして胸郭の可動性をだす，マッサージ，組織間リリース，電療，ストレッチなどのpassive treatmentを先に行う

※一応，ERは肩関節の影響あり，IRは肩関節の影響なしとされているのでIRの評価で進めるが，どちらも影響があるので筆者は両方で評価を進めている

表1 ▶ 評価基準

1. FN：機能的すなわち正常な動作パターン，痛みなし
2. FP：機能的すなわち正常な動作パターン，痛みあり
3. DP：機能不全あるいは制限された動作パターン，痛みあり
4. DN：機能不全あるいは制限された動作パターン，痛みなし
D：Dysfunction，機能不全
F：Function，機能的
P：Pain，痛みあり
N：No pain，痛みなし

文献9）より引用

当院でのgroin painの患者は胸郭 - 体幹 - 腰椎・骨盤の機能不全があり，とくに骨盤 - 胸郭の協調運動に関与すると思われる筋膜の滑走不全およびコアの機能低下が多くみられます。また，歩行分析から評価すると，足部の機能不全がほとんどすべての症例において合併し，足部からのアプローチは必ず必要となり，インソール作製等も積極的に勧めています。

胸郭 - 骨盤機能に関与すると思われる「広背筋 - 外腹斜筋 - 腰背筋膜の滑走不全」は筆者が提唱する新しい概念であり，それを科学的に実証した先行研究はありません。Diane Lee[11]は，「外腹斜筋は第5～12肋骨の外側表面から下縁に起始部をもち，起始部では前鋸筋および広背筋の線維付着部と噛み合い，強力に胸郭を圧迫している。骨盤と胸郭間の力の伝達がうまくいかない場合，外腹斜筋が過緊張となっていることが多い」と述べています。

Knox（2002年）[12]，Barker（2005年）[13]らは，「外腹斜筋の後部線維が胸腰筋膜の背側に付着する」と報告しています。柿崎[14]は，「広背筋のうち肋骨から起こる線維と下後鋸筋および外腹斜筋は筋連結しており，これらの筋群は下位胸郭に直接付着している。呼吸時に横隔膜・腹横筋のインナーユニットとの共同作業として，下位胸郭を身体中心軸方向へ包み込むような下制運動（wrapping action）にかかわる。胸郭形状の偏位や体幹の安定性に寄与し，特に浮遊肋骨が固定することによって第12肋骨に付着する腰方形筋の収縮を助けて，体幹の安定および効率的な動作遂行に繋がる」と述べています。

筆者が海外で行った屍体解剖でも，広背筋 - 外腹斜筋 - 腰背筋膜の筋膜連結を確認することができました。検体で広背筋と外腹斜筋との筋膜連結部を押さえて肩を挙上させると下部肋骨が前上方に牽引され骨盤が前傾位になる現象がみられました。この現象は実際のgroin pain症例でも下肢の動きに対するリバースアクションとしてよくみられます。

石井[15]は，「head controlと体幹前面筋の緊張は，臥位からの抗重力屈曲活動に重要な役割を持つ」と述べています。股関節疾患の患者さんは頭部を持ち上げるときに体幹機能が低下していることが多く，胸郭を安定させることができずにリバースアクションを起こしてしまい，骨盤機能にも影響を及ぼし，結果として股関節にストレスがかかる状態になっていることが多いです（**図3**）。

さらに，生体は呼吸をしているので胸郭の動きが重要であり，胸郭の安定性・運動制御機能不全（SMCD）があった場合は，単なる脊椎・肋骨・体幹機能改善へのアプローチだけではなく，呼吸機能および神経的なアプローチも必要となります。呼吸時の胸郭の動きには横隔膜 - 腹横筋 - 腹斜筋 - 多裂筋 - 骨盤などの機能も重要となるので，横隔膜と下部肋骨の機能が正常に動くには腹斜筋も含めた深層・

図3　head controlと腹筋群の関係

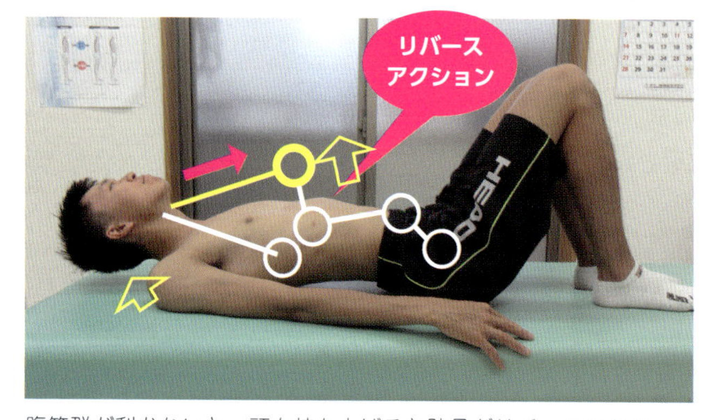

腹筋群が利かないと，頭を持ち上げると肋骨がリバースアクションして起き上がれない

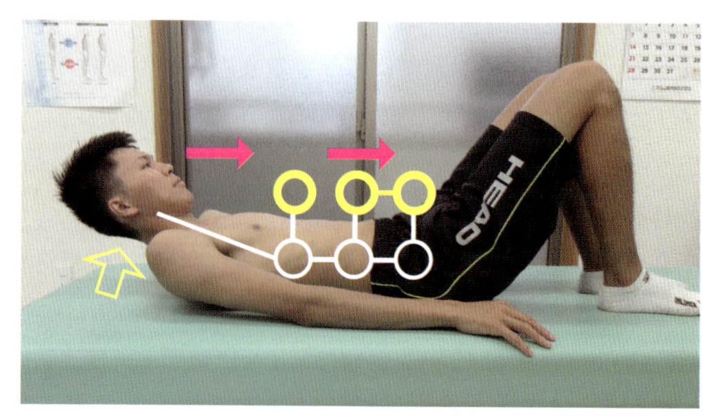
運動のひろがりという概念。腹筋を使って2つの体幹をくっつける

浅層の腹筋群の活動が必要なため，腹筋群の収縮するタイミング（モーターコントロール）が重要となります[11)16)]。

加藤[17)]は，立位踏み出し動作時に骨盤の水平アライメントを改善することにより，腹横筋の筋圧増加と外腹斜筋の筋圧の左右差減少を確認しています。そのことから，「動作に先行してインナーユニットによる体幹の安定化が適切に行われることで，主動作筋であるアウターユニットは少ない活動量で，安定かつ円滑な動作が遂行できる」と述べています。

また，「吸気時には下部肋骨が横に拡張する必要があり，そのためには下部肋骨の可動性とともに横隔膜収縮が腹横筋のエキセントリックな収縮と連動して機能することが必要で，呼気時には腹横筋と外腹斜筋の収縮とともに下部肋骨の下制が必要」とも述べています。

筆者も下部肋骨の動きと横隔膜の収縮・弛緩には腹横筋の機能的な収縮（コンセントリックとエキセントリック）が連動し，骨盤の安定（ニュートラル）位置の維持が必要と考えており，そのため腹斜筋(特に外腹斜筋）が硬くなりすぎていると筋連結の関係からも肋骨の動きが悪くなると考えています。しかしスポーツ動作には外腹斜筋の機能はきわめて重要です。要は，吸気時に下部肋骨が横に拡張して横隔膜が腹横筋と連動して機能し，呼気時には腹横筋・外腹斜筋収縮とともに下部肋骨が下制すれば，スポーツ動作に必要なコアの動的な安定が機能するということです。

脇元[18)]は，「ニュートンの第三法則から，体幹筋関節機能は作用力エネルギー発揮機能と反作用力エネルギー吸収機能が同等に両立することで姿勢・動作は成立する」と述べています。つまり，体幹の反作用力エネルギー吸収機能（全体幹関節柔軟性）が低下していると，脳の運動野の作用力エネルギー発揮予測（運動予測）は必然と抑制されるため，体幹スタビリティ（剛性）を高める条件とは，胸郭 - 脊柱 - 腰椎・骨盤の連鎖関節柔軟性の獲得であると述べています。換言すると，体幹関節適合性が高まるぶん，運動野は筋力が大きく発揮される運動予測を立てることを意味しています。このことは筆者らも臨床で，体幹関節の柔軟性・適合性を高める徒手・運動療法で四肢筋力まで格段に回復することを経験しています。ここでは紙面上，詳細は説明できないので脇元のSpine Dynamics療法を参照してください。

groin painの評価

現在では，groin painはMRIによって多くの器質的異常が診断できるようになりましたが，器質的異常がみつからないことも多々あります。これまでの知見や文献でもgroin painの要因は，その発生原因も含めて，全身的な機能不全によって生じていることが多いと述べています。さらに，その機能不全を起こしている多くの要因は胸郭 - 体幹 - 骨盤ユニットであると考えられます。

このことを考慮し，多くの文献に記載されているgroin painに影響を与えていると考えられる，以下の3つの機能不全について検証します。

図4　大腿骨頭前方偏位の評価

a

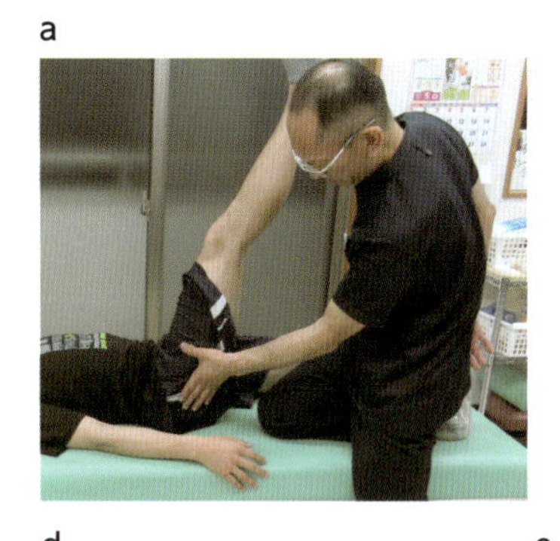

b

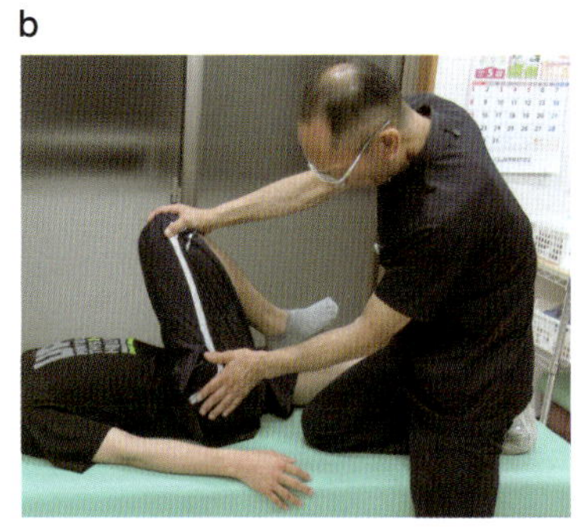

c

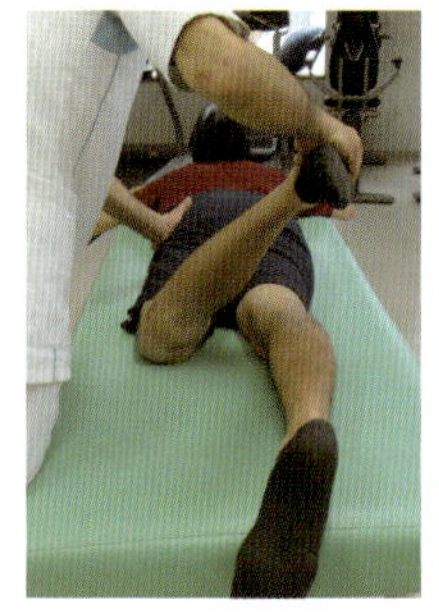

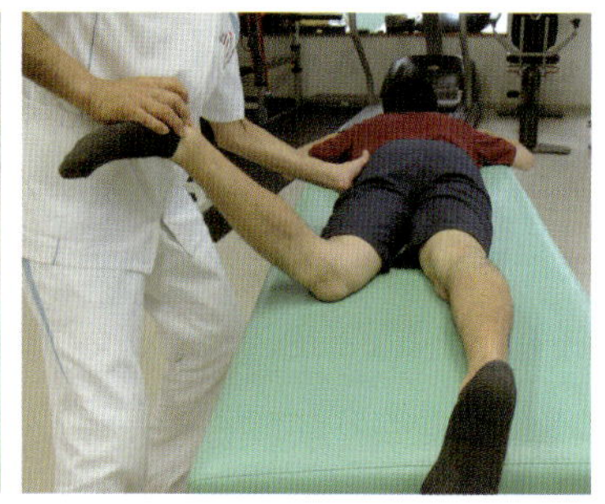

d

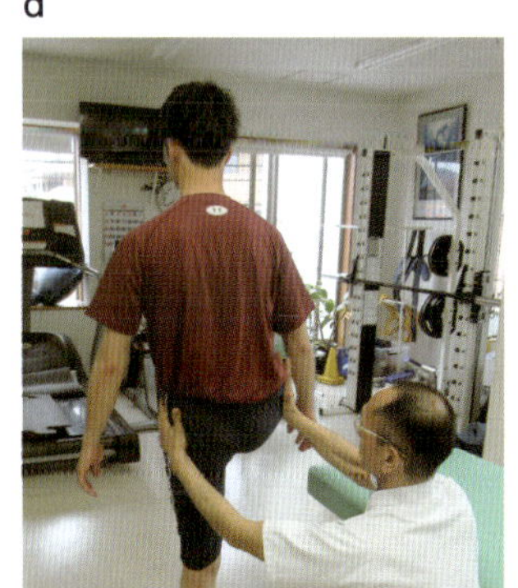

e

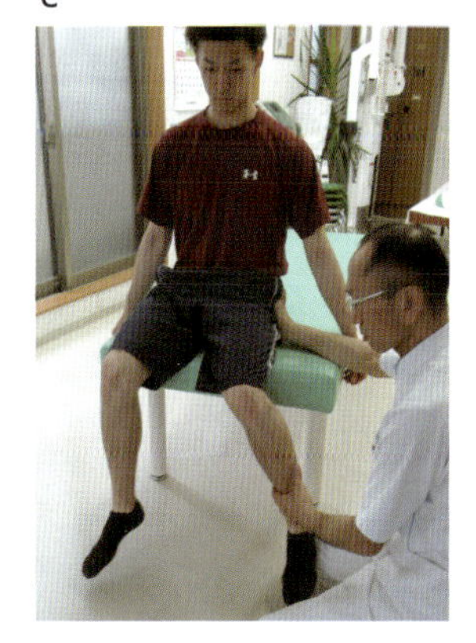

f

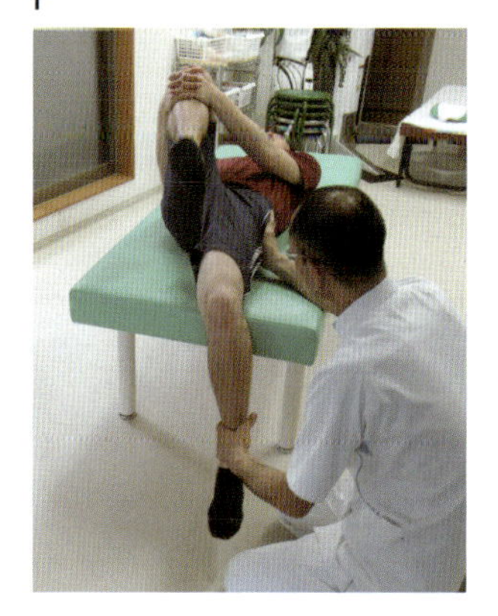

a：膝伸展での人転子の移動を触診（膝伸展ではハムストリングスや大内転筋の影響が強い）
b：膝屈曲での大転子の移動を触診（膝屈曲では大殿筋，腸脛靱帯や外側広筋の影響が強い）
c：腹臥位での股関節伸展・内外旋での大転子の移動を触診
d：立位での股関節屈曲時の大転子の移動を触診
e：座位股関節屈曲内・外旋での大転子の移動を触診
f：トーマス肢位で（股関節伸展）内・外旋での大転子の移動を触診

①大腿骨頭の前方移動

②骨盤の可動性低下

③骨盤 - 股関節の不安定性（instability）

1 大腿骨頭の前方移動

前方移動の原因は大きく分けて2つあります。

①関節前面の関節包・腸骨大腿靱帯の弛緩

Sahrmann[19]は，関節前面の関節包・腸骨大腿靱帯の弛緩は大腿骨頭の前方偏位の原因となると述べています（**図4**）。股関節運動時の大腿骨頭前方移動（femoral anterior glide syndrome）を大転子の移動触診により評価しています。吉尾[20]は，「骨盤大腿関節の求心位を保つ機能が低下するとインピンジメントが起こる」と報告しています。たとえば大殿筋が緩みすぎたり，外旋筋群が緩みすぎると屈曲角度は大きくなりますが，前方の軟部組織が挟みこまれやすくなります。

②股関節周辺筋の拘縮

蒲田[8]は，「大転子よりも後方の筋の滑走性低下は，股関節屈曲時の大転子および大腿骨頭の前方偏位をもたらす可能性がある」と報告しています。この異常運動は下肢伸展挙上のような他動運動においても認められることから，その原因は筋活

図5 股関節周辺筋の拘縮テスト

●トーマステスト変法

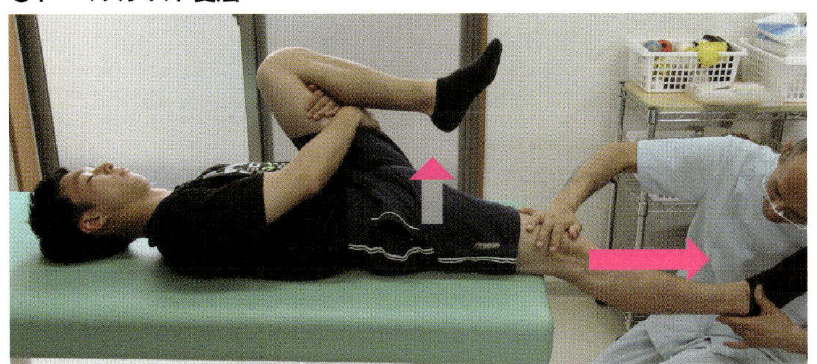

検査側の膝を伸ばした場合で大腿部が浮きあがる場合は腸腰筋のタイトネスを疑う

●トーマステスト変法

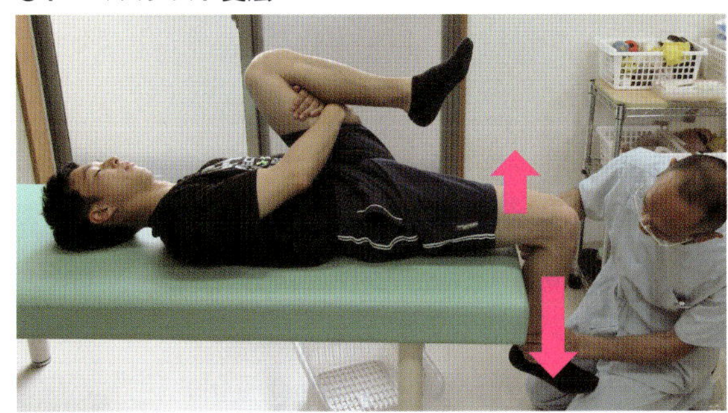

検査側の膝を曲げた場合で大腿部が浮きあがる場合は大腿直筋のタイトネスを疑う

●オーバーテスト変法

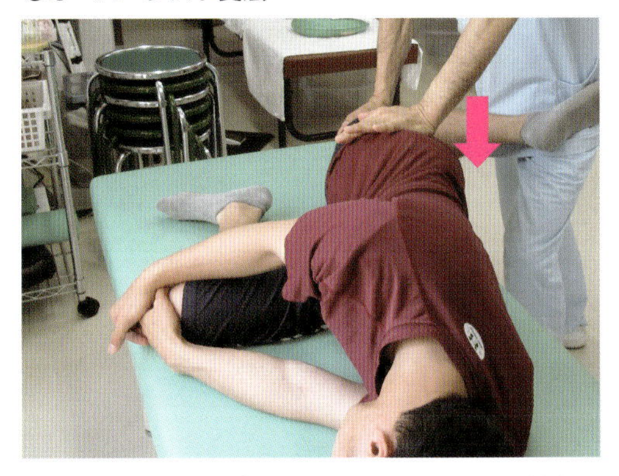

大腿筋膜張筋および腸脛靱帯のタイトネスの検査は骨盤の代償を回避するため，非検査側の股関節を屈曲位で固定させる

●大腿筋膜テスト

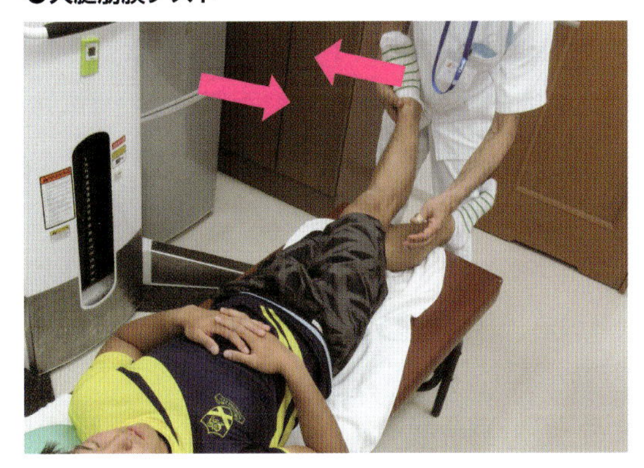

股関節内転で骨盤が回旋してくるようなら大腿筋膜のタイトネスがある

動ではなく，大転子周辺の滑液包や皮膚の滑走不全，そして大殿筋停止部付近の筋間および筋膜・皮下脂肪間の滑走性の低下などによる伸張性の低下と考えています。

また佐藤[21]は，股関節屈曲時に前方の詰まり感や疼痛がある場合，屈曲制限のメカニズムとして，後方関節構成体が硬いと骨頭が前方移動して臼蓋にぶつかるためと考えています。林[22]は，股関節周辺硬縮テストを提唱し，股関節周辺筋の拘縮を評価しています（**図5**）。

③下位交差性症候群

下位交差性症候群は「骨盤帯交差症候群」ともいわれ，Janda[23]は，「下位交差症候群では，背側の胸腰椎伸筋群の硬さが腸腰筋・大腿直筋の硬さと交差し，腹側にある深層腹筋群の弱さは大殿筋・中殿筋の弱さと交差している。このインバランスパターンは，とくに腰仙椎移行部，仙腸関節，股関節で機能障害をつくり出してしまう」と述べています。この考えは，骨盤の可動性低下や骨盤 - 股関節の不安定性にも当てはまります。

歩行時の股関節運動において，立脚後期で股関節を伸展できなければ骨盤前傾や腰椎伸展という代償動作が生じます。南角ら[24]は，股関節疾患患者の骨盤アライメントと股関節周囲筋の機能の関連性について調査し，「腸骨筋の筋断面積が骨盤前傾位のほうが優位に低値を示した」と報告しています。

❷ 骨盤の可動性低下

吉尾[20]によると，真の股関節屈曲角度は70°位であり，90°以上の股関節屈曲は骨盤の動きも含まれています。したがって，骨盤の可動性をよくすることで股関節のインピンジメントを少なくできると述べています。

藤井[25]は，「股関節の屈曲は90～100°付近までで，それ以上の屈曲は骨盤の仙腸関節の動きと腰仙椎の軽度後彎で起きる」と述べています。骨盤の可動性評価は藤井[25]のPMテスト（**図6**），林[22]のL-PLF肢位テスト（**図7**）を適応します。

また，エビエンスには乏しいが多くの文献や筆者の経験から，骨盤の可動性が低下しているときは下部肋骨の可動性が低下し，下部肋骨および腰椎と骨盤に付着する筋群の滑走不全がある場合が多いように思います。下部肋骨の可動性評価は**図8**に掲載していますので評価の1つとして参考にしてください。

❸ 骨盤 - 股関節の不安定性（instability）

蒲田[8]は，groin painのリハビリとして，「骨盤を通る身体荷重ラインが重要で左右の股関節と骨盤輪3つの関節（左右の仙腸関節・恥骨結合）を合わせて合計5個の関節のアライメント調整が必要で，組織間の滑走不全への治療を行い，滑走不全が解消されたうえで，運動療法を行うことが重要」と述べています。

荷重位において骨盤の安定性は不可欠です。しかし，groin painの症例では疼痛のため仰臥位でも骨盤が不安定で，その代償動作として外腹斜筋 - 胸腰筋膜 - 殿筋膜 - 大腿筋膜といったアウターユニットラインが下部胸郭 - 腰椎 - 骨盤を固めて，安定性を補っています。野口[26]は，「骨盤輪の安定性には骨盤底筋の機能獲得が重要である。そして局所的に骨盤輪のみにアプローチしても四肢・体幹の円滑な動きが改善されるとは限らない。胸郭 - 脊柱 - 骨盤輪 - 股関節を含めた統合的な機能の再獲得が治療のポイントとなる。これにかかわる腹横筋，多裂筋，横隔膜，骨盤底筋の再教育・再強化が必要である」と述べています。Urquhart[27]らは腹横筋について，「上部線維は胸郭の固定・安定化，中部線維は胸腰筋膜を緊張させて腰椎の安定化，下部線維は仙腸関節の圧迫による安定化というそれぞれの機能を有して，胸郭 - 腰椎 - 骨盤の機能的安定化に寄与する」と報告しています。

Brügger[28]は，頸椎 - 胸椎 - 腰椎 - 骨盤の協調による姿勢的連鎖の反応を歯車の仕組みを用いて説明しています（ブルガー座位姿勢）。胸郭は胸腰椎の位置に直接影響を与えるため，姿勢評価として重要な骨格構造です。横隔膜や脊椎深層安定筋が弱化した患者では，呼吸の吸気時に代償として胸郭下部を挙上すると述べています。

また，荷重位ではハムストリングス，大殿筋，胸腰筋膜，そして反対側の広背筋

図6　PMテスト（pelvic mobilityテスト膝屈曲）

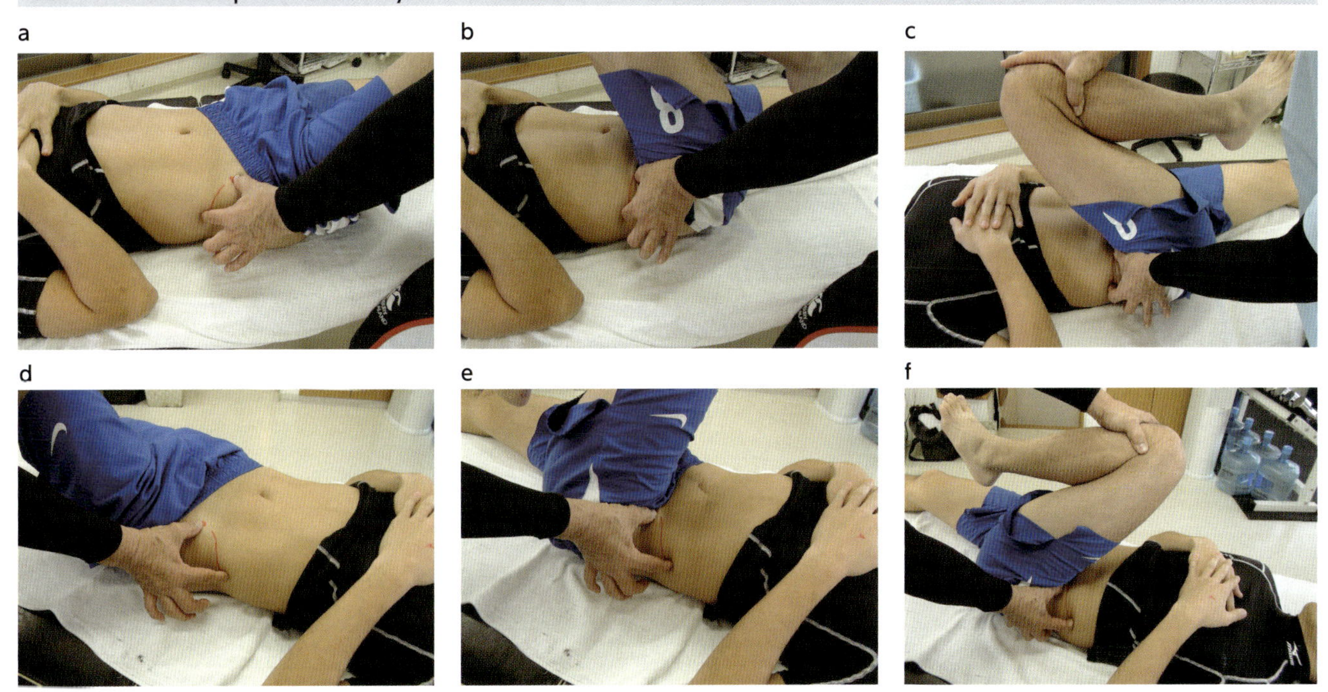

股関節と骨盤の屈曲時の協調運動が正常であれば，股関節の屈曲は90°からは骨盤の後傾が関与してくるので，その点を評価するテストである。上段の右患側（**a**）はASISと腸骨稜を結んだ線が股関節を屈曲していくと立っていくが（**c**），左患側（**d**）は結んだ線があまり立ってこない（**f**）

画像提供：藤井康成（鹿屋体育大学保健管理センター所長）

図7　L-PLF肢位テスト（lateral posterior lumber flexibilityテスト）

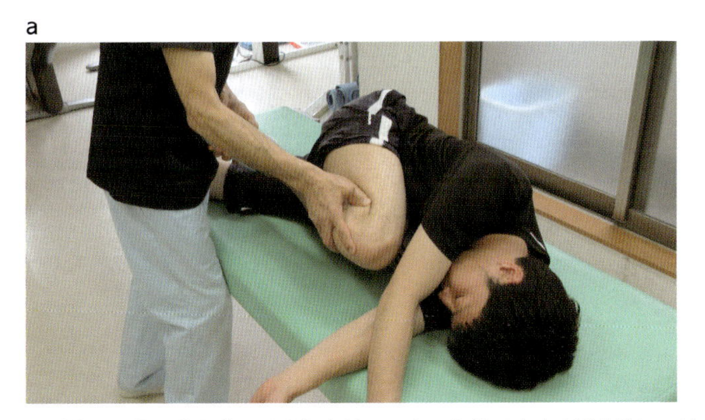

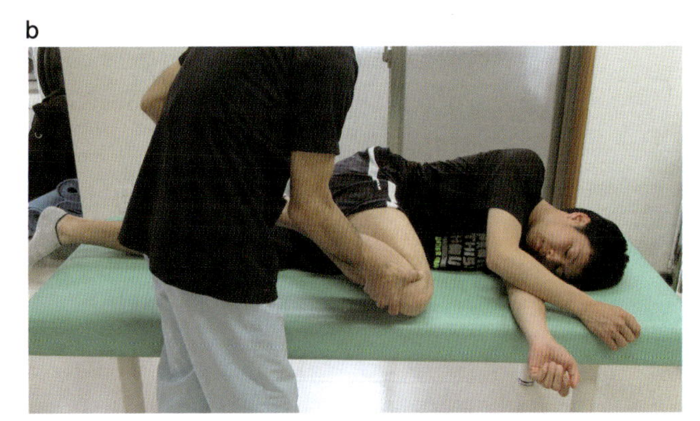

側臥位にて股関節屈曲45°胸郭をリラックスさせて上方の脚を胸につけるよううする

a：骨盤後傾機能が正常の場合，大腿部位が胸部に容易につくが，つかない場合を陽性とする。この場合は骨盤後傾を阻害する因子，大･中殿筋，梨状筋，仙結節靱帯，多裂筋，大腿筋膜，腰方形筋，脊柱起立筋，広背筋，後鋸筋，外腹斜筋などのstiffnessが原因となる可能性が高い

b：AIT陽性の場合のPLFテストは胸につく前に痛みが出るため陽性となる。したがって，AIT陽性の場合のPLFテストでPLF肢位で明らかにAITが陰性になる場合は，側臥位にしたことで骨盤が後傾し，AITが陰性になったと考え，骨盤機能不全がAIT陽性の原因と考え，骨盤の機能を改善するアプローチを行う

※ただし，骨盤のInstabilityか骨盤可動性低下の問題かは判断できないので，可動性の問題か安定性の問題かを評価する必要がある

文献22）より引用

図8　胸郭（下部肋骨）可動性テスト

a

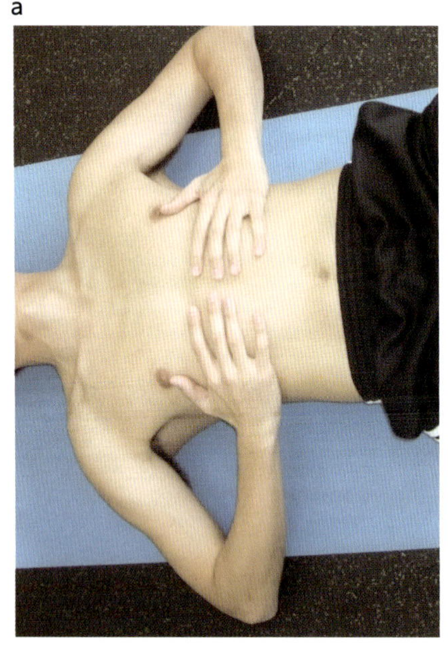

b

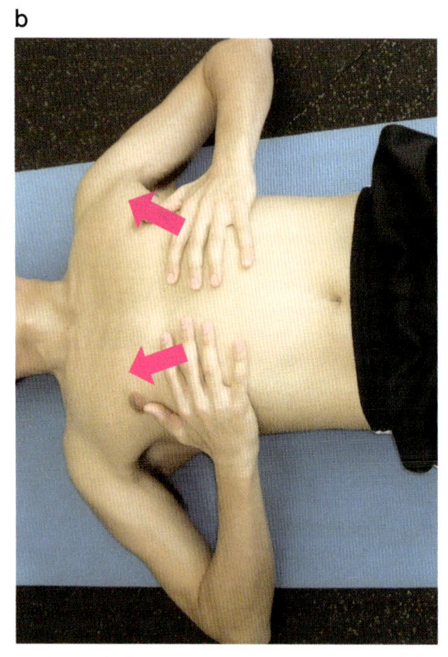

c

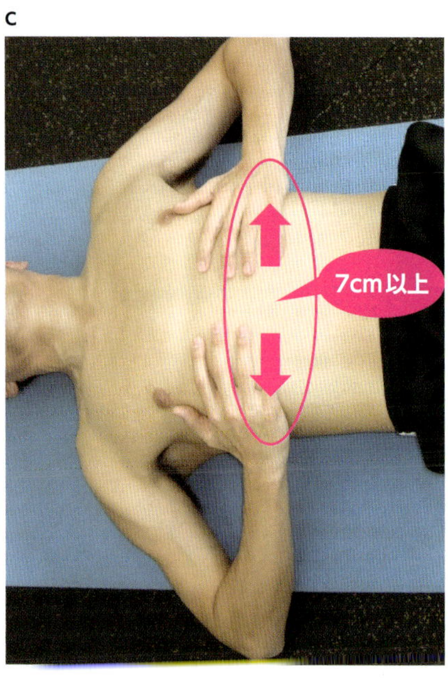

肋骨の分離運動の前に上・下部肋骨が分離して動いているか確かめる必要がある。方法は簡単で，下部肋骨のいちばん出ている部分に手をあてて深呼吸して手が横に広がれば正常（呼気時と吸気時の周径差が7cm以上が目標）だが，動かないか上方に挙がる場合は異常。**b**は手が上方に動いて異常，トレーニング後の**c**は横に広がっている

d

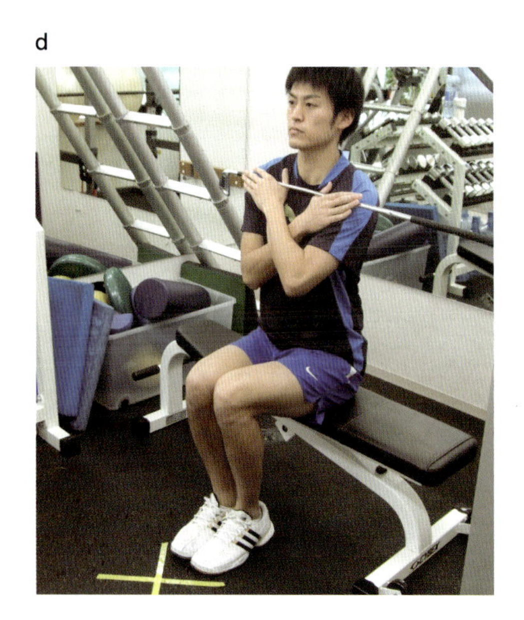

e

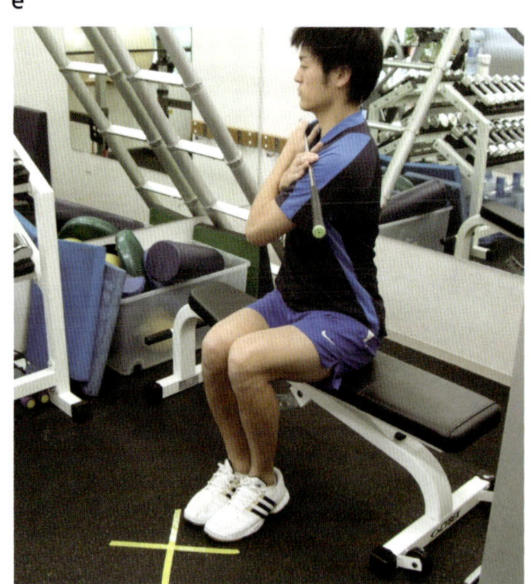

椅子の前に×を描き，45°で回旋できるかみる。目印としゴルフクラブやバット等で交差させてもよい

d：膝と足を合わせて背筋を伸ばして座る。両手で肩を横切るように棒を持つ

e：姿勢を崩さずに回旋できるところで止める。45°の線と棒を比べ測定。姿勢が傾いたり前後したり，膝が動いたらテスト終了

と上腕三頭筋が後方スリングを構成しており，これは交互歩行時の伸展，体幹安定化，さらに下半身から上半身への力の伝達のために重要です。

Janda[23]はこの説を使って，大殿筋が抑制された患者が股関節伸展運動をする際に，反対側の広背筋を活動させるという後方連鎖の代償作用を説明しています。Vleeming[29]らは，この後方の動的安定筋による連鎖（後方連鎖）は同側の仙腸関節

に固定力を与えると述べています。

この後方連鎖は仙結節靱帯から同側または反対側へつながっていて，仙結節靱帯を経由して同側の大殿筋と脊柱起立筋がハムストリングと連結しています。

大殿筋の弱化がある場合，歩行時の股関節伸展を脊柱起立筋のリバースアクション（reverse action）でしばしば代償します。この連鎖反応による代償動作は，仙結節靱帯のつながりによって促されています。Hungerfordら[30]は，「仙腸関節に痛みのある患者では片脚立位をさせた際に，大腿二頭筋の早期の活動と大殿筋の活動遅延が生じる」と報告しています。これは，大腿二頭筋が仙結節靱帯を通じて仙腸関節の安定化を補助していることを示しています。

筆者は下肢との連動での胸郭のリバースアクションや，脊柱起立筋のリバースアクションの代償動作を股関節伸展テスト（**図9**），Sahrmann core stability test[31]の変法を用いて評価しています（**図10**）。

一般的な骨盤輪の不安定症はフォームクロジャー，フォースクロジャー理論[11]で説明されています。仙腸関節や恥骨結合に何らかのストレスが加わり異常が生じている可能性があり，仙腸関節ストレステスト（**図11**）などで異常を評価します。協調した機能テストは立位や座位でのストークテスト（**図12**）で行い，骨盤の偏位は臥位（**図13**）にて総合的に評価します。

groin pain症例の機能不全には股関節 - 骨盤に付着する筋群の滑走性を改善し，さらに殿筋群の賦活化や筋力強化を行います。それにより肋骨の動きと体幹機能を改善し，荷重位からの仙腸関節 - 股関節 - 恥骨結合へ荷重ラインが正常に通るアライメント調整を行うことが必要です。個々の疾患別の評価法はここでは割愛しますが，groin painの自覚，他覚的な評価法は仁賀の文献[1)2)3)4)]を参照に，FAI評価の詳細は内田の文献[6]を参照してください。

図9　股関節伸展テスト

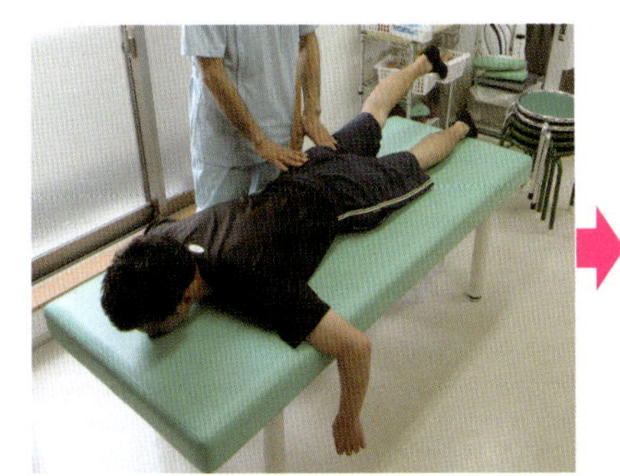

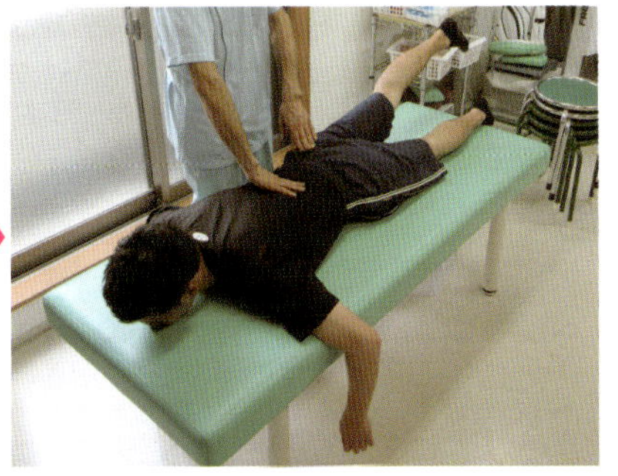

股関節伸展時の正常パターンはハムストリングスが収縮したすぐ後に大殿筋の収縮，次に反対側の多裂筋，脊柱起立筋の活動，次に同側の起立筋の活動が起こる。異常の場合はハムストリングスと脊柱中起立筋の過剰収縮と大殿筋の収縮遅延もしくは収縮感なしとなる。さらに悪いパターンは大殿筋の代償で胸腰部伸筋群，肩の筋群まで活動を起こす。この状態が継続すると，腰椎の過伸展，ハムストリングスタイトネス，骨盤前傾位が起こる

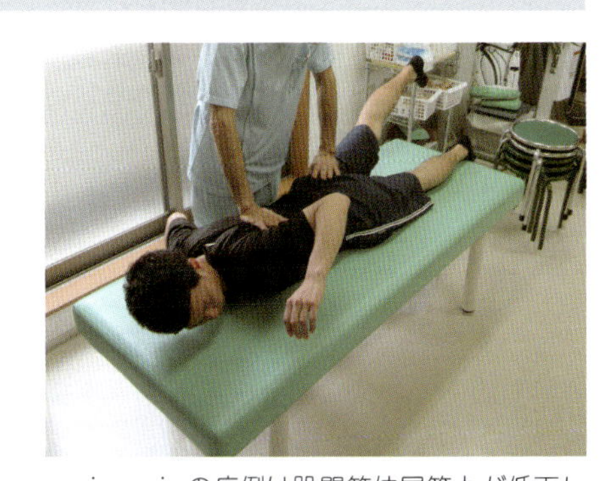

groin painの症例は股関節伸展筋力が低下していることが多く，反対側の肩甲帯を伸展・内転することで伸展筋力が正常になる。これは真の股関節伸展ではなく胸腰筋筋膜をとしての広背筋の代償動作での伸展力なので，最終的には正常な股関節伸展パターンをつくるようにする

図10　core stability test

a

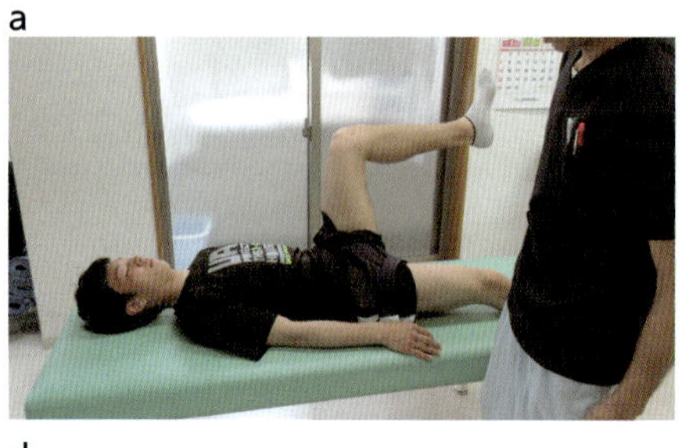

b

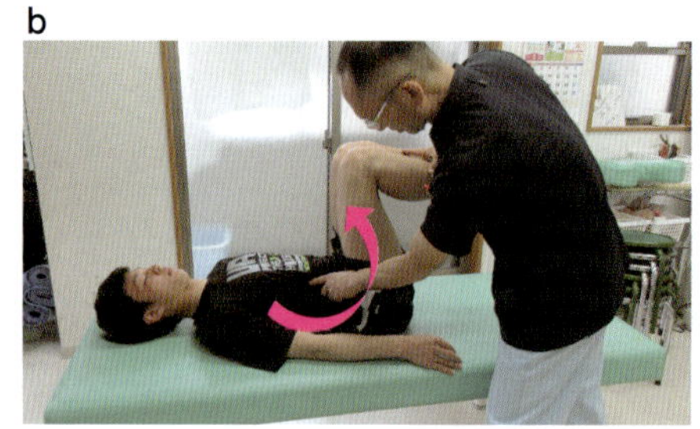

c

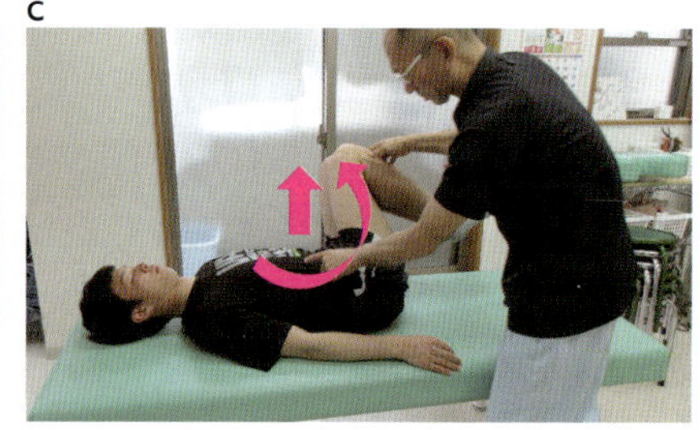

d

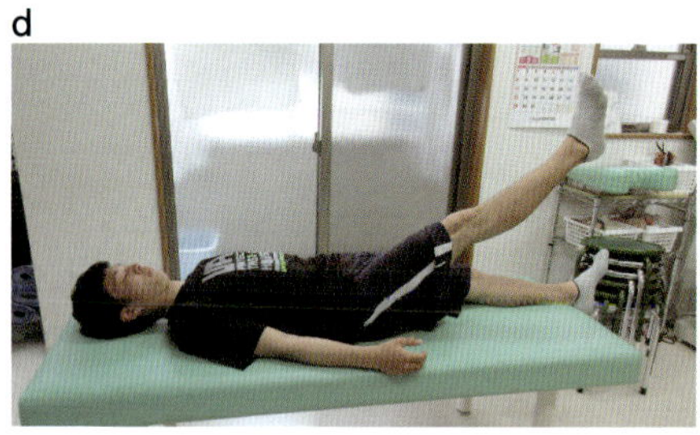

e

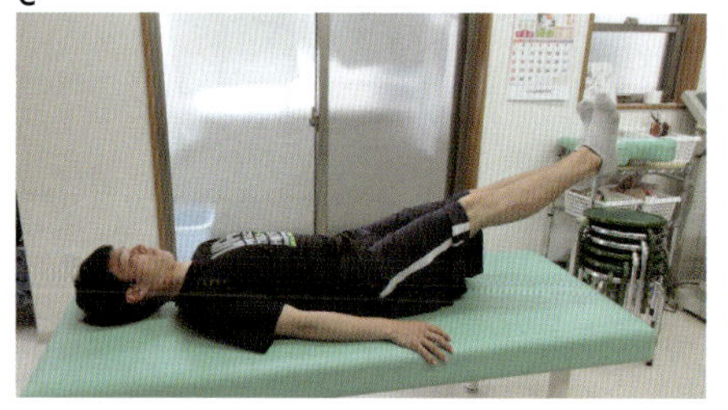

f

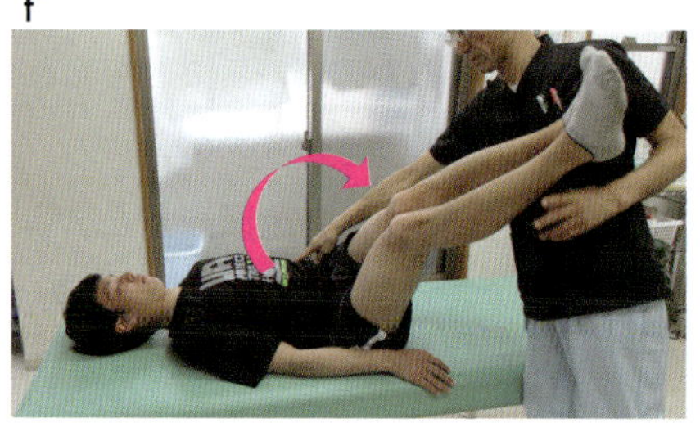

g

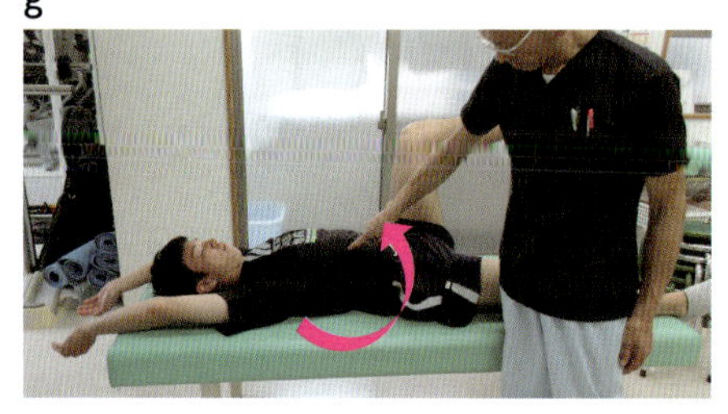

a：膝を曲げて股関節屈曲し下部肋骨のリバースアクション，腰椎伸展の有無を確認
b：次に両膝を両膝を曲げて同じように確認
c：次に両膝を曲げた股関節屈曲から左右に倒して同じように確認
d，e，f：膝伸展のactive SLRで同じように下部肋骨のリバースアクション，腰椎伸展の有無を確認
g：最後はオーバーヘッド動作をイメージし，手を挙上して同じように確認

図11　仙腸関節ストレステスト

a

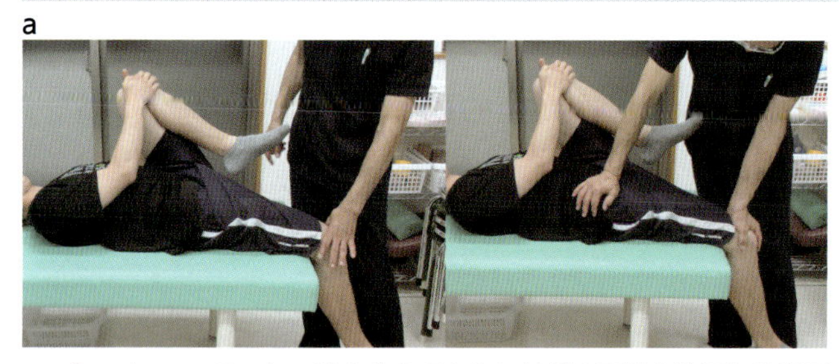

a：Genslentesテスト。膝を抱えてもらい対側の下肢を伸展し仙腸関節に疼痛がでるか確認する

b

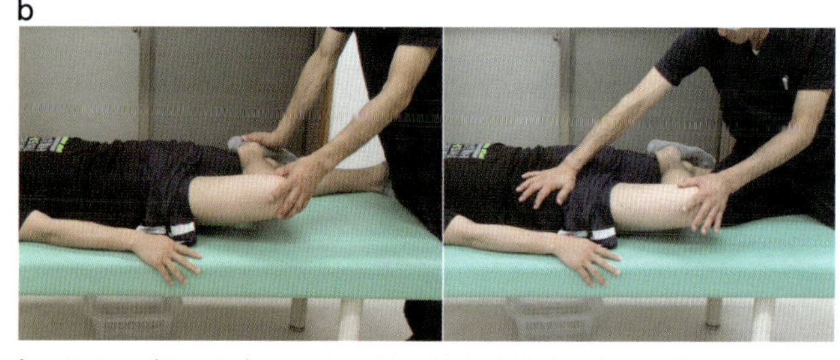

b：Faber（Patric）テスト。股関節を外旋外転させ，仙腸関節に疼痛がでるか確認する。

両テストとも骨盤非固定で仙腸関節に痛みがでて，骨盤固定で疼痛が軽減する場合は仙腸関節障害の可能性が高くなる

c

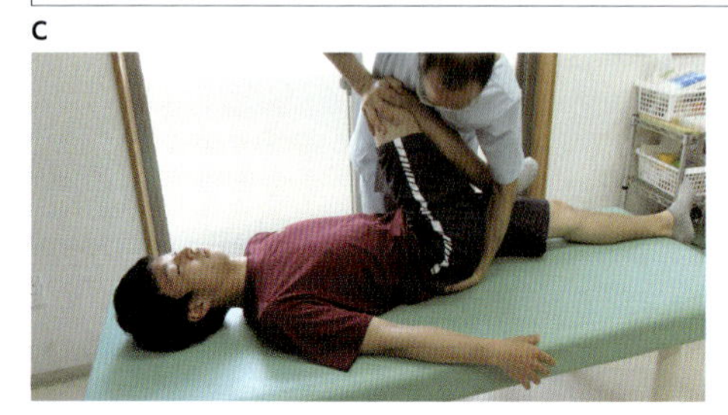

c：大腿スラストテスト。股関節90°屈曲やや内転で，一方の手を仙骨に，一方の手を膝にあて，大腿骨を返して垂直に圧を加える。陽性では仙腸関節に痛みがでる

d

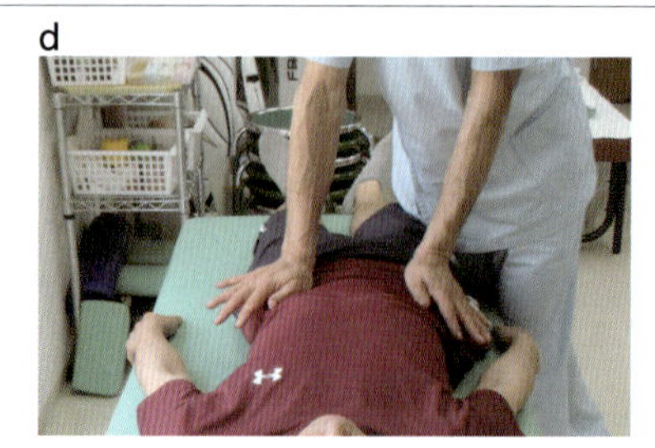

d：離開テスト。両側の上前腸骨棘（ASIS）内側に両手を置き，後外側に力を加える

e

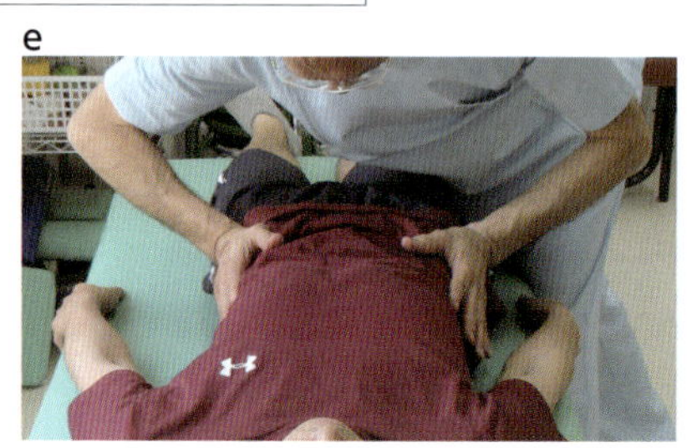

e：圧迫テスト。両側の腸骨稜前外側に手掌を置き，内側に力を加える。後外側に力を加える

図12　骨盤機能テスト（ストークテスト）

a

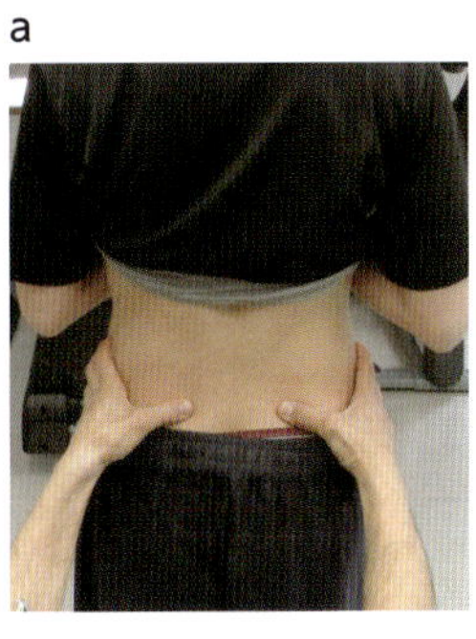

b

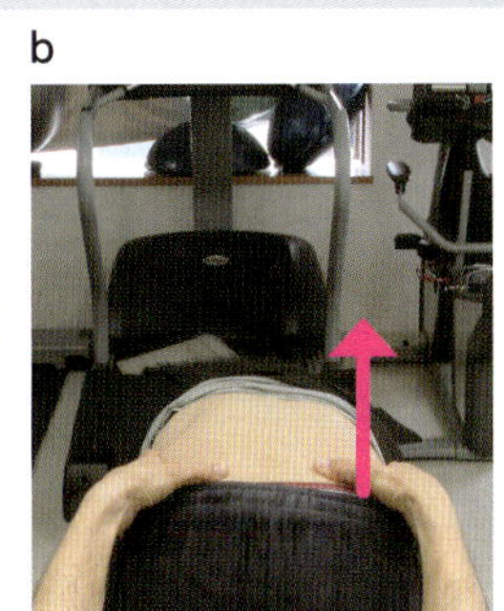

c

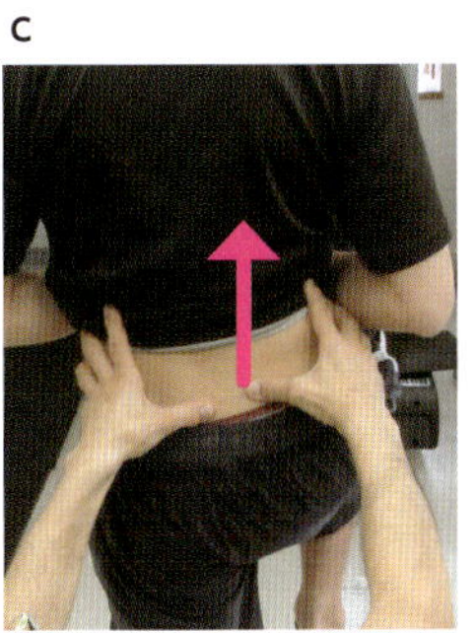

d

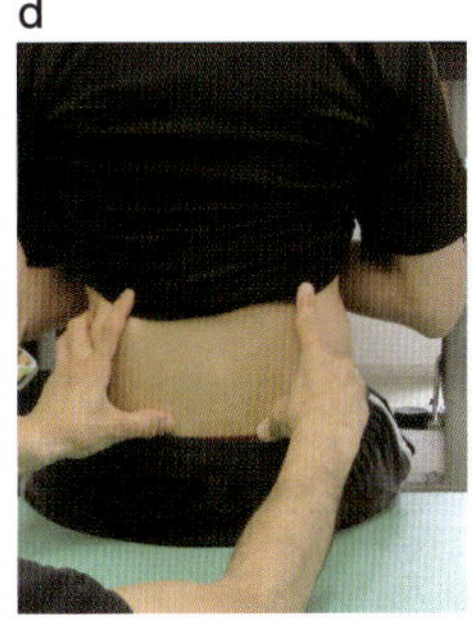

e

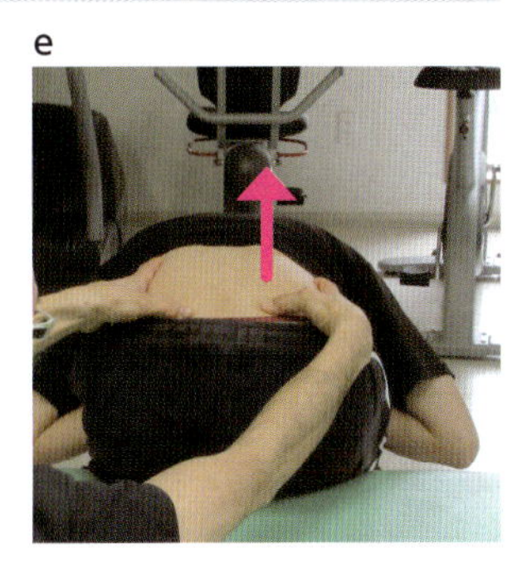

右骨盤の機能異常
a：左右の上後腸骨棘（PSIS）に親指を置く
b：その位置で患者に前屈してもらう。機能異常がある腸骨は動かないか，過度に上方移動する
c：次に片脚ずつ上げてもらう。機能異常がある腸骨は動かないか，上方に移動する
d：座位にて同じようにPSISに親指をあてて前屈してもらう。機能異常がある仙腸関節は動かないか，過度に上方移動する。親指をPSISに当てて両方の坐骨がベッドから離れないように前屈してもらい，一方のPSISが異常な動きをした場合，仙骨位置異常による機能障害あり

ミカエル・グラフ，小野晴康監：徒手医学，112-113，2003．より引用

図13　骨盤位置異常の確認

a

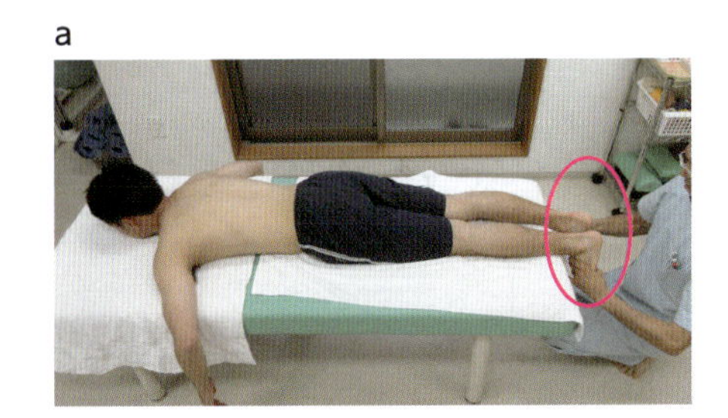

b

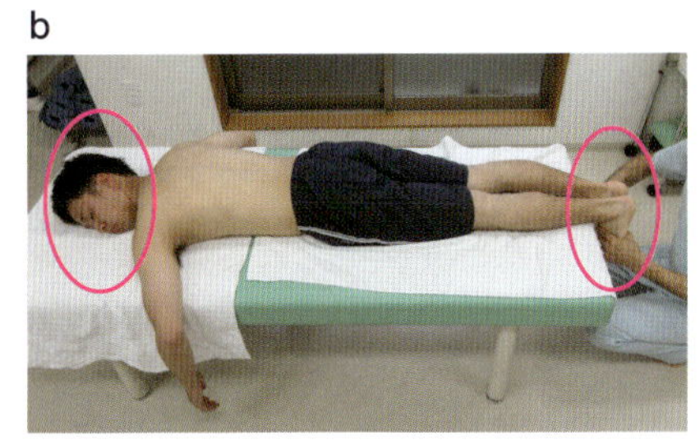

c

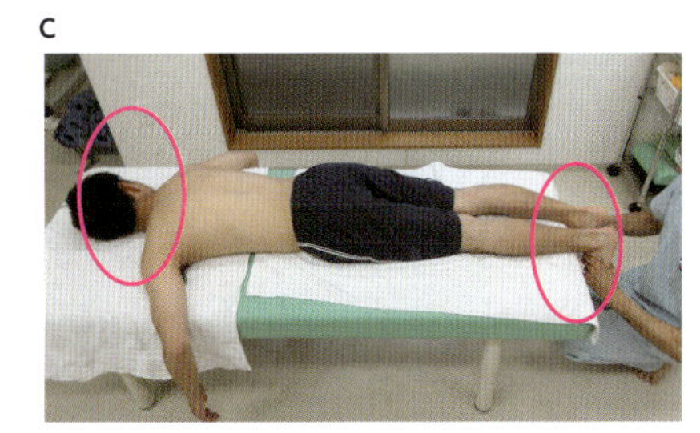

a：骨盤偏位での脚長差の確認。この場合は右が短いので右骨盤の後下方偏位か，左骨盤の前上方偏位がある
b，c：首を左右に回旋し脚の長さが変化するか確認。変化した場合首からの影響あり

d

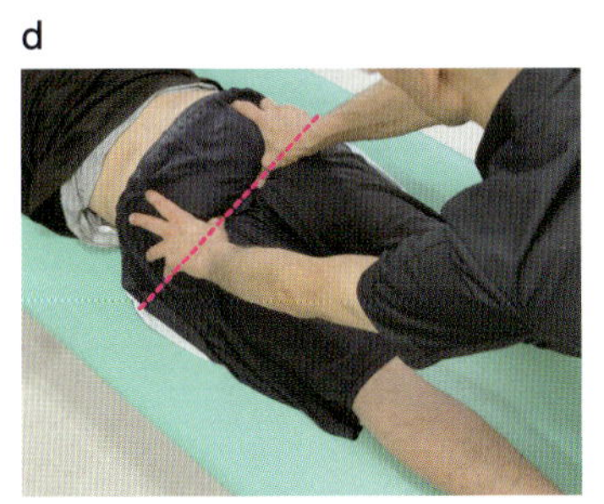

e

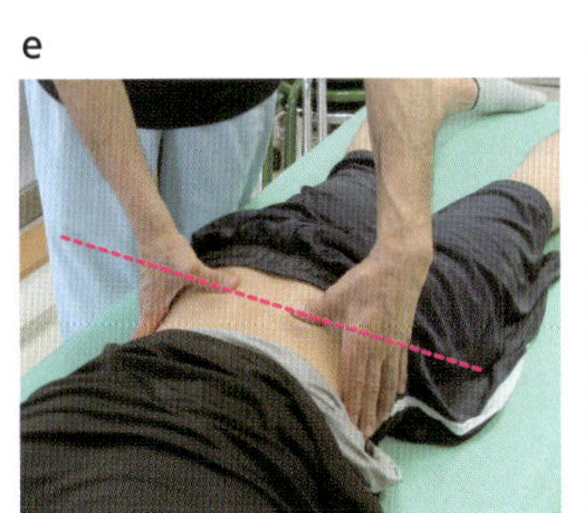

f

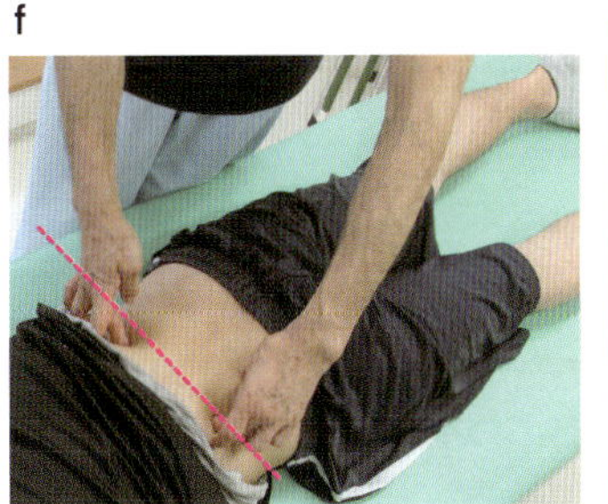

g

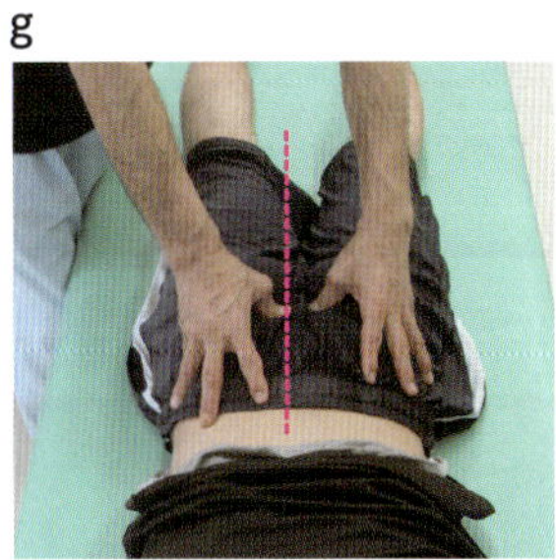

d：右側の坐骨結節が下前方に偏位
e：右側の後上腸骨棘が下後方に偏位
f：右側の腸骨稜が上方に偏位
g：仙骨尖が右側に偏位

John E・upledger（目黒勝一訳）：頭蓋仙骨治療．p.39-45，スカイ・イースト，1988．より引用

機能不全改善アプローチ

ここではgroin pain症例に実際に効果があった下部肋骨 - 体幹 - 骨盤 - 股関節の協調したアプローチを紹介します。

①非荷重での他動運動の疼痛，機能改善アプローチ

②非荷重での自動運動の疼痛，機能改善アプローチ

③荷重位での生活動作，スポーツ動作の疼痛，機能改善プローチ

を段階的にSFMAのフロチャートを参考にJMD，TED，SMCDなどの機能を改善します。

また，groin painの症例は股関節周囲筋が拘縮していて，蒲田[8]が提唱する筋膜リリース，組織間リリースなどで大腿部から股関節にかけての組織の滑走性の改善が不可欠です。ただし，滑走性獲得後のactive treatmentが重要で，単に物理療法，マッサージ，ストレッチなどのpassive treatmentのみではその場の症状は改善しますが，継続的な効果は少なく復帰に難航します。Hölmich[32]も慢性の内転筋関連のgroin painにおいて同様のことを述べています。

図14 皮膚運動学の臨床応用

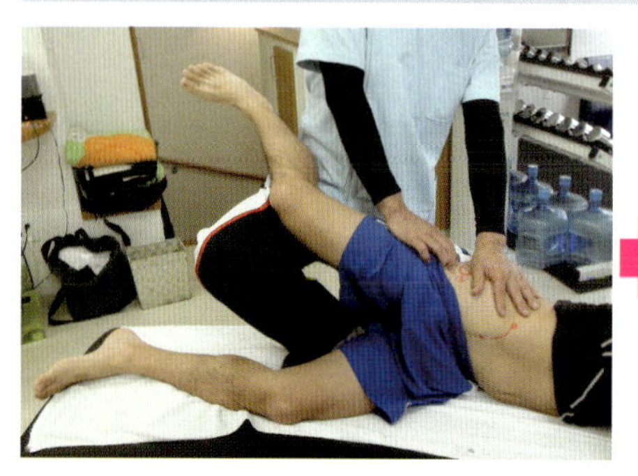

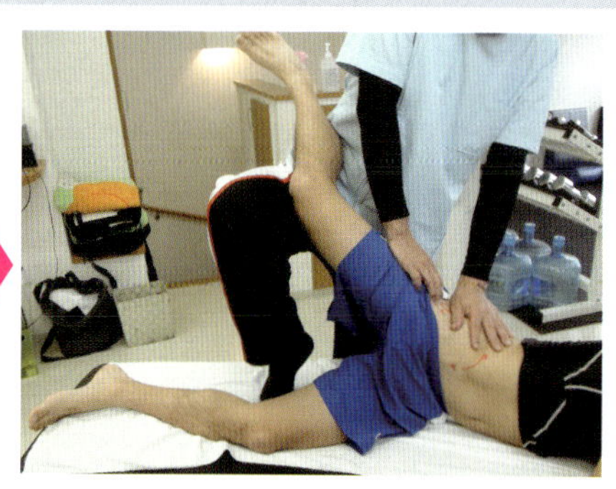

外転時には股関節外側は皮膚を大転子から引き離すようにすると滑走がよくなる

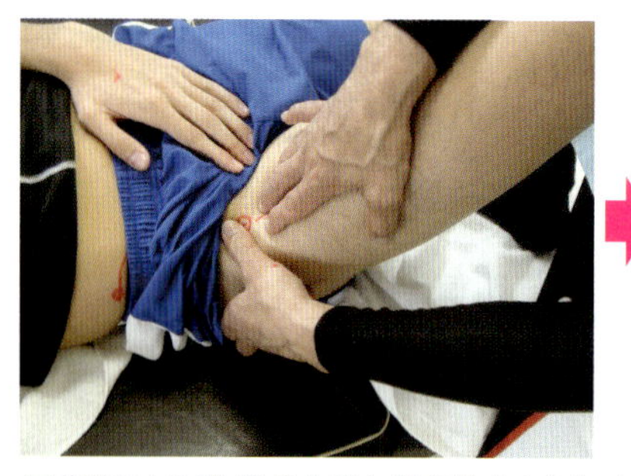

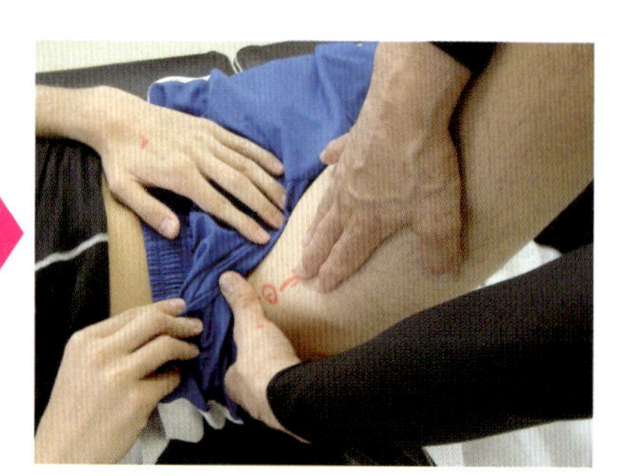

屈曲時には屈曲側の皮膚を引き離すようにすると滑走がよくなる

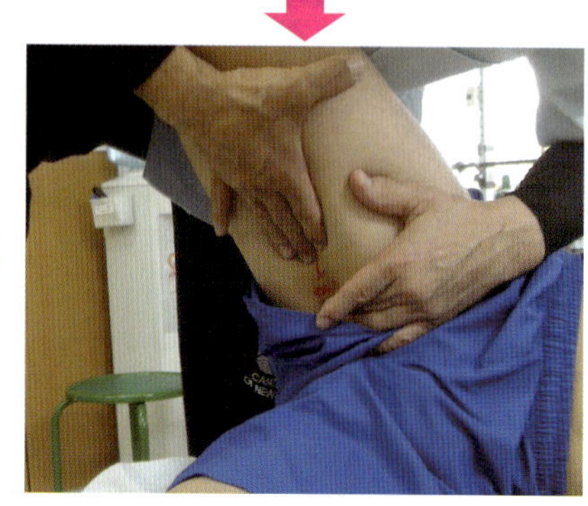

外転時に伸展される側は皮膚を近づけるようにすると滑走がよくなる

文献35）より引用

また，Weir，Jarosz，Wollinらは，「骨盤（仙腸関節）と股関節，胸腰椎のアライメント改善および可動性改善，腹横筋単独収縮 - コアスタビリティトレーニング，上半身 - 体幹 - 下半身の協調運動というmulti-model treatmentを総合的に行ったほうが復帰率が高い」と報告しています[33) 34)]。

1 大腿骨頭前方移動改善アプローチ

groin painの症例は大転子周囲筋が硬くなっていることが多く，とくに大腿の筋膜が硬くなり構成する筋群（とくに大殿筋，中殿筋，大腿筋膜張筋など）が滑走不全を起こしていることが多いです。この場合，皮下組織も滑走不全になっており，福井[35)]が提唱する皮膚および皮下脂肪の滑走からアプローチするとよいでしょう（**図14**）。

また，筋間の滑走不全は蒲田[8)]が提唱する組織間リリースのアプローチをするとよいでしょう（**図15**）。

図15 股間節周辺筋組織間筋膜リリース

a

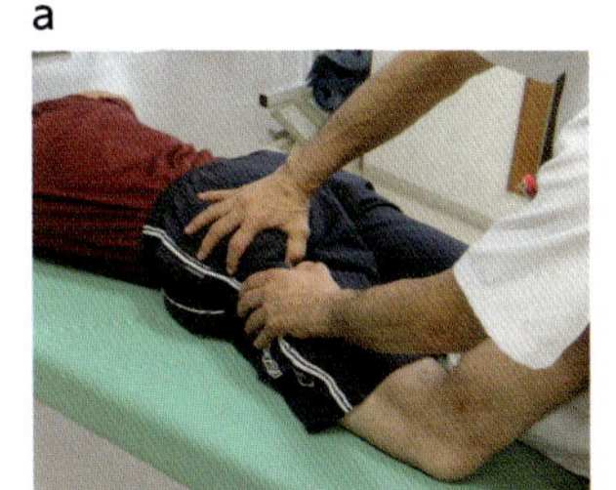

a：大腿筋膜後面リリース

b

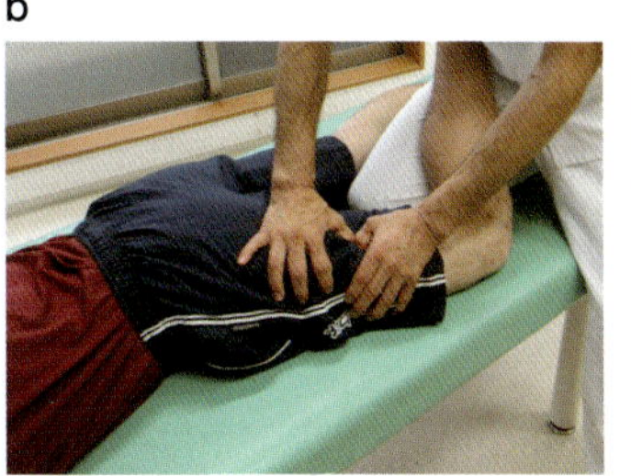

b：大腿二頭筋・外側広筋後面リリース

c

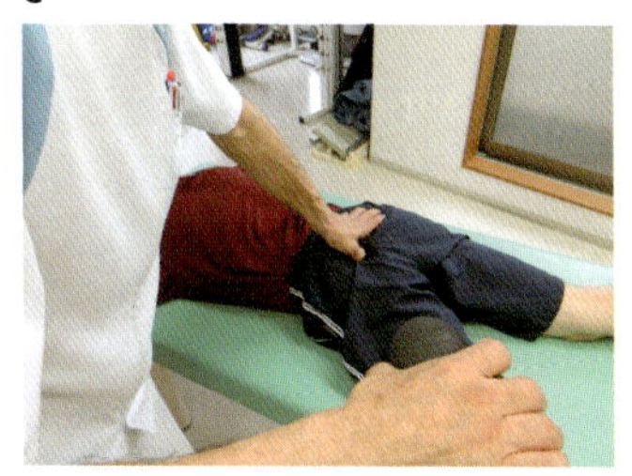

c：殿筋膜リリース

d

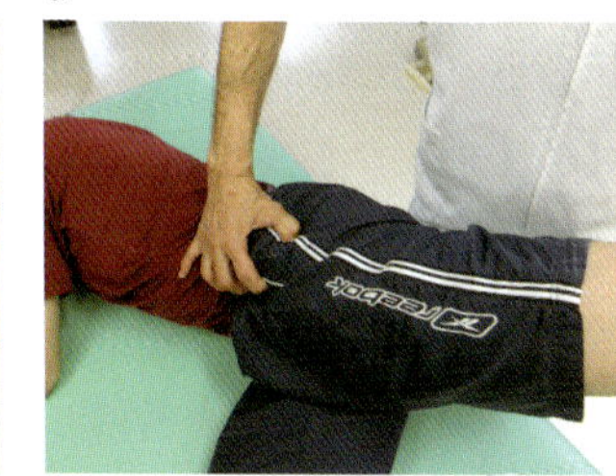

d：大腿筋膜張筋後面筋膜リリース

e

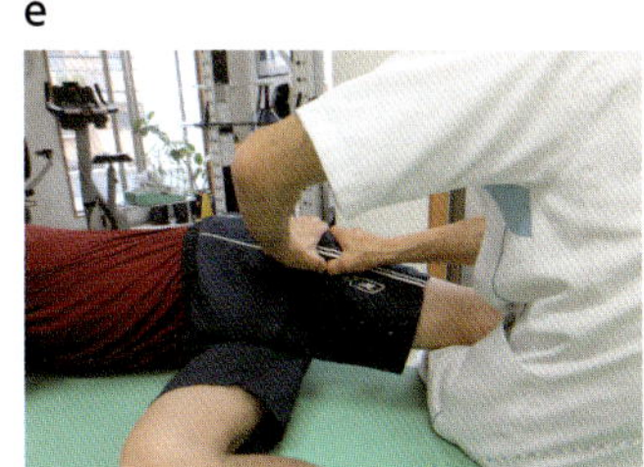

f

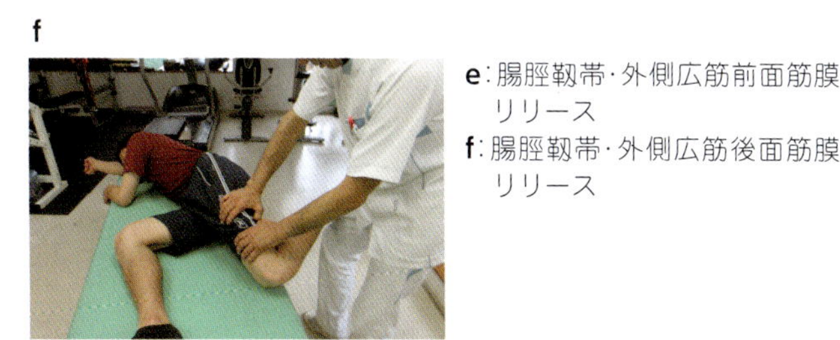

e：腸脛靱帯・外側広筋前面筋膜リリース
f：腸脛靱帯・外側広筋後面筋膜リリース

g

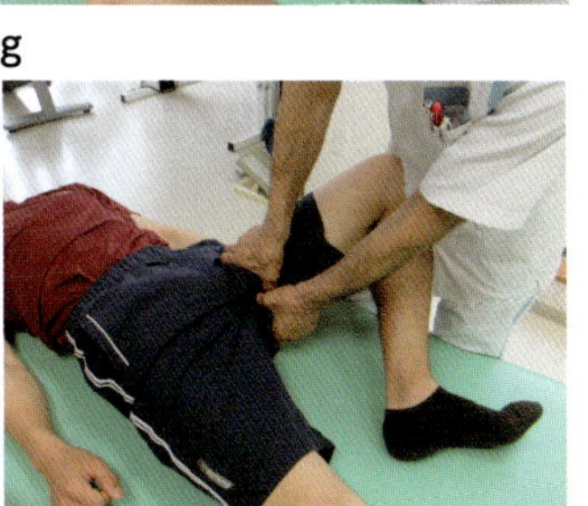

g：長内転筋筋膜リリース

h

h：大内転筋筋膜リリース

i

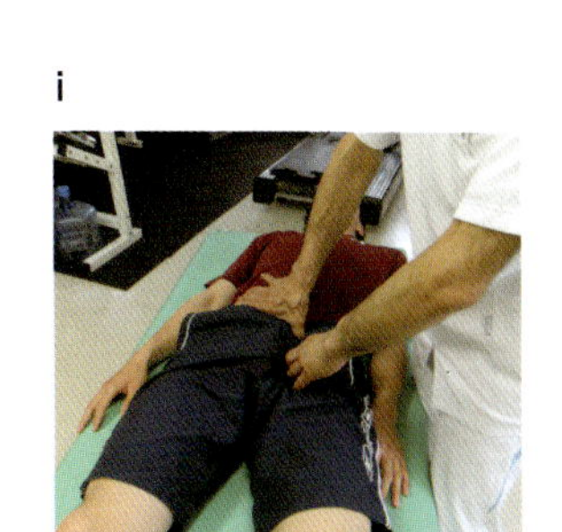

i：腸骨筋筋膜リリース

j

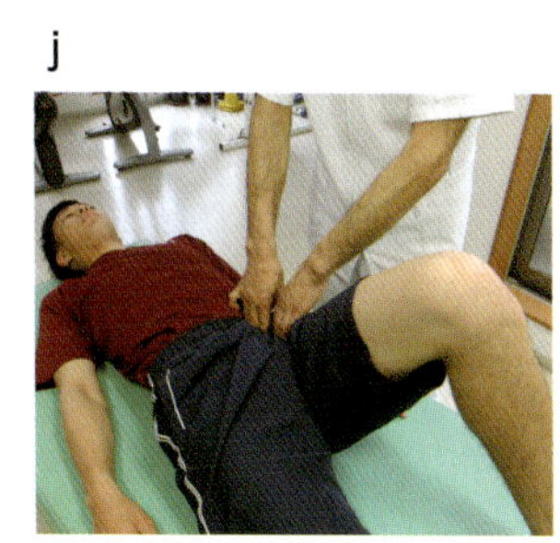

j：大内転筋筋膜リリース

2 骨盤可動性低下への改善アプローチ

groin pain症例における骨盤の可動性低下は，後傾不足で股関節屈曲時痛，前傾不足で股関節伸展時痛が起こります。評価の項でも述べたように，多くの症例で股関節屈曲時に疼痛が起こることが少なくありません。疼痛発生のメカニズムは，骨盤の後傾可動性が低下したため股関節のみでの屈曲動作になり，股関節にストレスが集中して痛みがでたと考えています。

ここでは骨盤後傾のための機能改善アプローチ法を説明します。骨盤の後傾不足は評価の項でも述べたように，機能的な骨盤の可動性においては下部肋骨の動きが重要です。また，下部肋骨‐腰椎‐骨盤に付着する筋群，とくに多裂筋の機能低下は骨盤‐腰椎後傾に大きく影響するので多裂筋の機能改善アプローチ（**図16**）と，外腹斜筋，腰方形筋の機能改善アプローチおよび胸郭の可動性改善アプローチ（**図17，図18**）を紹介します。

股関節の伸展制限は股関節屈筋群の硬縮および伸筋群の出力低下，骨盤前傾方向への機能低下があるため，股関節伸展制限因子である大腿筋膜張筋，腸腰筋，腹直筋，内転筋，大腿直筋などの滑走性を改善させる必要があります。とくに大腿筋膜張筋は大腿直筋，外側広筋と筋膜連結して伸展制限を起こしていることが多いので，オーバーテスト（**図6**）などで確認し，筋膜リリースなどで滑走性をよくしておくことが必要です。

また，股関節伸展の主導筋である大殿筋の出力低下がみられ，ハムスリングスや広背筋に過剰ストレスがかかっていることが多いので大殿筋の収縮機能を正常にしておくことが必要です。

さらに，groin pain症例において最近の知見では腸腰筋の損傷や腹直筋‐内転筋連結部の損傷が多くみられるので，これらの筋群にストレスがかからないように胸郭‐骨盤の機能を正常にしておくことはgroin painを防ぐ意味でも有用であると思われます。

図16　骨盤可動性改善と多裂筋の機能改善

a

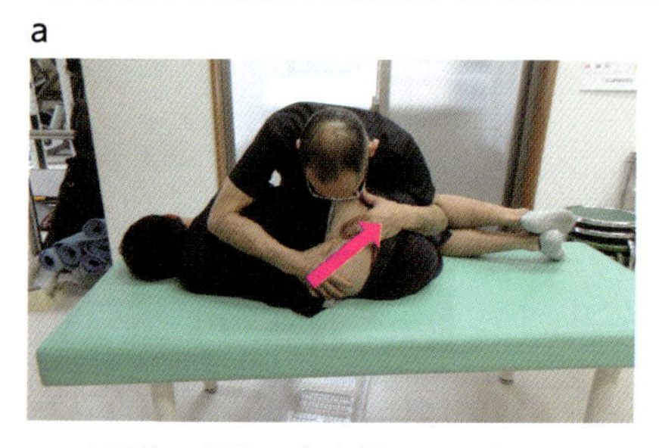

b

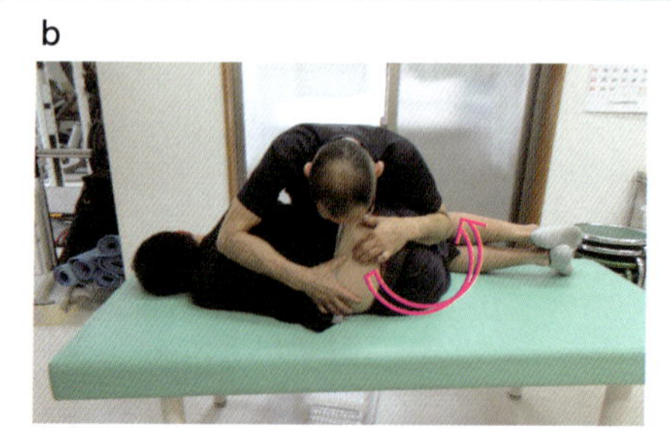

c

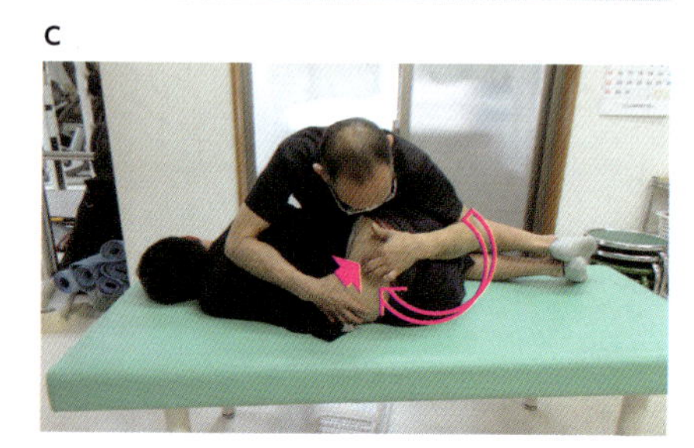

a：多裂筋の起始～停止部である棘突起を把持し，一方の手指で下の椎体の横突起を多裂筋ごと把持し伸展させる
b：腰椎・骨盤を左回旋しながら多裂筋を伸張させる
c：その状態から腰椎骨盤を右回旋してもらうよう指示し，それに抵抗をかけて多裂筋の等尺性収縮を行う
※この方法により多裂筋深部の筋を活性化する。これを，多裂筋すべての走行に行うことで腰仙移行部，仙腸関節の調整も行える

図17　胸郭TED・JMD改善アプローチ

a

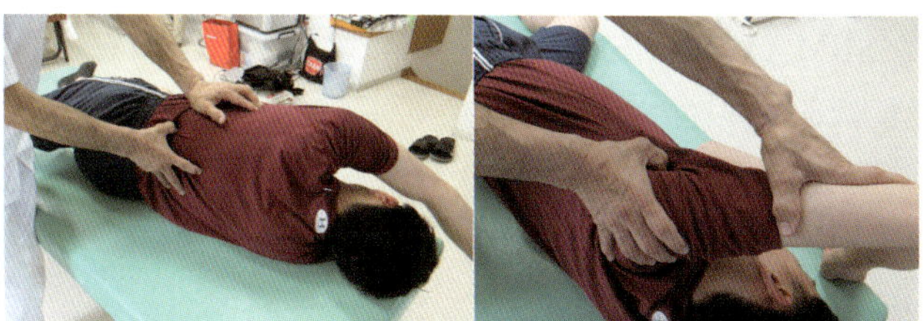
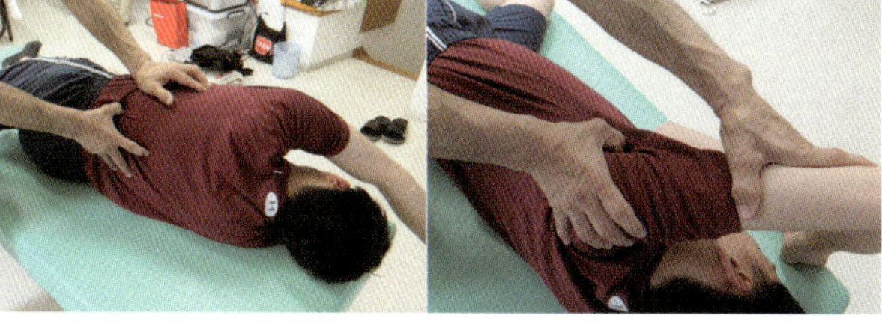

c

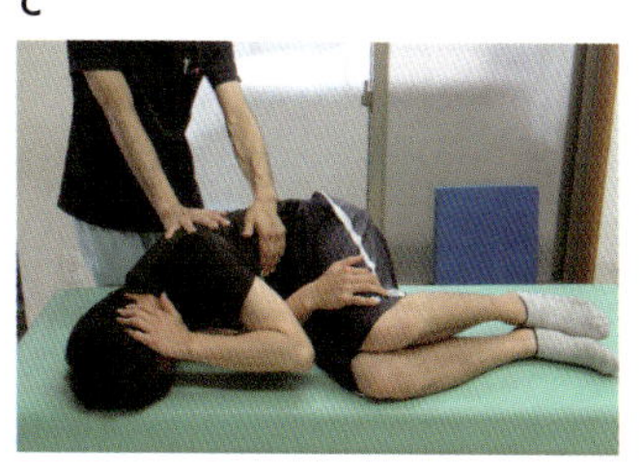

d

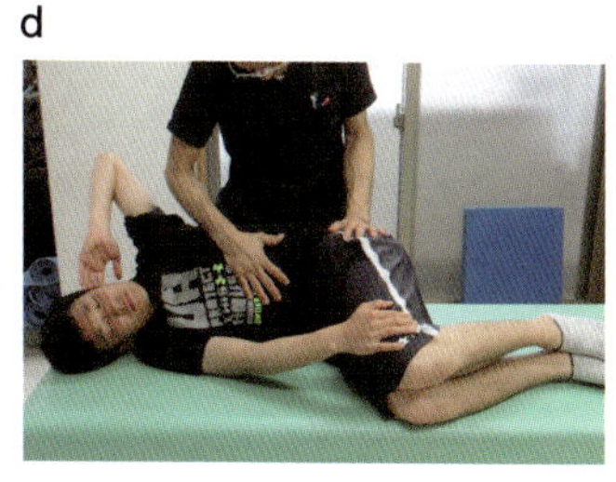

b

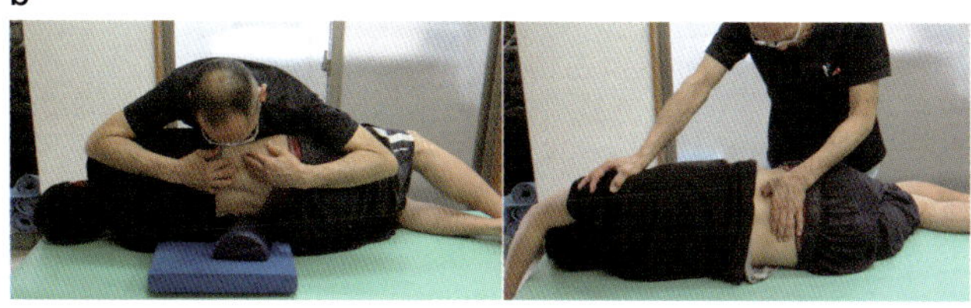

TED改善アプローチ
腰方形筋・外腹斜筋のマニュピレーション

a：外腹斜筋を広背筋・前鋸筋・腰背筋膜から引き離すように組織間リリースをする

b：側臥位にて下側に枕などを入れて上側腹部を伸張させることで腰方形筋を伸張させ，骨盤と下部肋骨を近づけるように指示して抵抗を加え等尺性収縮を行う

JMD改善アプローチ
肋椎関節・胸肋関節の可動性改善

c：腹部の手指は第7肋骨から下の肋骨に置き，背側の手指は上部肋骨と肩甲骨に置き，上部胸郭右回旋してもらい，そのとき背側の手で肋骨と肩甲骨を運動方向に補助する

d：骨盤・下部肋骨が回旋しないように後方から手で押さえ，上部胸郭を伸展左回旋してもらう。そのとき手から前腕を使い運動方向に補助する

図18　胸郭可動域改善

a

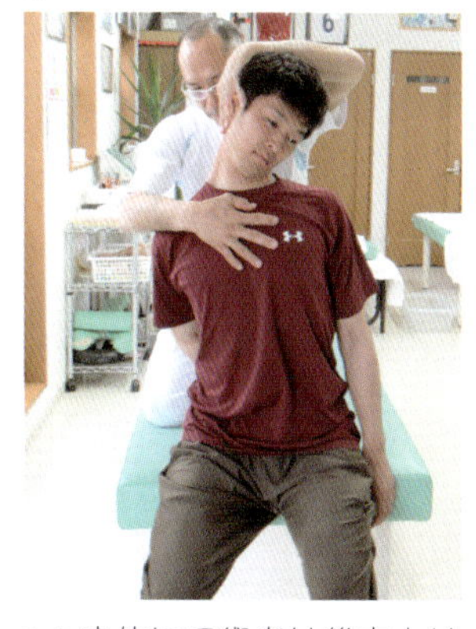

a：座位にて術者は後方より膝を背中にあてて背部を伸ばし，伸ばす側の上部胸郭の前に手をあて後下方に肩を引き肩甲骨を内転・下制させる。同時に，伸ばす側の頸部に手をあて軽く側屈させる

b

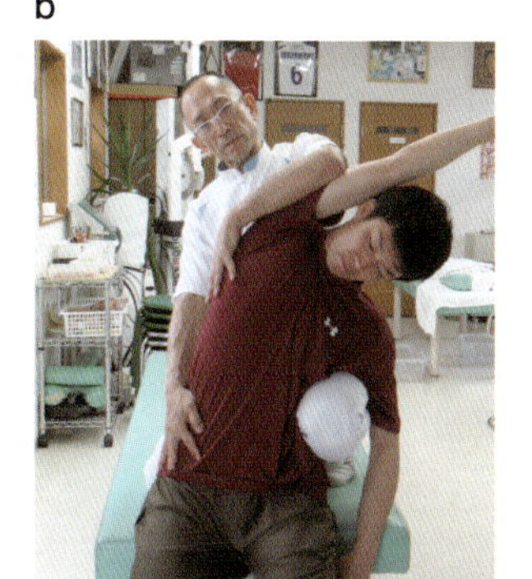

b：座位にて術者は後方より伸ばす側の反対の下部胸郭に大腿部をあて，伸ばす側の下部胸郭の手を挙上させ，術者の手で伸張させる。そのまま真横に大腿部を梃にして下部胸郭を伸展する

c

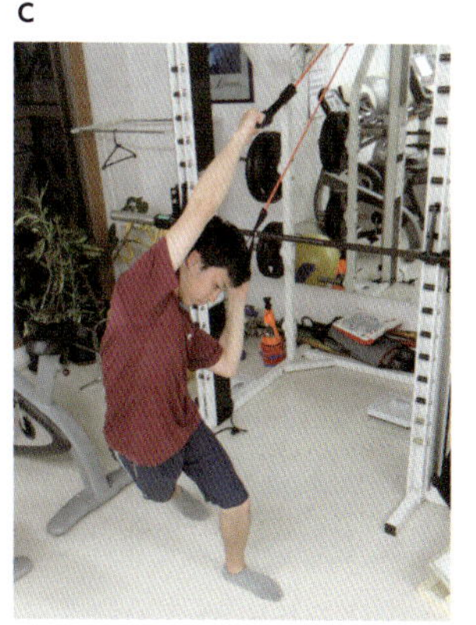

c：右胸郭ストレッチ，チューブを両手で持って右脚を内転させ右肩を挙上させ，右胸郭を伸ばす

d

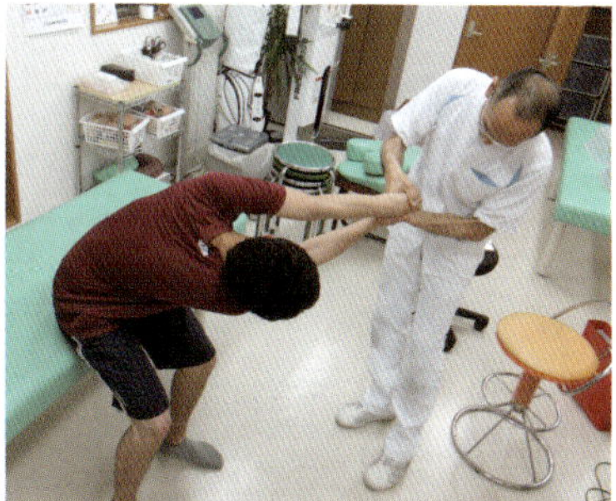

d：右胸郭ストレッチ，術者は両手を持って右肩を挙上内転させ，胸郭を回旋させる

3 骨盤 - 股関節の不安定性（instability）へのアプローチ

groin painの症例に限らず，この機能不全の問題はあらゆる慢性疼痛疾患の症例においていちばん多くみられる機能不全です。前項で述べたSFMAにおけるSMCDの考えは単なる不安定の問題でなく，前後の関節の可動性低下や神経的なモーターコントロールやタイミング，アライメントなども考慮する必要があります。特に骨盤に関してはLee[11]も述べているように，フォームクロジャーとフォースクロジャー，モーターコントロール機構が腰椎 - 骨盤 - 股関節複合体（lumbopelvic-hip［LPH］complex）機構において重要で，骨盤 - 股関節の安定には骨盤の位置と体幹筋群の収縮のタイミングが重要であると述べています。

Hodges[36]らは，「グローバル筋（とくに外腹斜筋）の過緊張の改善，ローカル筋の活性化（とくに腹横筋）を腰椎 - 骨盤の位置および呼吸（お腹を凹ませる）で改善させ，グローバル筋とローカル筋がタイミングよく活動できることが重要である」と述べています。胸郭の可動性と横隔膜の活動，骨盤の中立位，顎の引き込により腹横筋の収縮（ローカルマッスル）を行ってから腹斜筋（グローバルマッスル）の収縮を選択的に行って体幹（コア）の安定化をはかります（**図19**）。

ここでは骨盤のSMCDに影響を与える体幹 - 胸郭の機能に焦点をあてて紹介します。**図20**と**図21**は体幹を安定させて胸郭の可動性をあげるトレーニングですが，胸郭の可動性と体幹機能の改善のアプローチの進め方が重要です。また，人は寝返り動作，起き上がり動作，立ち上がり動作において，リーチ動作をうまく行うことにより体幹の安定と上肢 - 頸椎 - 肩甲帯 - 胸郭 - 骨盤 - 下肢への運動連鎖を引き出すことができます（**図22**，**図23**，**図24**）。

4 運動連鎖を骨盤機能にスムーズに連結・連動させる

以上がgroin pain症例の胸郭・骨盤機能改善を中心にしたアスレティック・リハビリテーションです。多くのgroin painの症例において日常生活動作ができないとスポーツ復帰はできないため，まずは歩行～走行，片脚立位でのリハビリが必要なります。しかし，groin pain発症から離脱までに時間を要した症例は複雑な機能不全に陥っていて，VASの評価でなかなか疼痛を0～10/100にすることはできません。

筆者は仁賀が提唱するように，可動性，安定性，協調性（筆者の機能評価であるSMCD，JMD，TED）の機能が改善していれば，多少痛くても（VAS 20～30/100）復帰に向けて徐々に練習に参加させます。そのとき，アスレティック・リハビリテーションで重要となるのは，練習に参加して多少痛みがでても可動性，安定性，協調性機能が改善していれば，患部の痛みにとらわれすぎないことです。患部に過剰な負担がからないようなアプローチを積極的に行います。痛みの程度が軽く，練習に影響がなければ，練習量を減らさずにむしろ質・量を徐々に上げていくことが大切です。

groin pain症例を改善させるには骨盤の機能が重要であることは，先行研究からも明らかです。しかし，骨盤はスポーツでも日常生活動作でも単独で動くことはなく，必ず連動して動きます。したがって，筆者の骨盤へのアプローチは骨盤単独へ

図19　頸椎 - 肩甲帯・胸郭 - 体幹 - 骨盤の協調性改善

a

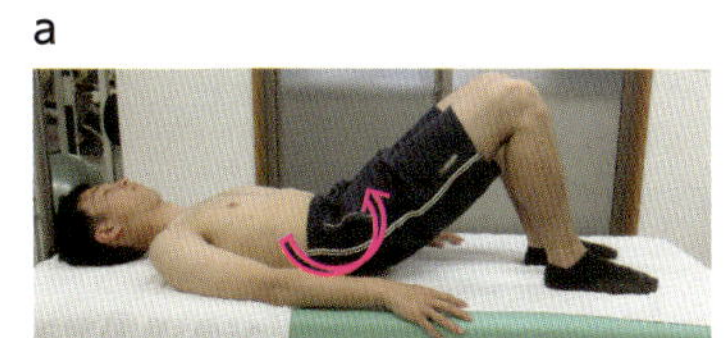

b

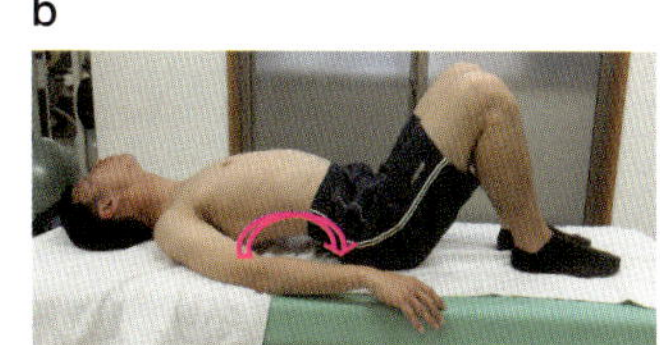

c

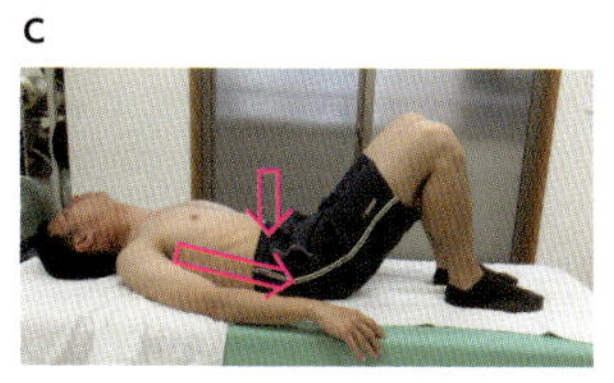

d

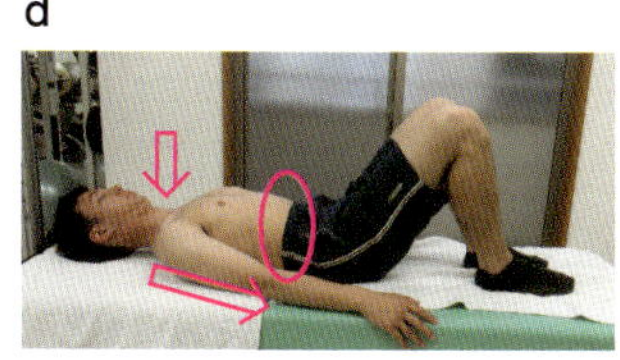

チンイン・ドローイン・ニュートラルスパインティルト（胸郭・体幹機能，骨盤傾斜改善トレーニング）

a：膝を曲げて仰向けに寝て，骨盤を後傾する
b：床を手で押して，吸気しながらできるだけ胸を反って胸郭と骨盤を前傾させ，胸を開く
c：その姿勢から息を吐き，肋骨を下げながらドローインする（お腹を凹ます）
d：次にお腹に力入れて，肩を下げて肩甲骨を内転させ胸を張ってチンインする（顎を引くことにより体幹を軸とした頸椎から骨盤の代償動作をリセットすることができ，股関節の機能が改善することも多くある）

e

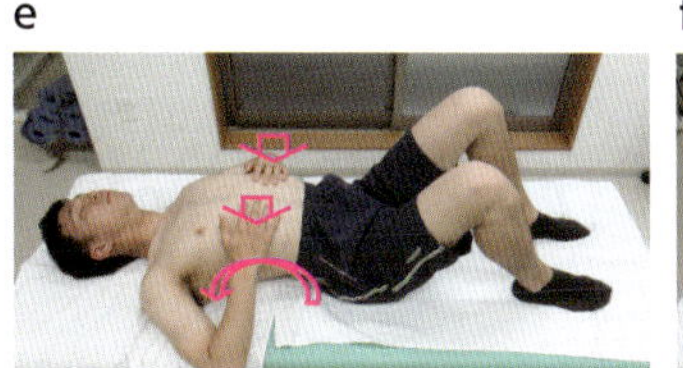

f

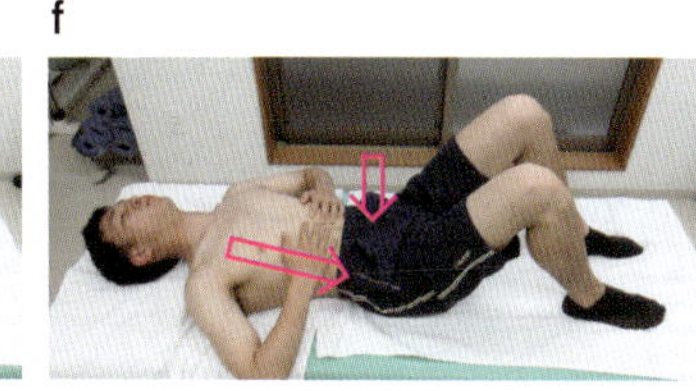

g

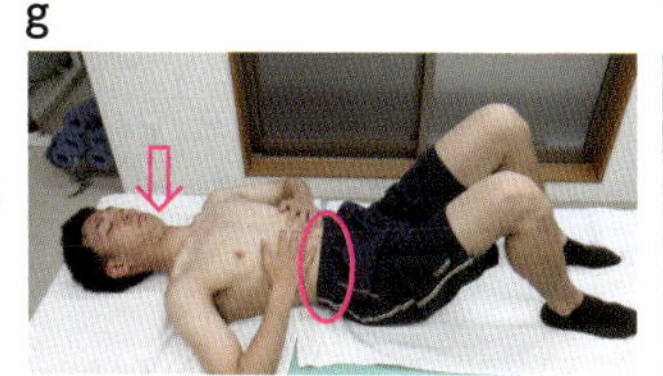

h

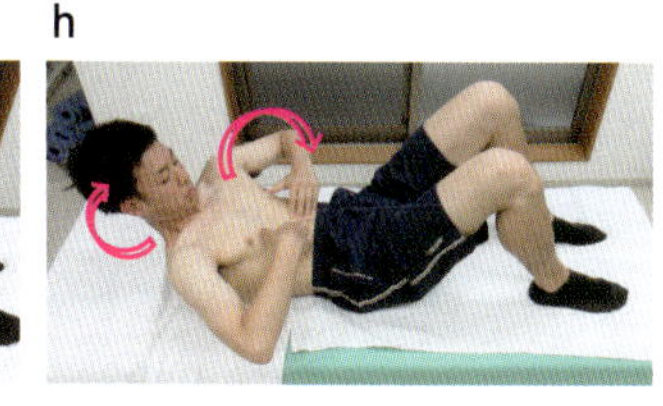

骨盤固定での呼吸 - ドローイン - 下部肋骨下制 - チンイン - 上部肋胸郭からの腹筋

e：下部肋骨に手を置き，大きく胸を張って肋骨が動くように息を吸う。そのとき下部肋骨が横に広がるように押さえる
f：息を吐きながら，肋骨下制・ドローイン（腹横筋をメインに収縮させたいのでお腹に力を入れないように凹ます）
g：チンイン・ブレージング（顎を引いて，お腹に力を入れる感じ）
h：ヘッドコントロール（肘を上げて上部胸郭での腹筋）

図20　骨盤・体幹安定での胸郭のSMCD改善トレーニング

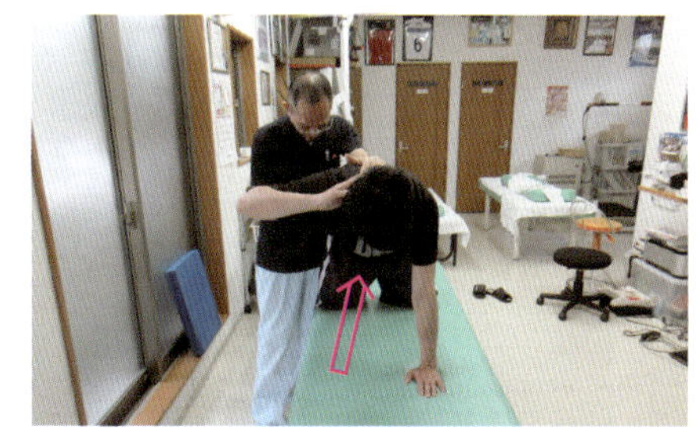

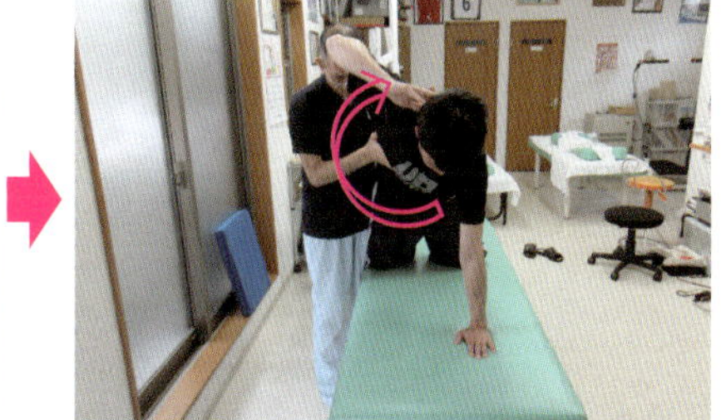

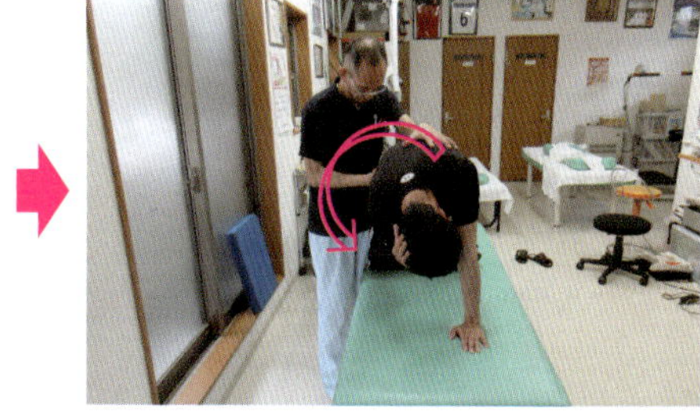

体幹（コア）を安定させて肋骨の動きを改善するため，外腹斜筋の出力を押さえるためhand-kneeで回旋させる。骨盤を安定させるためにできるだけ下部肋骨を動かさないで上部肋骨と肩甲骨の動きで回旋させる
※股関節障害患者の胸郭機能を改善するため，必ず呼吸にてドローインをしながら（外腹斜筋を優位にさせないため）下部肋骨を下げてからブレージングをしてから回旋させる。このトレーニングで下位胸郭の拡大に必要な前鋸筋下部と下後鋸筋の機能改善になる

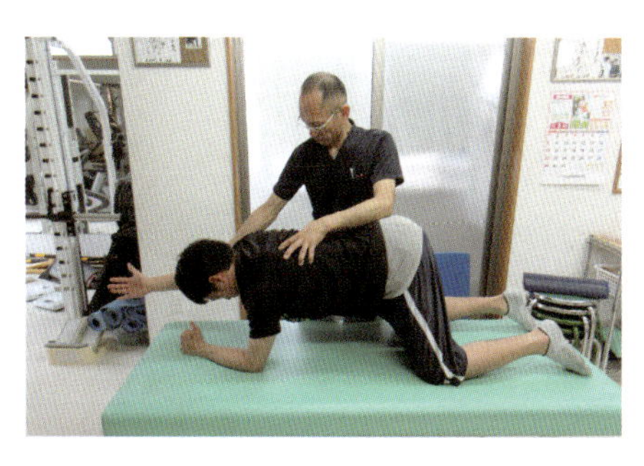

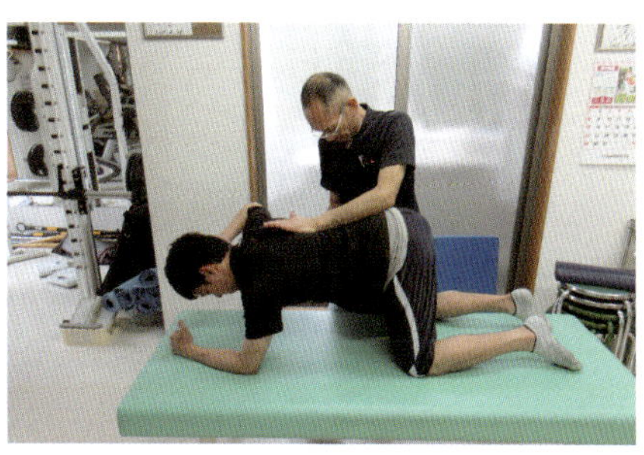

elbow-kneeで上肢挙上で腹横筋の活性とトランクローテで胸郭の機能改善

第3章　身体機能への対応

のアプローチではなく，胸郭 - 体幹 - 腰椎・骨盤 - 股関節のユニットとして考えています。それぞれの独立した機能と協調・連動した機能を改善することにより，骨盤のマルアライメント（骨盤荷重ライン）を改善させることができます。下肢からの運動連鎖と上肢 - 体幹からの運動連鎖を骨盤機能によりスムーズに連結・連動させることで，groin painが改善すると考えています。

まとめと将来への展望

GPS症例は，現在ではMRIによって器質的異常を診断できることが多くなりました。そして，器質的疾患の発生要因には機能不全が大きく関与していると考えられるので，groin painの診断，治療，予防においては，胸郭 - 体幹 - 腰椎・骨盤 - 股関節の機能不全を改善するプログラムを行うことが大切です。

保存療法で治せるのか，手術療法が必要なのかを，医師と施術者が共通認識をもって診断，機能評価，機能不全改善アプローチを協力してできるように連携していく必要があります。本稿が選手の精神的な環境づくりも含め，今後のgroin painの診断，治療，予防の一助になれば幸いです。

図21　骨盤・体幹安定での胸郭のSMCD改善トレーニング

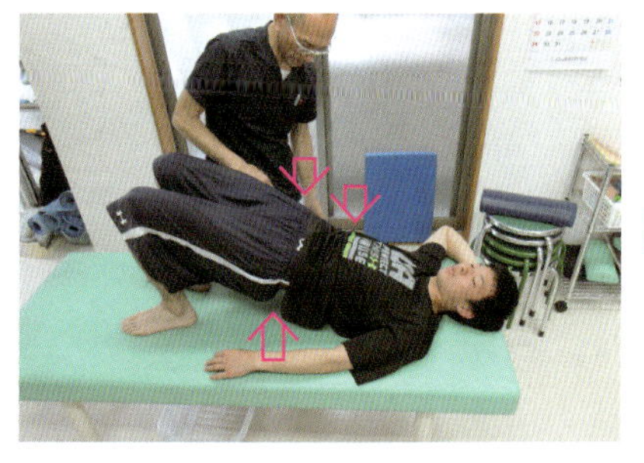
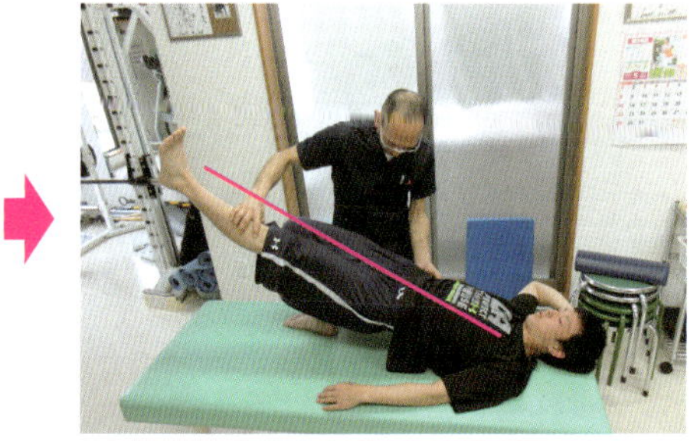
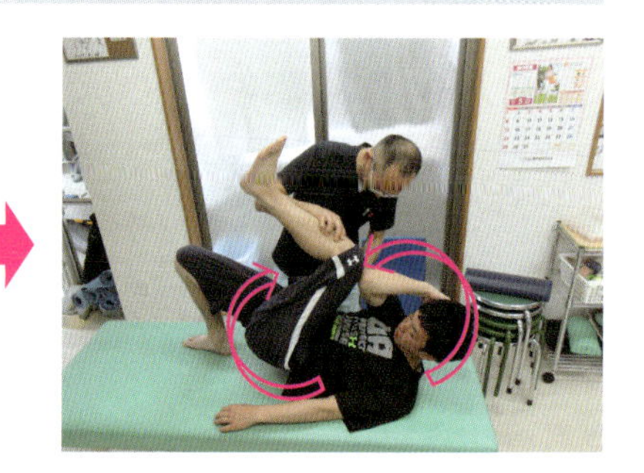

ヒップリフトからの胸郭回旋トレーニング。骨盤を安定させ，ドローインから下部肋骨下制してからブレージングしてクロス腹筋

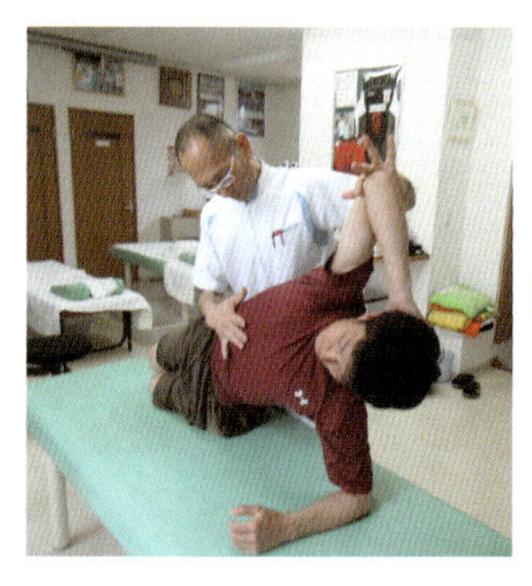
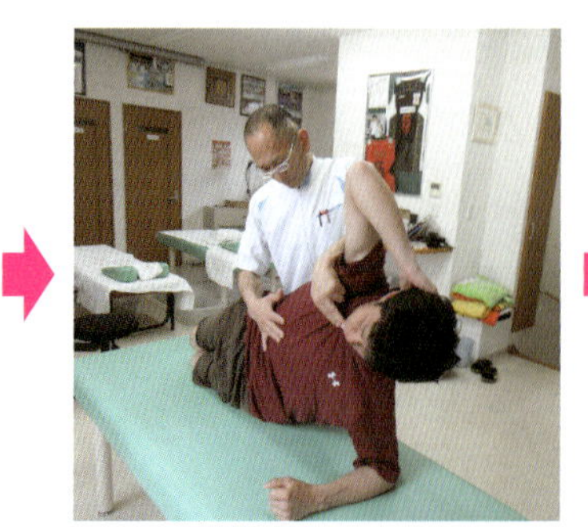
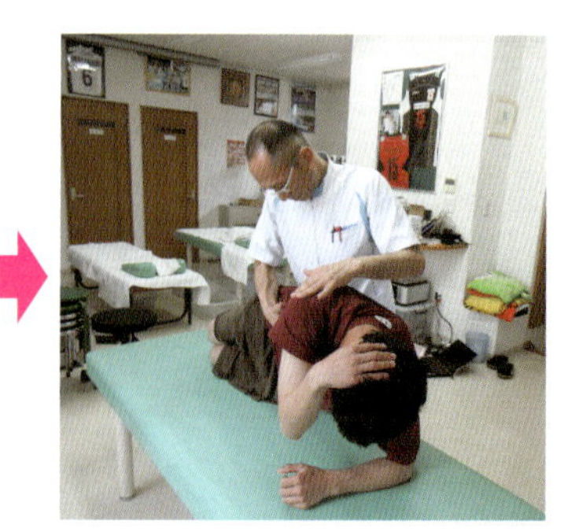

サイドブリッチからの胸郭回旋トレーニング。骨盤を安定させ，ドローインから下部肋骨下制してからブレージングして上部胸郭回旋

これらのトレーニングで骨盤の安定と上部と下部肋骨の分離運動もでき，下部胸郭の拡張が得られる

図22　リーチ動作によるコア（腹横筋・横隔膜）の上・下肋骨の分離と上部腹筋

a
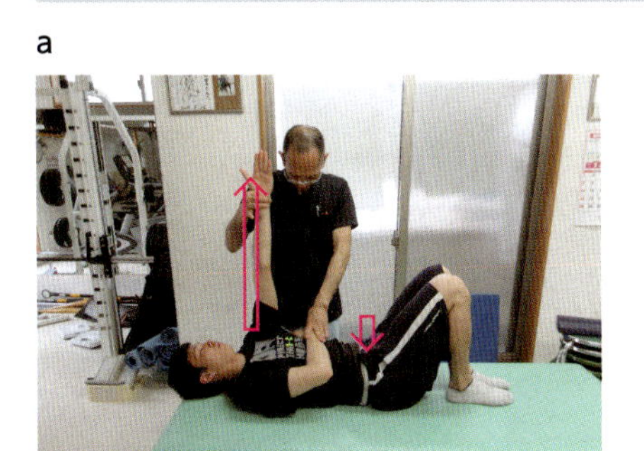
b
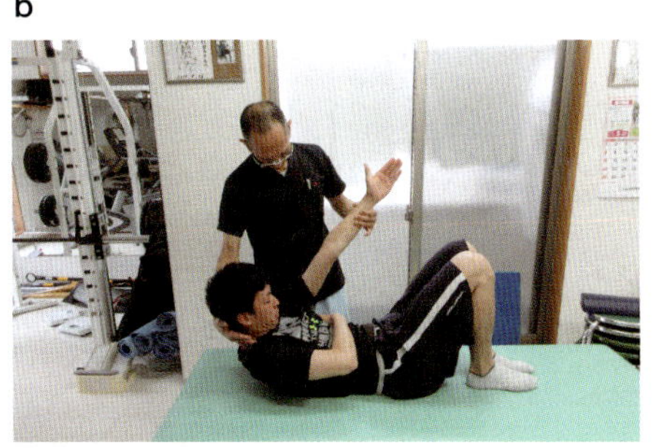
c
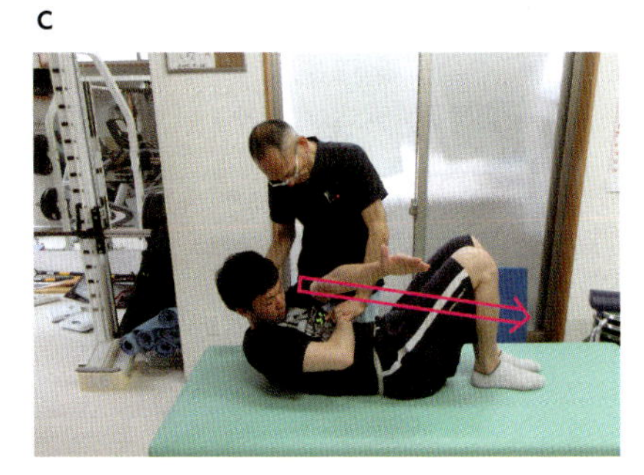

a：仰臥位で下部肋骨（第7肋骨より下）を押さえ，ドローインをして肩甲骨の外転
b：頸部をしっかり屈曲し，上部胸郭での起き上がり
c：下部肋骨，骨盤が浮かないように上部胸郭のみでの斜めシットアップ

d
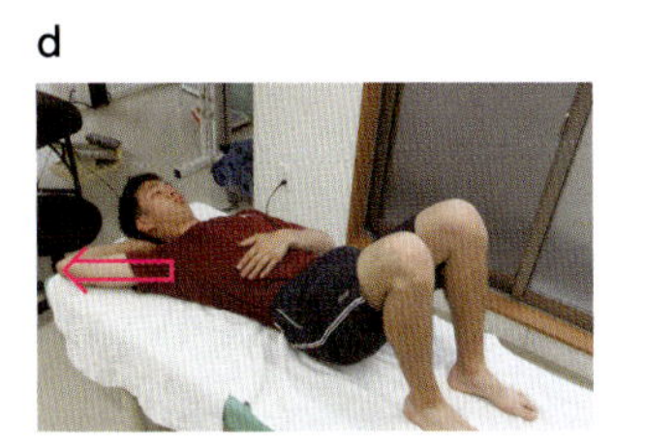
e
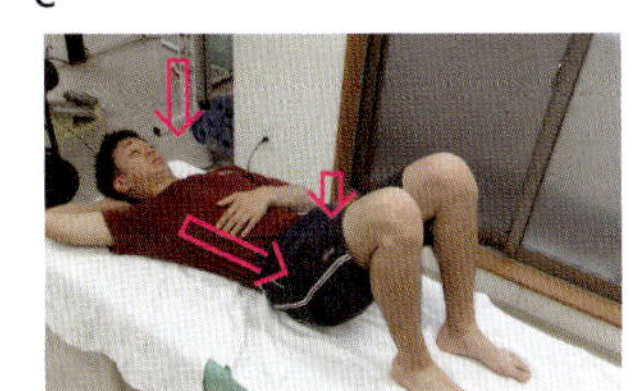
f
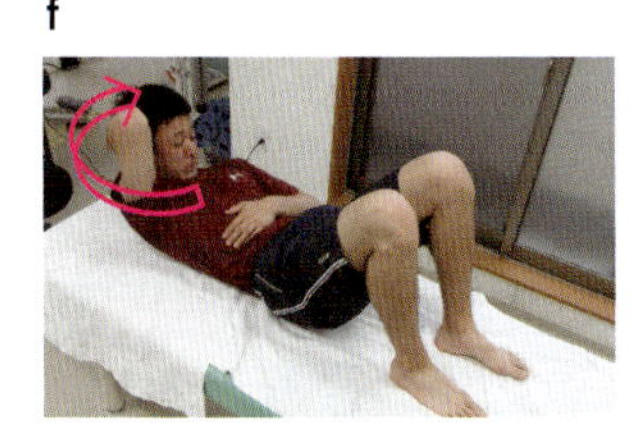
g
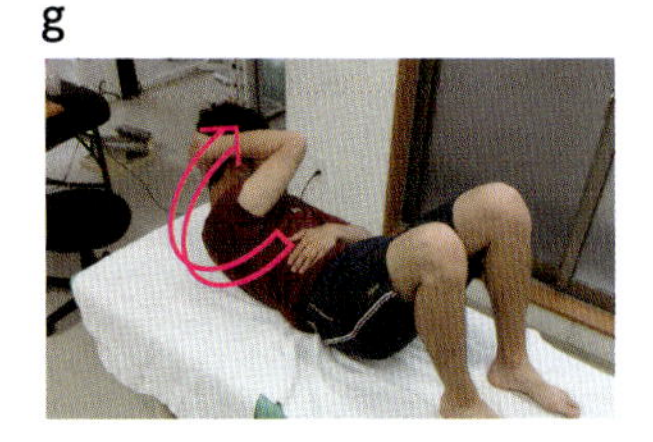

d：仰臥位で一方手を頭部にあてて外転し，もう一方の手を下部肋骨（第７肋骨から下）を押さえ，大きく息をして頭部側の肩をベッドに押すように胸郭を伸展する
e．その状態を維持し，チンインし下部肋骨を下げながらお腹を凹ませる（ドローイン）をする
f：次に頸部をしっかり屈曲し，肘を前に突き出すように肩甲骨を外転させ上部胸郭で起き上がる
g：下部肋骨，骨盤が浮かないように，肘を伸ばすように上部胸郭のみでの斜めシットアップする

図23　ダンベルを使ったリーチ動作による体幹安定トレーニングと起き上がり

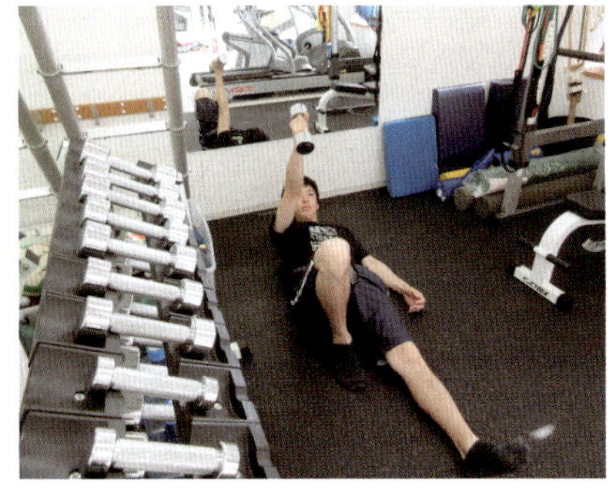
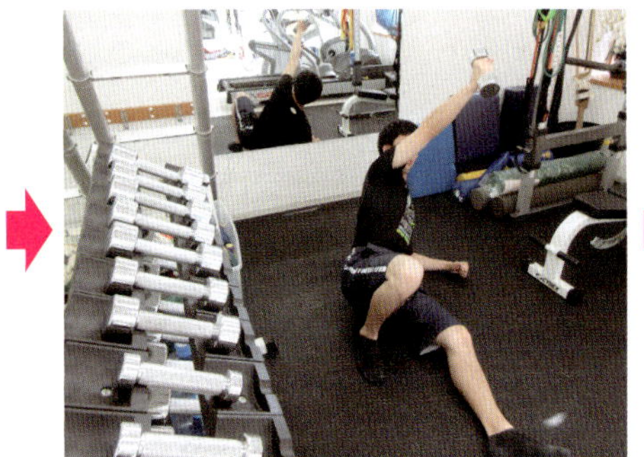
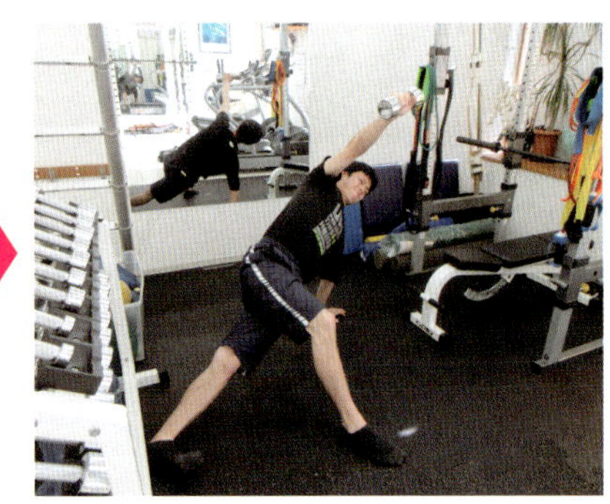

肩甲骨がスキャプラ上で外転することが重要。手を伸ばしたときに体幹が安定していることが重要

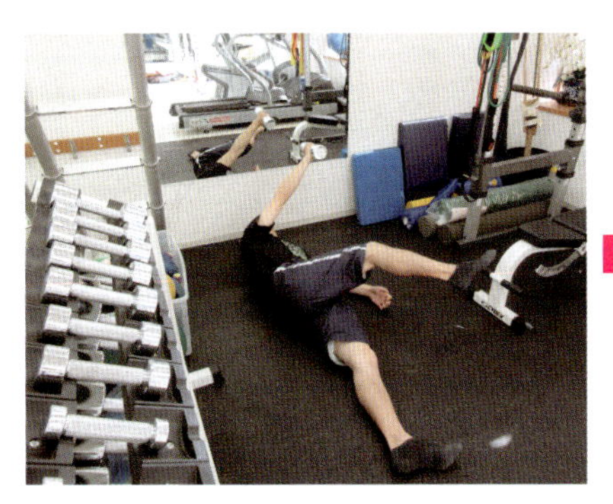
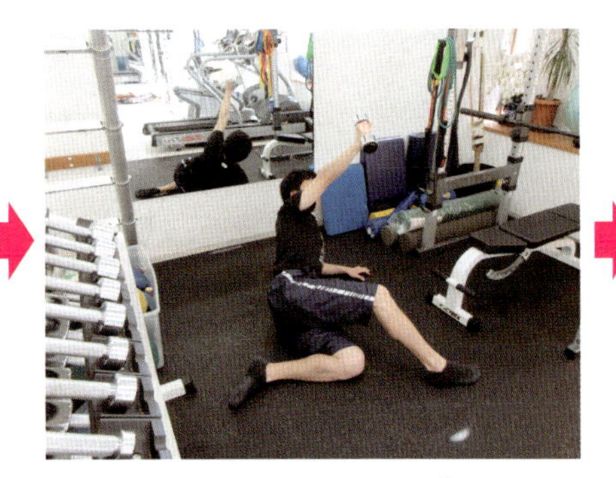
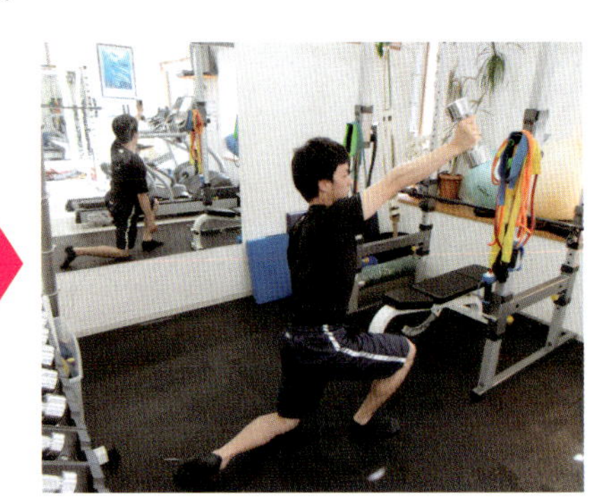

腕と脚が同時に回旋し，体幹が安定していることが重要。立ち上がる際にスキャプラ上にあることが重要。また，手を伸ばしたときに体幹が安定していることが重要

図24　リーチ動作立ち上がり

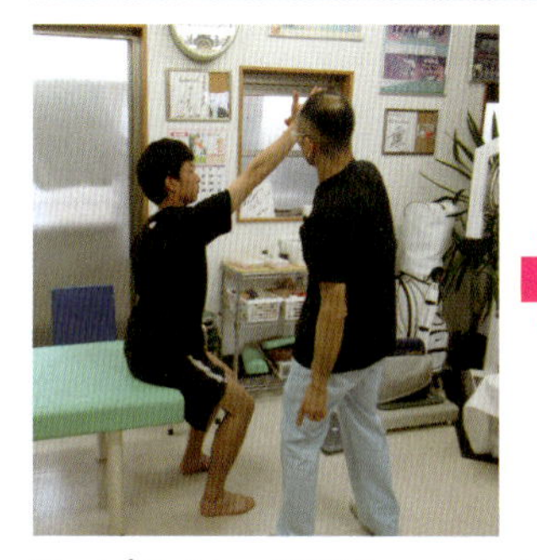

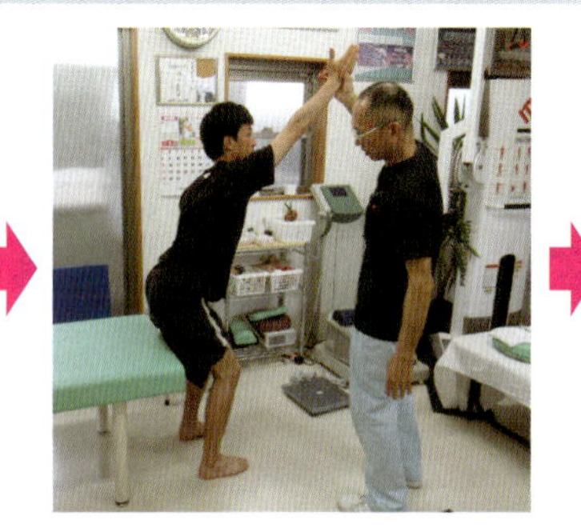

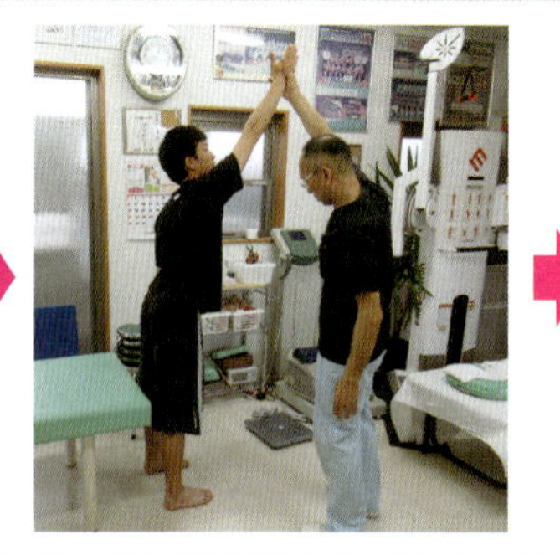

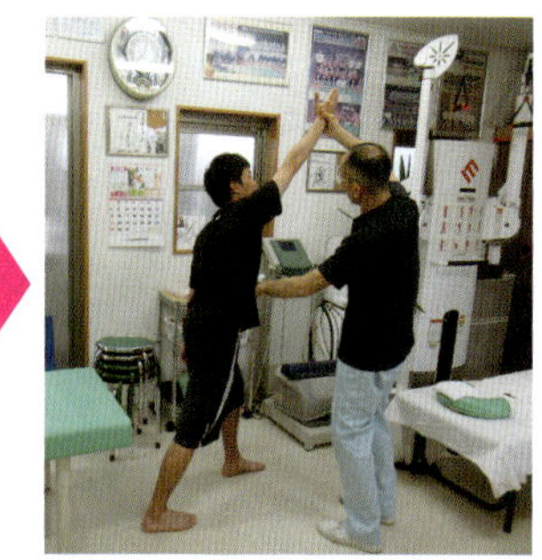

アップライト，骨盤ニュートラルの姿勢で手を伸ばして立ち上がることで体幹から骨盤の安定がはかれる。その状態から一歩前に出ることで歩行時の体幹･骨盤の安定がはかれる

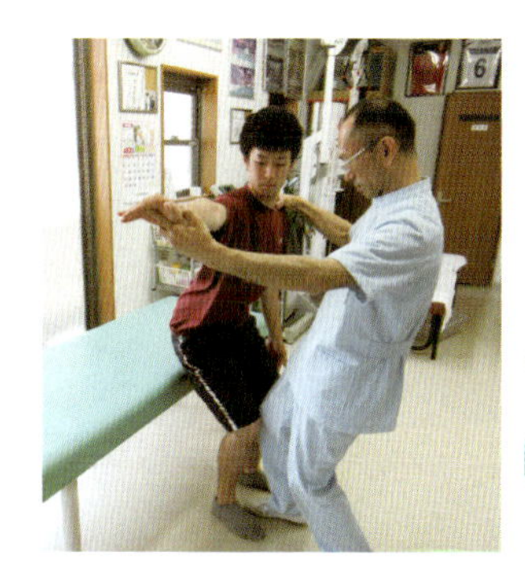

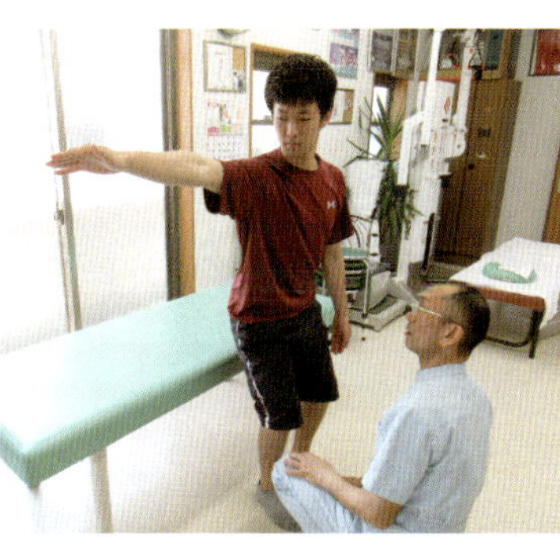

上肢を外転させ立ち上がることにより股関節外転筋に出力が入り骨盤が安定する

第3章 身体機能への対応

文献

1）仁賀定雄，他：MB Orthopaedics, 23(5): 95-107, 2010.
2）仁賀定雄，他：スポーツ選手の鼠径部痛．整形外科臨床パサージュ7，p.164-177，中山書店，2011.
3）仁賀定雄：鼠径部痛症候群．新版スポーツ整形外科学，p.237-243，南江堂，2011.
4）仁賀定雄：スポーツによる鼠径部痛症候群の診断・治療方針．運動器診療 最新ガイドライン，p.623-625，総合医学社，2012.
5）村上栄一：仙腸関節の痛み――診断のつかない腰痛，南江堂，2013.
6）内田宗志：sports medicine, 118: 4-9, 2010.
7）橋本雄介：sports medicine, 138: 5, 2012.
8）福林徹，蒲田和芳監：骨盤・股関節・鼠径部のスポーツ疾患治療の科学的基礎．ナップ，p.163～167，153，2013.
9）Gray Cook編（中丸宏二ほか監訳）ムーブメント――ファンクショナルムーブメントシステム；動作のスクリーニング，アセスメント，修正ストラテジ．p.118-122，p.318-340，ナップ，2014.
10）中村千秋編：ファンクショナルトレーニング――機能向上と障害予防のためのパフォーマンストレーニング，p.6-7，文光堂，2010.
11）Diane Lee（石井美和子監訳）：骨盤帯 原著第4版――臨床の専門的技能とリサーチの統合，p.28，p.69，医歯薬出版，2013.
12）Knox: The functional anatomy of the thoracolumbar fascia and associated muscles and ligaments. Masters thesis, Unviersity of Otago, Dunedin, New Zealand, 2002.
13）Barker PJ: Applied anatomy and biomechanics of the lumbar fascia:implications for segmental control. phD thesis, University of Melbourne, Australia, 2005.
14）柿崎藤泰編：胸郭運動システムの再建法――呼吸運動再構築理論に基づく評価と治療，p.52，p.70，三輪書店，2016.
15）石井慎一郎：起居動作の臨床バイオメカニクス，p.36-55，南西書店，2012.
16）AI KAPANDJI（塩田悦仁訳）：カパンジー機能解剖学Ⅲ――脊椎・体幹・頭部，p.164-165，医歯薬出版，2010.
17）加藤太郎：理療，43（2）：45～51，2013.
18）脇元幸一，他：理学療法福岡，28：40～44，2014.
19）Sahrman SA: Diagnosis and treatment of movement impairment syndromes, p.121-191, Mosby, St Louis, 2001.
20）吉尾雅春：Sportsmedicine，148：8-9，2013.
21）佐藤孝二：Sportsmedicine，118：10-12，2010.
22）林典雄：バレーボールにおける腰痛症（伸展時）のリハビリテーション．復帰をめざすスポーツ整形外科（宗田大編），p.197-198，メジカルビュー社，2012.
23）Phil page，他（小倉秀子監訳）：ヤンダアプローチ――マッスルインバランスに対する評価と治療，p.30，p.36，p.37，p.57，三輪書店，2013.
24）南角学：Hip Joint（日本股関節学会誌），第41回：399，2014.
25）藤井康成，他：投球障害肩・肘の機能的問題点とは？．肩と肘のスポーツ障害（菅谷啓之編），p.85-88，中外医学社，2012.
26）福林徹，他：骨盤・股関節・鼠径部のスポーツ疾患治療の科学的基礎，p.148～149，ナップ，2013.
27）Urquhart DM, et al: Clin Biomech, 20: 233-241, 2005.
28）Brügga A: Lehbruch dea Funktionellen Storungen des Bewegunssyetems. [Texbook of the functional dis turbance of movement system]. Zollikon/Benglen, Switzerland: Brugger-Verlag, 197, 2000.
29）Vleeming A, et al: Spine, 20(7): 753-758, 1995.
30）Hungerford B, et al: Spine, 28(14): 1593-1600, 2003.
31）Faries MD, et al: Core training; Stabilizing the confusion. Stregth Cond J, 29: 10-25, 2007.
32）Hölmich P, et al: Lancet, 353(9151): 439-443, 1999.
33）Weir A, et al: Phys Ther Sport, 11(3) :99-103, 2010.
34）Jarosz BS: J Chiropr Med, 10(2): 105-110, 2011.
35）福井勉：皮膚テーピング――皮膚運動学の臨床応用，運動と医学の出版社，2014.
36）Paul W，他（渡邉裕之監訳）：スパイナル・コトロール――体幹機能と腰痛の最新科学，p.316-317，ナップ，2015.

肩傷害の機能改善
評価とアプローチ

仲島 佑紀

スポーツ動作中の肩関節は，競技により求められる役割が多岐にわたります。たとえば，野球の投球動作やバレーボールのスパイク，テニスのサーブといったオーバーヘッドモーションにおいては，下肢や体幹部で生み出される運動エネルギーをボールに伝達するための中継地点としての役割が求められます。また，水泳の泳動作においては推進力の力源として，そしてラグビーやアメフトなどの上肢に直接的な外力の加わる競技では，押す・引くなどの動作に加え衝撃吸収を行うための機能が要求されます。

したがって，肩関節の機能改善にあたっては，各スポーツの競技特性や運動学的特徴を理解することが重要です。肩関節へのメカニカルストレスを考察していくうえで，肩関節局所にとどまらず全身的な機能評価が必要であり，肩関節局所の機能改善アプローチを優先的に進めながら，各スポーツに必要な身体機能へのアプローチも必要となります。

スポーツにおける肩関節傷害

スポーツ動作による肩関節傷害は，外傷性と非外傷性に分類されます。

前者はラグビーのようなコリジョンスポーツやスポーツ中の転倒などのアクシデントによって，肩関節周囲や上腕部に強い外力が加わることで引き起こされる脱臼や骨折などが挙げられます。これらは発生機序や画像所見から損傷部位を比較的限局しやすく，保存療法が選択された場合は損傷部位の治癒過程を確認しながらリハビリテーションを進めていきます。

一方，非外傷性の肩関節傷害は，繰り返される過度の運動負荷により筋疲労や炎症が生じ，この状態が一定期間継続することで靱帯や筋などの軟部組織に微細損傷をきたす，いわゆるオーバーユース（overuse）により引き起こされる疾患としてとらえることができ，野球や水泳などで多くみられます。外傷とは異なり，日常生活において支障のない症例も少なくありません。そのような場合，スポーツ動作において，肩関節以外の身体機能の低下による運動連鎖の破綻によって引き起こされている可能性を念頭においてリハビリテーションを進めていきます。

本稿では，代表的なスポーツ肩関節傷害を例にあげながら，機能評価のポイント

肩関節傷害の分類

①**外傷性**：脱臼，骨折など。損傷部位の治癒過程を確認しながらリハビリテーションを進める

②**非外傷性**：オーバーユースにより生じる筋疲労や炎症。肩関節以外の身体機能の低下による運動連鎖の破綻によって引き起こされている可能性を念頭においてリハビリテーションを進める

と実際のアプローチ方法について述べます。

代表的な疾患とスポーツ

1 外傷性肩関節脱臼：ラグビー

脱臼は，コリジョンスポーツや転倒などのアクシデントで起こる外傷の代表的疾患です。なかでもラグビーはその競技特性から他競技より肩関節の外傷頻度が高く，肩鎖関節脱臼や肩関節脱臼が多くみられます。肩関節脱臼のほとんどが前方脱臼であり，肩甲上腕関節の前下方支持組織である関節唇の剥離損傷（Bankart lesion），関節唇損傷に伴う関節窩縁の骨折（Bony Bankart lesion）や上腕骨頭後外側の骨欠損（Hill-Sachs lesion），また上腕骨頭側関節包損傷（HAGL lesion）などがみられます。

受傷機転としてラグビーのタックル動作による発生が多いことが諸家により報告されています[1)2)]。タックル動作において上腕部に強い衝撃が加わることで，水平外転・外旋位のメカニカルストレスが肩関節に加わり脱臼が発生すると考えられますが，タックルによる脱臼メカニズムの詳細は明らかにされていません。また画像所見上，脱臼が明らかでないものの肩関節の不安定感を訴える場合も少なくないため，競技歴の長い選手などではタックル動作の繰り返しによる前方支持組織の機能不全なども発生していることが考えられます。肩関節脱臼は関節前方不安定症が残存する可能性のある外傷であり，競技パフォーマンスに大きく影響することが考えられます。

そのためスポーツ復帰に向けては，組織治癒，局所機能の改善に加え，再脱臼への恐怖心の克服のために競技特性をふまえたアスレティック・リハビリテーションを進めていく必要があります。

外傷性肩関節脱臼復帰に向けてのアプローチ

①組織治癒
②局所機能の改善
③アスレティック・リハビリテーション

2 インピンジメント症候群

オーバーヘッドモーションを用いるスポーツでは，肩関節インピンジメントが多くみられます。主に，烏口肩峰アーチ下で肩峰下滑液包や腱板が挟み込まれる肩峰下インピンジメント[3)]と関節窩と腱板・関節唇との間で生じるインターナルインピンジメント[4)]があげられます。病態としては肩峰下滑液包炎や腱板炎，さらには腱板断裂などの所見がみられることもあります。日常生活には支障のないもののスポーツ中の特定の動作による痛みを訴えることも多くみられます。

インピンジメント症候群はスポーツ動作に関連する体幹・下肢の筋力低下や柔軟性低下などの身体機能低下，技術的な側面から起こるフォームの乱れ，また競技シーズン中においては筋疲労や可動域低下に対するケア不足などが引き金となることが少なくありません。

スポーツ復帰に向けたリハビリテーションでは，肩関節局所の機能改善と併せて，各スポーツ動作における運動連鎖の破綻がどこから生じているかを推し量りながら進めていく必要があります。

インピンジメント症候群復帰に向けてのアプローチ

①肩関節局所の機能改善
②運動連鎖の破たん因子を考慮したリハビリ
③競技特性による発生メカニズムを念頭においたリハビリ

また，同じオーバーヘッドモーションを用いるスポーツでも，野球のようにポジションごとの動作特性，バレーボールのスパイクのような空中での動作，テニスのように打具を用いる動作，そして水中の泳動作など，それぞれの環境を考慮し，競技特性による発生メカニズムを念頭に入れ治療にあたることが重要となるといえます。

①野球

投球動作では，後期コッキング期における過度な肩関節水平外転や外転外旋運動によるインターナルインピンジメント，加速期からフォロースルー期における過度な内旋運動による肩峰下インピンジメントが生じやすいとされています（**図1**）。

インピンジメントを生じる要因には，まず肩関節局所の問題として肩後方筋群のタイトネスがあげられます。その要因として投球動作におけるボールリリース時の肩関節後方部に加わる牽引力を小円筋や棘下筋といった後下方筋群が吸収しており[5]，オーバーユースによりこれらの筋にタイトネスを生じます。後方タイトネスが存在すると肩関節挙上時に骨頭の前上方偏位を誘発してインピンジメントの要因となります[6)7)]（**図2**）。

また，肩関節以外の身体機能低下もインピンジメントの要因としてあげられます。疼痛の生じやすい投球位相である後期コッキング期から加速期においては，投球側胸郭の側面・前面の拡張とそれに伴う肩甲骨の内転や後傾可動性が必要となります。当然のことながら，それらをコントロールする肩甲骨周囲の筋機能や，土台となるべく投球側股関節を中心とした下肢の支持機能も必要とされます。加速期からフォロースルー期にかけては非投球側への回旋運動が起こるため，ステップ側の股関節周囲筋群や腹斜筋などの筋活動と，肩関節をはじめとした上肢運動の協調性が必要となります。これらの機能低下は肩関節へのメカニカルストレスを増大させる要因となります。実際には疼痛の出現する位相の前の位相における動作不良が後続の動

図1　投球動作におけるインピンジメント症候群

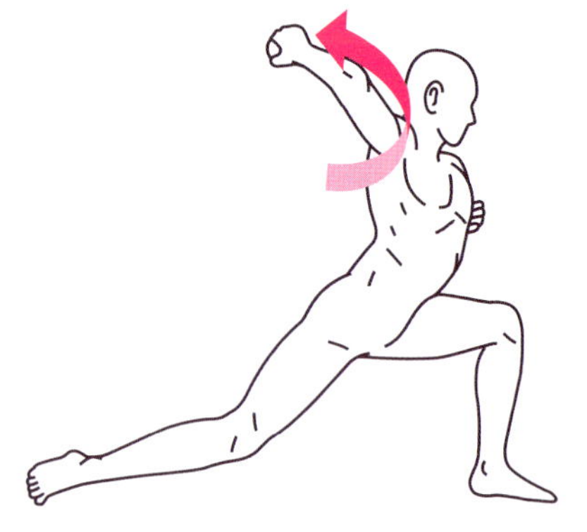

後期コッキング期から加速期にかけて生じやすいインターナルインピンジメント

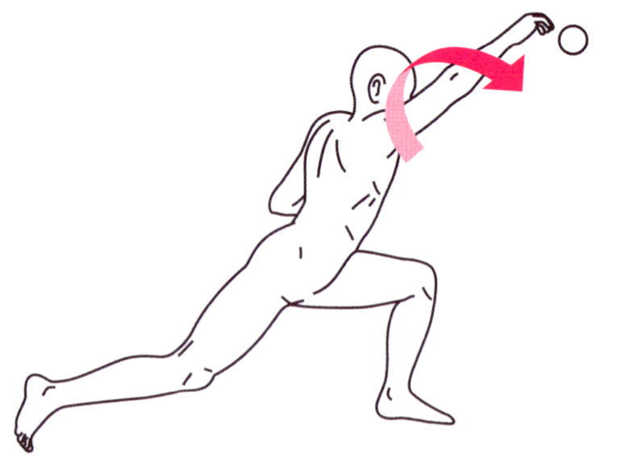

加速期からフォロースルー期にかけて生じやすい肩峰下インピンジメント

図2　投球動作中の胸郭可動性

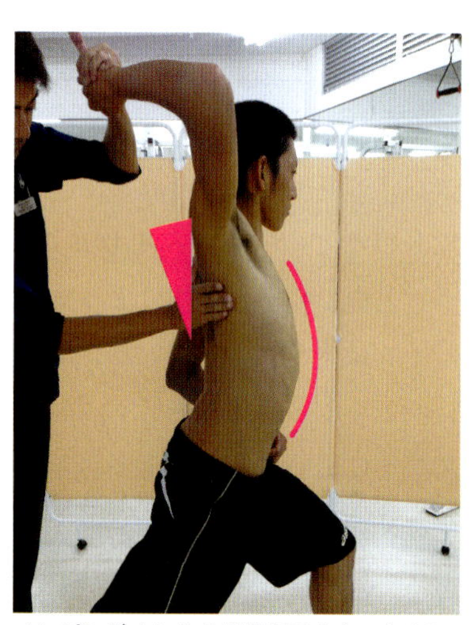

インピンジメントを引き起こさないために，胸郭前面や投球側胸郭側面の拡張と肩甲骨の後傾などが必要となる

図3　水泳におけるインピンジメント症候群

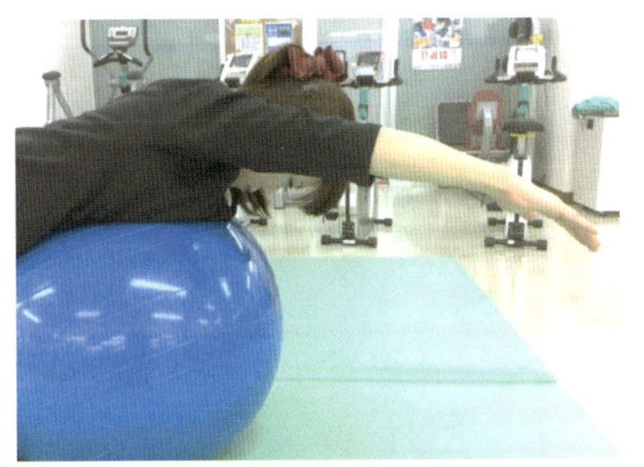
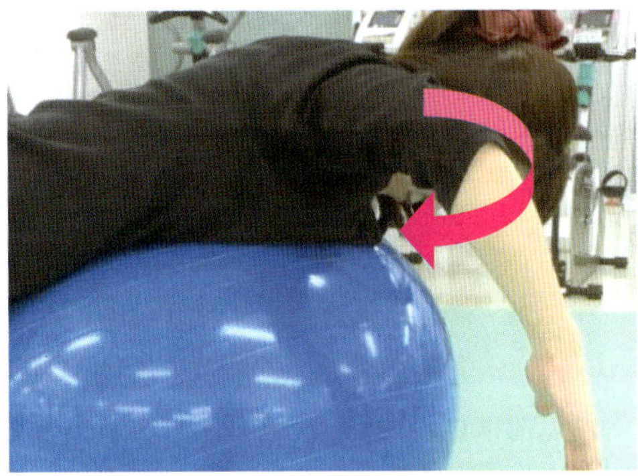

キャッチからプル動作において肩関節が過内旋するとインピンジメントが発生しやすい

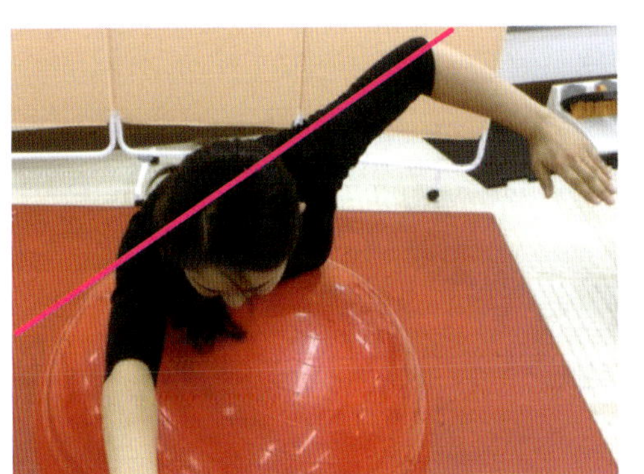
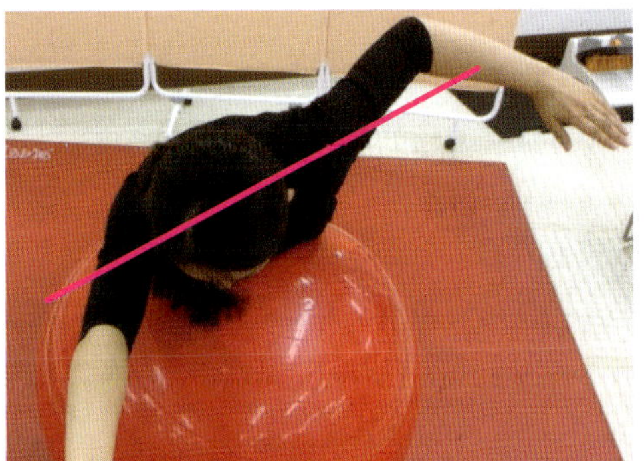

右図のように胸郭の回旋や肩甲骨の内転が不足すると肩関節の水平過伸展が生じる

作に影響を及ぼす例も少なくないため，どの位相で疼痛を訴えるかを確認することが重要です。

②水泳

泳動作では，主にクロールにおいてキャッチからプル動作に肩関節インピンジメントを生じることが多いといわれています**（図3）**。キャッチ動作においては肩関節の内旋を伴う動作であり，体幹・肩甲帯の柔軟性や固定性が求められます。これらの機能低下は肩関節の過内旋によりインピンジメントを誘発する可能性が高くなります。また，プル動作においては肩甲胸郭関節の十分な可動性が不足すると，ローリングの減少を生じることで肩関節の過伸展方向へのメカニカルストレスが増大するとされています[8)]。

泳動作は水中という不安定な環境下において身体のコントロールを要求されますが，水中での動作を直接確認することは困難なことが多いため，バランスボール上で動作を想定した評価やエクササイズなども取り入れます。

機能改善の評価とアプローチ

1 問診

まず受傷・発症時期からどの程度経過しているかを確認します。その期間練習や競技を継続していたのか，休んでいたのかなどの情報は傷害部位とその周囲の機能的な変化を推し量る有用な情報となります。同時に受傷・発症機転を聴取します。競技中の動作で疼痛が出現したのか，トレーニングで痛めたことを契機に競技動作でも疼痛を感じるようになったのか，また疼痛の出現する動作の位相はどこかなどを確認します。

スポーツ障害においては種目やポジション，競技レベルを把握しておくことは重要です。練習頻度や1日の練習量・内容，そして目標とする復帰時期などを確認することで，治療プログラムとゴール設定を共有します。選手の中には独断で復帰を急ぐような例もみられるため，治療以前に信頼関係（ラポール）を形成していく必要があります。

問診のポイント

①受傷・発症時期からの経過と競技継続状況
②受傷・発症機転と疼痛の有無など
③種目やポジション，競技レベルの把握
④信頼関係（ラポール）の形成

2 急性期の対応

急性外傷や著しい疼痛を訴える炎症急性期においては，患部の安静により炎症を抑え二次的な組織損傷や機能低下を抑制することが重要となります。炎症急性期では，著しい疼痛により可動域制限や筋力低下を認め，真の機能障害を判断することは困難となります。そのため，この時期は病態の改善を最優先とし，組織損傷や炎症による疼痛の程度を的確に判断したうえで，肩関節に過度の力学的ストレスを与えないことが最も重要となります。

肩関節脱臼後などの外傷保存療法においては装具や三角巾を用いて固定を行いますが，固定期間についてはさまざまな報告があり統一した見解には至っていないため，医師と連携をはかる必要があります。また，非外傷性疾患の急性炎症期でも必要に応じてテーピングによる負荷軽減や日常生活上での安静肢位の指導を行います。

固定・安静期間中は患部の保護やアイシングなどによる疼痛の管理を行いながらも，疼痛や局所安静に伴う肩関節周囲ならびに肩甲胸郭周囲の筋過緊張に対するアプローチを行う必要があります。肩関節周囲筋の小円筋や肩甲下筋などのダイレクトストレッチ，肩甲胸郭周囲では肩甲骨のモビライゼーションや前胸部リラクセーションなどを施行します（**図4**）。

急性期のポイント

①患部の安静により炎症を抑え二次的な組織損傷や機能低下を抑制する
②病態の改善を最優先とし，組織損傷や炎症による疼痛の程度を判断したうえで，肩関節に過度の力学的ストレスを与えない

図4　安静期間におけるダイレクトストレッチやリラクセーション

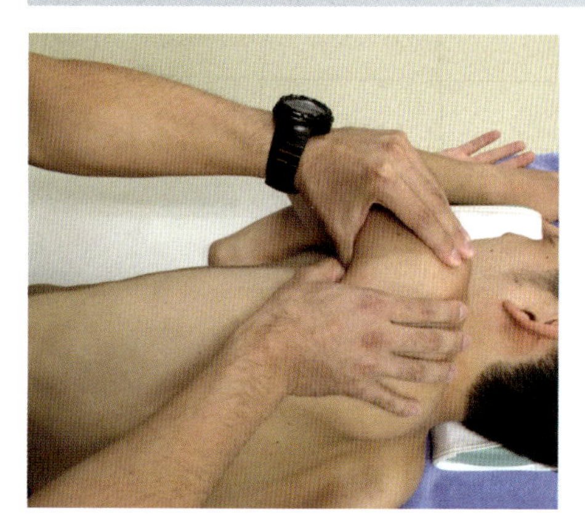

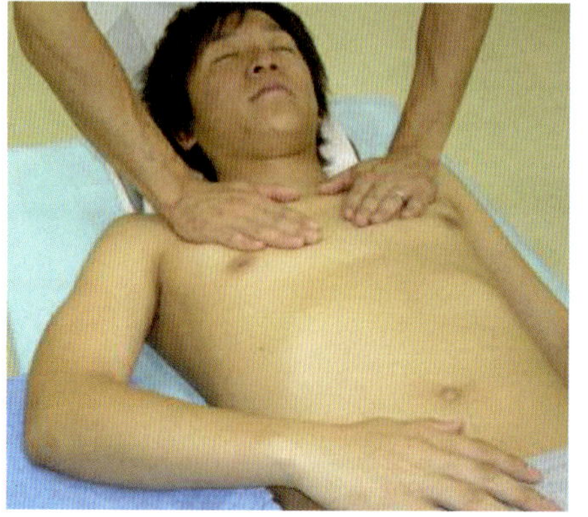

また，傷害部位に悪影響を与えない範囲で姿勢アライメントの修正と下肢などの患部外エクササイズを並行して実施し，この時期における二次的な身体機能低下を予防していきます。

回復期以降の機能評価とアプローチ

医師による固定除去の指示や炎症の鎮静化に伴い，機能評価と機能低下に対するアプローチを行いスポーツ復帰を目指します。スポーツ傷害のリハビリテーションにおいては，当然のことながら全身の機能評価が重要となりますが，本稿では肩関節機能と肩甲胸郭関節機能の評価とアプローチ方法を中心に，実際の臨床の流れに沿って述べます。

1 アライメント評価

関節局所の評価の前段階として姿勢の観察を行います（**図5**）。静止立位において前後・側方から観察を行い，前額面・矢状面・水平面における身体の相対的位置関係を確認します。また，視診・触診で筋萎縮の確認なども行います。肩関節傷害においてよく観察される頸部や肩甲骨位置の偏位には特に注意します。

よく観察される姿勢として，矢状面上においては，頭部前方偏位，胸椎の後彎，腰椎の過度な前彎が挙げられます。これらの姿勢は，肩関節運動時の胸郭前面の拡張不足を生み出す原因となります。前額面上においては肩甲骨位置，下位肋骨の高さや骨盤の高さの左右差が観察されます。肩甲骨や下位肋骨が罹患側で低位を示すことが多く，これは肩関節運動時の胸郭側面の拡張不足を生み出します。水平面においては肩甲骨や骨盤を触知しながら前後方向の左右差を確認します。矢状面・前

図5　アライメント評価

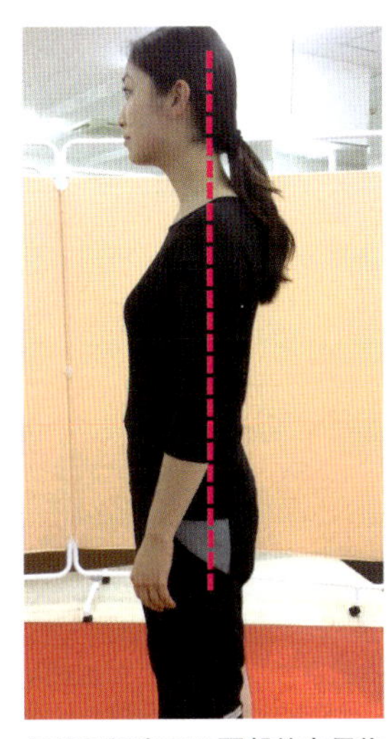

矢状面観察では頭部前方偏位がみられる例

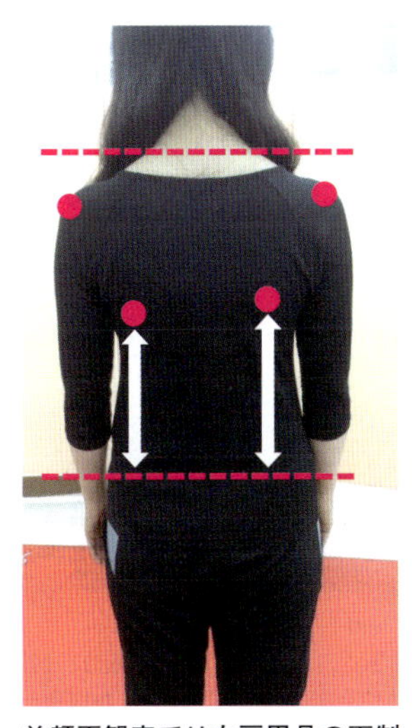

前額面観察では左肩甲骨の下制がみられる例

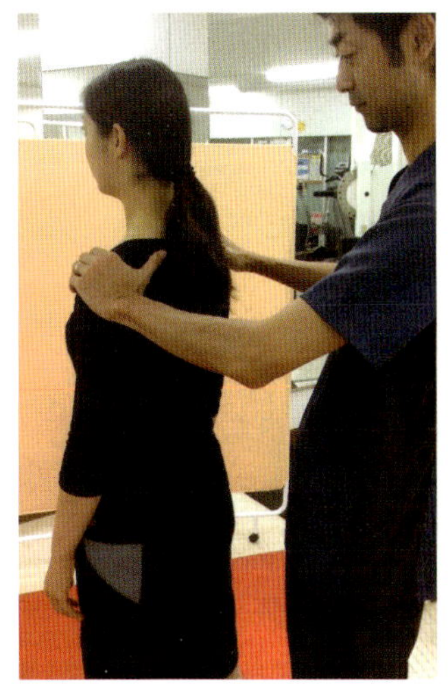

肩甲骨を触知しながら水平面での位置関係を把握する

額面の観察で得られた情報と組み合わせることで，筋のタイトネスや筋機能低下などを推し量ります。

2 肩関節機能評価・アプローチ

①疼痛誘発テスト

日常生活での疼痛の訴えが消失しても，疼痛誘発テスト（**図6**）においては陽性となる例も少なくありません。リハビリテーション施行時のリスク管理上，疼痛の確認は必要であるものの，過度な負荷は疼痛の再燃や増悪の因子ともなるため，最大限の注意をはかり実施することが望ましいといえます。

②可動性・柔軟性

まず通常の関節可動域の測定を実施し，左右差を確認します。また肩甲骨を固定しながら肩甲上腕関節の各運動方向や90°外転位や90°屈曲位での内・外旋可動域を確認します。投球障害肩では小円筋および棘下筋を含めた関節包後下方部から後上方部の拘縮がインピンジメントを引き起こす要因とされ，90°外転位での内旋可動域測定を用いることが多いですが，小円筋などの後下方組織の拘縮程度は屈曲位での内旋可動域，棘下筋や後上方部の拘縮程度は伸展位での内旋可動域で反映されるとの報告もあり[9]，多様な角度・方向への検査を行うことで可動域制限因子を特定していきます（**図7，8**）。

肩関節脱臼の場合は，脱臼肢位である外転位外旋動作において不安感による関節可動域制限がみられることがあるため慎重に検査を行い，症例に対してもその肢位におけるリスク管理について理解が得られるようにします。

③筋機能

腱板機能検査では各筋の筋力テストを行いますが，選択的な筋力テスト（**図9**）のほか，挙上角度を変えながらの検査も実施します。検査時に肩甲胸郭関節による代償動作がみられる場合もあるため注意が必要です。肩甲骨を固定することで発揮

図6　疼痛誘発テスト

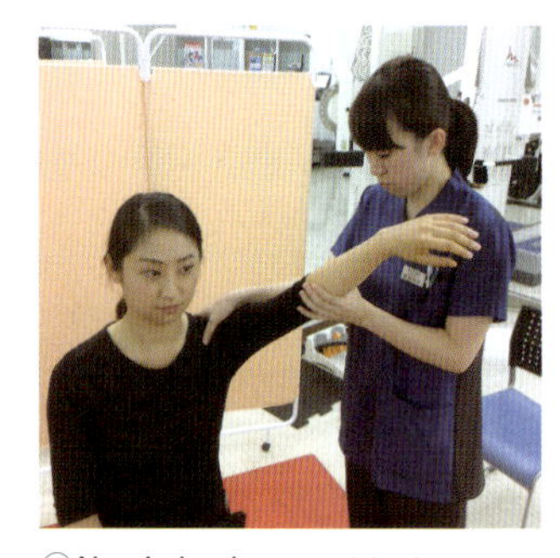

①Neer's impingement test
前腕回内位にて挙上し肩甲骨の上方回旋を制動することで肩峰に衝突させる。疼痛が誘発されれば陽性

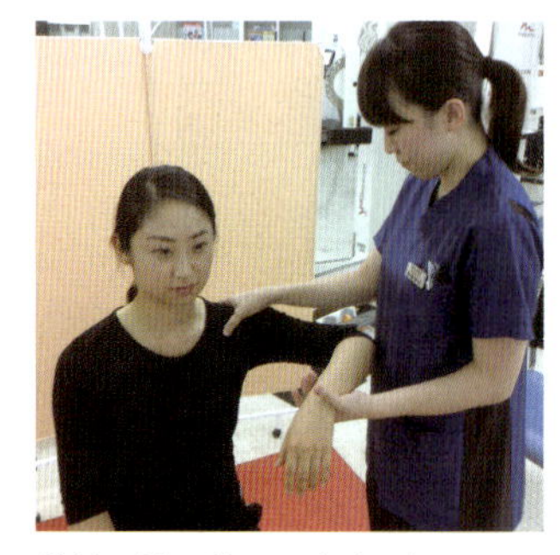

②Hawkins-Kennedy impingement test
肩関節屈曲90°，肘関節屈曲90°で肩関節を内旋させる。疼痛が誘発されれば陽性

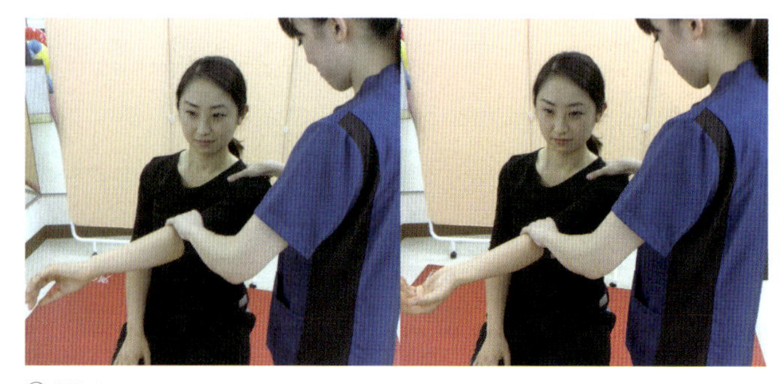

③O'Brien test
肩関節屈曲90°，10～15°水平内転位，肘関節伸展位での肩内旋位・前腕回内位を開始肢位として下方に抵抗をかける。次に肩外旋位・前腕回外位とし同様の手技を行う。最初の手技でクリックや疼痛が誘発され，次の手技で症状が軽減する場合に陽性

図7　肩関節の可動性・柔軟性

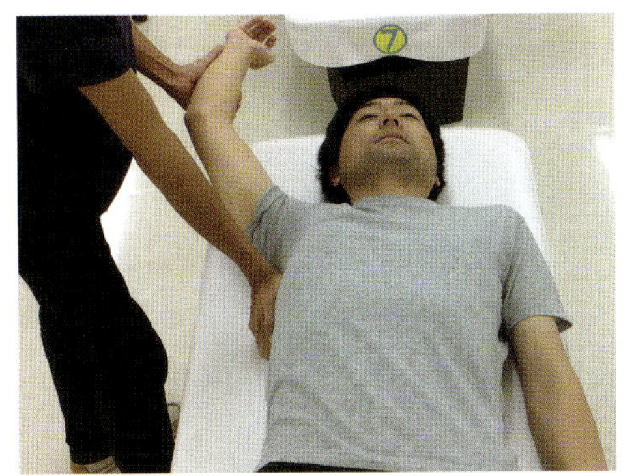
CAT（Combined abduction test）

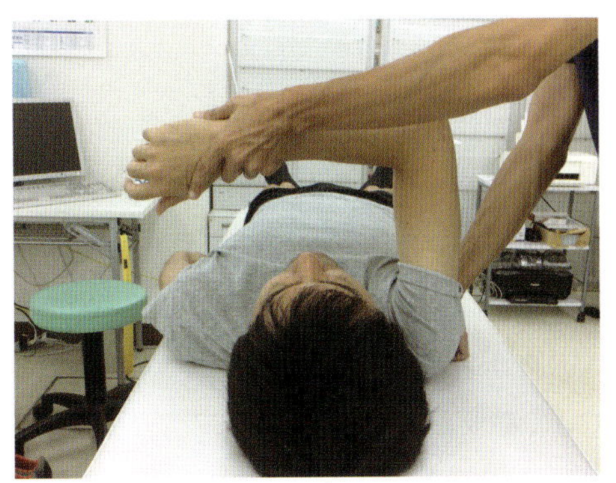
HFT（Horizontal flexion test）

図8　肩甲骨固定肢位での内旋可動域

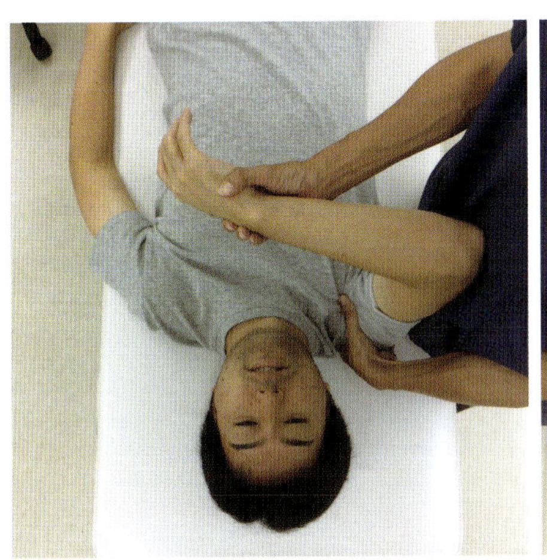
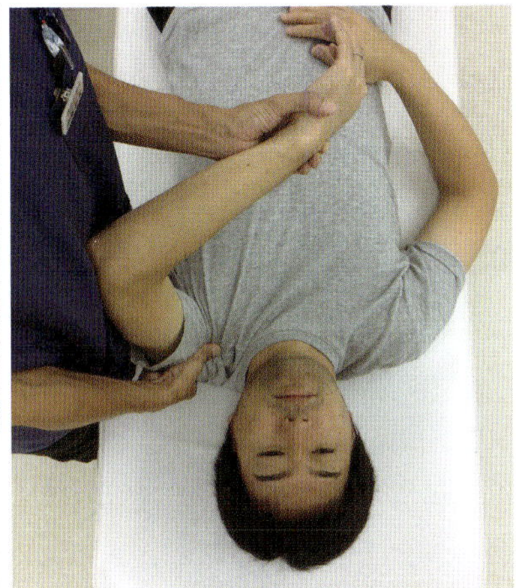
肩90°屈曲位での内旋

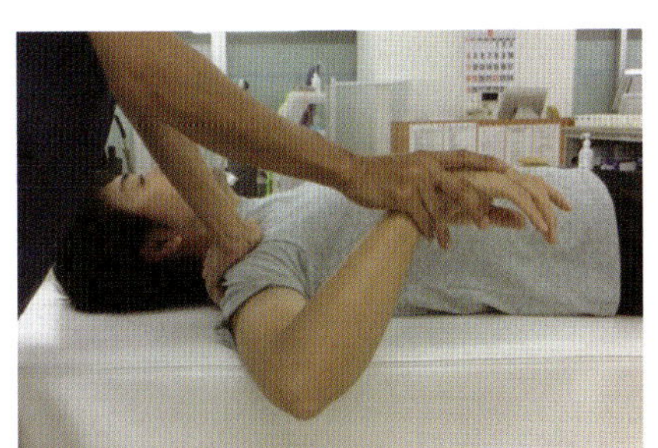
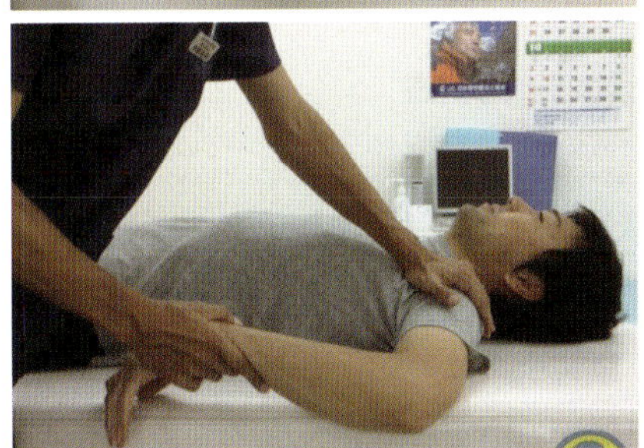
肩90°外転位での内旋

図9　腱板機能検査の例

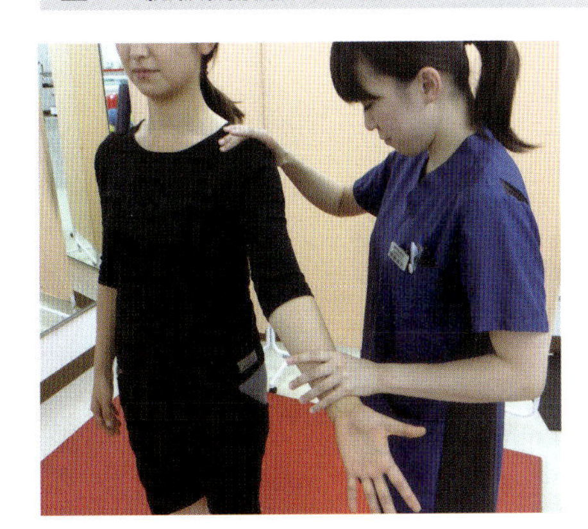
①full can test
上肢外旋位にて下方へ抵抗を加える。主に棘上筋機能を反映する

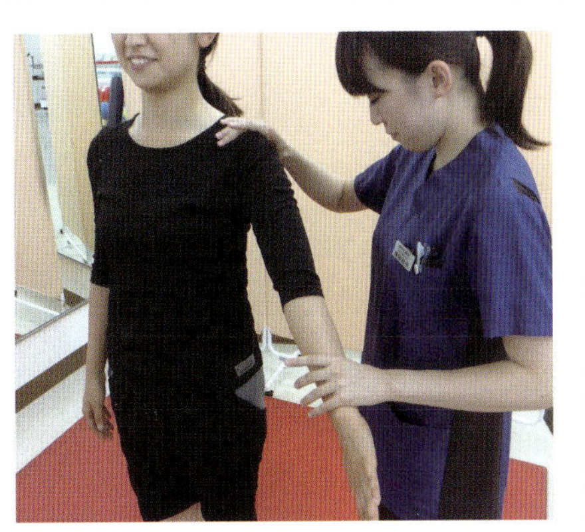
②empty can test
上肢内旋位にて下方へ抵抗を加える。主に棘下筋機能を反映する

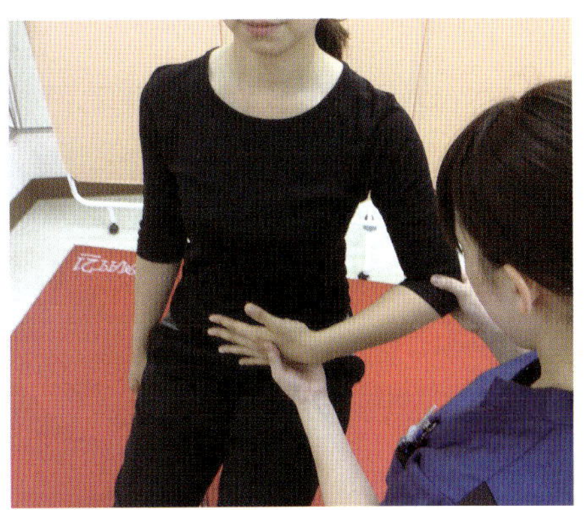
③belly press test
肩内旋位で腹部を手掌で押す。主に肩甲下筋機能を反映する

筋力が低下する場合は腱板機能低下を疑い，逆に発揮筋力が増加する場合は肩甲骨周囲筋の筋力の低下を疑います。

④機能改善アプローチ

まず可動域改善アプローチでは，肩関節前方脱臼においては脱臼肢位に対する不安感による関節可動域制限がみられることがありますが，再脱臼を予防していくうえでは脱臼肢位である外転・外旋位の強制を避けることが重要であるため，愛護的に進めていく必要があります。筋力強化については，再脱臼予防の観点でいえばその効果は明らかではありませんが，上腕骨頭の安定性や求心性をコントロールする目的で，腱板筋群の活動を賦活していく必要があります。

オーバーヘッドスポーツにおいては肩後方の筋タイトネスによる可動域制限は臨床上よくみられます。小円筋や棘下筋の十分なダイレクトストレッチを行います。また軽負荷の等尺性収縮や反復収縮を用いることで筋のリラクセーションをはかります。

筋緊張のコントロールをはかりながら可動域を改善しつつ，骨頭を求心位に保つための腱板機能エクササイズを実施していきます。等尺性収縮から開始し徐々に等張性運動へ移行しつつ，その速度や肩関節角度を変えながら実施します。また肩甲骨との協調性エクササイズとして，on elbow肢位やon hand肢位でのCKC（closed kinetic chain）エクササイズを用います（**図10**）。

3 肩甲胸郭関節機能評価

①可動性・柔軟性

スクリーニング検査として，肩関節自動運動時の肩甲骨と上腕骨の運動リズムを確認します。肩甲骨は胸郭上を肩甲骨周囲筋の働きにより運動を行うことから，十分な胸郭可動性がなければ肩甲骨機能も十分に発揮されず，肩甲上腕関節に非生理的な負担をかける要因となります。

肩関節屈曲運動では運動初期に肩甲骨の外転・上方回旋が行われるために胸郭後面の十分な拡張が必要となります。その後，屈曲角度の増大に伴い，肩甲骨はさらなる上方回旋に加え後傾・内転を行うため，胸郭前面の十分な拡張が必要となりま

図10　CKCを用いた腱板機能エクササイズの一例

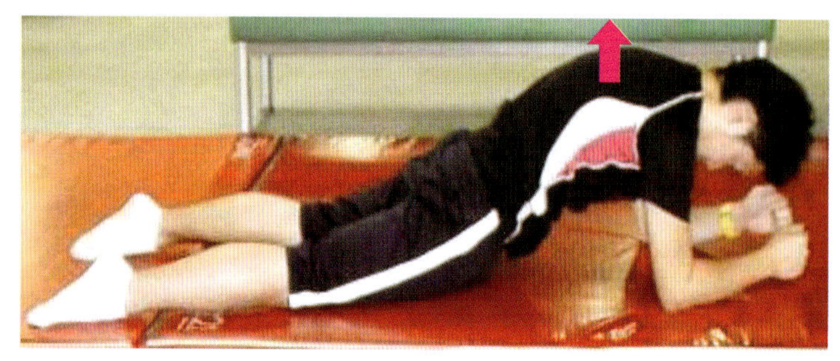

肩甲骨のプッシュアップ

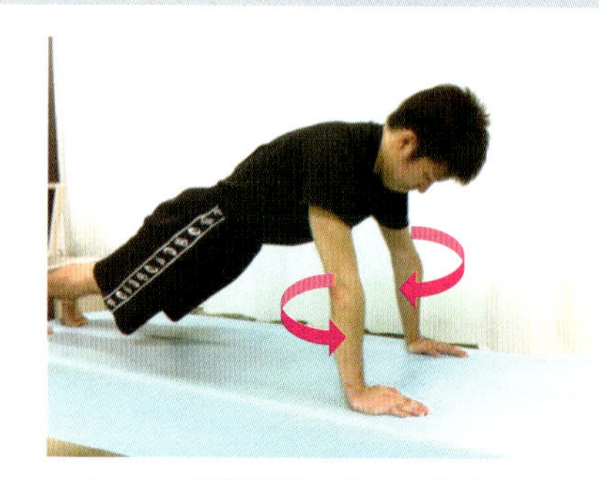

on handでの腱板機能エクササイズ

文献10）より引用

す。また，肩関節外転運動においては運動初期に肩甲骨は内転しながら挙上・上方回旋を行うため胸郭前面の拡張が必要となり，外転角度の増大に伴い，肩甲骨挙上・上方回旋するために必要な胸郭側面の拡張が必要となります（**図11**）。肩甲胸郭関節が十分な可動性を発揮するには下部体幹の支持機能も必要となることから，同時に腰椎の前彎などの代償動作が生じていないかをチェックすることも重要です。

上記の検査をふまえ，他動運動・自動運動を用いてとくに体幹の伸展，回旋，側屈の運動範囲を検査します。胸郭の可動性を選択的に確認するために，下肢の影響を排除した坐位で行うことが有用です。

②筋機能

肩甲骨周囲筋力では，肩甲骨安定性やフォースカップルの機能として貢献する前鋸筋や菱形筋，僧帽筋の筋力低下の有無を確認します。さまざまなスポーツ動作においてこれらの筋力低下は肩甲骨の不安定性を惹起し，肩関節への非生理的な負担を増大させます。評価方法は徒手筋力検査に準じて行いますが，他動運動による最大可動域と自動運動による最大可動域の差を確認する（**図12-①**）ことで，機能低下

図11　上肢運動と胸郭・肩甲骨運動

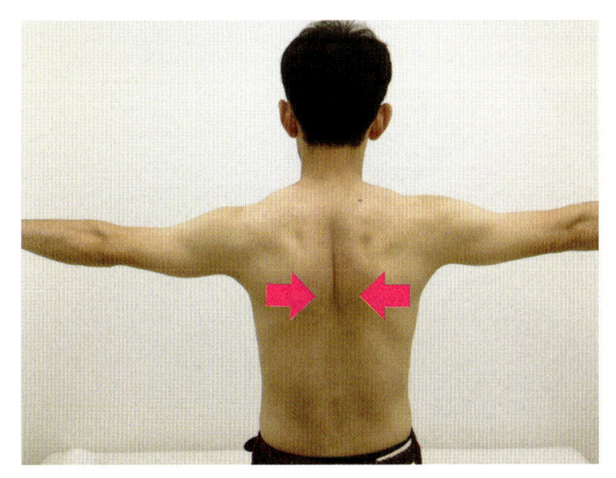

外転運動は初期より肩甲骨が内転し，角度増加に伴い挙上・上方回旋を行う

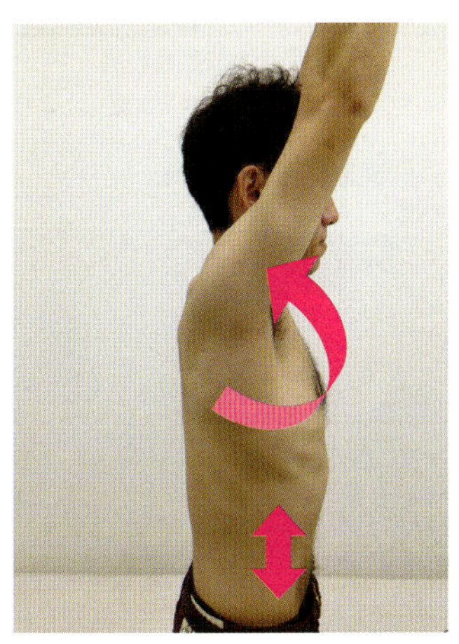

挙上動作では初期に肩甲骨は外転し，角度増加に伴い下部胸郭の拡張，上部胸郭の伸展，肩甲骨後傾を行う

文献11）より引用

図12　肩甲骨周囲筋力・体幹機能の評価

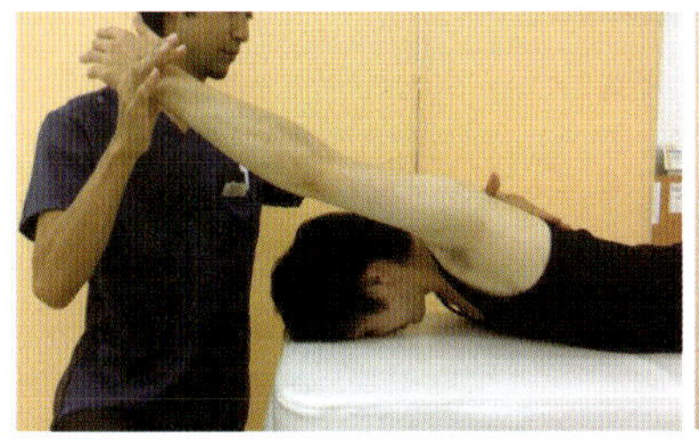
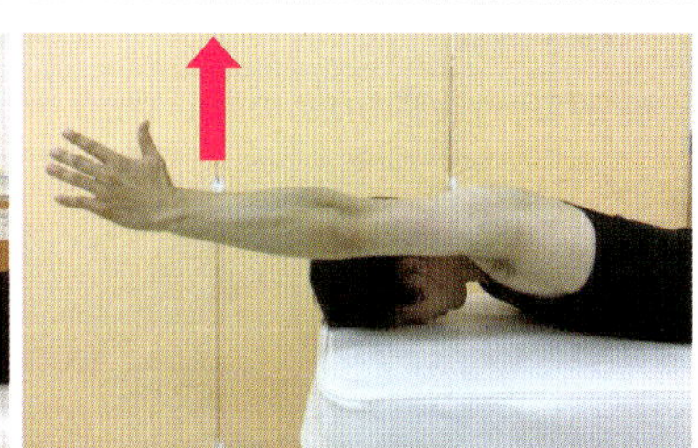

①僧帽筋下部機能における他動運動による腹臥位上肢挙上と自動運動との差

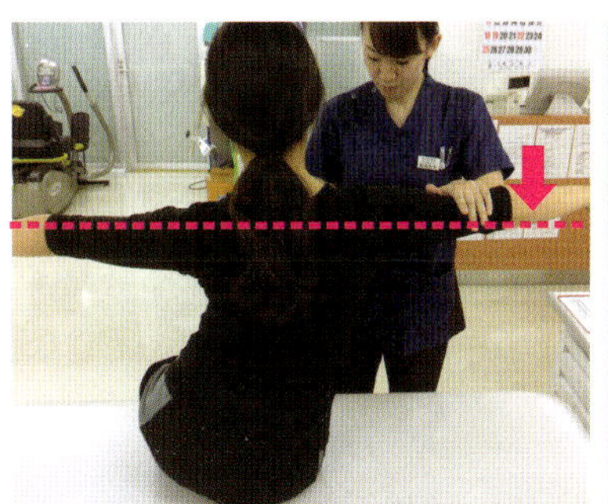
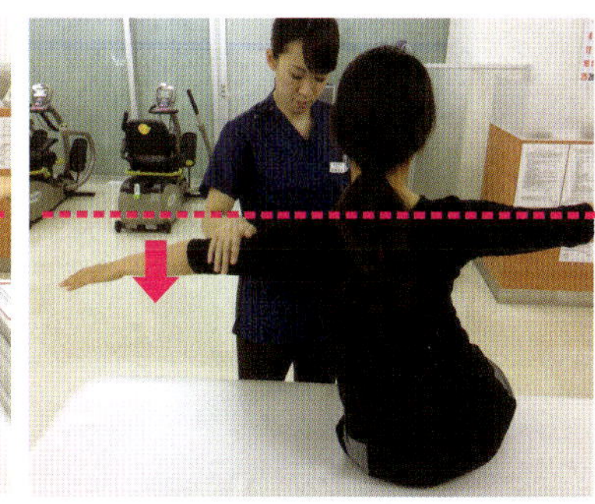

②左は上肢抵抗に対し抗することができている。右は上肢抵抗に抗することができていない。上肢筋力が十分であっても体幹機能低下によるみかけ上の筋力低下を呈する

が筋力に由来するか，柔軟性に由来するかを判断することも重要であるといえます。

また，肩関節や肩甲骨周囲筋の筋力が回復しても，体幹の抗重力活動が低下している場合などは，坐位や立位でみかけ上の筋力低下を引き起こすことがあります（図12-②）。そのため，肢位を変えながら筋力評価を行うことも有用です。

③機能改善アプローチ（図13～17）

図13　機能改善アプローチ

①セラピストの誘導による胸郭可動性改善エクササイズ

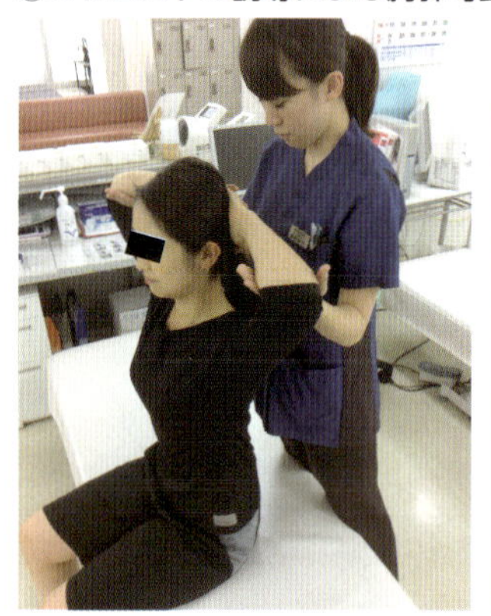

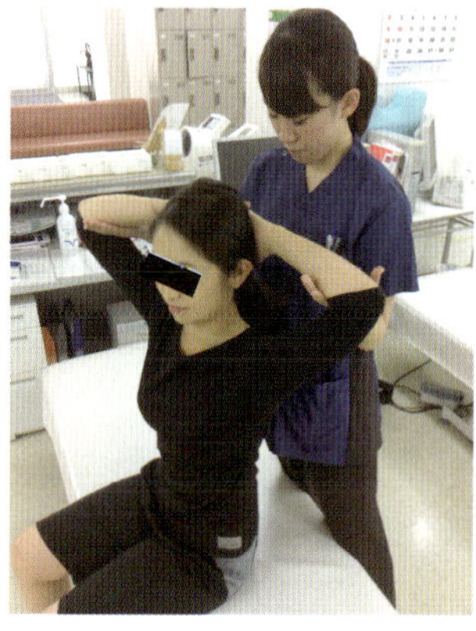

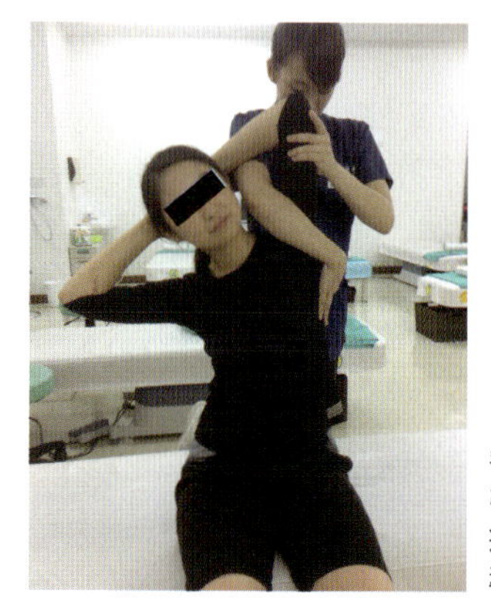

脊柱全体を頭側へ牽引をかけながら回旋運動や側屈運動を誘導する

②胸郭可動性改善のためのセルフエクササイズ

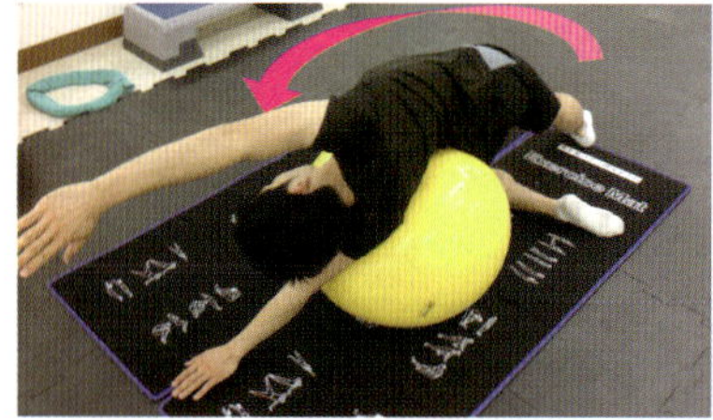

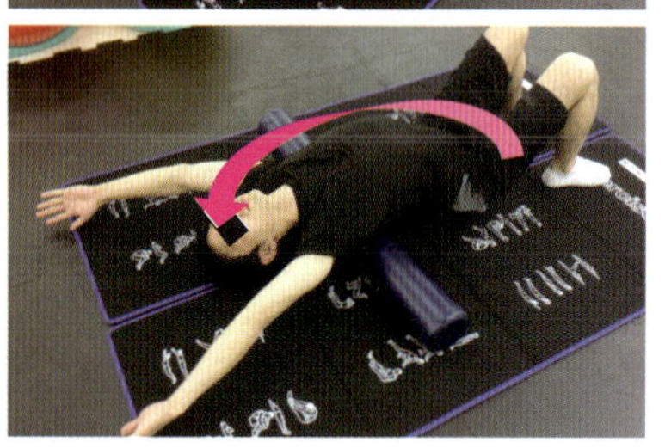

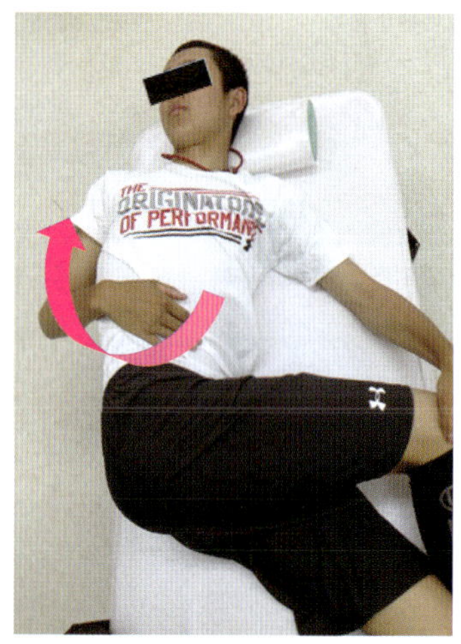

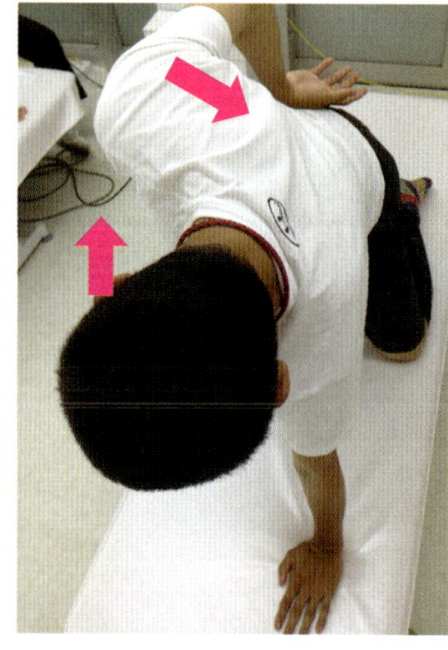

胸郭伸展・側屈・回旋方向のストレッチと，四つ這いでの胸郭回旋に伴う肩甲骨内転運動の例

文献11）より

③投球動作を意識したエクササイズ

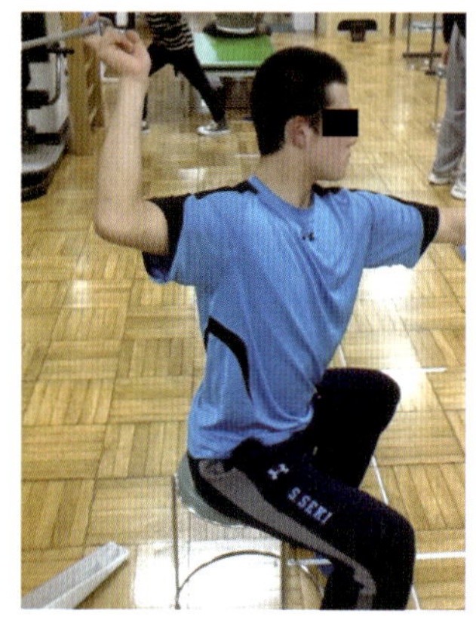

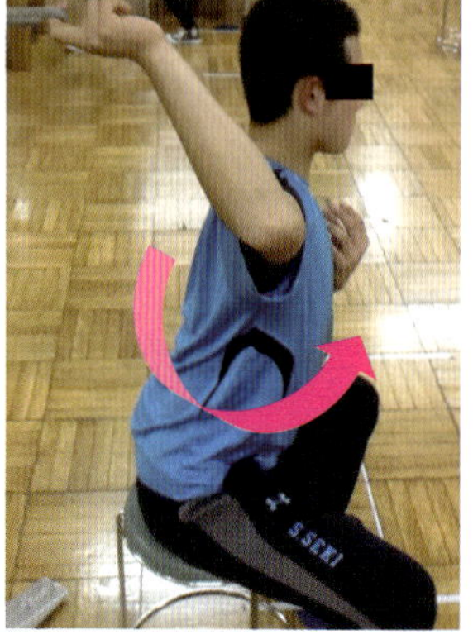

チューブ抵抗を用いた胸郭回旋運動。チューブはあらかじめ軽度に抵抗を加え，その位置を保持させ，上肢運動が優位とならないよう意識させる

文献11）より

④水泳における胸郭回旋動作を意識したエクササイズの一例

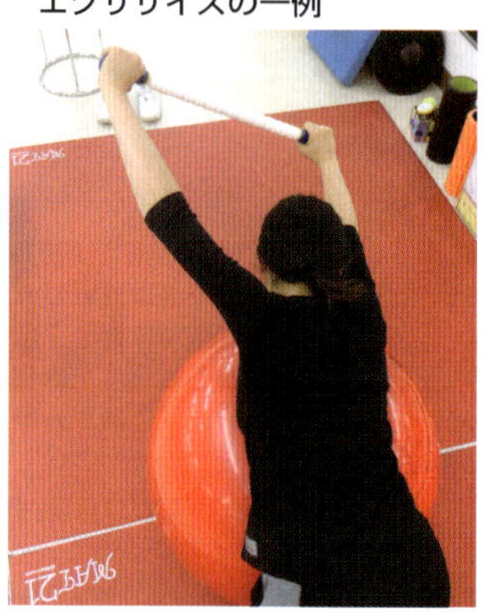

野球や水泳などでは，胸郭前面・側面の十分な拡張の得られる柔軟性や筋活動が求められます。実際のリハビリテーションではセラピストの誘導を用いた胸郭回旋・側屈などのエクササイズやセルフエクササイズとして静的ストレッチ，動的ストレッチを指導します。他動運動において可動性が十分であっても，能動的にコントロールできるレベルまで改善しないとスポーツ復帰後に再発症する可能性があります。

⑤荷重位でのプライオメトリックエクササイズ

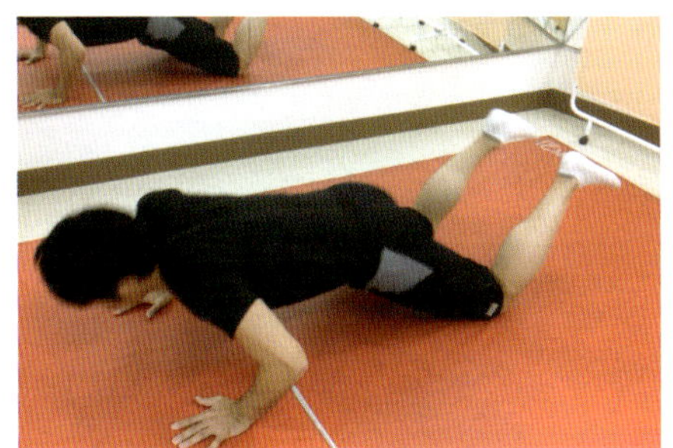

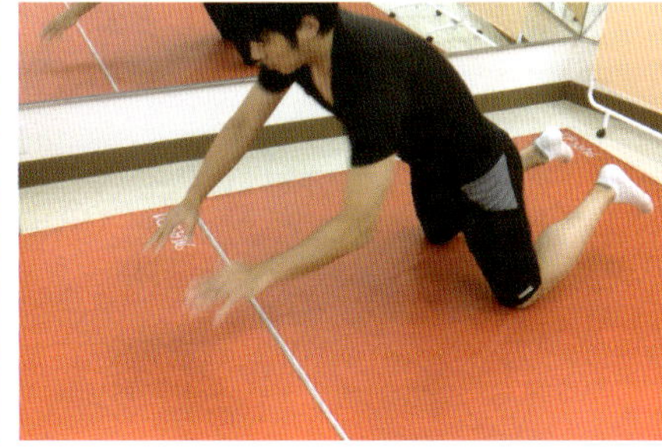

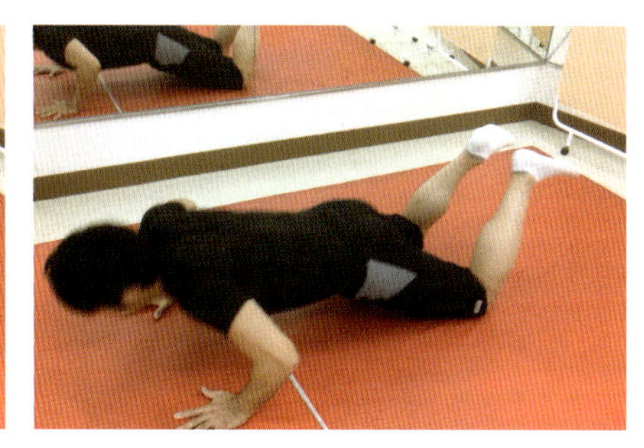

左から，開始肢位→ジャンプ→着地

⑥ラグビーのタックル動作を想定したエクササイズ

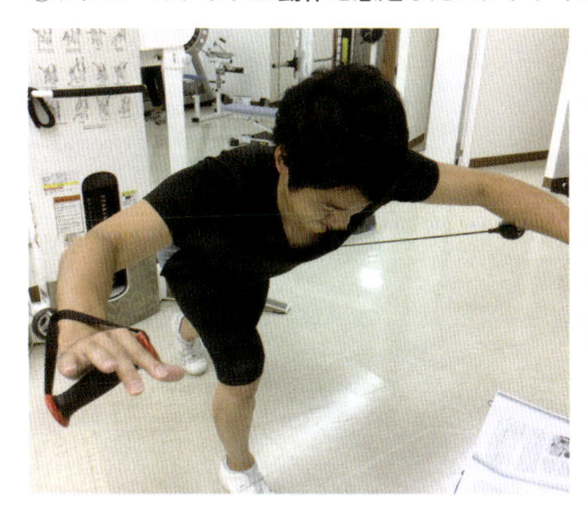

ケーブルマシンを用いて肩関節外旋に抵抗を加えながら行うランジ動作

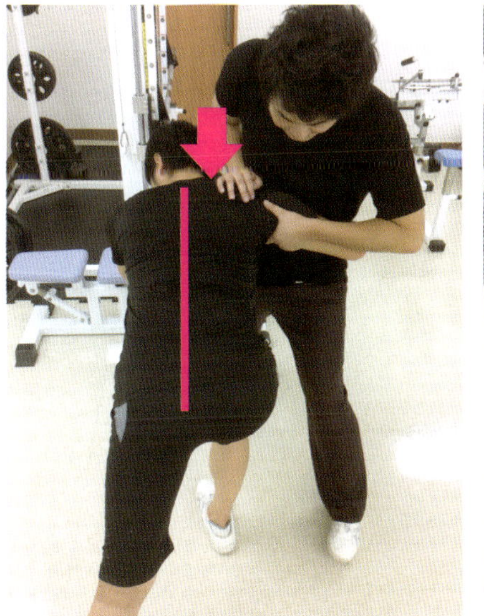

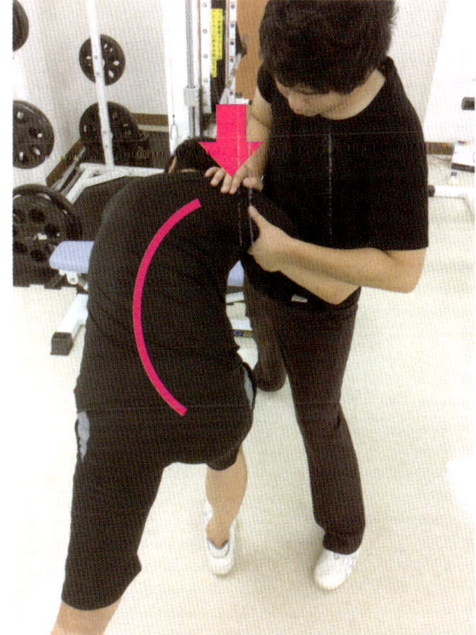

肩甲帯に対して尾側方向へ抵抗をかける。体幹機能が不十分だと右のように脊柱が側屈する

ラグビーなどでは，外力に抗するために上肢以外の下肢・体幹機能向上に対するアプローチを自重やマシンなどの負荷を用いて，semi CKCやCKCエクササイズを行います。徐々に負荷強度を上げたり，プライオメトリックエクササイズなどを段階的に行っていきます。

これら運動療法によって機能改善がみられたのちは，それぞれの競技特性に合わせ，実際のスポーツ動作に類似した肢位でのトレーニングに移行します。最終的な復帰段階では，臨床上はシャドウスローやバランスボール上での泳動作などで疼痛の確認をせざるをえませんが，try & errorで競技復帰を行いながら，疼痛の程度を十分に聴取しながら，不足している機能に対するアプローチを継続します。

文献

1）Heady J, et al: Am J Sports Med, 35(9): 1537-1543, 2007.
2）Bohu Y, et al: Br J Sports Med, 2014.
3）Neer CS 2nd: J Bone Joint surg Am, 54(1): 41-50, 1972.
4）Walch G, et al: J Shoulder Elbow Surg. 1(5): 238-245, 1992.
5）Digiovine NM, et al: J Shoulder Elbow Surg, 1(1): 15-25, 1992.
6）Harryman DT 2nd, et al: J Bone Joint Surg Am, 72(9): 1334-1343, 1990.
7）Grossman MG, et al: J Bone Joint Surg Am, 87(4): 824-831, 2005.
8）小泉圭介：臨床スポーツ医学，28（臨時増大号）：363-372，2011.
9）福吉正樹，他：臨床スポーツ医学．30：467-471，2013.
10）仲島佑紀：臨床スポーツ医学，30：281-293，2013.
11）仲島佑紀：内側支持機構不全への肩甲胸郭関節機能の改善．よくわかる野球肘――肘の内側部障害-病態と対応（山崎哲也ほか編），全日本病院出版会，2016.

スロートレーニングは“楽々トレーニング”なのですか？

COLUMN

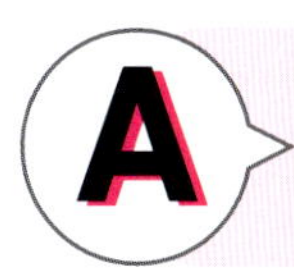

相当苦しいトレーニングです。高齢者が筋トレを始めるきっかけになれば理想です

柏口 新二

テレビ番組欄に「高齢者に優しい，楽々トレーニング スロートレーニングのすすめ」といった見出しがありました。出演者は筆者のよく知っている先生でした。その先生たちは特別な器具を使わずに，中高齢者でも安全かつ効果的にできるトレーニングとして「スロートレーニング（スロトレ）」を考案しました。実験を重ね，科学的に検証して中高齢者のトレーニング法として紹介しています。しかし決して「楽なトレーニング」とは言ってないはずです。後に会議でお目にかかったときにこの話をしたところ，「そうです。ディレクターが勝手に“楽々”などというキャッチコピーをつけてしまい，訂正するのに大変でした」と説明してくれました。

加圧トレーニングもスロートレーニングも筋トレの負荷重量が少なかったり自重だけであったりするため，楽なトレーニングと勘違いしてしまいます。実際に体験すればわかりますが，筋肉内の血流がうっ滞する環境で筋に負荷をかけ続けるため，相当苦しいトレーニングです。ときには焼けつくような痛みを伴うこともあります。

筋肉は甘やかしては強くなりません。過酷な環境下での運動で生じた化学物質に反応してタンパク同化のスイッチが入るというメカニズムです。わかりやすくいうと，筋肉にとんでもない運動負荷が加わったと錯覚させて，筋肥大を起こさせる方法です。高重量を使わないので関節軟骨や靱帯，腱には無理な負荷はかからないので，関節に不安がある中高齢者でもできるという意味では“優しい”トレーニングです。コントロールのできていない高血圧や心血管系の問題がある方は主治医に相談が必要です。

”No pain, No gain”

この諺のように，何事も楽をしては得られないようです。

スロトレが筋トレを始めるきっかけ，入り口になればよいと願っています。

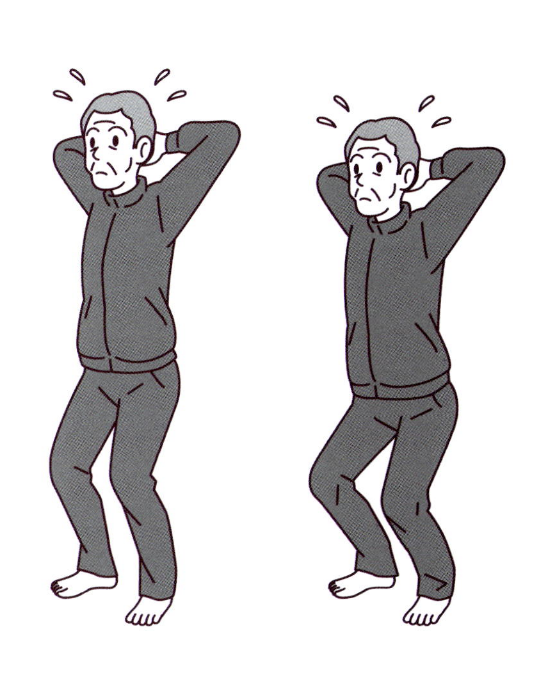

肘傷害の機能改善
評価とアプローチ

濵中 康治

肘関節は，上肢の末端器官でありヒトの進化の過程で大きく変化してきた器官のひとつである「手」を，目的に応じて効率的に使うために，肩関節や手関節と協働して動く大変重要な器官です。肘関節に問題が生じると，食事動作や洗顔動作など，日常生活にも影響を及ぼします。

肘関節自体の問題は，転倒による骨折，脱臼，スポーツ傷害に伴う靱帯損傷など，さまざまな原因で生じます。ただし，それ以外にも，肩関節や手関節の機能不全に伴って二次的に機能不全が続発して，痛みが出る場合もあります。とくに，スポーツによる外傷・障害による肘の問題は，肘関節のみではなく，隣接関節である肩関節や手関節，肩甲帯そして全身の機能にまで視点を広げて治療していくことが必要です。

本稿では，肘関節の正常な運動の獲得と隣接関節との複合的な運動の獲得という視点を中心に，肘関節の機能改善のための上肢帯（肩甲胸郭から手まで）に対するコンディショニング方法を紹介します。

肘関節の構造と運動

肘関節は，上腕骨，尺骨，橈骨の3つの骨から形成される腕尺関節，腕橈関節，近位橈尺関節の3つの関節からなる複合関節です（**図1**）。

腕尺関節は1軸性の蝶番関節で屈曲・伸展運動が起こります。上腕骨遠位端が上腕骨の骨軸に対して約45°前下方に傾斜していること，肘頭窩，鉤突窩にそれぞれ肘頭，鉤状突起がはまり込む特徴的な骨形態により，伸展約5°屈曲約145°の可動域を生み出します（**図2**）。また，正常な肘では完全伸展位で約10°（男性8.5°，女性12.5°）の肘外反角（carrying angle）をなします。肘を屈曲するにつれ，肘外反角は小さくなり，屈曲90°以上で内反となります。この肘外反角と肘屈曲の連動により，肘の屈曲に伴い手が顔に近づくため，効率的に日常生活動作を行うことができます。

腕橈関節は球関節，近位橈尺関節は車軸関節で，これらの関節の動きにより，前腕の回内外の運動が起こります。回内外の運動は正常では回内90°回外90°の可動範囲をもちます。回内外運動の運動軸は橈骨頭中心から尺骨頭中心を通ります。回外では橈骨と尺骨が平行に並ぶように動きますが，回内運動の際には尺骨の上を橈骨

図1　肘関節の構造

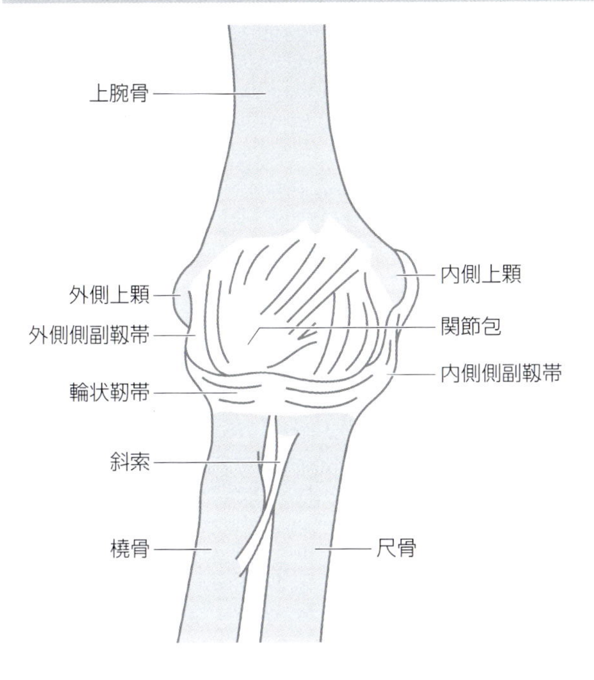

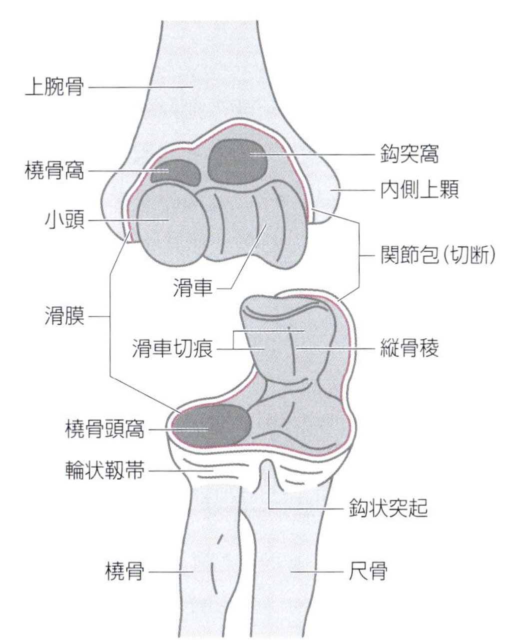

図2　肘関節の機能解剖

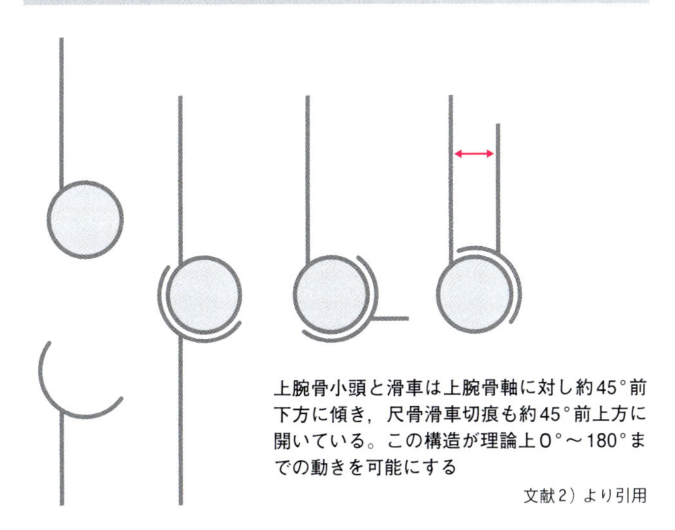

上腕骨小頭と滑車は上腕骨軸に対し約45°前下方に傾き，尺骨滑車切痕も約45°前上方に開いている。この構造が理論上0°～180°までの動きを可能にする

文献2）より引用

図3　前腕の回内外運動

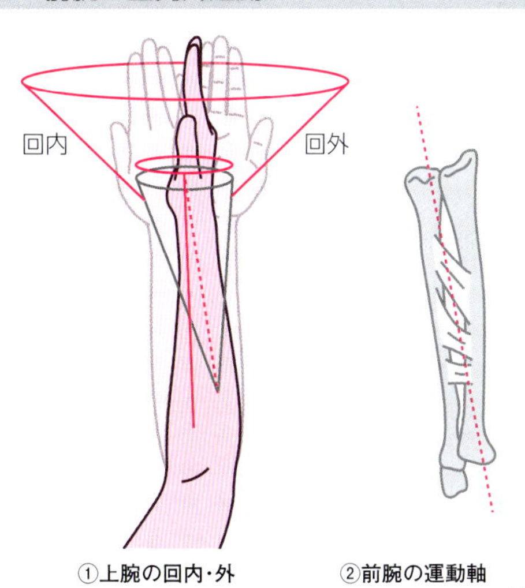

①上腕の回内・外　②前腕の運動軸

文献1）より引用

が覆い被さるように動きます（**図3**）。橈骨骨幹が外側に彎曲した形をしていることが回内運動時に橈骨と尺骨が衝突せずに回旋することの一助となっています。橈骨頭は楕円形をしており，橈骨頭関節窩が橈骨頭の中心点よりも外側に偏位しているため，回内外運動時には純粋な回旋運動は生じず，わずかに並進運動を伴います。回内運動時には，橈骨頭は外側かつ前方に，回外運動時には内側かつ後方に移動します。また，肘関節の屈曲・伸展運動時にも腕橈関節の運動は関与します。屈曲運動時に伴い，橈骨頭は上腕骨小頭に対して前方に移動し，伸展運動に伴い後方に移動します。

肘関節の機能評価

1 圧痛点の評価

肘関節に痛みがある場合，その部位を正確に把握する必要があります。安静時から痛みがある場合や関節運動時痛が強い場合，また**図4**に示した圧痛の評価点で関節包を触診できる部位に圧痛がある場合などは関節炎をきたしている可能性があるため，その際は肘関節の安静を確保する必要があります。

2 可動域の評価・治療

肘関節の可動範囲に制限がある場合，その制限因子が何であるのかを把握することがその後の治療につながります。その際に重要となるのが，他動運動時のエンドフィール（終末感覚）です。肘を動かした際に，骨や軟骨が原因で関節の動きが制限されている場合は急にコツっと止まります。骨棘が制限因子となっている場合，あるいは遊離軟骨（関節ネズミ）が挟まってしまった場合などで生じます。これらの場合は可動域制限を運動療法で改善することは困難です。

軟部組織による可動域制限は，関節包や靱帯が原因で起こる場合と，筋が原因で起こる場合があります。筋に原因がある場合は，ゴムが伸びるように徐々に手応えが強くなる感触で，骨性の制限に比べると明らかに柔らかく止まります。筋での制限は痛みによる反射的な攣縮（スパズム）が原因であることが多く，単関節筋が原

図4　肘関節の圧痛点

①外側

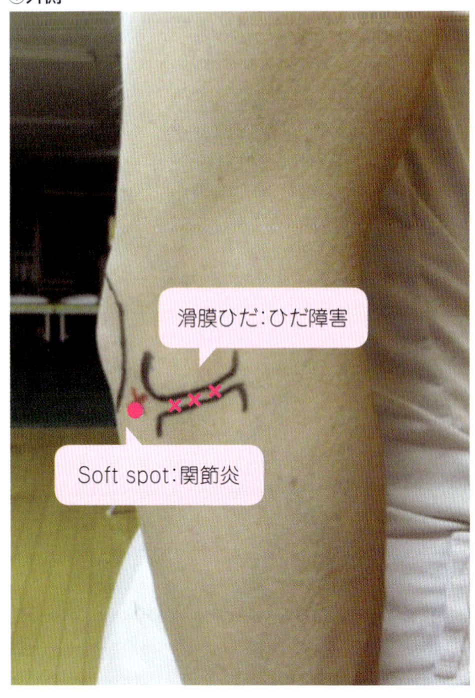

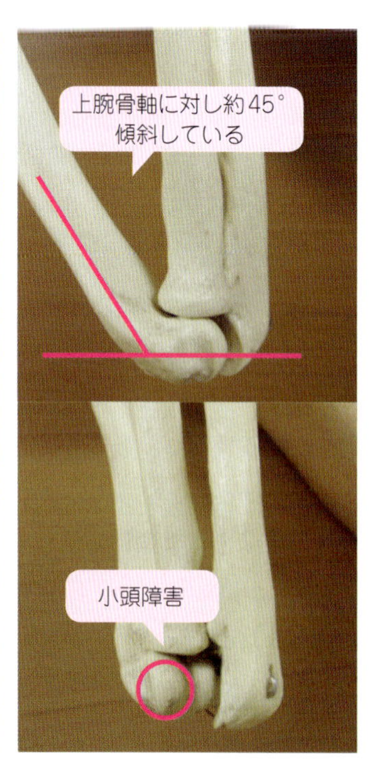

②肘関節後方

③肘関節内側

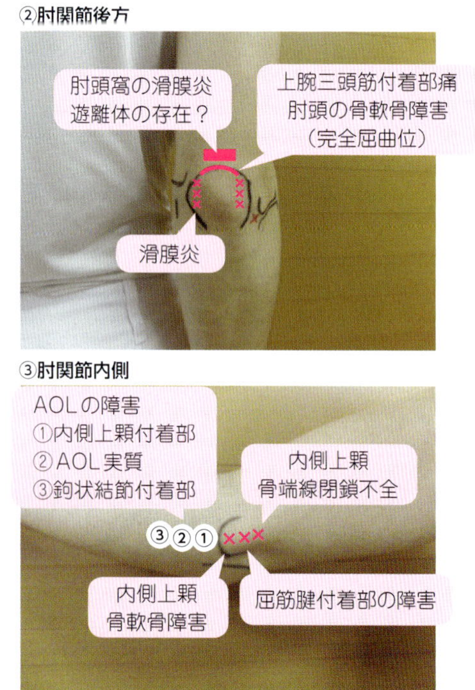

因となっている例が多いですが，二関節筋を疑う場合は，肩や手関節側の運動でその二関節筋を短縮方向に動かすことで，その筋が原因なのか判別します。靱帯の場合は，筋が制限となる場合に比べると急に止まり，硬い感触はありますが，骨性の制限のようにぶつかる感触はありません。その場合，筋を触っても筋の緊張や伸張感を認めません。

神経が原因で起こる可動域制限もあります。エンドフィールとしては，まだ抵抗感を感じない時点で，急激に痛みが強くなり，それ以上の運動が困難となります。その場合は頸部や肩甲骨の位置を変え，腕神経叢にかかるストレスを緩和した肢位にすることで，可動域の拡大や痛みの軽減が得られます。

皮膚や皮下組織の癒着による可動域制限は術後にしばしばみられます。皮膚や皮下組織は一般的に修復が早い組織ですが，同時に癒着を生じるのも早く注意深く観察する必要がある組織の1つです。

以下に，関節運動を評価・治療する際の臨床的な要点をいくつか挙げます。

①関節炎（滑膜炎）の所見はないか

臨床的には，まずは関節包内の炎症の有無を評価する必要があります。たとえば滑膜炎を呈している状態だとすると，関節腫脹に伴いすべての運動方向に可動域制限をきたします。また，痛みに対する防御的収縮から，肘関節周囲の単関節筋を中心に筋スパズムを生じます。その可動域制限をその筋スパズムが主因であるととらえ，その改善のために肘関節の運動を行うと，滑膜炎を悪化させ痛みが増強，可動域制限を悪化させる結果となります。

したがって，滑膜炎（関節炎）を疑う所見がある場合，まずは炎症を鎮静化させるような対処を優先します。

②他動運動を用いた強引な関節可動域運動は避ける

痛みを伴う強引な関節可動域運動は痛みを増強させるばかりでなく，異所性骨化の原因にもなるといわれています。当院では，**図5**の方法のように，痛みが強くない範囲内での自動介助運動（患者自身の反対側の手でサポートさせながら関節運動

図5　肘関節の自動介助運動

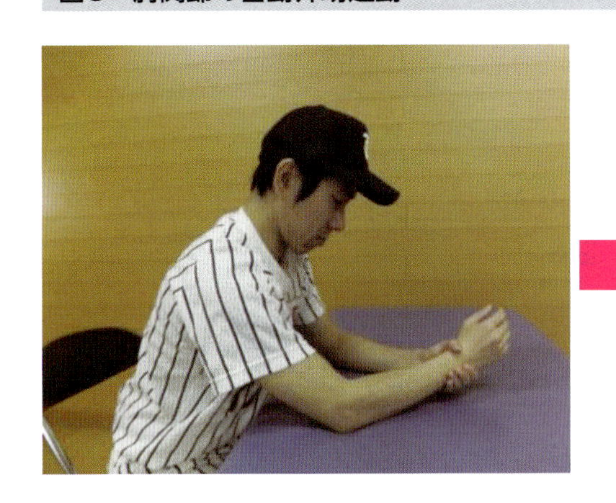

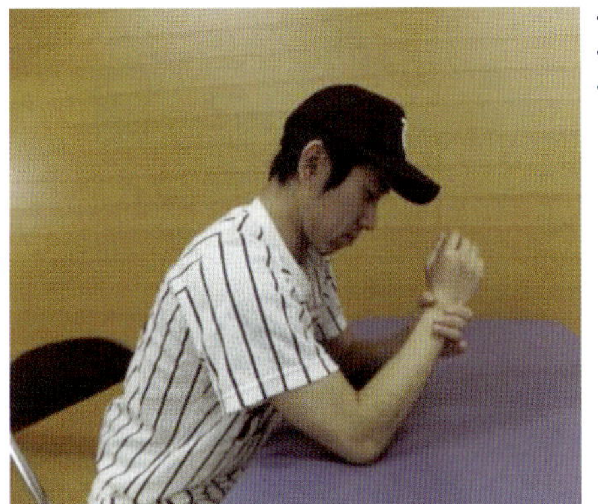

・力を抜いて反対の手で動かす
・痛いところまではやらない
・肘を置く台がなくてもOK

を実施する方法）を用いた関節可動域の維持・拡大を推奨しています。

また，滑車中心溝の形態には個体差があり，肘関節を屈曲させた際の前腕と上腕の重なり具合には個体差があります。この点を考慮せずに，一様に前腕と上腕を重ねるように屈曲の可動域を拡大させようとすると，関節に負荷をかけ，痛みを誘発することにつながります。反対側の肘関節の運動方向を参考にしながら自動介助運動の運動方向を指導するように心がけています。

③可動域制限の原因を探る

一般的には，腕尺関節の運動軸よりも後方にある組織が屈曲制限をつくる可能性があり，前方にある組織が伸展制限をつくる可能性があります。つまり，肘関節後方の皮膚，皮下組織，上腕三頭筋と肘筋，後方関節包，内側側副靱帯後斜走線維，外側側副靱帯後部線維などが屈曲制限の要因としてあげられ，運動軸より前方にある肘関節前方の皮膚や皮下組織，上腕筋，上腕二頭筋，腕橈骨筋など肘関節屈筋群，円回内筋，浅指屈筋などの前腕屈筋群，長橈側手根伸筋，前方関節包，内側側副靱帯前部線維上方部，外側側副靱帯前部線維などが伸展制限の要因となりえます。

それらの多くの組織が可動域に関与することを念頭に入れ，エンドフィールと触診から制限因子を推定していきます。離断性骨軟骨障害に対する手術など，低侵襲とされる関節鏡による手術でも，関節鏡ポータルの侵入部周囲に癒着や瘢痕化をきたす場合があるため，注意深く観察する必要があります。なかでも可動域制限を認める肘関節に多くみられる現症としては，腕橈関節の機能不全を伴う例です。

④腕橈関節の動きをいかに改善するか

前述したように，肘関節屈曲・伸展，前腕回内・回外に伴って，腕橈関節の運動が起こります。具体的には肘関節の屈曲に伴い，橈骨頭が上腕骨小頭に対して前方に，伸展に伴って後方に移動します。前腕回内外時には，橈骨頭は回旋運動のみでなく，回内時には外側かつ前方に，回外運動時には内側かつ後方に移動します。これらの橈骨頭の動きを制限する因子としては，橈骨頭周囲の関節包の癒着・瘢痕化，外側側副靱帯，橈骨輪状靱帯，方形靱帯の拘縮，回外筋の短縮があげられます。回外筋はそもそも回内運動を制限する筋ですが，一部の線維が橈骨輪状靱帯に付着するため，その短縮に伴って，より回内運動が制限されます。また林らは，伸展制限を呈する肘関節において，超音波エコー下で長橈側手根伸筋の運動性低下がみられることを報告しています[3)]。正常な肘関節では，肘伸展に伴い長橈側手根伸筋が外後方に移動しますが，伸展制限を呈する肘関節ではその長橈側手根伸筋の移動がみられず，橈骨頭の後方移動が妨げられ，伸展制限をきたします。

腕橈関節の運動を改善させるためには，肘関節の屈曲伸展および前腕回内外に伴う橈骨頭の動きを徒手的に誘導しながら可動域を拡大していく必要があります（**図6**）。

3 肘関節の安定性

肘関節の静的可動性が確保されても，動的な場面で疼痛が誘発される場合があります。そのような場合の多くは，肘関節の外反ストレスに対する関節安定性に寄与

図6　橈骨頭のモビリティ改善

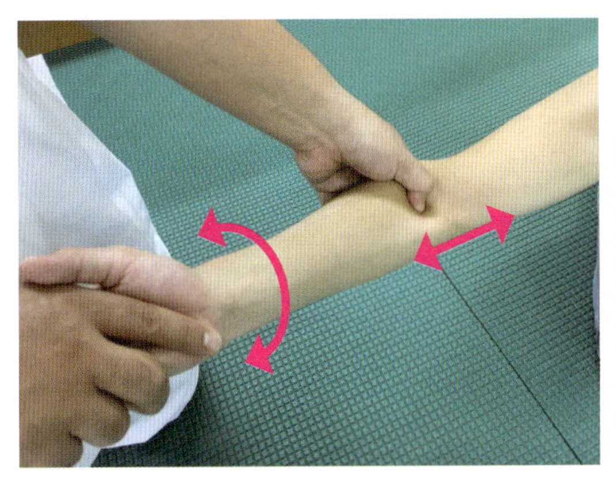

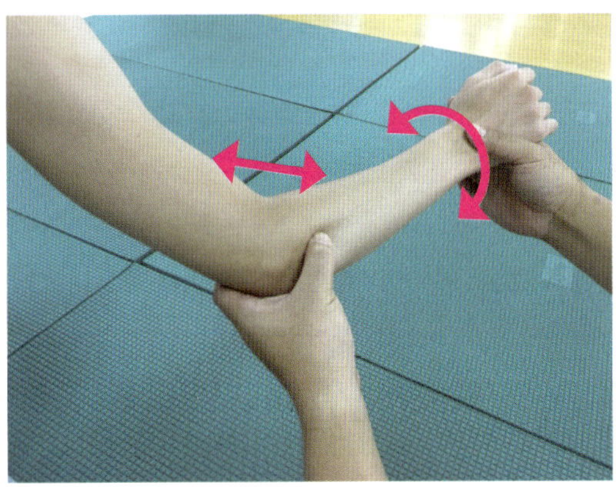

- 肘関節の屈曲伸展，前腕の回内外に伴う橈骨頭の運動を徒手的に誘導する
- 可動域制限の原因となっている軟部組織を推定しながら治療をすすめる

図7　肘関節のスタビリティ改善

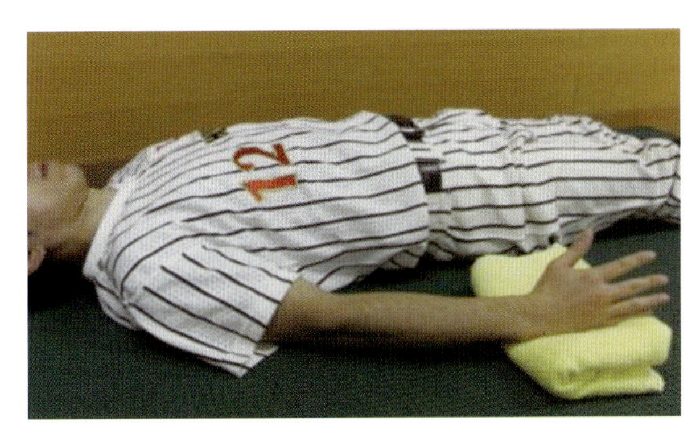

タオルを押しながら上腕三頭筋内側頭の収縮を意識する

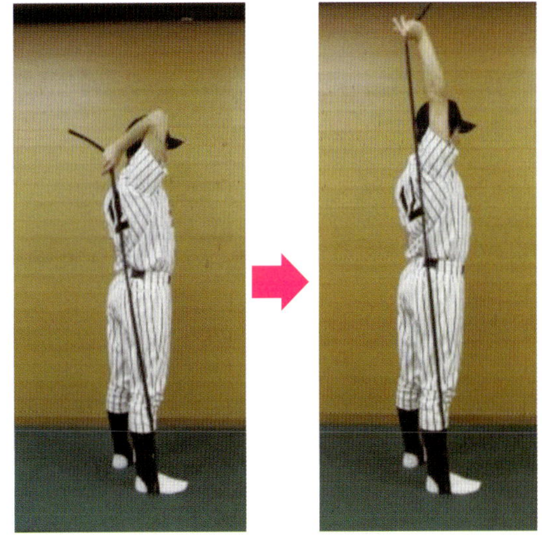

チューブなどを用いて肘関節の位置を変えずに肘を伸展する。その際に前腕の回内運動を合わせて行う

する肘関節周囲の筋群（スタビリティマッスル）の機能が低下している可能性が考えられます。

具体的には上腕筋，上腕三頭筋内側頭や肘筋，尺側手根屈筋，浅指屈筋の収縮能の低下を評価し，治療していきます。とくに，肘関節に伸展制限があった場合は，上腕筋の短縮や肘関節伸展の最終域で活動する上腕三頭筋内側頭・肘筋の萎縮を伴っている例が多く，関節安定性の低下から動的場面での痛みの出現につながっていると推察されることを多く経験します。また，動的場面での肘関節は，前腕回内外，手関節掌背屈の程度が異なるさまざまなポジションでの安定性が求められます。疼痛が誘発される動作場面を考慮しながら，前腕の回内外や手関節の掌背屈を伴う肘関節の運動を用いてスタビリティマッスルを賦活していきます（**図7**）。

上腕と前腕のアライメント評価・治療

動的場面での疼痛を解消するためには，肘関節単独の評価・治療のみではなく，上腕と前腕のアライメントに着目する必要があります。動作時の肘関節痛に対する治療が難渋する症例に，しばしば上腕と前腕のアライメント異常（動的場面での運動軸の不一致）が顕著にみられ（**図8**），動作時の肘関節へのストレスを増加させ，痛みの原因となっていると推察される例を経験します。

投球動作時の加速期における肩関節外旋可動域不足に伴う肘関節内側に対する過剰なストレスや，ボールリリース付近での前腕回内運動時の肩関節内旋追従不足に伴う前腕回内屈筋群への依存度の増加，テニスや卓球，バドミントンのバックハンドショットにおける，肩関節内旋位拘縮に伴う前腕の回外動作による代償とそれに伴う上腕外上顆に起始する筋群への依存度の増加など，さまざまな例があげられます。まずは肘関節や前腕回内外の可動域を改善させたうえで，肩甲上腕関節の内外旋可動域の向上をはかるとともに，前腕の回内外と肩関節の内外旋の分離した運動，前腕回内と肩関節内旋および前腕回外と肩関節外旋の連動した協調運動を再学習する必要があります（**図9**）。

図8　上腕・前腕軸の評価

①正常な上腕前腕軸

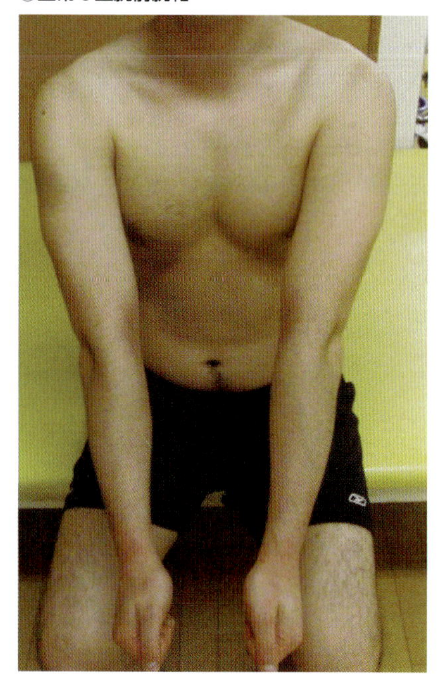

上腕と前腕の掌側面が一致する

②上腕前腕軸の異常（1）

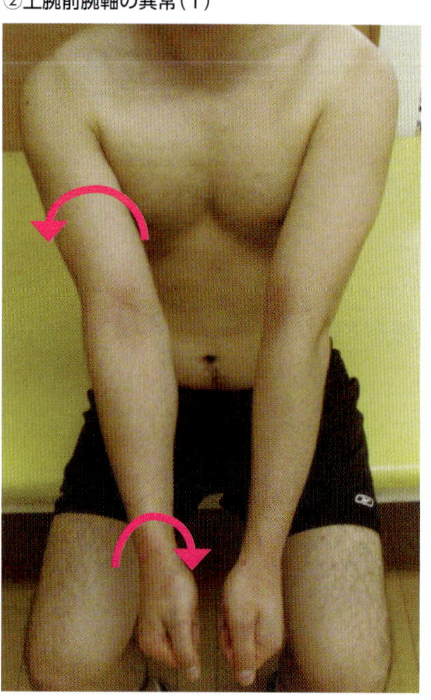

肩後方の硬さなどにより上腕骨が外旋位をとり，それに伴う相対的な前腕の過回内により肘窩が上方へ向く

③上腕前腕軸の異常（2）

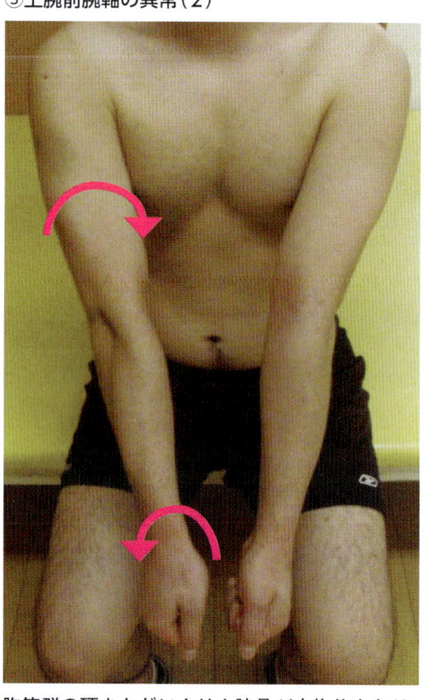

胸筋群の硬さなどにより上腕骨が内旋位をとり，それに伴う相対的な前腕の過回外により肘窩が下方へ向く

図9　肩関節・前腕の分離・協調運動

①前腕固定位での肩関節内外旋運動

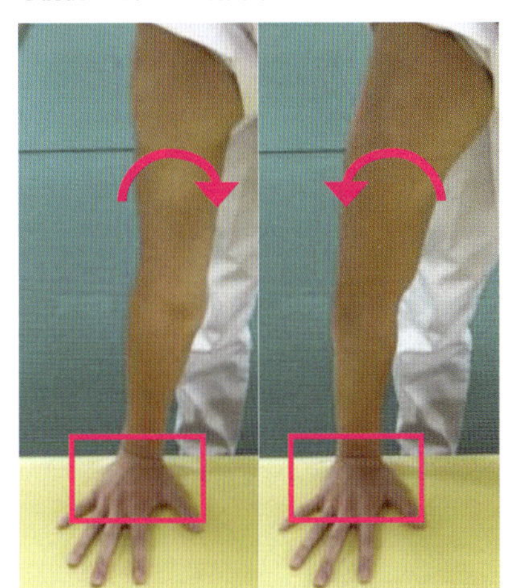

②肩関節固定位での前腕回内運動

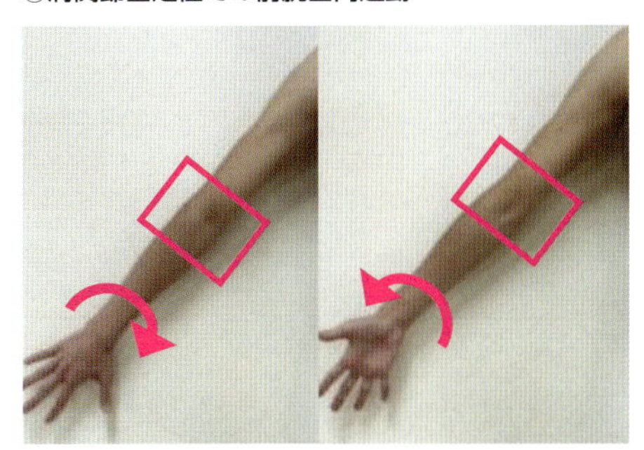

③肩関節内旋・前腕回内、肩関節外旋・前腕回外の連動した運動

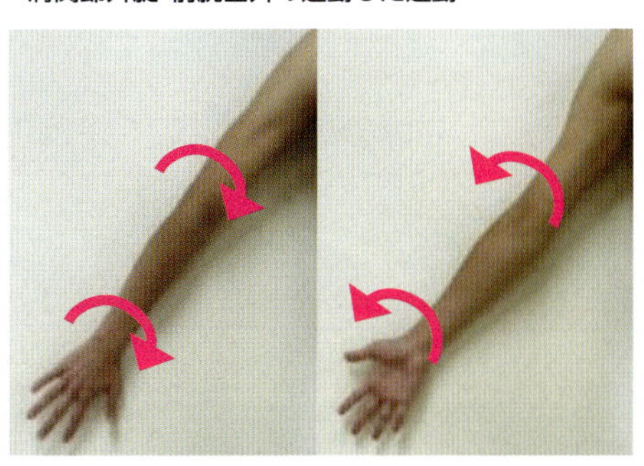

図10　よくみられる肩甲骨の位置異常

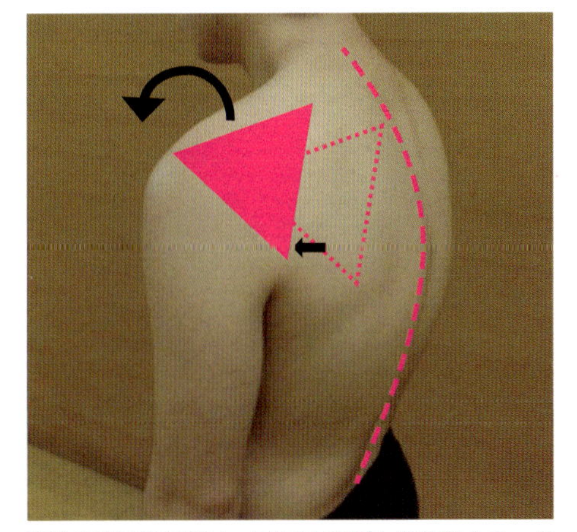

胸椎の過後彎に伴い，肩甲骨が外転・前傾位となっている

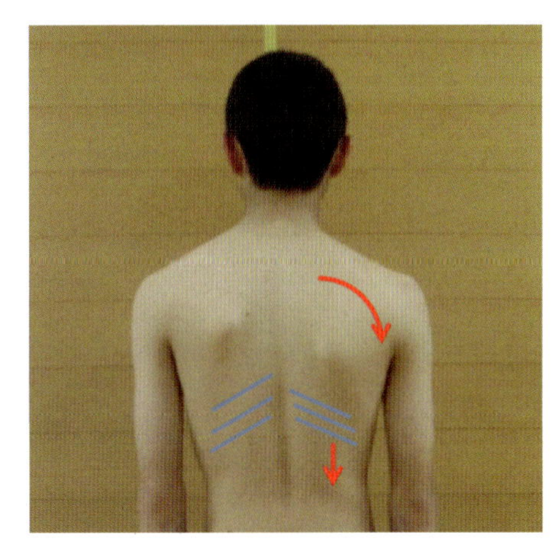

広背筋や側胸部の短縮により，肩甲骨が下制および下方回旋位となっている

肩甲胸郭のリコンディショニング

前述したように，動的場面での肘関節の疼痛は，肘関節そのものの状態だけでなく，肩関節や肩甲胸郭の機能低下に起因していることがあります。とくに投球などのオーバーヘッドスポーツ時の肘関節痛において，肩甲胸郭の機能を高めることは非常に重要なことになります。多くの症例は**図10**に示す肩甲骨の位置異常を呈し，日常的に肩甲骨の動きが悪くなっています。

そのような症例においては，肩甲上腕関節の外旋可動性のみでなく，胸郭の開大，胸椎伸展，肩甲骨上方回旋および後傾の可動域を拡大することで，投球動作時の肘関節内側部に対するストレスを軽減できます。また，運動時に上肢帯の支点ともなる肩甲骨周囲の固定性を高めることは，遠位関節の筋出力向上につながります（**図11**）。

図11　肩甲胸郭のリコンディショニング

①胸椎伸展のストレッチ

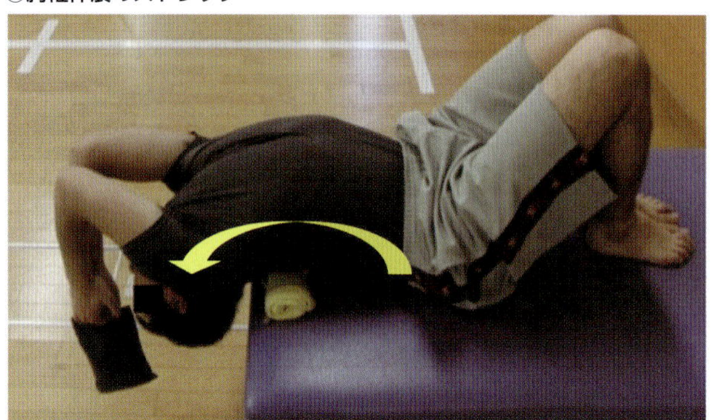

伸長される部位：胸椎，胸部前面の筋群など
両手に重りを持ち，肘を近づけるように腕を閉じる．写真では，胸椎の下に丸めたタオルを挿入することで胸椎の伸展を引き出している

②後斜系のストレッチ

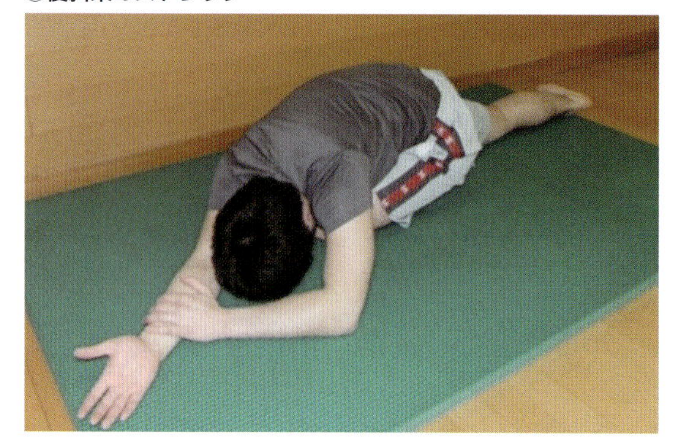

伸長される部位：上肢挙上側の広背筋と反対側の大殿筋など
股関節の屈曲，外転角度や膝関節の屈曲角度によって大殿筋の伸長度が変わる

③側胸部（肋間）のストレッチ

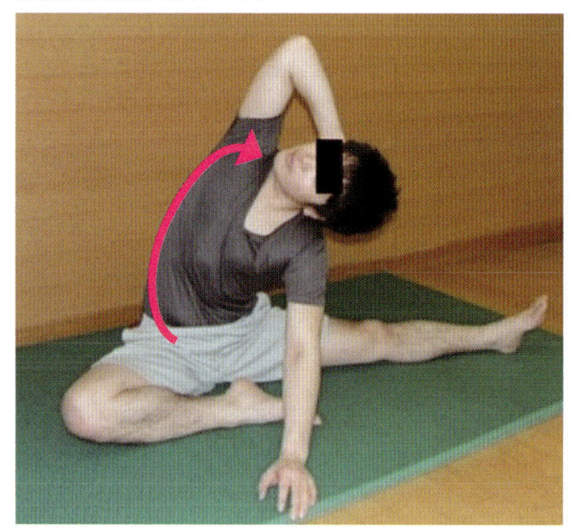

伸長される部位：一側の肋間筋，腹斜筋，広背筋と反対側のハムストリングスなど
一側の下肢を伸ばし，伸ばした側に体幹を側屈させる．胸椎を伸展，回旋させるように意識させる

④胸椎回旋のストレッチ

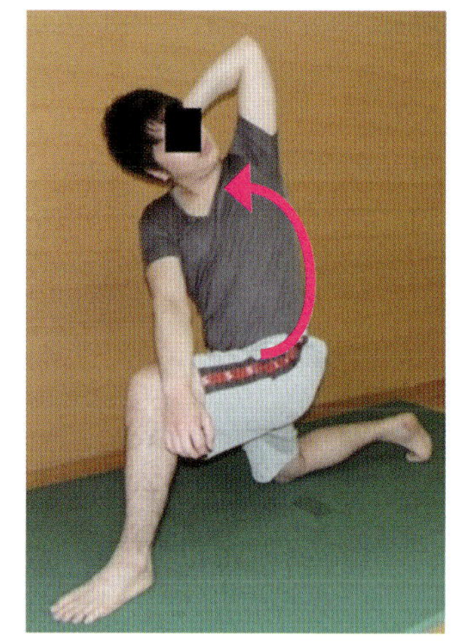

伸長される部位：大胸筋，肋間筋，腹斜筋など
片脚を前に出し，反対側の手を大腿にひっかけて体幹を回旋させる．胸椎を伸展，回旋させるように意識させる

⑤フルアークストレッチ

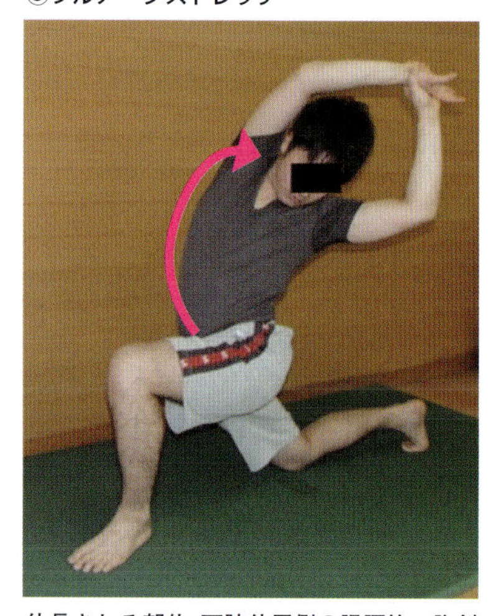

伸長される部位：下肢伸展側の腸腰筋，腹斜筋，広背筋など
片脚を前に出し，出した側に体幹を側屈させる．胸椎を伸展，回旋させるように意識させる

⑥プローンツイストストレッチ

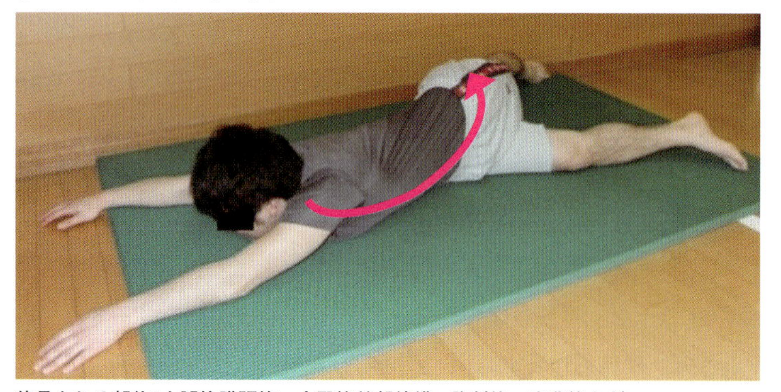

伸長される部位：大腿筋膜張筋，中殿筋前部線維，腹斜筋，広背筋など
腰椎が過伸展しないように注意する．パートナーストレッチとして実施する場合は肩甲骨周囲を十分に固定すること

⑦エルボープッシュ

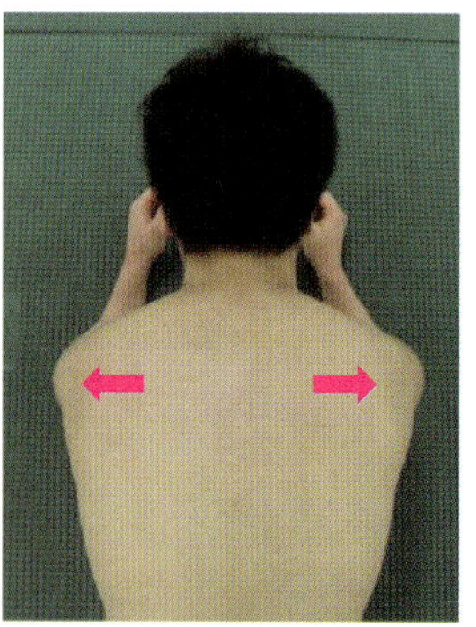

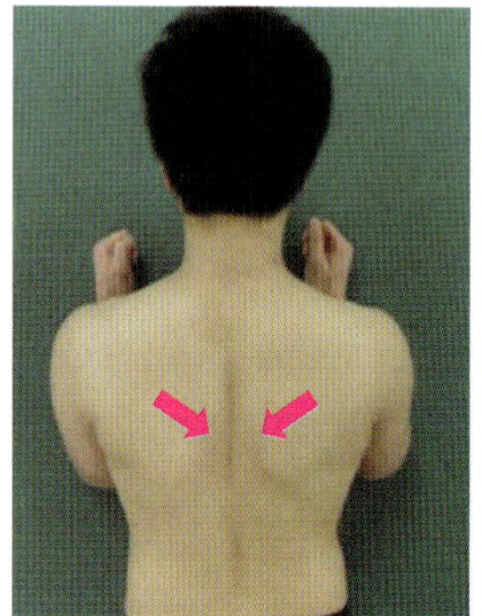

肘立ちの状態で肩甲骨の外転，内転運動を滑らかに行うことで肩甲骨の可動性および固定性を促通する

全身アライメントの評価

肩甲胸郭の機能を高めるうえで，全身のアライメント評価も必要となります。たとえば，胸椎後彎の増強した姿勢の結果，前胸部の筋群にタイトネスが生じ，胸郭開大・肩甲骨後傾の可動域に制限をきたしている場合は，それらに対してストレッチで改善をはかったとしても，胸椎後彎姿勢の根本原因の改善を試みなければ，その処方したストレッチは単なる対症療法にしかなりえず，すぐに症状が再発する結果を招きます。

胸椎後彎が増強した姿勢となっている症例には，**図12**のような静的立位アライメントの異常がみられる場合が多いです。これらの立位アライメント異常の背景には，腹筋群の弱さ，股関節伸筋群の弱さ，股関節屈筋群のタイトネス，開帳足・扁平足に伴う身体重心の前方偏移など，さまざまな理由が考えられます。本稿では紙面の都合で，立位アライメント異常に対する介入については割愛しますが，本書の「体幹・骨盤帯の機能改善」の項（p.236）を参考にしながら，肩甲胸郭の位置異常につながる下肢アライメントおよび機能不全に対しても介入する必要があります。

図12　骨盤の前後傾に伴う胸椎後彎の増大

①前彎後彎姿勢

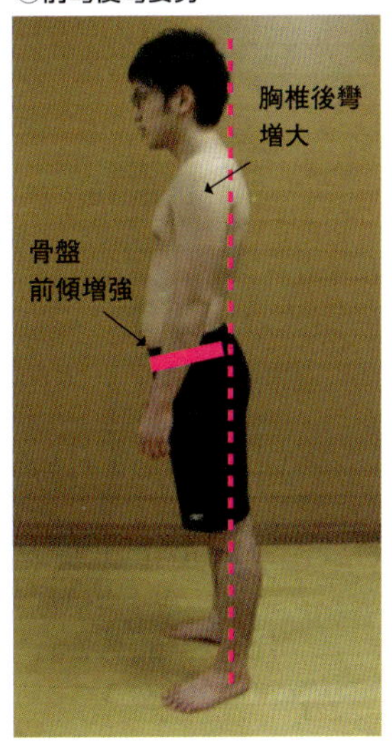

骨盤が過前傾することによる前方重心の代償として胸椎が過剰に後彎する

②Sway Back姿勢

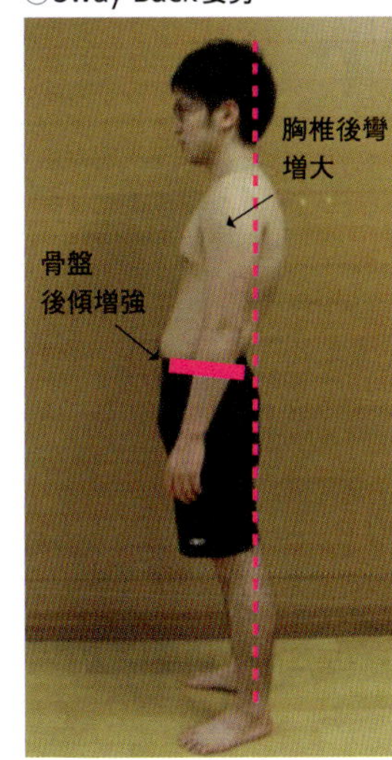

骨盤が後傾することによる代償として胸椎が過剰に後彎する

まとめ

本稿では，肘関節の機能改善のための上肢帯に対するコンディショニング方法を中心に紹介しました。肘関節の機能改善には，肘関節のみではなく，隣接関節との複合的な運動を，さらには下肢からの運動連鎖を考慮して「全身を診る」という視点が必要であることを強調しておきます。

文献

1）地神裕史：上肢の理学療法――局所機能と全身運動を結びつけるインタラクティブ・アプローチ．p.24-44，三輪書店，2016.
2）KAPANDJI：カラー版 カパンディ 関節の生理学Ⅰ――上肢．第2版，医歯薬出版，2006.
3）林典雄：日本整形外科超音波研究会会誌，21（1）：30-35，2010.

下肢機能の改善
評価とアプローチ

梅村 悟　田中 尚喜

ヒトは長い進化の過程で直立姿勢や直立二足歩行を獲得しました。これにより手が自由になり，音楽や絵画，そして科学が生まれ，近代文明が花開きました。この長時間の直立位での作業や，持続的な直立二足歩行はヒトにしかできないものです。しかし近年では，インターネット等の通信環境の変化，自動車や自転車等の交通手段や交通網の急激な変化により，立位での作業や持続的に歩行をする機会が減少し，この能力も陰りを見せ始めています。ここ10年間のデータをみても，成人の1日あたりの歩数は年々減少しています（**図1**）[1]。

そのような状況のなか，下肢や体幹などの身体機能が低下し，姿勢や歩容が崩れた結果として運動器の異常が増加している現状があります。きちんと「立つ」「歩く」ことができない人が多くなっています。この基本動作ができていないにもかかわらずスポーツを行うため，外傷や障害が発生しやすくなっています。

本稿では，下肢の運動器障害について，とくに「立つ」「歩く」ことを重要視し，機能改善につながる運動療法，歩行に必要な靴について述べます。

Point
姿勢と歩行は表裏一体である。正しい姿勢が正常歩行につながり，正常歩行によって姿勢維持に必要な機能が向上する

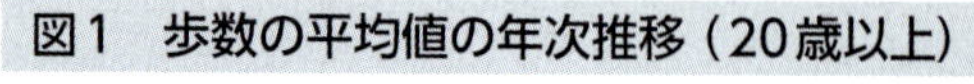
図1　歩数の平均値の年次推移（20歳以上）

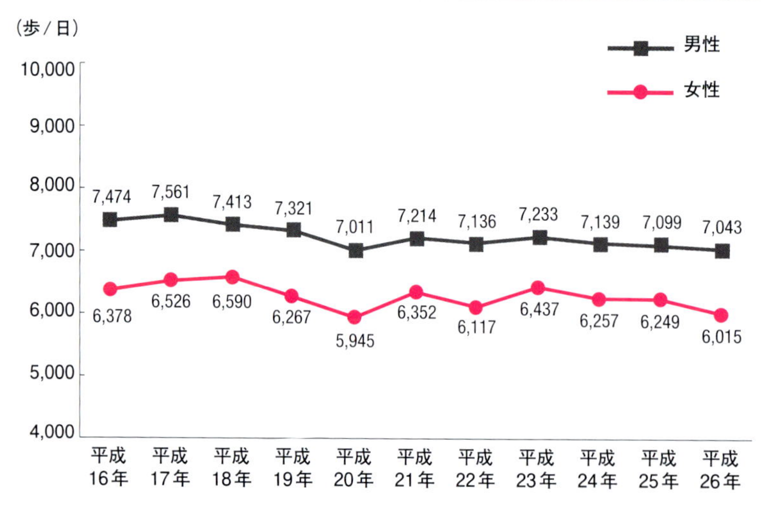

文献1）より引用

下肢の静的・動的アライメント

運動器障害の多くは，アライメントが悪くなることにより局所への負荷が増大することによって生じます。アライメントは，立位や座位などの静的アライメントと，歩行や運動中などの動的アライメントに分けられます。静的・動的なアライメントが崩れることにより局所に機械的な負荷が集中し，障害が生じます。下肢の整形外科疾患を改善するためには，正しい静的アライメントと動的アライメントを獲得することが重要となります。また，静的アライメントと動的アライメントは表裏一体で，正しい静的アライメントを獲得することにより，正しい動的アライメントを獲得することが可能となり，正しい動的アライメントを続けることにより正しい静的アライメントがとれるようになります。立位と歩行でいえば，正しく立つことが正しい歩行につながり，正しく歩き続けることが正しい立位アライメントの獲得につながります。

歩行のスタートポジションは静的な立位です。まずは，静的アライメントとして，正しい立位姿勢（**図2**）をとることが重要です。ヒト以外に直立姿勢をとることができる動物はいません。サルやチンパンジー，その他いくつかの動物は二足で立つことは可能ですが，股関節や膝関節は屈曲位で直立姿勢はとれません（**図3**）。直立姿

図2　立位姿勢

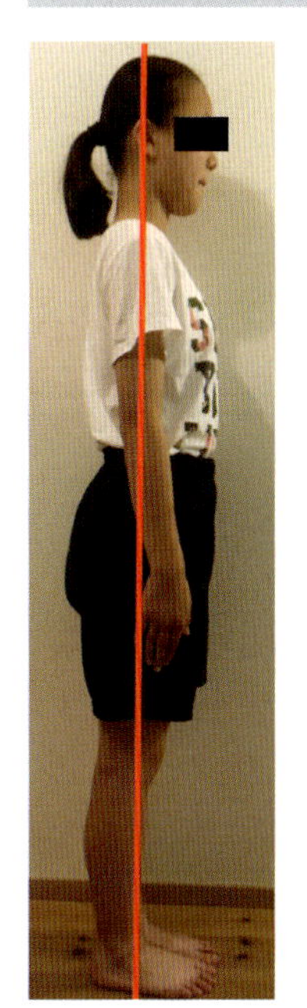

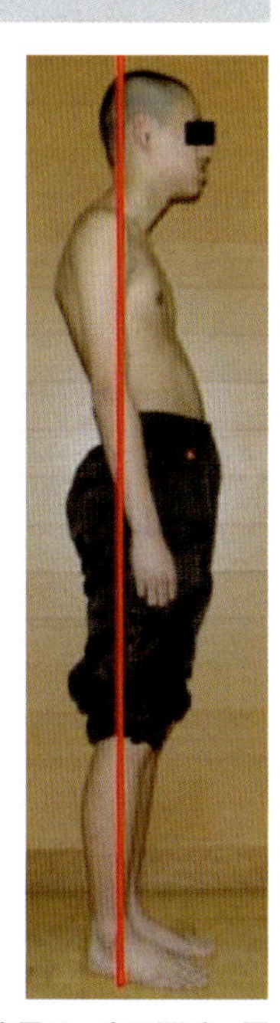

左：13歳女子，右：13歳男子。左は耳垂～肩峰～大転子～膝関節前部～外果前方が垂直となっておりアライメントがよい。右は耳垂・肩峰・大転子が重心線よりはずれておりアライメントが悪い

図3　二足立位

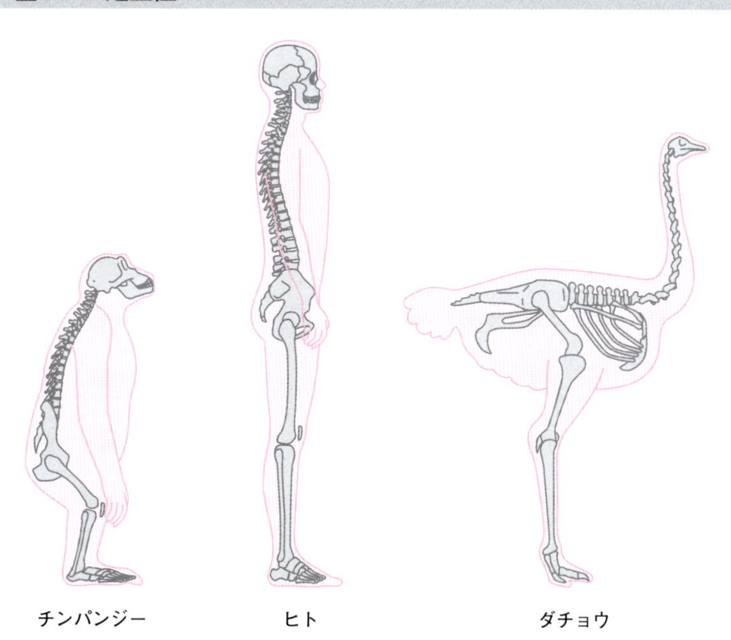

股関節，膝関節が伸展位で保持されているのはヒト特有の姿勢である

第3章 身体機能への対応

表1 ▶ 下肢筋の相対重量値（%）

筋名	ヒト	サル
腸腰筋	5.89	6.42
大殿筋	12.83	4.12
中殿筋	5.87	8.55
ヒラメ筋	6.78	2.15

文献2）より引用

表2 ▶ 下肢の抗重力筋とその働きの重要度

筋	働きの重要度
母指外転筋	＋＋
小指外転筋	±
長母指屈筋	＋
長指屈筋	＋
後脛骨筋	＋
ヒラメ筋	＋＋＋＋
腓腹筋内側頭	＋＋
外側頭	＋
大腿二頭筋長頭	±
短頭	＋
大殿筋	±
中殿筋	＋

文献3）より引用

勢は体幹と下肢が真っ直ぐ（直立）なため，重心線が関節の近くを通り，関節にかかるトルクが小さいので筋や腱などの軟部組織や骨軟骨への負担が小さくなります。

下肢において直立姿勢をとるために重要な要素の1つは，股関節の伸展可動域と伸展位を保持する筋力です。股関節の伸展筋である大殿筋はヒトにおいてよく発達した筋肉で，サルに比べ約3倍の重量をもっています。また，ヒトの大殿筋は下肢最大の筋で腸腰筋や中殿筋の2倍以上ありますが，サルでは腸腰筋や中殿筋よりもその割合は小さくなっています（**表1**）[2)]。ヒトの直立姿勢の獲得や直立二足歩行には大殿筋が重要であることを示しています。

次に，直立姿勢を保つ際に最も重要な役割を果たしている筋はヒラメ筋です（**表2**）[3)]。ヒトのヒラメ筋は，大殿筋と同じようにサルの3倍の大きさとなっています（**表1**）[2)]。また，ヒラメ筋はその多くが遅筋線維のため，持続的に働いても疲労しにくいという特徴があります。直立姿勢では，ヒラメ筋以外の負担が少ないので，長時間の立位でも疲れにくいのです。静的な立位アライメントが破綻すると，姿勢保持筋以外の筋に負担がかかり過労状態に陥ります。その結果，筋・腱・靱帯などの軟部組織や骨・軟骨に障害を生じることになります。

ヒトの移動様式の特徴は，持続的な直立二足歩行を行うことです。ヒトの歩行は，重心移動の繰り返しによるものです。歩行中，重心の上下方向の位置は立脚中期に最も高く，両脚支持期に最も低くなります。一方，進行方向への速度は両脚支持期で速く，立脚中期で遅くなります。ヒトの歩行は，立脚中期に高くなった位置エネルギーを利用して前方への運動エネルギーとし，その運動エネルギーを利用して再び位置エネルギーを高めるということを繰り返しています。このようなエネルギー変換は「倒立振子メカニクス」と呼ばれています（**図4**）[4)]。サルは二足歩行も可能ですが，股関節や膝関節は屈曲位のままなので，ヒトのような倒立振子メカニクスを利用した効率的な二足歩行はできません。ヒトの直立二足歩行は，このような仕

図4　ヒトとサルの歩行と床反力

①倒立振子メカニクス

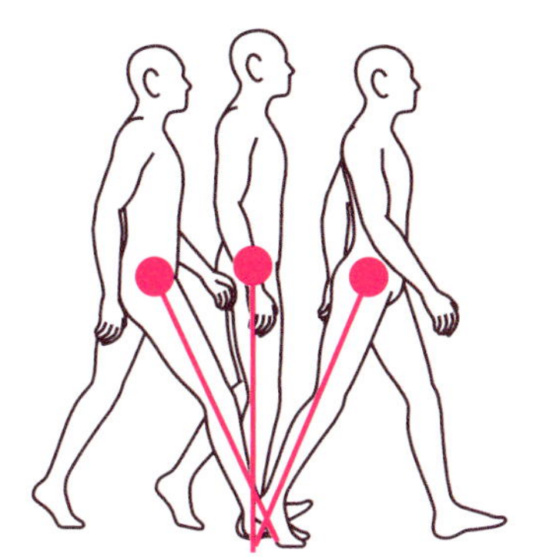

③ヒトの二足歩行の垂直床反力

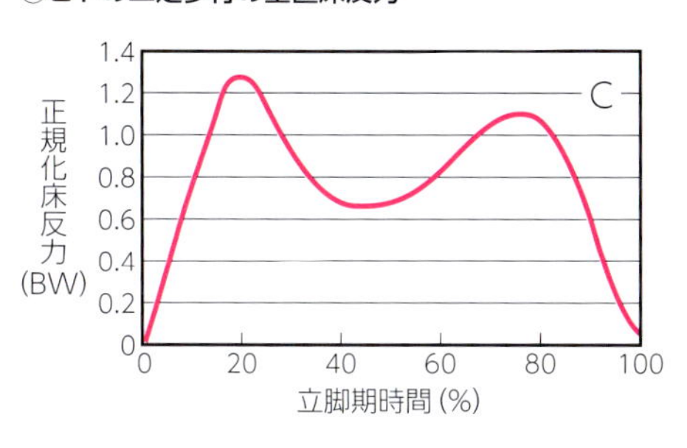

④サルの垂直床反力

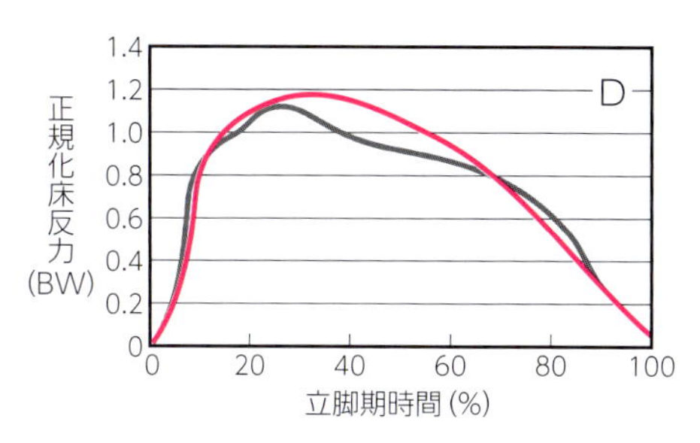

ヒトの垂直床反力は二峰性で倒立振子メカニクスと密接に関係する。サルは一峰性で倒立振子メカニクスによるエネルギー節約効果は限定的である

文献4）より引用改変

②サルの二足歩行

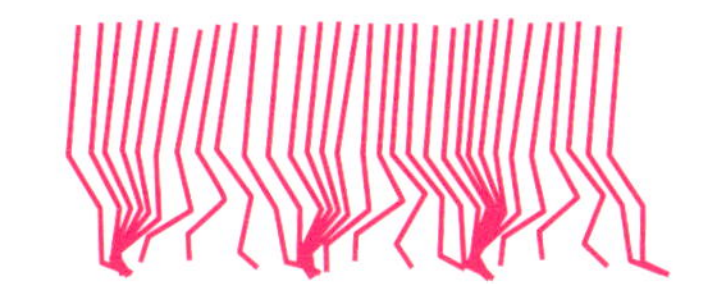

組みによりチンパンジーの歩行より75％消費エネルギーが低いとされています[5]。

直立二足歩行は，きわめて省エネルギーな移動様式といえます。京都大学霊長類研究所の初代所長である近藤四郎先生は，持続的な直立二足歩行がヒト最大の特徴であると述べています[6]。まずは，正しい立位アライメントを獲得し，持続的に歩くことがヒトとして重要だと説いています。

内転筋・大殿筋・ヒラメ筋の重要性

股関節内転筋は，股関節が屈曲するときにも伸展するときにも活動します。股関節内転筋の1つである大内転筋は，そのなかで最も大きく大腿筋質量の27％を占め，下肢筋のなかでは大腿四頭筋や大殿筋に次ぐ大きさの筋です[7]。また，ヒトの下肢筋のなかで筋繊維径はヒラメ筋が最大で，大内転筋はその次に大きな筋となっています（**図5**）[8]。大きな力を発揮する筋は筋繊維径が大きいので，ヒラメ筋とともに大内転筋はヒトの下肢筋のなかでも重要な役割があることがわかります。

大内転筋は，閉鎖神経後枝と脛骨神経の二重神経支配です。大内転筋は，形態的特徴と神経支配からみると，複数の機能をもつ筋束の集合体であるとされています。この筋はすべての筋束が同時に大きな力を発揮するというよりは，運動の種類や負荷の程度

図5　下肢筋の筋繊維径

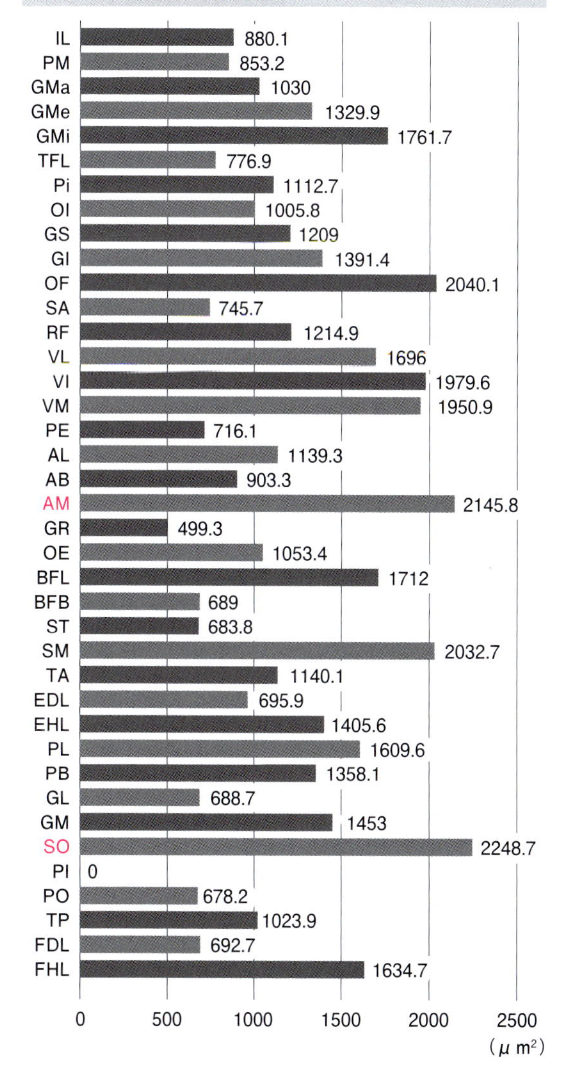

AM：大内転筋　SO：ヒラメ筋

文献8）より引用改変

によって動員される筋束が調整されます[7]。大内転筋を中心とした内転筋群は，三次元的に重心をコントロールするために働いていると考えられます。

変形性膝関節症の初期では，体重がかかった状態で膝を伸ばすことが困難になります。膝関節は膝を伸ばした状態が最も安定するため，膝が曲がったまま歩行をすると，軟骨や半月板などに負荷が集中します。膝周囲の筋では，大腿四頭筋の1つである内側広筋の遠位部（内側広筋斜頭）は最終伸展域での膝の安定性を高めるために働いています。近年の解剖学的研究の結果，内側広筋斜頭の起始部は大内転筋腱であるとされています。つまり，大内転筋が収縮することにより内側広筋斜頭も連動し働きます。変形性膝関節症の患者さんの多くはO脚であり，内側にある筋が使いにくい状況にあります。変形が進む前に膝を伸ばし，重心を円滑にコントロールするためにも大内転筋を強化することが重要です。

図6　大腿外側面

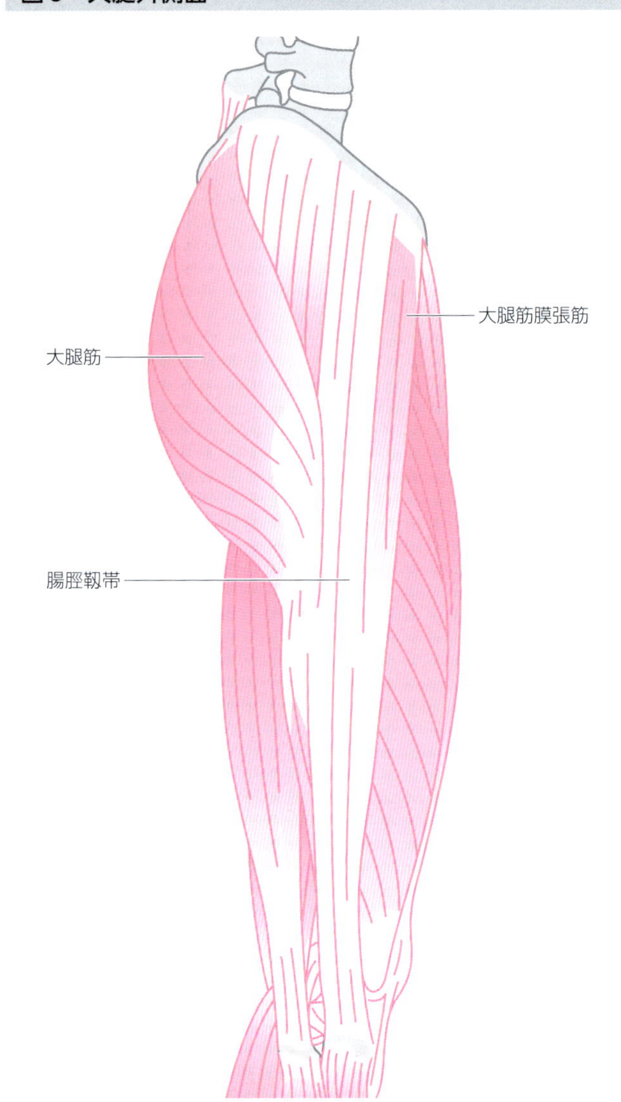

大殿筋と大腿筋膜張筋は腸脛靱帯を補強している

大殿筋や腰部多裂筋などの筋出力が低下すると，骨盤帯の安定性が低下して正常なアライメントでの立位保持が困難となります。その不安定性を補うために腸骨筋が過度に収縮し，骨盤を過前傾位で固定します。股関節は持続的に屈曲位となるため，股関節屈筋群や関節包などの軟部組織の柔軟性の低下が生じ，股関節の屈曲拘縮へとつながります。肩の回旋筋腱板（ローテーターカフ）が上腕骨頭の求心性を高めるように，梨状筋を中心とした股関節の深層外旋六筋は，本来，股関節の求心性を高めるために働きます。しかし，骨盤の過前傾位での固定などの骨盤帯のアライメント不良が生じると，梨状筋を中心とした股関節外旋筋は，過剰な収縮が生じ緊張が高まります。梨状筋症候群や初期の変形性股関節症などの股関節疾患は，骨盤を正しいアライメントに改善する必要があります。骨盤のアライメントを改善するために重要なポイントは，股関節伸展の可動性と，大殿筋，腰部多裂筋と大内転筋の働きです。大殿筋と多裂筋の収縮で骨盤を安定させ，大内転筋が働くことで重心の円滑なコントロールが可能となります。

骨盤のアライメント改善のポイント

①股関節伸展の可動性
②大殿筋，腰部多裂筋と大内転筋の働き

大殿筋の多くは腸脛靱帯に停止しています。腸脛靱帯の近位前方は大腿筋膜張筋からなっています（**図6**）[9]。大殿筋の筋力低下により骨盤が過度に前傾すると，大腿筋膜張筋の短縮が生じます。また，大内転筋を中心とした股関節内転筋群の機能低下によって重心が不安定になると，大腿筋膜張筋，腸脛靱帯などの大腿外側の張力で安定性を確保し，大腿外側の軟部組織の緊張が高まります。このような状態になると，腸脛靱帯炎や膝蓋大腿関節の障害，変形性膝関節症へとつながります。

足部アライメントは下肢機能に影響を及ぼす

ヒトが「立つ」「歩く」際に唯一地面と接触するのは足底です。足部の変形により全身のアライメントが崩れ，足関節周囲のみならず，膝・股関節や腰部，上肢の障害につながることもあります。野球で肩や肘を傷める選手の足部を評価すると，開帳足や扁平足であることも多く，足部のアライメント異常が全身の機能低下につながることも経験します。

ヒトの足はアーチ構造を有するという特徴があります。これは，霊長類においてヒトだけにある特徴です。アーチの高さは，1980年代までは時代とともに上昇してきましたが，2000年代に入りアーチの低下を示すデータが出てきています[10)]。これは，現代の生活様式が影響していると考えられています。アーチが低下すると扁平足（**図7**）や開張足（**図8**）となり踵骨が外側に傾斜します[11)]。このような状態になると足

図7　外反扁平足

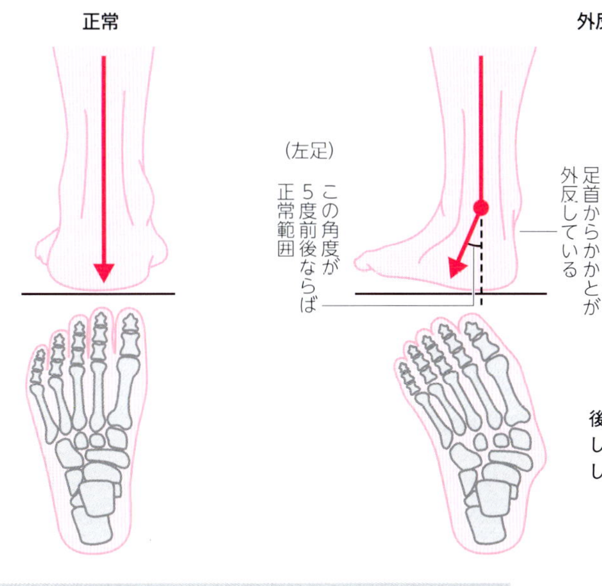

外反扁平足

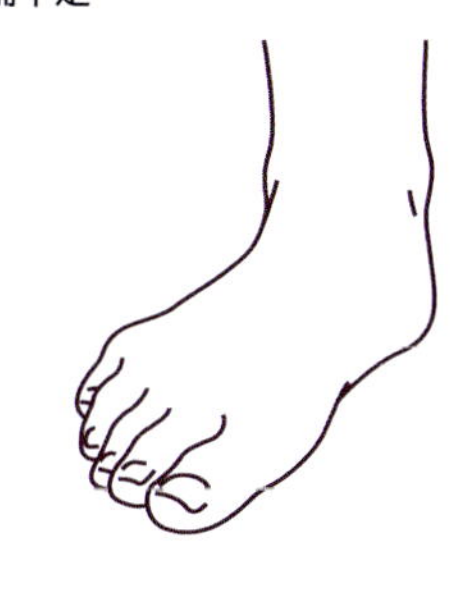

後足部の外反が大きくなると外がえしも増大し，中足部は回内することによりアーチが低下し扁平化する

文献11）より引用改変

図8　開張足

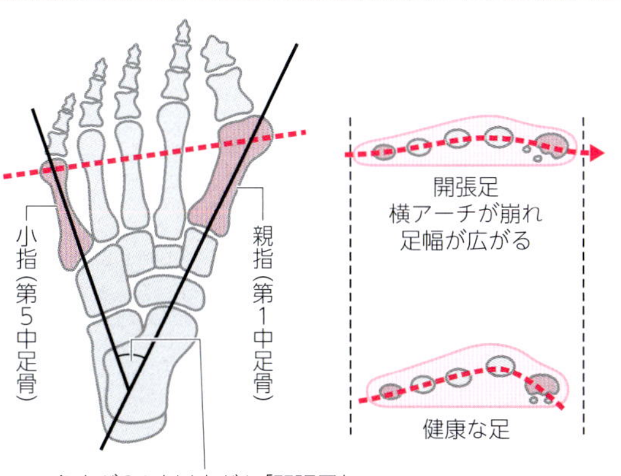

文献11）より引用改変

底腱膜が引き伸ばされ，足底腱膜炎，有痛性踵骨棘，有痛性外脛骨，アキレス腱炎などの障害が生じます。下腿に発生するスポーツ障害のシンスプリントは，ヒラメ筋の腱膜が発症部位に付着しているため，アーチの低下などの足部のアライメントとかかわりがあります（**図9**）。また，アーチの高さが低下すると，下腿が内旋し膝が内側に入るknee inとなったり，距骨下関節の外がえしに伴い，脛骨が外側に傾きO脚となったりします。このように足部のアライメントは下肢の機能に影響を及ぼします。

アーチ構造は内側・外側の縦アーチと横アーチの3つからなるとされていますが，実際にはそのような二次元構造ではなく，半球形の三次元構造（**図10**）[12]となっています。開張足は横アーチの低下した状態を指しますが，アーチの低下は横アーチ単独で生じるのではなく，縦アーチとともに三次元構造の変化が生じます。アーチの基点となる場所は，足の中央部にあり楔状骨と立方骨からなる部分です。開張足や扁平足は，この部分に付着する後脛骨筋や長腓骨筋の機能低下により足部のアライメントが崩れることにより生じます。

足底には多くの感覚受容器（メカノレセプター）が存在しています。足底に受ける刺激が抗重力筋の緊張を誘発し，自動的・無意識的に立位や歩行動作が行えるようになっています。足底のメカノレセプター（**図11**）は，踵・第1～第5中足骨頭・母趾に多く存在しています[13]。歩行時の足圧分布（**図12**）をみると，ヒトは踵で接地し，小趾球から母趾球を通り，最後に母趾で蹴り出します[14]。つまり，足底のメカノレセプターは歩行の際に足圧がかかる部位に沿って存在しています。開張足や扁平足など足部のアライメント不良が生じると，足底のメカノレセプターが多い場所に接地しないため，抗重力筋が効率的に働かず，不自然な歩行になってしまいます。

下肢機能への影響

①アーチが低下すると扁平足や開張足となり踵骨が外側に傾斜する
②足底腱膜が引き伸ばされ，足底腱膜炎，有痛性踵骨棘，有痛性外脛骨，アキレス腱炎などの障害が生じる
③下腿が内旋し膝が内側に入るknee inとなる
④距骨下関節の外がえしに伴い，脛骨が外側に傾きO脚となる

Point
足底のメカノレセプターが多い場所に接地しないと，抗重力筋が効率的に働かず，不自然な歩行になる

図9　足部アライメント不良によるヒラメ筋腱膜の牽引

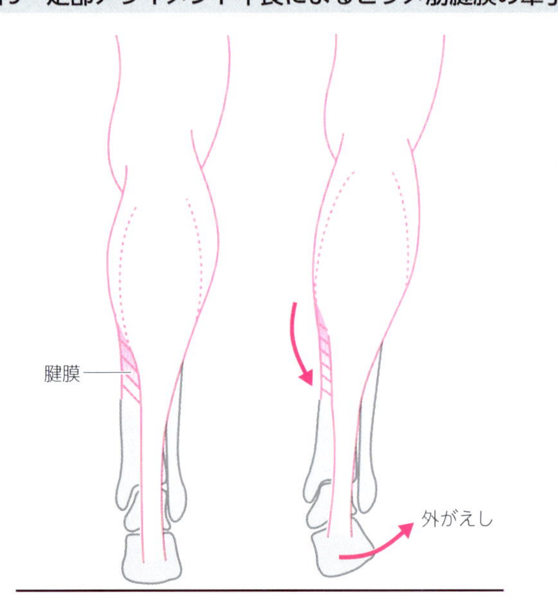

図10　アーチの三次元構造

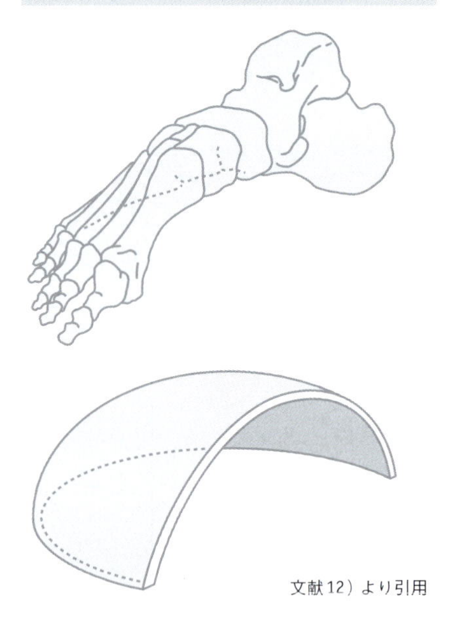

文献12）より引用

図11　足底メカノレセプター

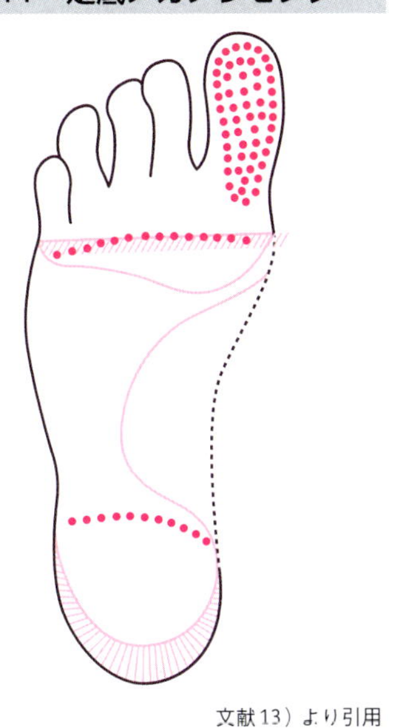

文献13）より引用

図12　ヒトの歩行時の足圧分布

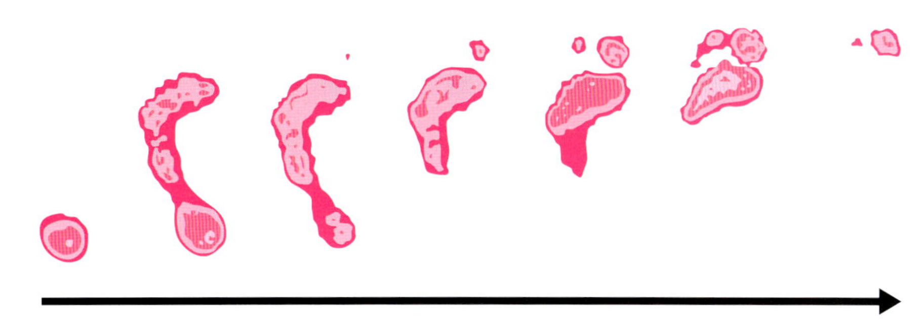

文献14）より引用改変

図13　足長（サイズ），足囲（ウィズ）の測定方法

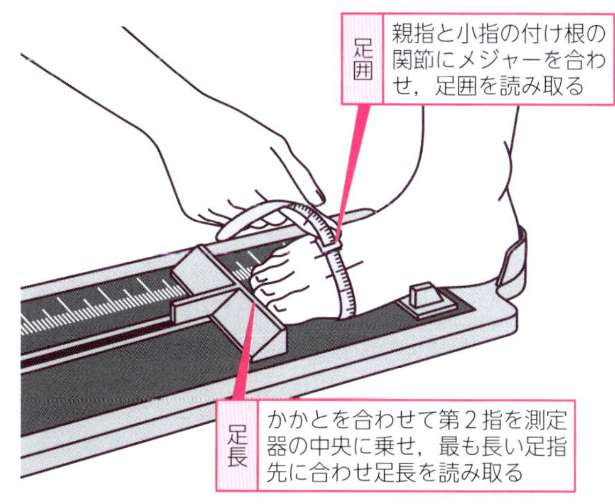

文献11）より引用

足部機能改善のための靴選び

開張足や扁平足の多くは足に合った靴を履いていないこと，正しく「立つ」「歩く」ことができていないことによって生じます。変形が軽度であれば，足にあった靴を履き，正しい姿勢をとること，歩くことによって改善が可能です。

1 正しい靴の選び方

足に合った靴を履くことは，股関節・膝関節などの下肢運動器障害にとって重要な改善点です。昨今，さまざまなインソールが市場に出ていますが，まずは足と靴が合っていなければその効果は半減してしまいます。インソールを入れる前に足に合った靴を選ぶことが優先されます。

足に合った靴を選ぶためには，自分の足の大きさを知る必要があります。市販の靴は足長と足囲を基にサイズとウィズが決められているので，これを参考に靴を選ぶことが基本となります（**図13**）。また，開張足や扁平足が認められる場合は，徒手的にアーチをつくりサイズとウィズを測定することで，正しい足部のアライメントにあった靴を選びます。

2 靴に必要な機能

靴の重要な機能の1つに「甲の押さえ」があります。靴には「捨て寸」と呼ばれる爪先のゆとりがあります。「甲の押さえ」がないと歩行時に足が前に滑ります。それにより外反母趾などの足部の障害の原因となります。歩行時に床を蹴る際に，甲は前に出ようとする力が働きます。「甲の押さえ」がしっかりしていると，蹴る力が効率的に床に伝わります（**図14**）。また，「甲の押さえ」の部分は楔状骨と立方骨のラインと一致するため，両サイドから押さえつけることでアーチ構造を保つ役割もあります。ウィズの合った靴を履き，着脱するたびに靴ひもを結び直すことを子どものうちから習慣づけることが重要です。

次に必要な靴の機能は，靴底内に埋め込まれた芯「シャンク」です。足の裏で最も曲がる部分は中足趾節間関節（MTP）です。靴もこの部分で曲がることが必要ですが，シャンクなどの補強物がないと靴は中央部で曲がってしまいます（**図15**）。そのような靴では，歩行の際に繰り返し足底腱膜が引き延ばされることとなります。足底腱膜炎にはシャンクのしっかりとした靴を選ぶことが必要です。

もう1つは，靴の踵に入っている「カウンター」（**図16**）です。カウンターは内側に傾きやすい踵の骨（踵骨）を支える機能を担っています。踵が内側に傾くと，アキレス腱炎や扁平足などの足部の障害や，変形性膝関節症など下肢の障害につながります。歩行時にカウンターには体重に近い力が加わるため，簡単に曲がるようなものでは機能しません。

正しい靴の選び方のポイントは，まずサイズ，ウィズを合わせた上で，「甲の押さえ」「シャンク」「カウンター」の機能がしっかりしたものを選ぶことです。そして選んだ靴の靴紐をしっかりと結んで履くことも忘れてはなりません。

3 靴のサイズ・ウィズを合わせたことで歩行が安定した症例

症例は30代の女性ですが，毎日のように転倒していました。足部を評価するとM1M5角30°以上の開張足でした。開張足によって，足裏のメカノレセプターへの正確な感覚入力が阻害され歩行が不安定であったと考えました。そこで，サイズ・ウィズの合った靴を履いた所，M1M5角は26.8°となりました（**図17**）。自覚的な不安定性はなくなり，その後約2年転倒していません。足に合った靴により開張足が改善し，足裏のメカノレセプターへの正確な感覚入力が得られたため，歩行の安定

図14　甲の押さえの役割

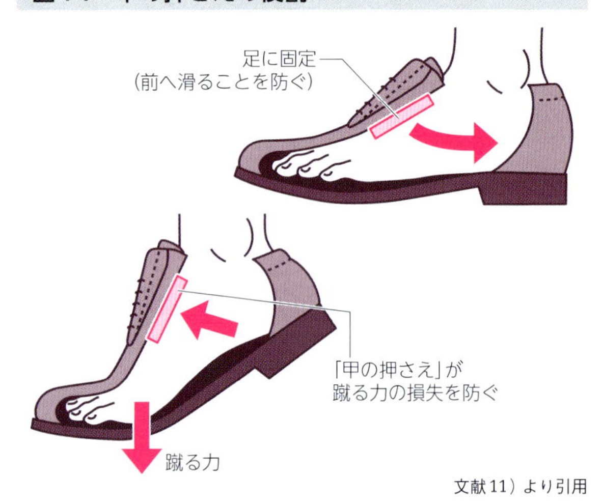

文献11）より引用

図15　シャンクの位置と有無の確認方法

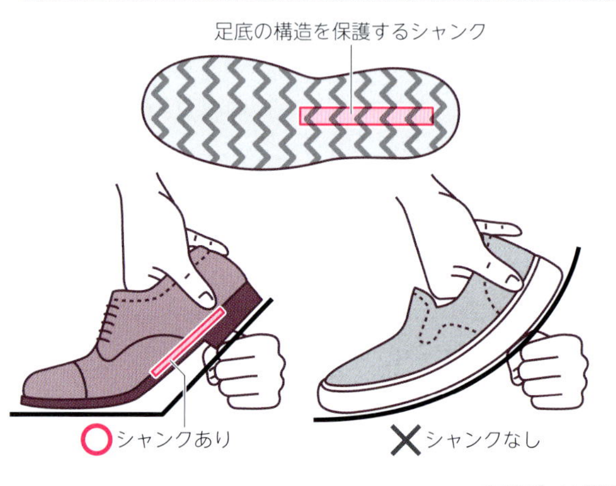

文献11）より引用

図16　カウンターの位置と硬さの確認方法

かかとの骨を支える
カウンター
カウンターの硬さの確認方法
カウンターは親指と人さし指で
挟んで確認することができる

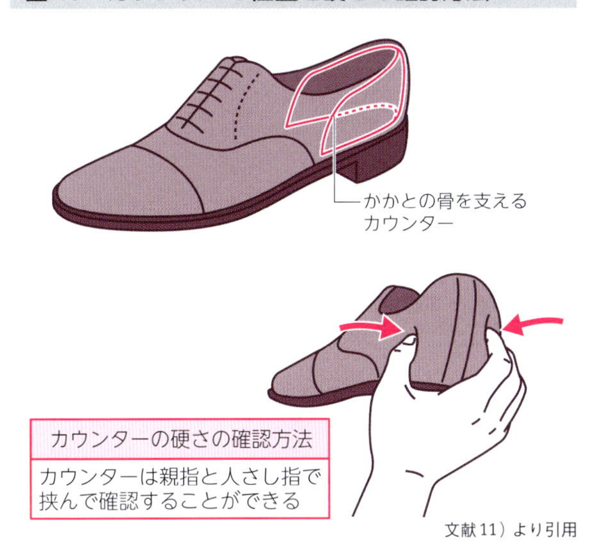

文献11）より引用

図17　靴のサイズ・ウィズによるM1M5Aの変化

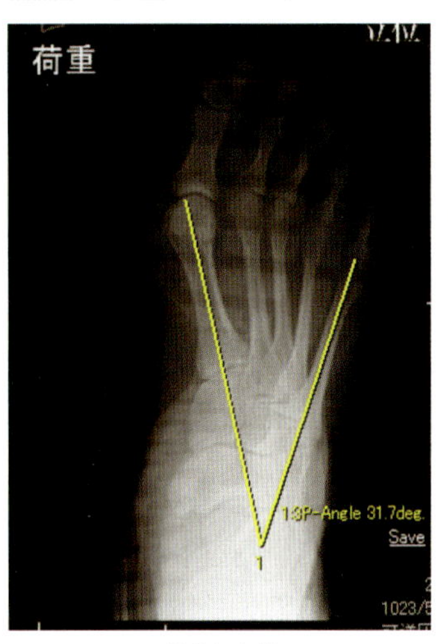

持参した靴
M1M5A：31.7°

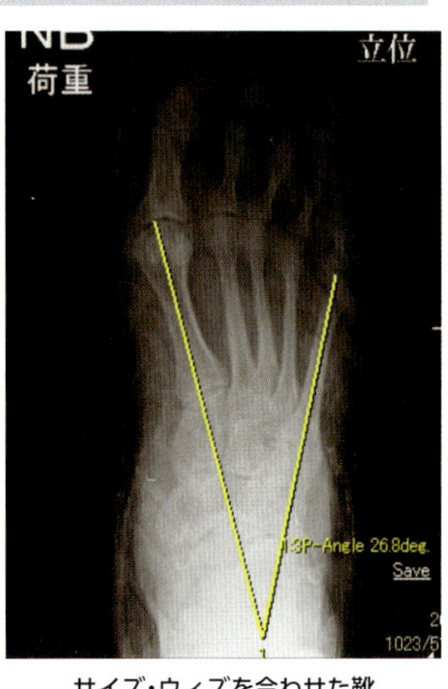

サイズ・ウィズを合わせた靴
M1M5A：26.8°

性が向上したと考えられます。

運動療法の概略

下肢の運動器疾患に対し，正しい静的，動的アライメントを獲得するための運動療法の概略を紹介します。

①腸骨筋・大内転筋のストレッチング（図18）

股関節屈筋のtightnessがあり骨盤が過前傾している症例に対するストレッチングです。

②大殿筋・多裂筋のトレーニング（図19）

大殿筋・多裂筋の出力低下による，骨盤のアライメント不良に対するトレーニング。多方向への細かな抵抗に対し，股関節伸展外転位を保持することにより大殿筋・多裂筋が収縮します。

③内転筋のトレーニング（図20-①②）

股，膝疾患等で内転筋の機能低下が生じている症例に対するトレーニング。**図20-②**は内転筋の三次元の働きを意識しての運動です。

④大殿筋・多裂筋・内転筋の強化（図21）

ブリッジング運動。膝の間にクッションを挟むことにより内転筋は内転方向に，伸展筋は伸展方向へ働きます。

⑤三段階の踵上げ（図22）

足裏のメカノレセプターを賦活するとともに，長腓骨筋・後脛骨筋などアーチを形成する筋のトレーニング，立位・歩行に重要なヒラメ筋のトレーニングとしても有用です。

図18　腸骨筋・大内転筋のストレッチ

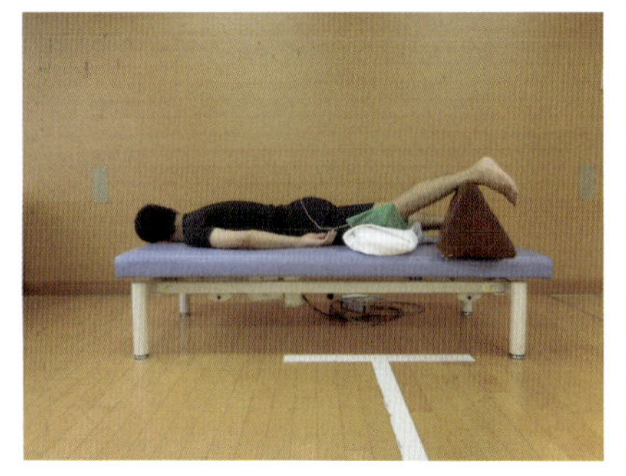

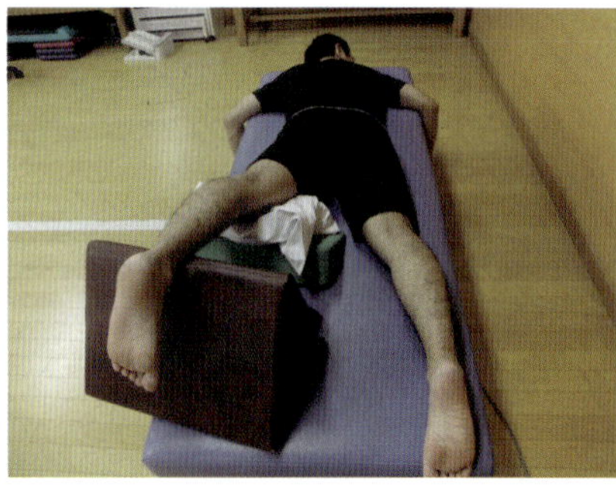

クッションや三角枕等を使用し，股関節伸展外転位とする。リラックスし5分程度この肢位を保持することで腸骨筋・大内転筋をストレッチする

図19　大殿筋・多裂筋のトレーニング

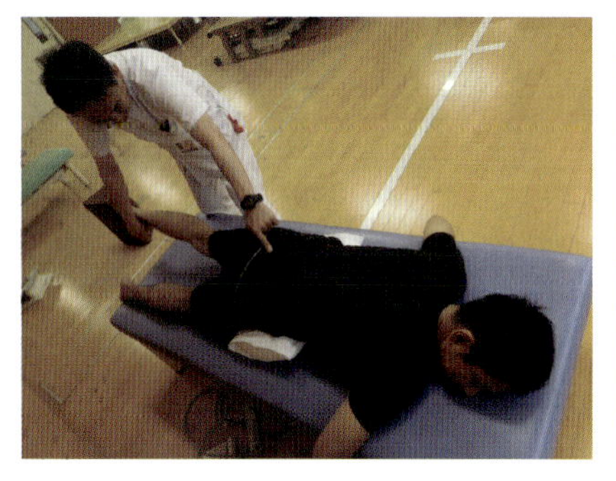

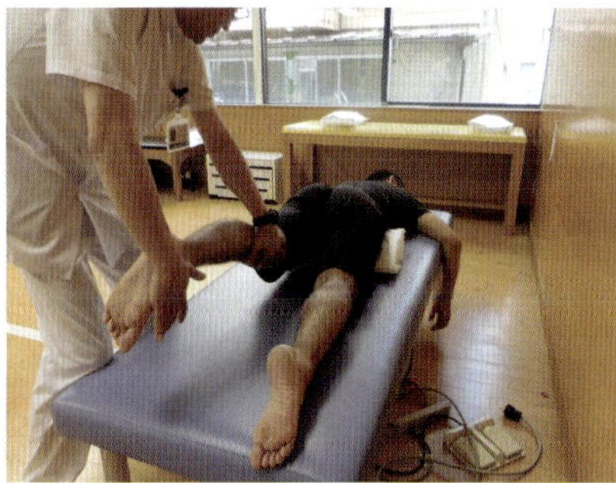

骨盤の過度な前傾を抑制するため，腹部の下にクッション等を置く。股関節伸展・軽度外転位を保持させ遠位部に抵抗を加える。さまざまな方向に細かな抵抗を加え，多裂筋の収縮を確認する

図20　大内転筋のトレーニング

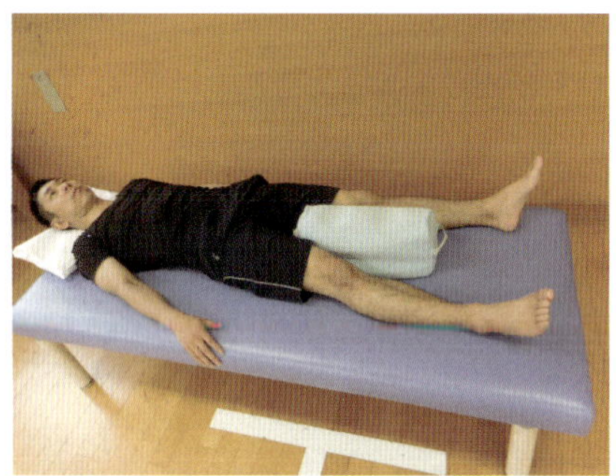

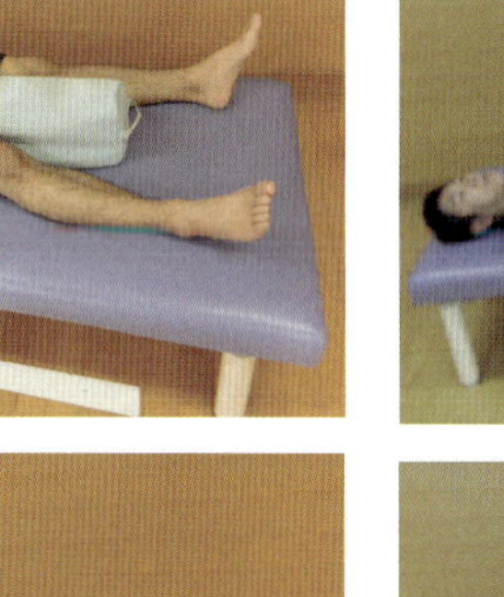

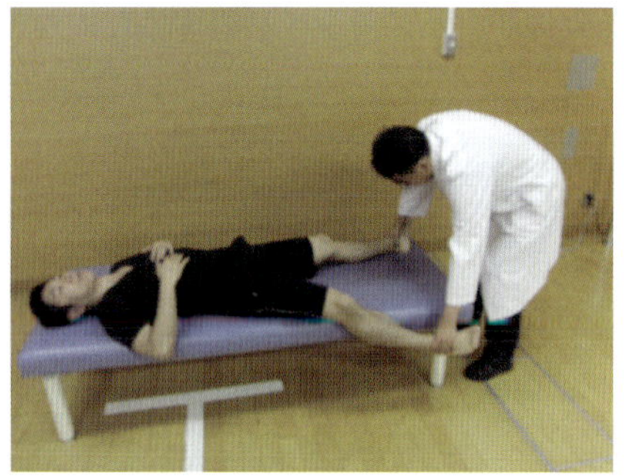

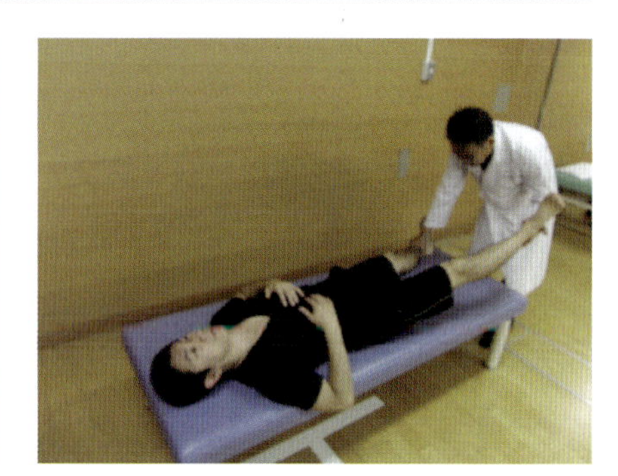

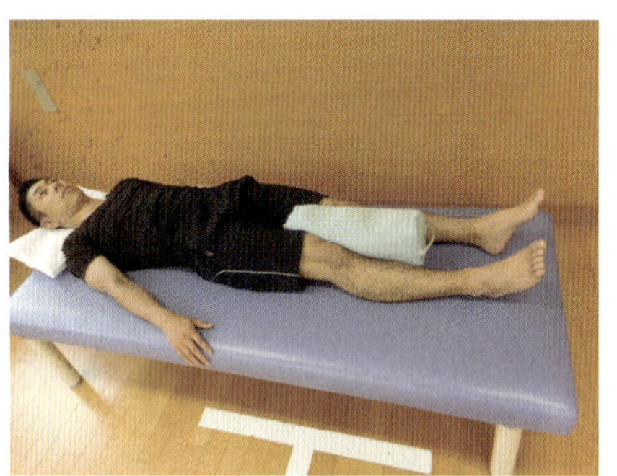

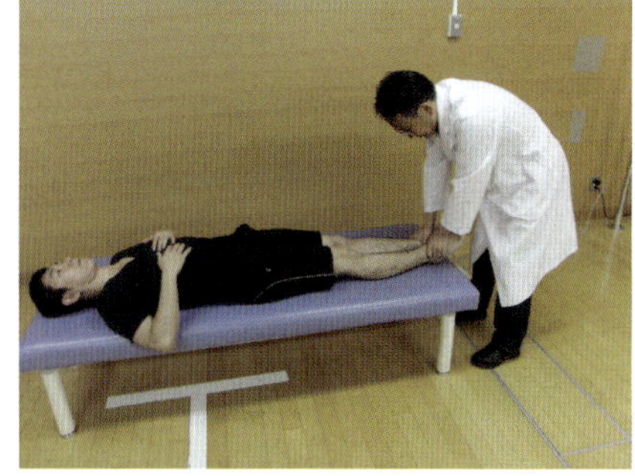

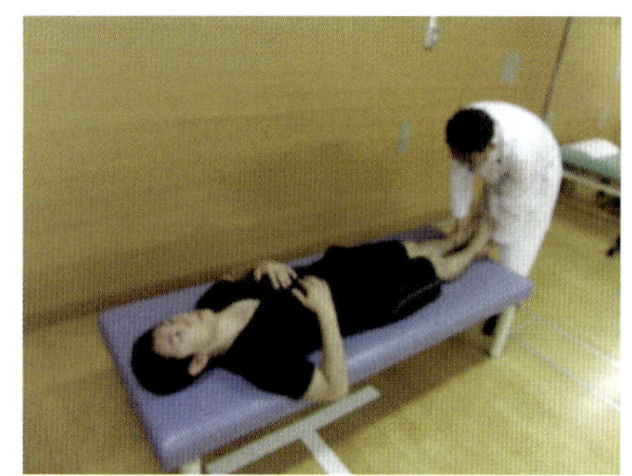

①大内転筋のセルフトレーニング：クッションやボール等を3秒程度挟み，大内転筋を収縮させる。低負荷の運動なので5分程度行う

②大内転筋の抵抗運動：両側同時に股関節内転運動を行う。片側をベッドの端から降ろし，内転と屈曲運動に対し抵抗を加える

片側を屈曲外転位からスタートし，内転と伸展運動に対し抵抗を加える

図21　大殿筋・多裂筋・内転筋のトレーニング

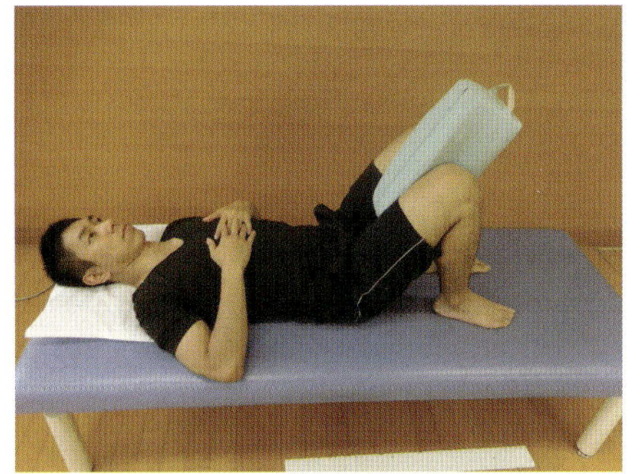

①クッションやボールを膝の間に挟む

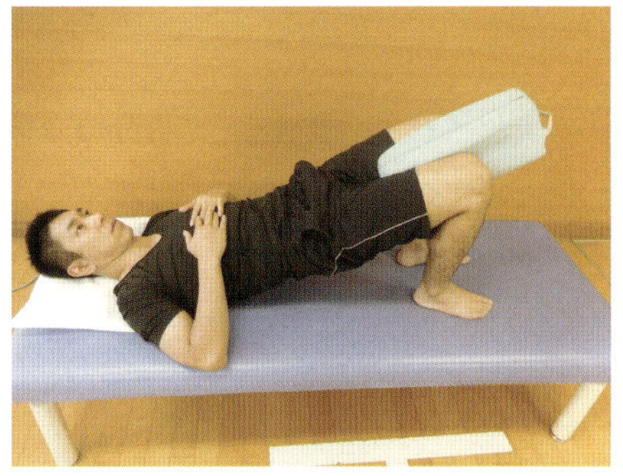

②殿部を挙上することにより大殿筋・多裂筋・内転筋の収縮を促す

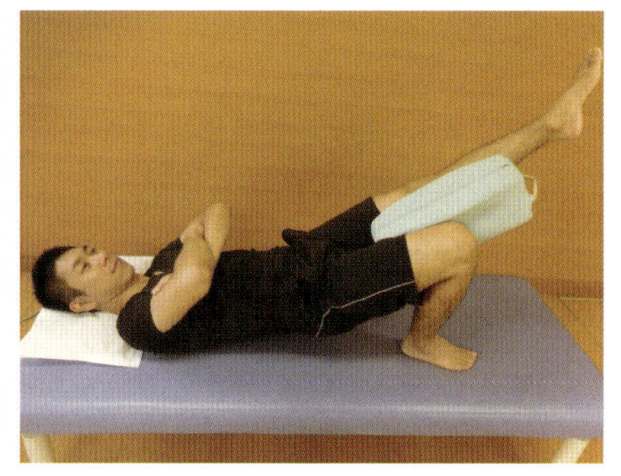

③片側で行うことにより負荷が上がる

図22　三段階踵上げトレーニング

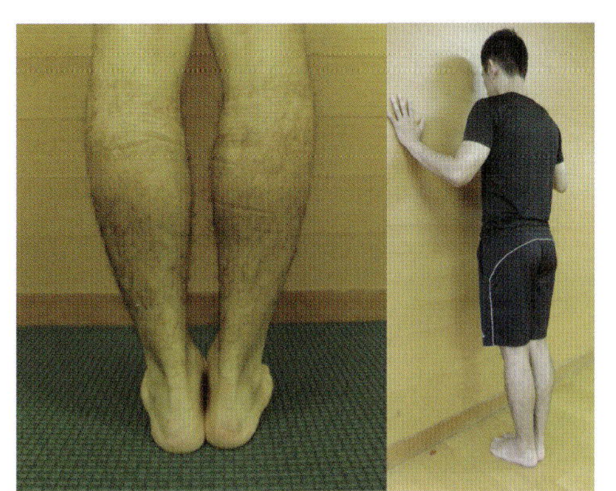

①スタートポジション

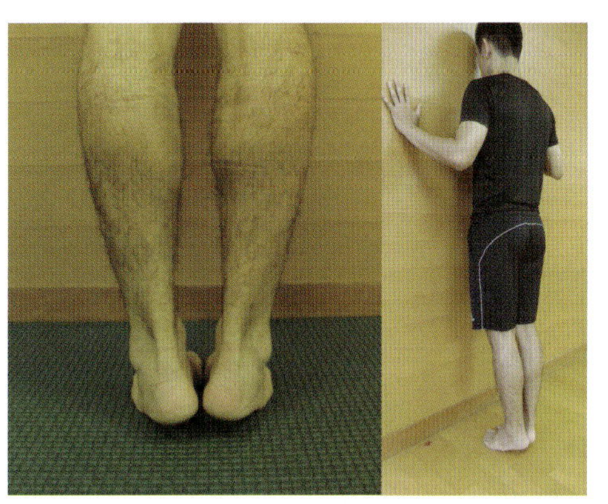

②少し踵を上げ，小趾球に荷重を掛ける

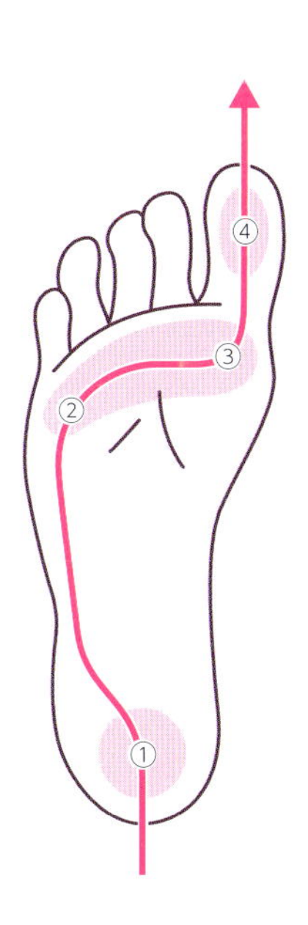

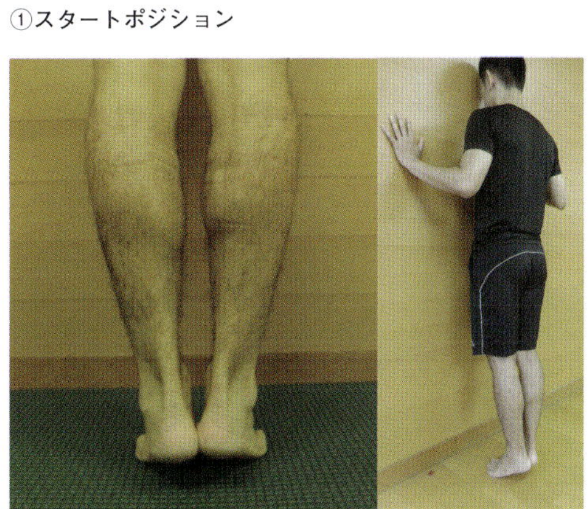

③さらに踵を上げ母趾球に体重をかける

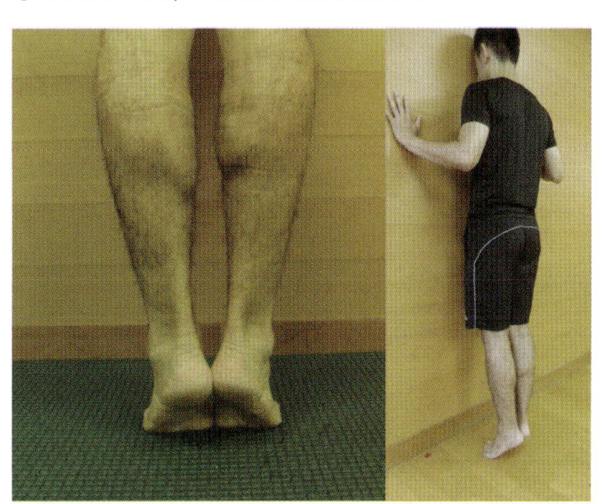

④最大に踵を上げ母趾の趾腹に体重をかける

まとめ

運動器疾患に対してさまざまな保存療法が実施されていますが，「自分の身体は自分で改善する」という積極的姿勢が欠けていることが多い印象を受けます。まずは自助の観点から自身の身体や生活パターンを分析し，正しい姿勢で立ち，足に合った靴を履き，できるだけ歩くことを心がけてください。それにより多くの下肢の運動器疾患が減っていくと考えています。

文献

1）厚生労働省：平成26年国民健康・栄養調査結果の概要.
2）伊藤純治：昭和医会誌，72：165-169，2012.
3）中村隆一，他：基礎運動学．第5版，p.325，医歯薬出版，2002.
4）荻原直道：BRAIN MEDICAL，19：381-386，2007.
5）Sockol MD, et al: Proc Natl Acad Sci U S A, 104(30): 12265-12269, 2007.
6）近藤四郎：足の話．岩波書店，1979.
7）滝澤恵美，他：日本臨床スポーツ医学会誌，19：609-616，2011.
8）伊藤純治：ヒト下肢筋の相対重量と筋線維径について．科研費総合A「歩行能の成熟と退行性変化に関する人類学的研究」研究成果報告書，p.79-89，1996.
9）坂井建雄，松村讓兒監訳：プロメテウス解剖学アトラス――解剖学総論/運動器系．第2版，p.500，医学書院，2014.
10）日本皮革産業連合会：足サイズ計測事業報告書．p.36，2009.
11）田中尚喜：腰痛・下肢痛のための靴選びガイド．第2版，日本医事新報社，2010.
12）水野祥太郎：ヒトの足 この謎にみちたもの．p.134，創元社，1984.
13）井原秀俊：関節トレーニング．p.92，協同医書出版社，1996.
14）中務真人：靴の医学，17：101-105，2003.

編集後記：「神の手」を考える

「神の手」といえば，18世紀の経済学者アダム・スミスの「神の見えざる手（invisible hand of God）」やアルゼンチンのサッカー選手マラドーナの「神の手」を思い浮かべる人もいるでしょう。近年，「神の手（God hand）」と呼ばれる手術の名人を紹介する番組や記事が目に付きます。実際に取材を受けている先生はその道の大家であり，素晴らしい業績をお持ちです。苦労をして成功した方々にスポットが当たるのは良いのですが，技術の素晴らしさだけが強調されて医師の哲学が伝わってきません。

かつてバブル期に，「料理の鉄人」と称する料理人に腕を競わせる番組がありました。一部の特権階級の人しか知り得なかった料理の深淵を，一般の人が垣間見ることができた点においては大きな功績だと思います。その中で，いくら請われても出演しなかった料理人がいたと聞きます。その理由は，料理の神髄は「おもてなしの心」で技を競うものではない，ということでした。人は料理によって心が和み，癒され，元気になり，幸福を感じます。医療もそうあるべきではないでしょうか。

先日耳にした話ですが，田舎から上京した患者さんが「神の手」を持つといわれる先生に手術をお願いしたら，保険診療ではできないので数百万円を準備するように言われたそうです。「『神の手』ならぬ，『神の声』が聞こえた」とのことでした。

痛みや死の恐怖に怯えていた患者が手術の甲斐あって治ったときには，医師の手が「神の手」に思えます。「神の手」は患者の心の中にのみ存在するもので，特殊な技能を持つ医師の手ではない，そんなふうに思うのですが……。

2017年4月

柏口 新二
国立病院機構徳島病院 整形外科／東京明日佳病院 整形外科

欧文

あ行

か行

さ行

た行

な行

は行

ま行

や行

ら行

わ行

編著者略歴

柏口新二（かしわぐち しんじ）

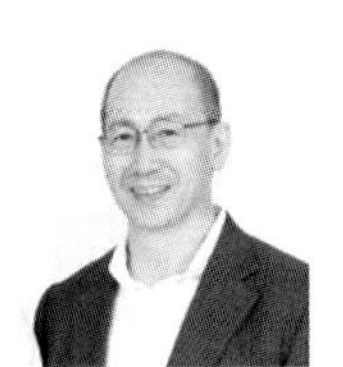

1983年 3月 徳島大学医学部 卒業
　94年 4月 徳島大学医学部 整形外科 講師
2002年 7月 国立療養所徳島病院
　05年10月 東京厚生年金病院 整形外科 部長
　10年 6月 東京厚生年金病院 スポーツ・健康医学実践センター長（兼任）
　14年 4月 JCHO東京新宿メディカルセンター 整形外科部長／スポーツ・健康医学実践センター長（兼任）
　16年 4月 より現職

無刀流整形外科 メスのいらない運動器治療

定価（本体7,400円＋税）

2017年5月31日第1版発行
2017年7月 7 日第1版2刷

■**編著者**　柏口新二
■**発行者**　梅澤俊彦
■**発行所**　日本医事新報社
〒101-8718　東京都千代田区神田駿河台2-9
電話　03-3292-1555（販売・編集）
ホームページ：www.jmedj.co.jp
振替口座　00100-3-25171
■**編集協力・DTP・デザイン**　vincent
■**本文イラスト**　vincent，渡辺富一郎
■**印　刷**　ラン印刷社

ISBN978-4-7849-4620-4　C3047　¥7400E